全国高等职业院校临床医学专业第二轮教材

中医学

第2版

（供临床医学、药学等相关专业用）

主　编　周少林

副主编　张训浩　段启龙　孙　杰　舒　婧　黄　姗

编　者　（以姓氏笔画为序）

马飞翔（南京医科大学附属盐城临床医学院）
王　凡（江苏医药职业学院）
王　丹（雅安职业技术学院）
王怀健（毕节医学高等专科学校）
孙　杰（山东医学高等专科学校）
张训浩（重庆三峡医药高等专科学校）
张灿云（长春医学高等专科学校）
张英军（邢台医学高等专科学校）
周少林（江苏医药职业学院）
段启龙（山东医学高等专科学校）
顾　垚（苏州卫生职业技术学院）
徐　婧（湖北中医药大学）
黄　姗（重庆医药高等专科学校）
符再立（益阳医学高等专科学校）
舒　婧（广东江门中医药职业学院）

中国健康传媒集团
中国医药科技出版社

内容提要

本教材为“全国高等职业院校临床医学专业第二轮教材”之一，根据中医学教学大纲的基本要求和课程特点编写而成，内容主要包括绪论、阴阳五行、藏象、气血津液、体质、病因病机、诊法、辨证、养生与防治、中药与方剂、经络与腧穴、针灸与推拿及常见病证辨治等。本书切合高等职业医学院校教育教学改革的需要，在传承的基础上有所突破，并在教材各章设有“学习目标”“情境导入”“素质提升”“本章小结”“目标检测”等模块。同时配套有“医药大学堂”在线学习平台，包括电子教材、教学配套资源（微课、PPT 课件、题库等），使教材的内容更加立体化、形象化。本教材的特点是文字精练，条理清晰，逻辑性强，通俗易懂，贴近岗位需要，贴近临床实践，易学习易掌握。

主要供全国高等职业院校临床医学、药学类专业师生教学使用，亦可作为从事医药类相关工作的技术人员、管理人员的自学、培训、进修参考用书。

图书在版编目（CIP）数据

中医学/周少林主编．—2 版．—北京：中国医药科技出版社，2022.12

全国高等职业院校临床医学专业第二轮教材

ISBN 978－7－5214－3537－5

Ⅰ.①中…　Ⅱ.①周…　Ⅲ.①中医学－高等职业教育－教材　Ⅳ.①R2

中国版本图书馆 CIP 数据核字（2022）第 230310 号

美术编辑　陈君杞

版式设计　友全图文

出版　**中国健康传媒集团**｜中国医药科技出版社

地址　北京市海淀区文慧园北路甲 22 号

邮编　100082

电话　发行：010－62227427　邮购：010－62236938

网址　www. cmstp. com

规格　889×1194mm $^{1}/_{16}$

印张　21

字数　624 千字

初版　2018 年 8 月第 1 版

版次　2022 年 12 月第 2 版

印次　2022 年 12 月第 1 次印刷

印刷　三河市万龙印装有限公司

经销　全国各地新华书店

书号　ISBN 978－7－5214－3537－5

定价　68.00 元

出版说明

为贯彻落实《国家职业教育改革实施方案》《职业教育提质培优行动计划（2020—2023年）》《关于推动现代职业教育高质量发展的意见》等有关文件精神，不断推动职业教育教学改革，对标国家健康战略、对接医药市场需求、服务健康产业转型升级，支撑高质量现代职业教育体系发展的需要，中国医药科技出版社在教育部、国家药品监督管理局的领导下，在本套教材建设指导委员会主任委员厦门医学院王斌教授，以及长春医学高等专科学校、江苏医药职业学院、江苏护理职业学院、益阳医学高等专科学校、山东医学高等专科学校、遵义医学高等专科学校、长沙卫生职业学院、重庆医药高等专科学校、重庆三峡医药高等专科学校、漯河医学高等专科学校、辽宁医药职业学院、承德护理职业学院、楚雄医药高等专科学校等副主任委员单位的指导和顶层设计下，通过走访主要院校对2018年出版的“全国高职高专院校临床医学专业‘十三五’规划教材”进行了广泛征求意见，有针对性地制定了第二版教材的出版方案，旨在赋予再版教材以下特点。

1. 强化课程思政，体现立德树人

坚决把立德树人贯穿、落实到教材建设全过程的各方面、各环节。教材编写应将价值塑造、知识传授和能力培养三者融为一体，在教材专业内容中渗透我国医疗卫生事业人才培养需要的有温度、有情怀的职业素养要求，着重体现加强救死扶伤的道术、心中有爱的仁术、知识扎实的学术、本领过硬的技术、方法科学的艺术的教育，为人民培养医德高尚、医术精湛的健康守护者。

2. 体现职教精神，突出必需够用

教材编写坚持现代职教改革方向，体现高职教育特点，根据《高等职业学校专业教学标准》《职业教育专业目录（2021）》要求，以人才培养目标为依据，以岗位需求为导向，进一步优化精简内容，落实必需够用原则，以培养满足岗位需求、教学需求和社会需求的高素质技能型人才准确定位教材。

3. 坚持工学结合，注重德技并修

本套教材融入行业人员参与编写，强化以岗位需求为导向的理实教学，注重理论知识与岗位需求相结合，对接职业标准和岗位要求。在教材正文适当插入临床案例，起到边读边想、边读边悟、边读边练，做到理论与临床相关岗位相结合，强化培养学生临床思维能力和操作能力。

4. 体现行业发展，更新教材内容

教材建设要根据行业发展要求调整结构、更新内容。构建教材内容应紧密结合当前临床实际要求，注重吸收临床新技术、新方法、新材料，体现教材的先进性。体现临床程序贯穿于教学的全过程，培养学生的整体临床意识；体现国家相关执业资格考试的有关新精神、新动向和新要求；满足以学生为中心而开展的各种教学方法的需要，充分发挥学生的主观能动性。

5. 建设立体教材，丰富教学资源

依托“医药大学堂”在线学习平台搭建与教材配套的数字化资源（数字教材、教学课件、图片、视频、动画及练习题等），丰富多样化、立体化教学资源，并提升教学手段，促进师生互动，满足教学管理需要，为提高教育教学水平和质量提供支撑。

本套教材凝聚了全国高等职业院校教育工作者的集体智慧，体现了凝心聚力、精益求精的工作作风，谨此向有关单位和个人致以衷心的感谢！

尽管所有参与者尽心竭力、字斟句酌，教材仍然有进一步提升的空间，敬请广大师生提出宝贵意见，以便不断修订完善！

数字化教材编委会

主　编　周少林

副主编　张训浩　段启龙　孙　杰　舒　婧　黄　姗

编　者　（以姓氏笔画为序）

马飞翔（南京医科大学附属盐城临床医学院）
马铃钰（雅安职业技术学院）
王　凡（江苏医药职业学院）
王　丹（雅安职业技术学院）
王　燕（江苏医药职业学院）
王怀健（毕节医学高等专科学校）
王智星（江苏医药职业学院）
刘百惠（山东医学高等专科学校）
刘美君（山东医学高等专科学校）
孙　杰（山东医学高等专科学校）
张训浩（重庆三峡医药高等专科学校）
张灿云（长春医学高等专科学校）
张英军（邢台医学高等专科学校）
陈　潇（江苏医药职业学院）
周少林（江苏医药职业学院）
段启龙（山东医学高等专科学校）
顾　垚（苏州卫生职业技术学院）
晏锦胜（苏州卫生职业技术学院）
徐　婧（湖北中医药大学）
黄　姗（重庆医药高等专科学校）
符再立（益阳医学高等专科学校）
舒　婧（广东江门中医药职业学院）

前言 PREFACE

中医学是阐述中医学基本理论、基本知识和基本技能的一门应用型学科，是高职高专临床医学专业的必修课程，也是学生在校期间了解祖国医学的一扇窗口。通过本课程的学习，使学生具备中医学的基本理论和思维方式，能将中国古代的人文知识、传统的中医理论和独特的医疗技术与方法应用于医疗实践，学会用中医的思维方法解决临床实践问题。

本版为第 2 版教材，在前版教材“以就业为导向，以全面素质为基础，以能力为本位”的现代职业教育理念和突出高等职业教育“三基五性”“必需”“够用”“贴近专业、贴近岗位、贴近学生”特点的编写背景下，本教材的特色是全方位多角度融入思政元素，将立德树人贯穿教材始终。同时根据高等职业教育院校临床医学专业教学标准，增加了中药贴敷、三棱针、皮肤针、耳穴压豆等操作简单、方便实用、疗效独特的中医适宜技术。

教材共分十三章，按照绪论、阴阳五行、藏象、气血津液、体质、病因病机、诊法、辨证、养生与防治、中药与方剂、经络与腧穴、针灸与推拿、常见病证辨治等内容顺序编写，教材多采用图表形式表述，把深奥晦涩难懂的中医理论简单化、通俗化，层次分明，结构严谨，逻辑合理，概念清晰，言简意赅，术语规范。为了加强学生学习的目的性、自觉性、主动性，突出培养学生分析问题和解决问题的能力，提高学习效果，教材中设有“学习目标”，方便学生了解学习的重点；每章设“情境导入”，直接将学生带入知识殿堂，在医学海洋中遨游；适当设“素质提升”“知识拓展”“知识链接”，内容精彩，不仅弘扬了传统中医文化，且能激发学生的爱国情怀、职业素养和学习热情，培养学习兴趣；章后设“本章小结”和“目标检测”，方便学生在学习过程中自我学习，自我巩固，自我检测，自我提高，掌握学习的重难点，提高学习效果，真正起到“学本”的作用。

教材配套的在线学习平台，可以展示数字教材、教学课件、视频微课及习题库等，增加知识容量，拓宽视野，提升教材的可读性、生动性、趣味性、实用性、先进性、前沿性。

教材编写采用主编负责制，分工合作的方式完成。第一章绪论由江苏医药职业学院周少林编写，第二章阴阳五行由湖北中医药大学徐婧编写，第三章藏象由毕节医学高等专科学校王怀健编写，第四章气血津液由益阳医学高等专科学校符再立编写，第五章体质由广东江门中医药职业学院舒婧编写，第六章病因病机由重庆医药高等专科学校黄姗编写，第七章诊法由苏州卫生职业技术学院顾垚编写，第八章辨证由长春医学高等专科学校张灿云编写，第九章养生与防治由江苏医药职业学院王凡编写，第十章中药与方剂由雅安职业技术学院王丹、山东医学高等专科学校段启龙编写，第十一章经络与腧穴由山东医学高等专科学校孙杰编写，第十二章针灸与推拿由重庆三峡医药高等专科学校张训浩、益阳医学高等专科学校符再立编写，第十三章常见病证辨治由南京医科大学附属盐城临床医学院马飞翔、邢台医学高等专科学校张英军编写，全书由周少林负责统稿并修改。

教材编写过程中，得到了各位编者单位的大力支持，书中参考并引用了国内中医药学类教材的内容及部分学者的研究成果，在此谨致谢忱。

本教材是全体参编人员共同努力的结果，但由于水平所限，疏漏错误在所难免，敬请各位专家、同仁不吝赐教！同时也希望各院校师生和读者多提宝贵意见，以便今后进一步修改和提高，更臻完善！

编　者

2022 年 10 月

CONTENTS 目录

第一章　绪　论

学习目标

1. 通过本章学习，重点掌握中医学的基本特点和各个历史阶段中医学的主要成就及对人类健康的贡献。

2. 学会用整体观念、辨证论治的思维方法分析问题，解决问题；具有高尚的职业情感和人文关怀意识，热爱并传承中医文化，敬佑生命，救死扶伤，全心全意为人类健康服务。

中医学发源于中国，有着数千年的悠久历史，源远流长，是中国人民在长期的生产、生活和医疗实践中，认识疾病、维护健康、防治疾病的经验总结，是历代传承并发展创新的原创性医学理论体系，为中国人民的保健事业、中华民族的繁衍昌盛以及世界医学的发展做出了不朽的贡献，是中华民族的优秀文化遗产。在科学突飞猛进发展的今天，中医学正走向世界，对全人类的健康保健和疾病防治产生了重要影响和促进作用。

情境导入

情境描述　东汉末年的建安（汉献帝年号）时期，有位神医，与张仲景、华佗齐名，被称为建安三神医。他悬壶济世，医术高明，为人治病不收钱财，只要求病愈后在他隐居的庐山脚下种植杏树，数年后杏树成林，硕果累累，他又将杏子换成粮食接济贫民。自此“杏林春暖”成为人们赞誉医家医德高尚、医术精湛、不计报酬的代名词，现代也常称医学生为杏林学子。

讨论　1. 请根据以上描述说出神医的姓名，你还熟悉中国医学史上哪些名医？

2. 如何以历代名医为榜样培养全心全意为患者服务的职业素养？

第一节　中医学发展简史

PPT

一、中医学的起源 微课1

中医药的起源是由于人类生存的需要，自从有了人类，就有了疾病和伤痛，就需要医药知识和技能来疗伤治病，便有了中医学。所以，中医学是伴随着中华民族一起诞生的。

（一）卫生保健的起源

1. 衣食居住　最早的卫生保健从人类的衣食居住开始。早在远古时期人类为了基本生存，由最初的身处野外，风餐露宿，逐渐到筑巢而居，进而发展为穴居，直至建造房屋至屋居。在衣着方面，由赤身裸体，到用树叶遮盖，进而发展用兽皮包裹，直至纺织缝制衣服。随着火的发明，在饮食方面，由最初的生吞活剥，茹毛饮血，发展为用火加工食物，这是人类的一大进步，避免了许多的胃肠道疾病。

2. 卫生习惯　个人卫生方面，夏商两代人们已有洗脸、洗手、洗脚、沐浴等卫生习惯。环境卫生方面，人们通过长期生产、生活实践，逐渐知道利用地下水。相传黄帝时代已经有了水井，这对促进农田灌溉和搞好饮食卫生均大有裨益。商周时期已有了地下排水管道，人们还开展室内外洒水清扫和除虫等卫生活动。

3. 医事活动 中国最早的文字商代甲骨文已有了疾病和医药卫生的记载。殷墟出土的甲骨文有20多种疾病病名。周代开始有了医学最早的分科，将医学分为四科，即食医（营养医）、疾医（内科）、疡医（外科）、兽医。且建立了一套医政组织和医疗考核制度。

4. 导引、婚配 在行为方式上，由最初的人们为了庆祝丰收，围着篝火跳跳蹦蹦模仿动物的舞蹈，逐渐演变为有意识的导引，成为医疗保健的重要形式。在婚配后代方面，由乱婚到血缘群婚，再到族外群婚，最后成为对偶婚。

5. 家庭式医护 原始社会，宗族之间照顾老弱病残和孕妇、产妇等，多由妇女担任，形成了最早的“家庭式”的医护照顾。

（二）外治法的起源

原始社会，人兽杂处，碰撞搏斗在所难免，加之部落间械斗时常发生，再由于生产工具的原始，劳作中意外伤害，以及狩猎过程中损伤等，造成了人类的外伤机会较多，人们往往以泥土、香灰、树叶等外敷伤口，或者用尖锐的石块刺破患处以排脓放血，另外通过对疼痛部位的抚摸减轻疼痛。久而久之，人们逐渐发现了一些适合于敷治外伤的外用药及外治方法，故外治法通常先于其他的治疗方法。

（三）药物的起源

原始人类为了填饱肚皮，采集各种野菜野果，不经意间解决了某种痛苦，但往往因误食一些有毒的植物，引起腹泻、呕吐、昏迷，甚至导致死亡。经过长期的实践，人类逐渐掌握了一些植物的形态和性能，初步形成了植物有毒无毒的概念，并在观察动物疗伤及大量实践的基础上，渐渐积累了某种植物对特定疾病的治疗作用的经验。远古先民通过采集栽培和耕作的实践发明了植物药，渔猎实践发明了动物药，采矿与冶炼的实践发明了矿物药，人们通过生产、生活和医疗实践逐步发现、认识和使用药物，从感性的经验过渡到理性的认识，从最初的口耳相传到形成文字记载，是中药的起源阶段，也是中药学的萌芽时期。“神农尝百草”的传说生动而形象地概括了药物知识萌芽的实践过程。

（四）针灸的起源

1. 针砭的起源 “砭石”是一种锐利的石块，据考证是新石器时代的产物，是用作刺破肿痛排脓放血，刺激身体某些部位消除病痛的工具，后世的金属针和刀就是从砭石发展来的。原始人在生产、生活实践中，经常会被尖石碰伤、石块击伤，但有时在碰撞或流血后，可意外地使原有的病痛（如慢性腰腿痛、头痛等）减轻或消失。当经历的人数和次数多了，人们就逐渐注意到身体的某些部位，通过人为的刺激或使之出血，可以达到医治疾病的效果，这就是针刺法的萌芽。

2. 灸法的发明 灸法的出现，则是在火发明之后。人们在烘火取暖或烤制食物过程中，难免会发生皮肤灼伤的情况，但有时某个部位皮肤被灼伤，反而会减轻或消除身体的某些病痛，这种经验的日积月累，人们便有意识地用树枝、干草为燃料，进行身体某些部位的温热刺激来治疗疾病，这就形成了灸法。

中华民族的祖先在长期的生产斗争和医疗实践中，逐步积累了原始的医药知识，为中医学理论体系的形成奠定了丰富的实践基础。

二、中医学理论体系的形成与发展 微课2

中医学理论体系的形成经历了一个漫长的历史过程，从原始社会医药的起源，到战国时期，古代医学家们积累了丰富的医药学知识，并对这些知识进行总结升华，为战国后中医学理论体系的形成和发展奠定了基础。

（一）春秋战国至秦汉时期——中医学理论体系的形成

1. 战国神医扁鹊　《史记·扁鹊仓公列传》记载战国时期神医扁鹊重视病情观察，提出了“切脉、望色、写形、言病之所在”，为中医独创的诊断技术——四诊和后世的辨证论治提供了理论依据。扁鹊为虢太子治病，除以针刺、汤药，还用热敷等综合治疗手段，故起到“起死回生”之效。

2.《黄帝内经》　简称《内经》，是我国现存最早的一部医学理论专著，成书于战国至秦汉时期，全面总结了秦汉以前的医学成就，将长期实践积累的医学知识系统化、理论化，确立了中医学的理论原则。该书分为《素问》和《灵枢》两部分，各有 9 卷，81 篇。是几代医学家集体智慧的结晶，内容丰富精彩，较为系统地阐述了阴阳、五行、脏腑、经络、病因、病机、病证、诊法、辨证、防治原则、针灸推拿、养生康复、遣药组方、配伍宜忌等中医理论，成为中医学发展的基础和理论源泉。《黄帝内经》奠定的中医学的理论基础，几千年来始终有效地指导着临床实践。

3.《难经》　原名《黄帝八十一难经》，是一部可与《黄帝内经》相媲美的古典医著，成书于秦汉之际，据传为秦越人所著。《难经》全书所述以基础理论为主，涉及生理、病理、诊断、治疗等各个方面，内容简要，辨析精微。继承和发扬了《黄帝内经》在脏腑、经络、疾病、针灸等方面的精髓，又以崭新的视角论述了脉诊和奇经的理论，提出的命门、三焦等新观点，进一步完善了中医理论。该书首创独取寸口和三部九候的诊脉方法，至今仍运用于中医临床，有“脉学之父”之美誉。

4.《神农本草经》　简称《本草经》或《本经》，集东汉以前药学之大成，是我国现存最早的一部药物学专著，成书于东汉时期。共收载中药 365 种，其中植物药 252 种，动物药 67 种，矿物药 46 种。根据养生、治病和有毒、无毒，将药物分为上、中、下三品，这是我国药学最早的分类法。书中所载如黄连治痢，麻黄平喘，常山截疟，水银疗疥疮等，均疗效确切。对药物的产地、采集、炮制、加工、贮存、四气、五味、七情和合、有毒、无毒、配伍规律、服药方法等均有论述，明确了“疗寒以热药，疗热以寒药”的原则，为中药学理论的形成和发展奠定了基础。

素质提升

神农——当之无愧的医药之神

神农，传说是中国农业和医药的发明者，中华民族始祖之一——炎帝，因其以农为本，故号神农。传说他发明了农业工具，教会人民耕种；同时创立市场，教人民进行贸易，因而神农是农业和商业之祖。在医药学方面，他遍尝百草，并为此献出了生命，成为当之无愧的医药之神。

《淮南子》记载，神农为了寻找能治病的药物，遍尝各种植物，他经常误服有毒植物，曾“一日而遇七十毒”。民间传说，神农天生为“水晶肚”，肚子是全透明的，能看到肠胃和吃进去的东西，神农便是通过此来观察服食植物后的反应，他发现了茶叶可以解毒，神农又被尊为茶叶之神。最终因为误服“断肠草”，无法解毒而身亡。

神农尝百草发现药物，指导着人们正确辨识和合理使用药物，一直造福于后人。尽管神农的故事被民间神化，但是古人为了拯救人类的健康而不惜牺牲生命的精神，值得我们学习，并永远激励我们为了人类的健康事业，不畏艰难，奋斗终生。

5.《伤寒杂病论》　是我国现存最早的一部辨证论治专著，为东汉末年医圣张仲景所著。张仲景“勤求古训，博采众方”，通过总结吸纳前人及同时期医家的医疗经验，同时结合自己的临床实践而著成。该书包括《伤寒论》和《金匮要略》两部。张仲景在《黄帝内经》《难经》等理论指导下，创造性地融理法方药于一体，确定了辨证论治的理论体系，以六经论伤寒，以脏腑论杂病，将伤寒的各种证候，与六经所属脏腑的病变紧密结合起来进行分析；对杂病的诊治，则以脏腑病机理论进行证候分类，指导辨证论治。把中医基础理论与临床实践紧密结合起来，为我国临床医学的发展奠定了的基础，开创了辨证论治的先河。书中所载方剂组方严谨、用药精当、疗效显著，被后世誉为“证治准绳”“方书之祖”。

6. 三国神医华佗 东汉时期著名的医家华佗，精通内、外、妇、儿、针灸各科，尤其擅长外科。他首创“麻沸散”中药麻醉剂，进行腹部手术，是世界上最早的外科手术，有“外科鼻祖”之称。华佗还十分提倡导引养生，积极主张体育锻炼，他说：“人体欲得劳动，但不当使极耳。动摇则谷气得消，血脉流通，病不得生，譬犹户枢，终不朽也”。他模仿虎、鹿、熊、猿、鸟五种禽兽的动作姿态，创编了“五禽戏”，用以舒展筋骨，畅通经脉，防病祛病，益寿延年。传说他的弟子吴普和樊阿，采用这种方法强身，吴普活到了90多岁还是“耳目聪明，齿牙完坚”，樊阿竟至“寿百余岁”。

（二）晋至隋唐时期——中医学理论体系的发展

晋至隋唐时期，是我国医药学的辉煌时期。随着政治经济文化的进一步发展，医学基础理论继续提高，分支学科在分化中日趋成熟，临床各科也取得了显著成就，涌现出众多的名医名著，推动中医学理论体系的发展。

1.《脉经》 晋代王叔和著的《脉经》是我国第一部脉学专著，详述了脉学的辨脉方法，提出24种脉象，汇集晋以前的脉学成就，进一步完善和推广了“独取寸口”的诊脉法，为后世脉学的发展奠定了良好的基础。至17世纪《脉经》被译成多种文字，先后流传至欧洲不同国家，对世界医学的发展也有一定的影响。

2.《肘后备急方》 东晋葛洪《肘后备急方》，篇幅精练，可放入肘后口袋，随身携带，以备遇到急症之时查阅，故得名。书中记载了一些常见病的治法和急救法，包括中药的内服外用、推拿、捏脊、蜡疗、灸法、正骨等方法，载方101首，所载急救方，用药数量少，随处可采，易于获得，疗效显著。此书被后世誉为“简便廉验”的方书和实用的“急救手册”。

3.《针灸甲乙经》 晋代皇甫谧著的《针灸甲乙经》是现存最早的针灸学专著，全书分12卷，128篇。重点介绍腧穴总数及定位，详细介绍了针灸操作方法，并把各种适应证按照临证需要排列出来。在针灸学的发展史上起着承前启后的作用。

4.《刘涓子鬼遗方》 南齐人龚庆宣的《刘涓子鬼遗方》，是我国现存最早的外科学专著，记载了金疮、痈疽、疮疖、瘰疬、疥癣及其他皮肤疾患，有内外治处方的140多个。

5.《逐月养胎法》 北齐徐之才的《逐月养胎法》对胎儿逐月发育的叙述较为详尽，明确指出根据月份的不同，饮食、起居、养胎的方法也不相同，较系统阐述了怀胎十月养生和调摄的注意事项。

6.《诸病源候论》 隋代巢元方等编著的《诸病源候论》，是我国第一部病因病机证候学专书，全书分67门，论述了1739种病候，对内科、外科、妇科、儿科、眼科等多学科疾病的病因、病机、分型、鉴别等方面进行了补充，内容丰富多彩。

7.《仙授理伤续断秘方》 隋唐间蔺道人著《仙授理伤续断秘方》，是我国现存最早的一部伤科学专著，书中对骨折与关节脱位的治疗原则和方法记载详细，它反映了隋唐时期骨伤疾病治疗的先进水平。

8.《颅囟经》 是我国现存最早的儿科学专著，书中首记儿科脉法，对惊痫、疳痢、火丹等症状叙述颇详，并附有方药，便于对症采用。书中还记载了用鳖甲治疗小儿骨蒸，认为该证是营养不良所致。

9.《经效产宝》 是唐末昝殷在继承前人成果的基础上，广泛收集蕴藏于民间的经验而著成，是我国现存最早的妇产科专著。当今流传的辑佚本三卷，上卷是经闭、带下及妊娠各方；中卷是坐月、难产；下卷是产后各证。如论妊娠反应，“夫阻病之候，心中愦愦，头旋眼眩，四肢沉重，懈怠，恶闻食气，好吃酸咸果实。多卧少起，三月四月多呃逆，肢节不得自举者”。详尽而且扼要。所附药方，用人参、厚朴、白术、茯苓之类健脾利水，橘皮、生姜、竹茹等药化痰止呕，对于妊娠恶阻的疗效，均为可靠。在论述难产救治时，主张“内宜用药，外宜用法”。即用滋补强壮的药物给产妇内服，以增强体力；还加上外治手术助产，使胎儿娩出。这些原则，至今对临床都有指导意义。

10.《千金方》 唐代医家孙思邈集毕生精力，著成《备急千金要方》《千金翼方》，两书是以记载方药和其他各种治疗手段为主的方书，简称为《千金方》。《备急千金要方》为我国第一部医学百科全书，分为30卷，载方5300首；其晚年所著的《千金翼方》，亦为30卷，载方2571首。两书详述了我国唐以前主要医学著作的理论、方剂、诊法、治法、食养，发展了脏腑辨证理论，使之更加丰富和系统化。尤其在营养缺乏性疾病的防治方面，成就突出。如认为瘿病是因为人们久居山区，与饮水有关，劝告人们不要久居这些地方；对夜盲症患者，采用动物肝脏治疗等。该书代表了盛唐时期的医学发展水平。孙思邈被誉为“药王”。孙思邈不仅医术精湛，且医德高尚，他认为：“人命至重，有贵千金，一方济之，德逾于此”，这就是他将自己的两部著作均冠以“千金”的缘由。孙思邈的《备急千金要方》中有专论医德的大医精诚篇。

11.《新修本草》 唐代苏敬等人编纂的《新修本草》（又名《唐本草》），在《本草经集注》的基础上新增114味药，共收载药物844种，包括本草、药图、图经三部分，这种图文对照的方法，开创了世界药学著作的先河，该书是世界上第一部由政府颁行的国家药典，比欧洲纽伦堡药典早883年。

12.《外台秘要》 王焘的《外台秘要》集方论之大成，以宏富详尽著称，共40卷，1104门，载方6000余首。内容包括临床各科、各家方书所载方药，尚有来自于民间的单方、验方、名方，对许多病症有了很明确的认识，书中记载了消渴患者尿甜等，为后世提供了宝贵经验，是唐代又一部规模巨大的综合性医籍。

（三）宋金元时期——中医学理论体系的充实

宋金元时期，医学家们在前代的理论与实践的基础上，深入研究，提出了许多独特的见解，在各抒己见、百家争鸣的学术氛围中，中医学理论体系不断充实，有了突破性进展。宋代的印刷术的进步推动了科学文化的发展，医学书籍得以大批刊印。宋代政府组织编著刊发多种大型医书。

1.《洗冤集录》 宋慈著《洗冤集录》是世界上最早的法医学专著，全书由检验总说、验伤、验尸、辨伤、检骨等53项内容所组成，本书内容丰富，见解精湛。后世诸法医著作多以此书为蓝本，或加注释，或予以增补，并对世界法医学的发展有过巨大贡献，先后被译成荷、法、日、朝、英、俄等多种文字，流传国外。

2.《三因极一病证方论》 病因学方面，陈无择著《三因极一病证方论》，提出了著名的“三因学说”，将复杂的病因概括为外因、内因、不内外因三类，发展了张仲景的病因学说，使病因学说由博返约，更加系统化和理论化，对后世病因的分类有深远影响。

3.《妇人大全良方》 宋代陈自明所著，24卷，分调经、众疾、求嗣、胎教、妊娠、坐月、产难、产后等，总共260余论。首先提出“妇人以血为本”的学术观点，系统总结了妇科的诊疗经验和理论，对妇科的发展影响较大。

4. 儿科专著 宋代儿科名医钱乙著《小儿药证直诀》，提出了以五脏为纲的儿科辨证方法，总结出了六味地黄丸等一些有效的方剂，是一部儿科名著，故钱乙被称为“儿科之圣”。刘昉的《幼幼新书》是当时世界上最完备的儿科学著作。董汲的《董氏小儿斑疹备急方论》是论述小儿麻、痘、斑、疹的第一部专著。

5.《铜人腧穴针灸图经》 北宋王惟一所著，全称《新铸铜人腧穴针灸图经》，成书于公元1026年。载腧穴657个，除去双穴则有腧穴354个，与《针灸甲乙经》相比，增加青灵、厥阴俞、膏肓俞三个双穴和督脉的灵台、阳关两个单穴。并铸成两具针灸铜人，开创了经络腧穴模型直观教学之先河。

6.《证类本草》 唐慎微的《经史证类备急本草》（简称《证类本草》），载药1558种，附方3000余首，对药物学的基本理论及各种药物的名称、药理、主治、产地、采收、炮制等均有详细的描述，并于各药之后附列方剂加以印证。宋以前许多本草资料后来已经亡佚，多赖此书的引用得以保存下来。《证类本草》代表了宋代药物学的最高成就。

7. 北宋三大方书 宋朝廷组织编著刊发了多种大型医书，北宋有官颁的三大方书，《太平圣惠方》是第一部政府组织编著的方书，载方16834首；《圣济总录》共200卷，载方近20000首；《太平惠民和剂局方》载方788首，是我国历史上由政府编制的第一部成药药典。

8. 金元四大家 金元时期医学出现了学术争鸣的活跃气氛，涌现出具有代表性的四大医学流派，称作"金元四大家"。"寒凉派"刘完素倡导"六气皆从火化"、"五志过极皆能生火"，提出了"火热论"，用药以寒凉为主；"攻下派"张从正力倡"攻邪"，认为"邪去则正安"，治病常用汗、吐、下三法祛邪；"补土派"李东垣认为"内伤脾胃，百病由生"，倡"脾胃论"，治疗常以补益脾胃为主；"滋阴派"朱丹溪力倡"相火论"，提出"阳常有余，阴常不足"之说，治病强调滋阴降火。金元四大家，师古而不泥古，各有发明及独创之处，从不同角度丰富和发展了中医学理论体系（表1－1）。

表1－1 金元四大家 微课3

医家	籍贯	派别	代表作	学术思想
刘完素（号河间）	河北河间	寒凉派	《素问玄机原病式》《素问病机气宜保命集》	提出"六气皆从火化"，善于运用寒凉药物治病
张从正（字子和）	河南睢县	攻下派	《儒门事亲》	提出"病由邪生"，善于用汗、吐、下法祛邪
李杲（号东垣）	河北正定	补土派	《内外伤辨惑论》《脾胃论》	提出"脾胃论"，善于调理脾胃补养元气
朱震亨（号丹溪）	浙江义乌	养阴派	《格致余论》《局方发挥》《丹溪心法》	提出"相火论"，善于用滋阴降火治病

9.《饮膳正要》 元代忽思慧编著的《饮膳正要》是我国现存最早的营养学专著，书中对养生避忌、妊娠食忌、高营养物的烹调、营养疗法、食物卫生、食物中毒均有论述，其中不少回、蒙民族的食疗方法，至今仍有较高的参考价值。

10.《世医得效方》 作者危亦林，系统整理了骨伤科的成就，将正骨科作为独立学科，此书被称为"中国第一部正骨学专著"，危亦林也因此被誉为"中国第一位正骨科学家"，书中关于麻醉药的使用及脊柱骨折悬吊复位法的记载，也是当时国际上最先进的治疗方法。

（四）明清时期——中医学理论体系的成熟

明清时期，中医学理论体系趋于成熟。在集古代中医基础理论大成的基础上，结合该时期医家的临床经验和哲学研究成果，经过反复探讨，提出了许多创见，使中医理论体系得到进一步的发展。

1. 命门学说 明代赵献可、张景岳等提出的命门学说，强调命门之火在人体的重要作用，进一步丰富了藏象学说的内容。李中梓则在前人对脏腑认识的基础上，提出了"肾为先天之本，脾为后天之本"的论断。

2.《普济方》 明初朱橚等人编著的《普济方》是我国现存最大的一部方书，共168卷，2175类，载方61739首，对每种病证均有论有方，资料丰富，可以说是集明以前方书之大成，促进了后世方剂学的发展。

3.《本草纲目》 伟大的医药学家李时珍历时27年，参考800多种书籍，以科学严谨的态度，亲临深山旷野考察，收集标本，虚心向劳动群众请教，三易其稿，著成《本草纲目》，是一部内容丰富，论述广泛，影响深远的巨著。该书共52卷，载药1892种，附图1109幅，附方11096首。该书全面总结了16世纪前我国药物学知识和用药经验，是我国古代文化科学宝库的一份珍贵遗产，是中医药史上的一座里程碑。李时珍有“药圣”之誉。

4. 温病学派形成 明清时期，疫病反复暴发，医学家在与其长期斗争中，逐渐形成了温病学派。明末医家吴又可著《温疫论》，阐述瘟疫的病因和致病途径，提出疫病的病因为“戾气”，从口鼻而入，是病因学的一大进步，为温病学的形成奠定了基础。

5. 温病四大家 清代叶天士创立了温病的“卫气营血辨证”，并留下很多医案，著名的有《临证指南医案》《叶氏医案》，对后世影响甚巨。吴鞠通创立了“三焦辨证”，制定了清络饮与清营汤等有效治温病的方剂，进一步总结并发展了温病学说。薛生白擅长治疗湿热病。王孟英为温病学的完善做出了补充，诸医家的学说使温病学形成了完整的理论体系。因此，叶天士、吴鞠通、薛生白、王孟英被后世誉为“温病学四大家”（表1－2）。

表1－2 温病四大家

医家	籍贯	代表作	主要成就
叶桂（字天士）	原江苏吴县	《温热论》	提出温病的“卫气营血”辨证理论体系
薛雪（字生白）	原江苏吴县	《湿热条辨》	提出对温湿证的治疗纲领
吴瑭（字鞠通）	江苏淮阴	《温病条辨》	提出温病的“三焦辨证”理论体系
王士雄（字孟英）	浙江钱塘	《温热经纬》	集温病学说之大成，重视“伏气”温病

6. 人痘接种法 明清时期，十分重视痘疹的防治。11世纪我国就开始应用人痘接种法来预防天花。17世纪张琰撰《种痘新书》，使人痘接种法得以推广，且流传到欧亚各国，成为人工免疫法的先驱，较英国发明的牛痘接种法早200多年。

7.《医林改错》 清代医家王清任根据尸体解剖和临床经验写成《医林改错》，改正了古代医书在人体解剖方面的一些错误认识，发展了瘀血致病的理论，创立了血府逐瘀汤、膈下逐瘀汤、补阳还五汤等多首治疗瘀血病证的有效方剂。

（五）近代与现代——中医学理论体系的创新和发展

从鸦片战争至中华人民共和国成立，近代中国社会发生急剧变化，西方文化的广泛传播，猛烈地冲击着封建思想体系，形成了新旧并存，中西混杂的态势，出现了“旧学”与“新学”，“中学”与“西学”之争。这种“新旧”“中西”之争，贯穿在哲学、社会科学和自然科学的各个领域。在这种复杂的社会文化背景下，中医学理论体系呈现出新的发展特点，一是继承发展缓慢，二是出现了中西汇通和中医科学化思潮。

在考据学的影响下，许多医家从事中医古典医籍的考证、校订、注释、辑复等文献整理研究工作，对中医学理论研究和保存中医古代文献，做出了一定的贡献。

1. 中西汇通派 1840年鸦片战争以后，西医学传入中国，中西方文化出现碰撞与交融，中医学理论的发展呈现出新旧并存的趋势。一是继续整理和汇总前人的学术成果，如上世纪30年代曹炳章主编的《中国医学大成》，是一部集古今中医大成的巨著；二是以唐宗海、朱沛文、恽铁樵、张锡纯为代表的中西汇通学派，提出既要坚持中医学之所长，又要学习西医学先进之处，试图将中西医学术加以汇通，形成了中西汇通的思潮和学派。如唐宗海著《中西医汇通医经精义》，张锡纯著《医学衷中参西录》，即是中西汇通的代表作。

2. 中医科学化 20世纪30年代初到新中国成立前，“中医科学化”成为中医学术界盛行的一种思潮，以陆渊雷、谭次仲为代表人物，他们主张中医科学化，必须吸收其他学科知识，用科学方法研究中医，对中医科学化的途径和方法也作了一定的探索，希冀弘扬广大中医学在科学上的真实价值。我们可以从他们的学术思想中吸取有益的经验和教训。

3. 中医现代化 中华人民共和国成立以来，中国历史翻开了新的一页，新中国实行“中西医并重”的政策，确立了中医的合法地位，并且形成了“继承不泥古，发扬不离宗”的发展理念，提出了中医现代化。党和政府十分重视中医药事业，将发展传统医药写入宪法，并成立了中医药行政管理机构，为中医药发展提供了法律依据和组织保证。在中医药的继承与发展的研究过程中，一方面积极整理古代医籍文献，挖掘和继承中医学宝贵经验，另一方面结合现代科学技术对中医药学进行深入的研究。1956年之后，全国各地相继成立了中医院校，各种不同版本的中医统编教材相继问世，使中医理论体系得以不断完善与提高，达到了系统化和规范化。在应用现代科学方法研究中医药方面，如经络与脏腑实质研究；中医体质学说的研究；中医“证”本质的研究；针刺麻醉的研究；针灸对卒中后遗症的康复；小夹板固定治疗骨折；针灸纠正胎位；中医药治疗艾滋病、脑出血、急性心肌梗死、急性肾衰、宫外孕、上消化道出血、高热、白血病、感染性病变等方面均取得了令世人瞩目的成就。运用现代手段研究中药也取得标志性成果，如抗疟良药青蒿素的发明，是中国科学家屠呦呦在中国本土进行的科学研究，而于2015年10月5日因“有关疟疾新疗法的发现”首次获得了诺贝尔生理学或医学奖，这是中国医学界迄今为止获得的最高奖项，也是中医药成果获得的最高奖项。

现代生命科学研究提示，中医学科许多内容都包含着现代科学前沿的研究内容，中医学在面向现代和未来的基础学科及高科技领域里，正在与西医学、生物信息学、系统科学、物理学、化学、细胞分子学、基因组学及蛋白质组学等现代科学前沿有机衔接。这必将建立起与中医药学科科学性和先进性相适应的医学理论体系，中医学研究已成为世界性研究课题，可以预期中医学必将得到进一步发扬光大。一个与现代科学技术相结合，迅速革新的古老医学，正日益展现其广阔的应用前景。2016年12月25日，十二届全国人大常委会第二十五次会议审议通过了《中华人民共和国中医药法》。这是中医药发展史上具有里程碑意义的大事件，将产生深远的国内国际影响。本法自2017年7月1日起施行。中医药学是中国古代科学的瑰宝，也是打开中华文明宝库的钥匙。中医药是中华民族的瑰宝，一定要保护好、发掘好、发展好、传承好。中医药的振兴与发展迎来了天时、地利、人和的大好时机，中医药学已经走向世界，成为世界医学的一部分，我们坚信在未来的中医药发展中，将会有更多的研究成果和成就涌现，定能为世界医疗卫生事业做出更多更大的贡献。

第二节　中医学的基本特点

PPT

中医理论体系的形成受古代唯物论和辩证法思想的深刻影响，对病证的观察分析，是从整体出发，通过对现象的分析，以探求内在机理，从而确定治则和治法。因此，整体观念和辨证论治是中医学的两大基本特点。

一、整体观念

整体，就是统一性和完整性。中医学认为，人体是一个有机整体，构成人体的各脏腑和组织器官，在结构上相互联系沟通，在生理上相互协调为用，在病理上相互影响；同时还认为人与外界环境也有着密切的关系。这种人体自身的整体性和内外环境的统一性思想，称之为整体观念。

整体观念是中医学的一种思维方法，是古代唯物论和辩证法思想在中医学中的体现，它贯穿于中医学的生理、病理、诊法、辨证、养生、防治等诸方面。

（一）人体是一个有机整体

人体由若干脏腑、组织、器官所组成，虽有不同结构和功能，但并非孤立，而是相互联系、相互为用、相互制约的。它们结构上相互联系，生理上相互协调，病理上相互影响，诊断上察外知内，治疗上整体辨治。

1. 结构上，相互联系 人体以五脏为中心，配合六腑，通过经络系统“内属于脏腑，外络于肢节”的联结作用，把形体官窍、四肢百骸等全身组织器官联系起来，构成了一个以五脏为中心的表里相联、上下沟通、协调共济的统一的有机整体。它们相互联系，不可分割，任何局部都是整体的一部分，并通过精、气、血、津液的作用，来完成人体统一的机能活动。

2. 生理上，相互协调 脏腑和各组织器官之间各自有不同的生理功能，这些生理功能都是整体机能活动的组成部分，正是由于各脏腑组织器官发挥着各自的生理功能，才有了人体正常的生理活动。各脏腑组织器官之间必须相互协调，彼此配合，相互协作，相互制约，方能维持人体的生理平衡。因此，人体的脏腑与脏腑之间，脏腑与五体及五官九窍之间的密切联系、相互配合、协调制约，是保证人体正常生命活动的前提，各脏腑之间既相辅相成又相互制约，共同维持了人体正常的生理功能。

3. 病理上，相互影响 人是一个有机的整体，生理上相互协调，一旦发生病变，同样可以通过经络传递病邪，而相互影响。脏腑的病变可以通过经络反映于体表，体表有病也可以通过经络影响脏腑，脏腑之间的病变也可以通过经络相互传变。如脾脏有病，既可以反映到它联系的口和肌肉四肢，以及相表里的胃，也可以影响到心、肺、肝、肾。任何局部的病变都可以引起整体的病理反应，整体功能的失调也可以反映于局部，这就是中医学注重整体联系的病理观。

4. 诊断上，察外知内 因为人是一个有机的整体，“有诸内者必形诸外”，所以可以通过司外揣内，以表知里，见微知著的思维方法，通过五官、五体、舌脉等外在变化，来把握和推测内在疾病的变化规律。如舌通过经络直接或间接与脏腑相通，所以望舌可以测知内脏功能的变化。中医学通过观察患者外在的表现来了解和判断内脏的病变，从而做出正确的诊断，这就是察外知内，是中医诊断疾病的重要手段和方法。

5. 治疗上，整体辨治 从整体出发，着眼于调整整体功能的失常，从脏腑之间与组织器官之间的联系入手，进行综合治疗，而不仅限于局部的病变。对于局部的病变，也绝不“头疼医头，脚疼医脚”，而是整体辨治。如肝开窍于目，肝和目的关系密切，故临床上治疗眼睛的病变，多从治肝着手，往往取得满意的疗效。如牙龈肿痛、出血，通过清泻胃火而治愈，其原理就是足阳明胃经循行于齿龈。这就是注重整体联系的整体辨治的方法。

（二）人与自然界的统一性

“天人合一”，人类生活于自然界，自然界存在着人类赖以生存的必要条件。人体长期生活在自然界也适应自然界的变化且能产生相应的调节功能。《灵枢·岁露》云：“人与天地相参也，与日月相应也”。指的正是人与自然的相互适应。若自然界的变化过于剧烈，超越人体所能适应的范围，便会产生病理性反应。

1. 季节气候对人体的影响 一年四时气候的变化，规律为春温、夏热、长夏湿、秋燥、冬寒。人体生理上的适应性变化就会有春生、夏长、长夏化、秋收、冬藏。春夏季节，阳气发泄而人体多汗少尿，秋冬季节阳气收敛，则可见少汗多尿。如《灵枢·五癃津液别》云：“天暑衣厚则腠理开，故汗出……天寒衣薄则腠理闭，气湿不行，水下留于膀胱，则为溺与气”。气候变化，脉象亦变化，如《素问·脉要精微论》云：“春日浮，如鱼之游在波；夏日在肤，泛泛乎万物有余；秋日下夫，蛰虫将去；

冬日在骨，蛰虫周密”。李时珍《四言举要》云：“春弦夏洪，秋毛冬石，四季和缓，是谓平脉”。人体气血的运行也与气候变化的风雨晦明有关，如《素问·八正神明论》云：“天温日明，则人血淖液而卫气浮，故血易泻，气易行；天寒日阴，则人血凝泣而卫气沉”。

2. 昼夜晨昏对人体的影响 一日之内随着昼夜晨昏的变化，人体的阴阳气血也会进行相应的调节。《素问·生气通天论》云：“故阳气者，一日而主外，平旦人气生，日中而阳气隆，日西而阳气已虚，气门乃闭”。指的是早晨阳气初生，中午阳气隆盛，到夜晚则阳气内敛，说明人体阳气白天多趋于表，夜晚多趋于里，反映人体在昼夜阴阳的自然变化过程中，生理活动的适应性变化。白天阳气旺盛时人们应该工作学习，到了夜晚，阳气收敛就应该休息睡眠。昼夜的变化也影响到疾病的过程，一般病证大多白天病情较轻，傍晚加重，夜间最重，故《灵枢·顺气一日分为四时》云：“夫百病者，多以旦慧，昼安，夕加，夜甚”。这是因为早晨、中午、黄昏、夜半，人体阳气存在着生、长、衰、入的规律，从而影响到邪正斗争，病情呈现出慧、安、加、甚的起伏变化。

3. 地理环境对人体的影响 体现在生存环境直接影响人体生理功能，地域性气候、水土、人文、风俗在一定程度上影响人体。如江南地势低，气候温暖而湿润，故人体腠理多疏松，体格偏瘦削，性格多文静细腻；北方地势高，气候寒冷干燥，故人体腠理多致密，体格偏壮实，性格多粗犷豪放。俗话说得好，一方水土养一方人。人们生活在已经习惯的环境中，一旦异地而居，或居住易地跨度太大，自然环境突然改变，均有可能引起人体诸多不适，习惯上称之为“水土不服”。

中医学认为，“人与天地相应”，所以因时、因地、因人制宜成为中医治疗学上的重要原则。当然“天人相应”不是消极的、被动的，而是积极的、主动的，人类不仅可以主动地适应自然，而且在一定程度上可以改造自然，以便更好地适应环境的变化，从而提高人类的健康水平。

（三）人与社会环境的统一性

人是社会的组成部分，有确切的自然属性和人文社会属性。在不同社会环境中，人们形成了各自的心理活动方式和对社会环境的适应能力，故社会环境对人的身心产生的影响可以引起生理方面的种种改变。中医学在形成初期就重视精神、意识、思维活动与形体的联系。形与神俱，不可分离，如《素问·天元纪大论》云：“人有五脏化五气，以生喜怒思忧恐”。政治、经济、文化、宗教、婚姻、人际关系等社会因素，直接影响人的生理、心理和病理变化。人在适应社会环境的过程中维持着生命的稳定、协调、平衡、有序，体现人与社会环境的统一性。若社会安定，天下太平，人们丰衣足食，生活有规律，抗病能力强，则患病少，寿命长。如《论衡》云：“太平之世多长寿人”。反之，社会动乱，战火纷飞，灾难横行，缺衣少食，人的抗病能力下降，各种疾病皆易发生，容易流行瘟疫，导致死亡人数多，平均寿命短。

个人的社会地位，直接带来物质与精神生活的变化，甚至影响健康，导致疾病发生。如《素问·疏五过论》云：“尝贵后贱，虽不中邪，病从内生，名曰脱营；尝富后贫，名曰失精”。说明社会地位和经济状况的剧烈变化，常可导致人的精神情志的不稳定，从而影响人体脏腑的功能，导致身心疾病的发生。此外，家庭矛盾、婚姻不遂、事业挫折、亲人亡故、人际关系不和谐等，均可以破坏人体生理和心理的协调与稳定，不仅可以致病，且能加重病情，甚至导致死亡。

良好的社会环境和融洽的人际关系，可使人精神振奋，勇于进取，有利于身心健康；而不利的社会环境，可使人精神压抑或紧张恐惧，从而危害身心健康。中医在诊察疾病的过程中，非常强调了解患者所处的社会环境及心理状态。如《素问·疏五过论》云：“凡欲诊病者，必问饮食居处，暴乐暴苦，始乐后苦，皆伤精气，精气竭绝，形体毁沮”。

二、辨证论治 微课4

辨证论治是中医学认识疾病和治疗疾病的基本法则。是中医对疾病的一种特殊的研究和处理方法。通过四诊收集患者的病史、症状等病情资料，根据中医理论进行综合分析，辨别其疾病的证候，并制定其治疗方法。中医学认识疾病和治疗疾病的过程，就是辨证论治的过程，这是中医学的基本特点之一。

（一）辨证论治的概念

辨证，是将望、闻、问、切四诊所收集的资料、症状和体征，通过分析、综合，辨清疾病的原因、性质、部位以及邪正之间的关系，最终概括、判断为某种性质的证。论治，是根据辨证的结果，确立相应的治疗原则和方法。辨证和论治，是诊治疾病过程中不可分割的两个部分，是理论和实践相结合的体现。辨证是认识疾病，确定证候；论治是依据辨证的结果，确立治法和处方遣药。辨证是确定治疗的前提和依据，论治是辨证的目的，并通过论治，可以检验辨证是否正确。辨证论治是理论与实践的有机结合，有效地指导了临床理、法、方、药的具体运用。

（二）症、证、病的概念及其关系

辨证论治涉及症、证、病的内容，只有理解症、证、病的含义才能深刻理解辨证论治的实质及临床意义。

1. 症 即症状和体征的总称。症状是疾病的临床表现，即患者主观感觉到的不适或病态改变，如头痛、咳嗽、发热、尿频、呕吐等；体征是能被察觉的客观表现，往往是医生在检查患者时发现的异常征象，如体温升高、面黄、目赤、斑疹、舌苔黄厚、脉象弦数等。症仅仅是疾病的个别现象，同一个症状，可以由不同的致病因素引起，其病理机制也不尽相同，因此，孤立的症状和体征不能完全反映病理变化的本质。

2. 证 即证候。是疾病发展过程中某一阶段所出现各种症状与体征的概括。证候是中医学的特有概念，是中医学认识疾病和治疗疾病的核心。证候是病机的外在反映，病机是证候的内在本质。证候一般由一组相对固定的、有内在联系的、能反映疾病过程中一定阶段本质的症状和体征构成，包括病变的原因、部位、性质及邪正盛衰变化，故证候能揭示病变的机理和发展趋势，反映了疾病发展过程中某一阶段病理变化的本质，可作为确立治法、用药原则的依据。如肝阳上亢证、心脉痹阻证、肾不纳气证、脾气下陷证、大肠湿热证等都属于证候概念。

3. 病 即疾病。是指因为某种病因作用机体，人体正气与之抗争而导致机体阴阳失调、脏腑经络的生理功能或形态结构发生改变，机体适应能力下降的异常生命过程。疾病都有特定的病因及演变规律，有较固定的症状和体征，有诊断要点和与之相似的疾病的鉴别要点。疾病的概念反映了某种疾病全过程的总体属性、特征和规律。如感冒、痢疾、麻疹、中风、哮喘等皆属于疾病概念。

4. 症、证、病三者的关系 症、证、病三者既有联系，又有区别，三者均统一在人体病理变化的基础之上。症是构成疾病和证候的基本要素，疾病和证候都是由症状和体征所组成。具有内在联系的症状和体征组合在一起，即构成了证候；各阶段的证候贯串叠合起来，便是疾病的全过程。病是全程的，证是阶段的，病是反映疾病全部过程的病理变化本质，而证是反映疾病发展过程中某一阶段的病理变化本质。证会随着疾病的进退而发生变化，所以证比病更具体、更贴切、更具有可操作性。证是病理本质的反映，而症仅仅是疾病的个别、表面、孤立的现象，因而证比症更深刻、更全面、更正确地揭示了疾病的实质。

（三）辨证与辨病的关系

在辨证论治中，必须掌握病与证的关系，既要辨病，又要辨证，而辨证重于辨病。中医临床分析病证时，认识到辨病是探求病变全过程的发展规律，辨证是辨别疾病过程中某一阶段的病理状态。辨病抓住疾病的基本矛盾，而辨证抓住当前疾病的主要矛盾。在疾病发展过程中，可出现不同的证候，要根据不同证候进行治疗。所以，只有在辨证的基础上，治疗才能有针对性地展开。例如感冒，临床上通常分为风热表证和风寒表证两种主要证型，只有将证型辨别清楚，才能确定辛凉解表或辛温解表的治疗方法，从而达到治愈感冒的目的。

辨证论治作为临床诊治疾病的基本原则，就是强调能用唯物辩证的观念看待病和证的关系。因此在临床论治时，可采取“同病异治”或“异病同治”的治则来进行治疗。

1. 同病异治　同病异治是指同一种疾病，由于其发病的时间、地域以及患者机体反应性不同，或其病情处于不同的发展阶段，所表现出来的证不同，因而治疗方法亦不同。例如麻疹病程发展的不同阶段，其治疗方法也各不相同。发病初期麻疹未透，治宜发表透疹；疾病中期肺热壅盛，治宜清解肺热；疾病后期余热未清，肺胃阴亏，治宜养阴清热。

2. 异病同治　异病同治是指不同的疾病，在其发展过程中，如果出现了相同的证，可采用相同的方法治疗。例如久痢脱肛，子宫下垂，肾下垂，虽是不同的疾病，但辨证属于中气下陷的证候，故均采用补中升提的方法来治疗。

由此可见，中医治病侧重点不在于病的异同，而是着眼于证的区别。相同的证反映相同性质的矛盾，可用相同的方法治疗，不同的证反映不同性质的矛盾，可用不同的方法治疗。这就是所谓的“证同治亦同，证异治亦异”。这种针对疾病发展过程中不同性质的矛盾采用不同的方法去解决的原则，就是辨证论治的精髓所在。

目标检测

答案解析

一、选择题

1. 中医学理论体系形成是在（　）

A. 战国至秦汉时期　　B. 两晋至南北朝　　C. 隋唐时期

D. 宋金元时期　　E. 明清时期

2. 奠定中医学理论基础的经典著作是（　）

A.《黄帝内经》　　B.《难经》　　C.《诸病源候论》

D.《伤寒杂病论》　　E.《神农本草经》

3. 我国现存最早的辨证论治专著是（　）

A.《黄帝内经》　　B.《难经》　　C.《伤寒杂病论》

D.《小儿药证真诀》　　E.《千金要方》

4. 中医学的基本特点是（　）

A. 同病异治和异病同治　　B. 阴阳五行和脏腑经络　　C. 四诊八纲

D. 整体观念和辨证论治　　E. 扶正不留邪和祛邪不伤正

5. 中医治病主要着眼于辨析（　）

A. 疾病　　B. 证候　　C. 体征

D. 症状　　E. 体质

6. “证”的概念是（ ）

A. 疾病的名称
B. 疾病过程中出现的症状
C. 疾病过程中出现的体征
D. 疾病过程中某一阶段的病理概括
E. 疾病过程中的症状和体征

二、思考题

1. 中医学的基本特点包括哪些内容？请阐述之。
2. 如何理解症、证、病之间的关系？

（周少林）

书网融合……

本章小结　微课 1　微课 2　微课 3　微课 4　题库

第二章　阴阳五行

学习目标

1. 通过本章学习，重点掌握阴阳、五行的概念；阴阳学说、五行学说的基本内容。

2. 学会运用阴阳学说和五行学说解释人体的生理功能、分析人体病理变化，具有运用阴阳学说、五行学说指导疾病防治的能力。

阴阳学说是研究事物阴阳属性及其运动变化规律，并用以阐释宇宙万物的发生、发展和变化的古代哲学思想。阴阳的概念起源很早，《易经》有“一阴一阳之谓道”，最早提到了阴阳理论，认为阴和阳这两个对立统一的方面，贯穿于一切事物之中，是一切事物运动和发展变化的根源及规律。后被引用到医学范畴，将阴阳学说与医学结合起来，来阐释人体生理功能、病理变化及人与自然的关系，从而形成了中医学的阴阳学说。阴阳学说是中医学的理论观和方法论，是中医学理论体系的重要组成部分。

五行学说是以木、火、土、金、水五种物质的特性及其“相生”和“相克”规律认识世界和探求宇宙规律的一种世界观和方法论。五行学说认为世界是由木、火、土、金、水五种基本物质构成的。宇宙间一切事物都可以用五行的特性进行推演、络绎、归类。五行之间的“相生”“相克”规律是宇宙间各种事物普遍联系的基本法则。故《类经·运气·五行统论》云：“盖造化之机不可无生，亦不可无制，无生则发育无由，无制则亢而为害。生克循环，运行不息，而天之道，斯无穷矣。”五行学说贯穿于中医学的各个方面，用以说明人体的生理病理，并指导临床的诊断和治疗，成为中医学理论体系的重要组成部分。

情境导入

情境描述　王某，男，20岁。发热2日，症见壮热，烦躁，大便干结，小便短赤，舌红苔黄，脉数有力。

讨论　1. 分析患者属于阳证还是阴证？

2. 应选用何种性味的药物治疗？

第一节　阴阳学说

PPT

阴阳学说是中国古代朴素的对立统一理论，是用以认识世界和解释世界的一种世界观和方法论。

一、阴阳的概念

阴阳是对自然界中相互关联着的事物和现象对立双方属性的概括。它既可以代表相互关联的两个相互对立的事物和现象，又可以代表同一事物内部存在的相互对立的两个方面。

阴阳代表着相互对立又相互关联的事物属性。《素问·阴阳应象大论》云：“水火者，阴阳之征兆。”即划分事物或现象的阴阳属性的标准或者依据，是相互对立的“水”与“火”之特性，并依此来进行归纳和分类。一般来说，凡是运动的、向外的、在外的、上升的、在上的、温热的、明亮的、兴奋的都属于阳；相反，凡是静止的、向内的、在内的、下降的、在下的、寒凉的、晦暗的、抑制的都属于阴。将阴阳的属性引入医学领域，将对人体具有推动、温煦、兴奋作用的物质和功能，统属于阳；对人体具有凝聚、滋润、抑制作用的物质和功能，统属于阴。就人体的功能与物质而言，功能为阳，物质属阴。气为阳，血为阴。男为阳，女为阴（表2－1）。

表2－1　事物和现象的阴阳属性归类

属性	空间	时间	温度	湿度	季节	重量	亮度	事物运动
阳	上、外、天	白昼	温、热	干燥	春、夏	轻	明亮	升、动、兴奋
阴	下、内、地	黑夜	寒、凉	湿润	秋、冬	重	晦暗	降、静、抑制

阴阳作为解释自然界一切事物和现象的理论，具有不同的属性，其特点主要包括阴阳的普遍性、关联性、相对性和可分性。

1. 阴阳的普遍性　阴阳学说认为，世界是物质性的整体，世界本身是阴阳二气对立统一的结果。由于阴阳二气的相互寓含和相互作用，促成了宇宙中万事万物的发生，推动和调控着万事万物的发展和变化。宇宙中的一切事物和现象，都普遍存在着阴阳两种对立的势力；宇宙中一切事物和现象的发生、发展和变化，都是阴和阳的对立统一矛盾运动的结果。由此可见，阴阳是自然界的根本规律，所以《素问·阴阳应象大论》云：“阴阳者，天地之道也，万物之纲纪，变化之父母，生杀之本始，神明之府也。”

2. 阴阳的关联性　阴阳的关联性指以阴阳所分析的事物或现象，应是在同一范畴，同一层次，即相关的基础之上。只有相互关联的一对事物，或一个事物的两个方面，才能构成一对矛盾，才能用阴阳来说明，如上与下、左与右、男与女等。如果不具有相互关联性的事物与现象，并不是统一体的对立双方，不能构成一对矛盾，就不能用阴阳来说明，如将上与男、左与下分阴阳，就毫无意义，甚至是荒唐的。

3. 阴阳的相对性　事物的阴阳属性，并不是绝对的、不可变的，而是相对的、可变的。阴阳的相对性表现在：阴阳的属性是在与自己的对立面的比较中确定的，并随着条件的变化而改变。如太阳，太阳体属阴，太阳光属阳。阴阳是相互依存的，有光明必有黑暗。消灭了黑暗的同时，也就无所谓光明了，因为光明是相对黑暗而言的。

4. 阴阳的可分性　宇宙间任何相互关联的事物都可以概括为阴阳两类属性，而任何一种事物的内部又可以分为对立的两个方面，即阴中有阴阳可分，阳中也有阴阳可分，如此分下去，以至无穷。例如，昼为阳、夜为阴；上午为阳中之阳，下午为阳中之阴；前半夜为阴中之阴，后半夜为阴中之阳。所以《素问·阴阳离合论》云：“夫阴阳者，数之可十，推之可百，数之可千，推之可万，万之大，不可胜数，然其要一也。”事物的阴阳属性，不是绝对的，而是相对的。这种相对性，可以体现在两个方面，一是相互转化性：阴和阳在一定条件下可以发生转化，阴可以转化为阳，阳也可以转化为阴。如寒极生热，热极生寒。二是无限可分性：世间任何相互关联又相互对立的事物或现象，都可以用阴阳属性来划分，而任何一种事物或现象的内部又可以分为相互对立的两个方面，即阴阳之中还有阴阳，阴阳有无限的可分性。

二、阴阳学说的基本内容

（一）阴阳对立

阴阳对立，是指属性相反的阴阳双方在一个统一体中的相互制约、相互斗争。

对立即相反，如上与下、天与地、动与静、出与入、升与降、昼与夜、明与暗、热与寒等；制约指属性相反的阴阳，共处于一个统一体中，存在着相互制约的动态联系。如热与寒：热必然制约着寒，寒也必然制约着热。正常情况下，阴阳对立制约在总体水平上，维持着相对的动态平衡，因而促进了事物的发生、发展和变化。

人体的阴阳也是在对立斗争中取得统一，维持着动态平衡状态，即“阴平阳秘”。如心位居于上，其性类火，属于阳；肾位居于下，其性类水，属于阴；心火必须下降于肾，才能使肾水不寒；肾水亦必须上济于心，才能使心火不亢。这种“水火既济”“心肾相交”的两脏间的动态平衡，是人体内阴阳对立制约的结果。

（二）阴阳互根

阴阳互根，是指阴阳具有互相依存、互为根本的关系。即阴和阳任何一方都不能脱离另一方而单独存在，每一方都以相对的另一方的存在作为自己存在的前提和条件。如上为阳，下为阴，没有上也就无所谓下，没有下，也就无所谓上。热与寒，热为阳，寒为阴，没有热也就无所谓寒，没有寒，也就无所谓热。如《素问·阴阳应象大论》云：“阴在内，阳之守也；阳在外，阴之使也。”如果因为某种原因，导致这种关系遭到破坏，就会导致“孤阴不生，独阳不长”，甚至“阴阳离绝，精气乃绝”而死亡。

（三）阴阳交感

阴阳交感，是指阴阳二气在运动中相互感应而交合的过程。阴阳交感的内在动力是阴阳互藏，即阴中有阳，阳中有阴；阴中有阳，故能在阳的鼓动下而上升，阳中有阴，故能在阴的牵制下而下降。阴阳交感是在阴阳二气运动的过程中进行的，阴阳二气的运动是永恒的，当二者在运动过程中相遇而处于和谐状态时，就会发生交感作用，交感是宇宙万物赖以生成和变化的根源。

（四）阴阳消长

阴阳消长，是指阴阳双方不是静止不变的，而是处于不断的消减和增长的运动变化之中。消，即减少。长，即增长。阴阳消长稳定在一定范围内称为动态平衡。如：一日之内，早上阳长阴消，日中阳最旺，黄昏阴长阳消，夜半阴最盛；人与自然相应，日间阳多阴少，兴奋而体温偏高，夜间阴多阳少，抑制而体温偏低。可见自然界与人身之阴阳，无时无刻不在消长变化之中，但是，只要这种消长稳定在一定范围之内，没有超越一定的限度，皆可认为处于平衡状态。如果消长过度，则平衡被破坏，在自然界则形成灾害，如过寒、过热、水灾、旱灾之类；在人体则引起病变，如寒证、热证、虚证、实证等。

（五）阴阳转化

阴阳转化，是指在一定条件下，阴阳可以向与其相反的方向转化，即属阳的事物可以转化为属阴的事物，属阴的事物可以转化为属阳的事物。

阴阳的相互转化，既可以表现为渐变形式，如一年四季寒暑交替；也可以表现为突变的形式，如炎热夏季，突然雷电暴雨，气温骤降；急性热病高热，突然体温下降，四肢厥冷等。

阴阳转化是阴阳运动的又一基本形式。阴阳双方的消长运动发展到一定阶段，事物内部阴与阳的比例出现了颠倒，则该事物的属性即发生转化，所以说转化是消长的结果，阴阳的消长是事物的量变过程，而阴阳的转化则属事物由量变到质变的过程。而这个转变，是有条件的，一般都产生于事物发展变化的“物极”阶段，故有“物极必反”之说。在中医学中，一般将这一条件称为“极”或“重”，如“寒极生热，热极生寒”“重阴必阳，重阳必阴”。

素质提升

多角度认识阴阳学说，树立正确生命观

阴阳学说是古人用以认识和解释世界的世界观和方法论。中医学以阴阳交感、对立、互根、消长及转化的规律，阐明生命的形体结构、功能活动、病邪特点、药物特性，以把握疾病的预防、诊断、治疗、转归与康复等。

“一阴一阳谓之道”，阴阳学说亦适用于我们的日常工作、生活与学习，拥有良好的人生心态，可将不利因素转化为有利条件，积极乐观地面对生活。从阴阳对立中，认知生活的不易，困难的常在，在克服困难的同时体会生命的快乐。从阴阳互藏了解事物和现象总是有两面性，不是你想象的那么好，也没有想象的那么坏，凡事都有利与弊，全面地看问题，正确地对待事情，避免走入极端。从阴阳的互根互用，重温“宝剑锋从磨砺出，梅花香自苦寒来”，所有艰难困苦都是对我们的磨砺和促进。阴阳的对立统一与相反相成证明了身体和心理健康相互影响，物质文明和精神文明相互促进、相互发展。

三、阴阳学说在中医学中的应用

阴阳学说贯穿在中医学理论体系的各个方面，用来说明人体的组织结构、生理功能、病理变化，并指导着临床诊断与防治。

（一）说明人体的组织结构

人体是一个有机整体，其内部充满着阴阳的对立统一。《素问·宝命全形论》云：“人生有形，不离阴阳”，人体的组织结构，都可以划分为阴阳对立的两个方面。《素问·金匮真言论》云：“夫言人之阴阳，则外为阳，内为阴。言人身之阴阳，则背为阳，腹为阴。言人身之脏腑中阴阳，则脏者为阴，腑者为阳。肝心脾肺肾五脏皆为阴，胆胃大肠小肠膀胱三焦六腑皆为阳。”

总之，人体上下、内外、表里、前后各组织结构之间，以及每一组织结构自身各部分之间的复杂关系，无不包含着阴阳的对立统一。

（二）说明人体的生理功能

阴阳学说可用来阐释人体的生理功能。一是以阴阳的运动规律和形式说明人体“阴平阳秘”的生理状态；二是以阴阳二气的对立互根说明脏腑的生理功能。

1. 说明物质与功能之间的关系 人体生理活动的基本规律可概括为阴精（物质）与阳气（功能）的矛盾运动。属阴的物质与属阳的功能之间的关系，就是对立统一关系的体现。营养物质（阴）是产生功能活动（阳）的物质基础，而功能活动又是营养物质的功能表现。人体的生理活动（阳）是以物质（阴）为基础的，没有阴精就无以化生阳气，而生理活动的过程，又不断地化生阴精。

2. 说明生命活动的基本形式 人体是一个不断进行升降出入的形气相互转化的气化作用的机体，阴气和阳气的升降出入是人体生命本质的标志。阳主升，阴主降。阴阳之中复有阴阳，所以阳虽主升，但阳中之阴主降；阴虽主降，但阴中之阳又主升。人体阴精与阳气的矛盾运动过程，就是气化活动的过程，也是阴阳的升降出入过程。气化正常，则升降出入正常，就体现为正常的生命活动，否则，气化失常，则升降出入失常，人体就会出现异常的生命活动，即病理变化。

（三）说明人体的病理变化

疾病的发生与发展，关系到人体的正气和邪气两个方面。正气，指人体的功能活动及其对病邪的抵

抗能力，对外界环境的适应能力和对损伤组织的修复能力等。邪气，指各种致病因素。正气分阴阳，包括阴气与阳气；邪气也有阴邪与阳邪之分。疾病的过程，即邪正斗争的过程，其结果是引起机体的阴阳偏胜（盛）或偏衰。

1. 阴阳偏胜（盛） 阴阳偏胜，即指阴邪或阳邪偏盛，属于阴或阳任何一方高于正常水平的病理状态。

（1）阳胜则热 如温热之邪侵犯人体，可出现高热、烦躁、面赤、脉数等“阳胜则热”的热证。由于阳能制约阴，故在阳胜时必然要消耗和制约机体的阴，使阴液减少，而出现滋养不足、干燥的表现。即所谓“阳胜则阴病”。

（2）阴胜则寒 如寒邪直中体内，可出现面白形寒、脘腹冷痛、泻下清稀、舌质淡苔白、脉沉迟或沉紧等“阴胜则寒”的寒证。由于阴能制约阳，故在阴胜时必然会损耗和制约机体的阳气，导致其虚衰。即所谓“阴胜则阳病”。

《素问·通评虚实论》云：“邪气盛则实”，故阴阳偏盛（胜）所形成的病证是实证。阳邪偏盛则导致实热证，阴邪偏盛则导致实寒证。

2. 阴阳偏衰 阴阳偏衰即阴虚、阳虚，属于阴或阳任何一方低于正常水平的病理状态。

（1）阳虚则寒 阳虚是泛指人体阳气虚衰，推动和温煦等能力明显下降，出现面色苍白、畏寒肢冷、神疲蜷卧、自汗、脉微等虚寒证。

（2）阴虚则热 阴虚是指体内的阴液亏少，濡润和滋养作用等明显不足，出现潮热、盗汗、五心烦热、口干舌燥、脉细数等虚热证。

《素问·通评虚实论》云：“精气夺则虚”，故阴阳偏衰所导致的病证是虚证，阴虚则出现虚热证，阳虚则产生虚寒证。

（四）用于疾病的诊断

疾病发生、发展和变化的根本是由于阴阳失调表现的阴阳偏胜偏衰，所以临床诊断疾病时，首先要分清阴阳，做到执简驭繁，抓住疾病的本质。故《素问·阴阳应象大论》云：“善诊者，察色按脉，先别阴阳。”

1. 分析四诊资料 如望诊中色泽的阴阳，以色黄、赤为阳，青、白、黑为阴；闻诊中以语声高亢洪亮为阳，低微无力为阴；问诊中口渴喜冷者为阳，口渴喜热者为阴；脉诊中，浮数洪脉为阳，沉迟细脉为阴等。

2. 辨别疾病证候 证候是中医学诊断疾病的核心，在临床辨证中，只有分清阴阳，才能抓住疾病的本质。如八纲辨证中，表实热为阳，里虚寒为阴。

（五）用于疾病的防治

1. 指导养生防病 阴阳学说认为，人体的阴阳变化与自然界四时阴阳变化协调一致，就可以延年益寿。因而主张顺应自然，春夏养阳，秋冬养阴。借以保持机体内外环境之间的阴阳平衡，达到增进健康、预防疾病的目的。

2. 指导疾病治疗 疾病发生发展的根本原因是阴阳失调。因而，调整阴阳，使之保持或恢复相对平衡，是治疗疾病的基本原则。

（1）确定治疗原则 针对阴阳偏盛的治疗原则，因两者均属于实证，所以应“损其有余”，即实则泻之；针对阴阳偏衰的治疗原则，因两者均属于虚证，所以应“补其不足”，即虚则补之。

（2）归纳药物性能 阴阳用于疾病的治疗，不仅用以确定治疗原则，同时也用来概括药物的性味功能，从而作为指导临床用药的依据。根据治疗方法，选用适宜药物，才能收到良好的疗效。

药物的性能，一般来说，主要靠它的性味和升降浮沉来决定，这些也可用阴阳来归纳说明。药性，又称四气（寒、热、温、凉），其中寒凉属阴，温热属阳。五味（酸、苦、甘、辛、咸），其中的辛、甘味属阳，酸、苦、咸味属阴。升降浮沉，其中的升、浮属阳，沉、降属阴。

治疗疾病，就是根据病情的阴阳偏盛偏衰，确定治疗原则，再结合药物的阴阳属性和作用，选择相应的药物，从而达到治疗目的。

第二节　五行学说

PPT

五行学说是以木、火、土、金、水五种物质的特性及其“相生”和“相克”的规律来认识世界和探求宇宙规律的一种世界观和方法论。

一、五行的概念

“五”是指木、火、土、金、水五种物质；“行”即运动变化、运动不息之义。五行，即是木火土金水五种物质的运动变化。

二、五行的特性

五行的特性是古人在长期的生活和生产实践中，对木、火、土、金、水五种物质的自然现象和性质反复观察，积累了大量朴素的认识，进行抽象总结而逐渐形成的理性概念。《尚书·洪范》云：“水曰润下，火曰炎上，木曰曲直，金曰从革，土爰稼穑”是对五行特性的高度概括。五行的特性，虽然来自木、火、土、金、水五种基本物质，但实际上已超越了这五种具体物质的本身，而具有更为广泛、更为抽象的含义。

1. 木的特性　“木曰曲直”，“曲直”的特性是形容树枝曲直向上、向外伸长舒展的生发姿态。引申为凡具有生长、升发、条达等性质或作用的事物，均归属于木。

2. 火的特性　“火曰炎上”，“炎上”是指火具有温热、上升的特性。炎上的特性，来自物质燃烧时出现的火光、热气向上蒸腾的现象。引申为具有温热、光明、向上等性质或作用的事物，均归属于火。

3. 土的特性　“土爰稼穑”，“稼穑”泛指人类种植和收获谷物的农业活动。引申为生化、承载、受纳等性质或作用的事物，均归属于土。

4. 金的特性　“金曰从革”，“从革”是说明金是通过变革而产生的。金的质地沉重，且常制成武器用于杀戮。引申为凡具有沉降、肃杀、收敛等性质或作用的事物，都归属于金。

5. 水的特性　“水曰润下”，“润下”是指水滋润下行的特点。引申为凡具有寒凉、滋润、闭藏等性质或作用的事物，皆归属于水。

三、五行学说的基本内容 微课

（一）事物属性的五行归类

古代医家根据五行的抽象属性，运用“取象比类”和“推演络绎”的方法，把自然界的事物和现象以及人体脏腑组织的生理、病理现象做了广泛的联系，分别归属于木、火、土、金、水五行之中，借以阐述人体脏腑组织之间的复杂联系以及与自然界外在环境之间的相互关系（表2-2）。

1. 取象比类法　即从事物的形象中找出能反映其本质的特征，直接与五行各自的特性相比较，以确定其五行属性的方法。如事物属性与木的特性相类似，则将其归属于木，与火的特性相类似，则将其归属于火。以方位配五行为例，日出东方，富有生机，与木之升发特性相类似，故东方归属于木；南方炎热，与火的特性相类似，故南方归属于火；西方为日落之处，与金之肃杀沉降相类似，故西方归属于金；北方寒冷，与水之寒凉特性相类似，故北方归属于水；中央地带，土地肥沃，气候适中，万物繁茂，与土的生化、承载特性相类似，故中央归属于土。

2. 推演络绎法 即根据已知的某些事物的五行属性，推演至其他相关的事物，以得知这些事物五行属性的方法。如秋季万物萧条，类似于金之肃降，故属金；而秋季气候干燥，故燥也就归属于金。又如肝属木，由于肝合胆、主筋、其华在爪，开窍于目，故经推演络绎而把胆、筋、爪、目归属于木。

表2－2 事物属性的五行归类

自然界							五行	人体							
五音	五味	五色	五化	五气	五方	五季		五脏	五腑	五官	五体	五志	五华	五液	五脉
角	酸	青	生	风	东	春	木	肝	胆	目	筋	怒	爪	泪	弦
徵	苦	赤	长	暑	南	夏	火	心	小肠	舌	脉	喜	面	汗	洪
宫	甘	黄	化	湿	中	长夏	土	脾	胃	口	肉	思	唇	涎	缓
商	辛	白	收	燥	西	秋	金	肺	大肠	鼻	皮	悲	毛	涕	浮
羽	咸	黑	藏	寒	北	冬	水	肾	膀胱	耳	骨	恐	发	唾	沉

（二）五行的相生、相克

1. 五行相生 生，即资生、助长、促进之意。五行相生，是指木、火、土、金、水之间存在着有序的依次递相资生、助长和促进的关系。

五行相生的次序是：木生火，火生土，土生金，金生水，水生木。依次相生，如环无端。

在五行相生的关系中，任何一行都具有“生我”和“我生”两个方面的关系。“生我”者为母，“我生”者为子。如以木行为例，“生我”者为水，水为木之母，木为水之子，同时木又生火，为火之母，火为木之子。水与木、木与火之间的关系称为母子关系。

2. 五行相克 克，即克制、抑制、制约之意。五行相克，是指木、火、土、金、水之间存在着有序的间次递相克制、制约的关系。

五行相克的次序是：木克土，土克水，水克火，火克金，金克木。这种相互制约的关系也是往复无穷的。

在五行相克的关系中，任何一行都具有“克我”和“我克”两个方面的关系。“克我”者为“所不胜”；“我克”者为“所胜”。仍以木行为例，由于木克土，故“我克”者为土，土为木之“所胜”；由于金克木，故“克我”者为金，金为木之“所不胜”。

3. 五行制化 制，即制约、克制；化，即化生、变化。制化，即“制则生化”之义。五行制化是指五行之间既相互资生，又相互制约，以维持平衡协调的关系。《素问·六微旨大论》云：“亢则害，承乃制，制则生化”，就是说五行中一行亢盛时，必然随之有另一行来克制它，以防止亢而为害。五行制化，就是五行相生与相克结合的自我调节，而使五行系统整体上维持稳定与协调（图2－1）。

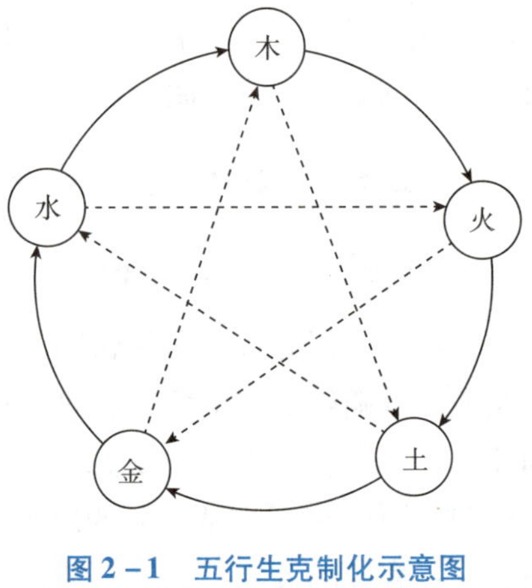

图2－1 五行生克制化示意图

（三）五行的相乘、相侮和母子相及

五行的相乘和相侮，是五行之间的相克关系发生异常，破坏了五行间的协调平衡而引起的一系列反常现象。母子相及则是五行之间的相生关系发生异常产生的现象。在中医学

中，常以相乘、相侮及母子相及来阐述疾病的某些病理现象。

1. 五行相乘　是指五行中某一行对其所胜一行的过度克制。五行相乘的次序与相克相同。引起五行之间相乘的原因，有“太过”和“不及”两个方面。

“太过”所致的相乘，是指五行中某一行过于亢盛，对其所胜一行进行超过正常限度的克制。正常情况下，木克土，如木气过于亢盛，对土克制太过，土本无不足，但亦难以承受木的过度克制，导致土的不足。这种“相乘”现象，称为“木旺乘土”。

“不及”所致的相乘，是指五行中某一行过于虚弱，难以承受其所不胜一行的正常限度的克制。正常情况下木能制约土，若土气过于不足，木虽然处于正常水平，土仍难以承受木的克制，因而导致木克土的力量相对增强，使土更显不足。这种“相乘”现象，称为“土虚木乘”。

2. 五行相侮　是指五行中某一行对其所不胜一行的反向克制，即反克，又称“反侮”。

五行相侮的次序是：木侮金，金侮火，火侮水，水侮土，土侮木。引起五行之间相侮的原因，也有“太过”和“不及”两个方面。

“太过”所致的相侮，是指五行中的某一行过于强盛，使原来克制它的一行不仅不能来克制它，反而受到它的反向克制。如木气过于亢盛，其所不胜一行金不仅不能来克木，反而被木所欺侮，出现“木反侮金”的逆向克制现象。这种现象，称为“木侮金”。

“不及”所致的相侮，是指五行中某一行过于虚弱，不仅不能制约其所胜的一行，反而受到其所胜的一行的“反克”。如正常情况下，金克木，木克土，但当木过度虚弱时，则不仅金来乘木，而且土也会因木过于衰弱而“反克”之，这种现象，称为“土侮木”。

3. 母子相及　所谓“及”，即连累的意思。母子相及包括母病及子和子病及母两类，皆属于五行之间相生异常的病理变化。

（1）母病及子　指五行中作为母的一行异常，必然影响到作为子的一行，结果母子皆异常。例如：水生木，水为木之母，木为水之子。若水不足，无力生木，则木干枯，结果水竭木枯，母子俱衰。

（2）子病及母　指五行中作为子的一行异常，会影响到作为母的一行，结果母子皆异常。例如：木生火，木为母，火为子。若火太旺，势必耗木过多，而导致木之不足。而木不足，生火无力，火势亦衰。结果子耗母太过，母子皆不足。

四、五行学说在中医学中的应用

在中医学中，主要是以五行的特性来说明人体脏腑、经络等组织器官的五行属性和生理功能；以五行的生克制化关系来分析脏腑、经络在生理上的相互联系；以五行的乘侮和母子相及来阐释脏腑之间在病理上的相互影响。

（一）说明五脏的生理功能

五行学说将人体的五脏分别归属于五行，以五行的特性来说明五脏的生理功能。

木性曲直，枝叶条达，具有升发、舒畅、条达的特性。肝脏喜条达而恶抑郁，有疏通气血、调畅情志的功能，故以肝属木。火有温热上炎的特性，心阳具有温煦之功，故以心属火。土性敦厚，有生化万物的特性，脾主运化水谷、化生精微以营养脏腑形体，为气血生化之源，故以脾属土。金性清肃、收敛，肺具有清肃之性，以肃降为顺，故以肺属金。水具有滋润、下行、闭藏的特性，肾有藏精、主水的功能，故以肾属水。

五行学说不但用以说明五脏的生理功能，还以五脏为中心推演络绎整个人体的各种组织结构与功能，同时又将自然界的五方、五时、五气、五色、五味等与人体的五脏、五腑、五体、五官、五志、五脉等联系起来，将人体内外环境联结成一个整体，体现了天人相应的整体观念。

（二）说明五脏病变的相互影响

五行学说还可以说明在病理情况下脏腑间的相互影响。相生关系的传变，包括母病及子和子病及母两个方面；相克关系的传变，包括相乘和相侮两个方面。

（三）用于疾病的诊断

人体是一个有机整体，内脏有病可以反映到体表，即“有诸内者，必形诸外”，《灵枢·本脏》云：“视其外应，以知其内脏，则知所病矣。”五行学说用于疾病的诊断，主要是以事物五行的归属来分析四诊资料，指导临床诊断。

如面见青色，喜食酸味，脉见弦象，可以诊断为肝病；面见赤色，口味苦，脉洪数者，可诊断为心火亢盛；脾虚患者，面见青色，为木来乘土；心脏病患者，面见黑色，为水来乘火等。

（四）用于疾病的治疗

五行学说用于疾病的治疗主要表现为，根据药物的色、味，按五行归属确定其作用于何脏腑；按五行的生克乘侮规律，控制疾病的传变，确定其治疗大法。

1. 指导脏腑用药 不同的药物，有不同的颜色与气味。以颜色分，有青、赤、黄、白、黑五色，以气味辨，有酸、苦、甘、辛、咸五味。药物的色味按五行归类，与相应的五脏相关。

2. 控制疾病传变 一脏受病，波及他脏，谓之传变。这是疾病过程中常见的现象，因此，在治疗时，除对所病本脏进行治疗外，还应考虑到与其有关的脏腑。根据五行的生克乘侮规律，来调整其太过与不及，以控制其进一步传变，从而使其恢复正常的功能活动。《难经·七十七难》云：“见肝之病，则知肝当传之与脾，故先实其脾气。”

3. 确定治则治法

（1）根据五行相生规律确定治则和治法 ①确定治则。临床上运用相生规律来治疗疾病，其基本治疗原则是《难经》所云：“虚则补其母，实则泻其子”。②确定治法。滋水涵木法，是指滋肾阴以养肝阴，治疗肝肾阴虚证的治法。益火补土法，一是指温心阳以暖脾土，治疗心脾阳虚的治法；二是指温肾阳以补脾阳，治疗脾肾阳虚的治法。培土生金法，是指通过健脾补气以补益肺气，治疗肺脾气虚证的方法。金水相生法，是指通过补肺阴以滋肾阴或滋肾阴以补肺阴，治疗肺肾阴虚的治法。

（2）根据五行相克规律确定治则和治法 ①确定治则。引起五脏相克规律异常出现相乘相侮等病理变化的原因，不外乎“太过”和“不及”两个方面。因而治疗上须采用抑强和扶弱的治则。②确定治法。抑木扶土法，是指用疏肝与健脾相结合以治疗肝郁脾虚证的治法。培土制水法，是指运脾阳或者温肾健脾利水治疗水湿停聚为病的治法。佐金平木法，是指清肃肺气，以制肝木，治疗肝火犯肺证的治法。泻南补北法，是指泻心火与补肾水相结合治疗肾水下虚，心火上亢的心肾不交证的治法。

4. 指导情志疾病治疗 五脏又称“五神脏”，对应于五志，因此情志活动的异常会损伤相应的脏腑。在临床诊疗情志疾病时，可依据与五脏相对应的情志之间的抑制关系来达到治疗目的，如《素问·阴阳应象大论》云：“怒伤肝，悲胜怒……喜伤心，恐胜喜……思伤脾，怒胜思……忧伤肺，喜胜忧……恐伤肾，思胜恐”，这是情志病治疗中的“以情胜情”之法。

5. 指导针灸取穴 针灸学将手足十二经四肢末端的穴位分属于五行，即井、荥、输、经、合五种穴位分属于木、火、土、金、水，临床根据不同的病情，以五行生克乘侮规律指导选穴治疗。

在临床实际应用时，不可过分机械地用五行生克规律阐释疾病，还应根据疾病具体情况，四诊合参，辨证论治。

目标检测

答案解析

一、选择题

1. 阴阳属性之征兆是（ ）

A. 上下　B. 动静　C. 晦明
D. 寒热　E. 水火

2. 在医学领域中，下列何项功能属阴（ ）

A. 推动　B. 温煦　C. 滋润
D. 兴奋　E. 亢进

3. “阴阳离决，精气乃绝”是指（ ）

A. 阴阳对立制约关系的失常　B. 阴阳依存互根关系的破坏　C. 阴阳对立消长关系的紊乱
D. 阴阳消长平衡关系的失调　E. 阴阳相互转化关系的失常

4. 培土生金法的原理是（ ）

A. 五行相侮　B. 五行相克　C. 五行制化
D. 五行相乘　E. 五行相生

5. 患者，女，50 岁。平素性情急躁，经常头目胀痛，近来咳嗽、气急，咳痰黄稠，情绪激动则咳嗽加剧，甚则咳出血丝，舌红，苔黄，脉弦数。辨证为：肝火犯肺证。运用五行学说解释为（ ）

A. 金克木　B. 木克金　C. 木侮金
D. 火克金　E. 木乘土

6. 患者，女，52 岁。潮热盗汗 2 年，症见潮热盗汗，面色潮红，烦躁口干，喜冷饮，手足心热，眠差梦多，舌瘦红，苔少干，脉细数。此为何种阴阳失调（ ）

A. 阳胜则热　B. 阳虚则寒　C. 阴盛则寒
D. 阴胜则阳病　E. 阴虚则热

二、思考题

1. 简述阴阳学说的基本内容。
2. 根据五行相生规律确定的治则和治法有哪些？

（徐　婧）

书网融合……

本章小结　微课　题库

第三章　藏　象

学习目标

1. 通过本章学习，重点掌握藏象的含义、五脏六腑的生理功能。

2. 学会运用藏象理论解释人体的生理功能，具有运用脏腑的生理功能分析其病理变化的能力。

藏象之“藏”是指藏于体内的内脏；“象”，是征象，指脏腑功能活动的外在表现。所谓藏象，即是指藏于体内的内脏及其表现于外的生理病理现象。藏象学说是研究人体脏腑的生理功能、病理变化及脏腑之间相互关系的学说。藏象学说是中医学特有的关于人体生理病理的系统理论，是中医学理论体系的最核心部分。

脏腑是内脏的总称，根据形态结构和功能特点，分为五脏、六腑和奇恒之腑三类。此外，人体还有形体、官窍等外在结构，所以中医藏象理论还包含了脏腑与形体官窍的联系。

五脏是指心、肺、脾、肝、肾，形态多为实体性脏器，功能主要是化生和贮藏精气，以藏为主；六腑是指胆、胃、小肠、大肠、膀胱、三焦，形态多为空腔性脏器，功能主要是受盛和传化水谷，以泻为主；奇恒之腑是指脑、髓、骨、脉、胆、女子胞，形态上多中空似腑，功能上主藏精气似脏，似腑非腑，似脏非脏，故名奇恒之腑。

形体，广义是指具有一定形态结构的组织，包括头、躯干和四肢及各相应的组织结构；狭义是指筋、脉、肉、皮、骨五种组织，简称五体。官窍，官是指机体有特定功能的器官，有目、舌、口、鼻、耳，称为五官；窍是人体与外界相通的窗口，头面部七个孔窍（两眼、两耳、两鼻孔及口）和前后二阴共称九窍。

藏象学说的特点是以五脏为中心的整体观。认为人体是以心为主宰，五脏为中心，与六腑相配合，以精气血津液为物质基础，以形神活动为根本，通过经络将五脏六腑和形体官窍联系在一起，构成一个有机的整体。

在中医藏象学说中，脏腑的名称虽与西医的脏器名称相同，但在生理、病理的含义却不完全相同。脏器是西医学中的一个解剖学概念，而脏腑在中医学里不单单是一个解剖学概念，更重要的是生理学、病理学概念，所以不能把二者等同起来。

情境导入

情境描述　患者，男，45 岁，2 年来反复出现眩晕、视物旋转，在某医院神经内科诊断为梅尼埃病，经药物治疗只能短暂有效，发作渐频。诊时症见胸脘满闷，少食多寐，大便溏而黏滞，舌红苔白腻，脉濡缓，诊断为痰浊内阻之眩晕，用理痰汤治疗，连服 30 余剂，诸症消失，随访 1 年，眩晕再无发作。

讨论　1. 根据藏象理论，判断该病的病变脏腑部位。

2. 试分析该病的病变机理。

PPT

第一节 五 脏

心、肺、脾、肝、肾合称为五脏。在经络学说中加上心包络，又称六脏，但在藏象学说中习惯将其归属于心。

一、心 微课1

心位于胸腔偏左，膈膜之上，两肺之间；心形尖圆，中有空窍，有心包卫护于外。由于心主血脉和主神志的功能起着主宰人体整个生命活动的作用，故称之为“君主之官”“五脏六腑之大主”。

心的生理功能是主血脉和主神志。心与小肠相表里，在体合脉，其华在面，开窍于舌，在志为喜，在液为汗。

（一）心的生理功能

1. 主血脉 主，有主持、管理之意。血指血液。脉指脉管，是血液运行的通道。心主血脉是指心有推动血液在脉中运行以营养全身的作用。心和脉相连，形成一个如环无端的密闭系统。心气推动、调控心脏的搏动，推动血液在脉中运行，故心气充沛，才能维持正常的心力、心率和心律。脉是容纳和运输血液的通道，脉道通利，舒缩有度，血液才能在脉中流行不止，循环往复。血液充盈，才能发挥其濡养周身的作用。心气充沛、脉道通利、血液充盈，是心主血脉功能正常必备的三个基本条件。若心气旺盛，血液充盈，脉道通利，则面色红润，舌色淡红，脉象节律一致，和缓有力。若心气不足，血液亏虚，脉道不利，则血脉空虚而见面白无华，脉细弱无力等症，或血脉瘀阻而见面色晦暗，唇舌青紫，心胸憋闷刺痛等症。

2. 主神志 又称藏神或主神明。指心具有主宰五脏六腑、形体官窍的一切生理活动和精神意识思维活动的功能。神有广义和狭义之分。广义的神，是指整个人体生命活动的外在表现，可通过眼神、表情、言语、动作姿态等表现出来；狭义的神，是指人的精神意识思维活动。心主之神，包括广义和狭义的神。人的精神意识思维活动，从现代医学的观点来看，主要指人的大脑功能，是大脑对客观外界事物的反映，而中医藏象学说则将人体的精神意识思维活动分归五脏，且主要由心所主，如《灵枢·本神》云：“所以任物者谓之心。”

心主神志功能正常，则精神振奋，神志清晰，思维敏捷，睡眠安稳，各脏腑、组织、器官功能协调。心主神志功能失常，则精神萎靡，反应迟钝，失眠多梦，神志不宁，甚则神志错乱或昏迷，以及各脏腑功能失调等。

心主神志与心主血脉在生理、病理上密切相关。血液是神志活动的物质基础，心血充足及运行正常，则能养神而使心神灵敏不惑，心主血脉功能异常，则必然导致神志改变。心主神志，能调节心气行血，有利于心主血脉，所以神志正常与否也会影响血液的运行。

（二）心的系统联系

1. 心合小肠 心与小肠通过经脉相互属络，构成表里关系。

2. 在体合脉，其华在面 心在体合脉，指心与脉直接相连形成了一个密闭的循环系统，心气推动血液循行脉中，维持人体的生命活动。华，有光华、光彩之意。心其华在面，指心的气血盛衰可显露于面部。心气充沛，心血充盈，脉道通畅，则面色红润有光泽。若心的气血不足，则面白无华；心血瘀阻，则面色晦暗或青紫等。

3. 开窍于舌 舌司味觉和表达语言等功能，与心主血脉和主神志紧密相关，故心的病变容易从舌上反映出来，如心血不足，则舌体淡白瘦薄；心火上炎，则舌尖红赤，口舌生疮；心神失常，则舌强，语謇等。

4. 在志为喜 志，即五志，主要指怒、喜、思、悲、恐五种情志。喜属良性情志刺激，喜乐适度对心的生理功能有调节作用。若喜乐过度，则心气涣散，神志不宁，甚至累及五脏。

5. 在液为汗 汗为心之液，津液所化，津液是血液的一部分。心主血脉，血液与津液同源同化，津液渗入脉中则形成血液，而血液中的水液渗出脉外则为津液，津液是汗液化生之源，故有“血汗同源”之说。若汗出过多，则津液大伤，耗伤心血。

二、肺 微课2

肺位于胸腔，左右各一，肺与心皆居膈上，位高近君，犹如宰辅，故《素问·灵兰秘典论》称之为“相傅之官”。肺位于五脏六腑之上，位置最高，有“华盖”之称。肺叶娇嫩，质地疏松，不耐寒热，又与自然界直接相通，易被邪侵，故又有“娇脏”之称。

肺的生理功能是主宣发肃降，主气、司呼吸，通调水道，朝百脉，主治节。肺与大肠相表里，在体合皮，其华在毛，开窍于鼻，在志为悲（忧），在液为涕。

（一）肺的生理功能

1. 主宣发肃降 宣发即宣布和发散；肃降即清肃和下降。肺主宣发，是指肺气具有向上升宣和向外布散的作用；肺主肃降，是指肺气具有向下向内清肃通降的作用。肺气宣发和肃降，是肺气运动的最基本形式。

肺气的宣发作用，主要体现在三个方面：一是呼出体内浊气；二是将脾转输来的部分水谷精微和津液上输头面诸窍，外达于全身皮毛肌腠；三是宣发卫气于肌表，调节腠理的开阖，控制汗液的排泄。若肺失于宣散，可出现呼气不利，胸闷咳喘，以及鼻塞、喷嚏和无汗等病理现象。

肺气的肃降作用，主要体现在三个方面：一是吸入自然界之清气；二是将脾转输至肺的部分水谷精微和津液，向下向内布散于其他脏腑，并将脏腑代谢后产生的浊液下输于肾及膀胱，形成尿液；三是肃清肺和呼吸道内的异物，以保持呼吸道的洁净。若肺失于肃降，可出现呼吸表浅，咳喘气逆，或小便不利，水肿等水液代谢障碍病变。

肺的宣发和肃降，是相反相成的矛盾运动。在生理情况下相互依存和相互制约，在病理情况下，则常常相互影响。如果宣发与肃降失调，就会发生“肺气失宣”或“肺失肃降”的病变。

2. 主气、司呼吸 肺主气包括主呼吸之气和主一身之气。司呼吸即掌管呼吸之意。

（1）肺主呼吸之气 指肺具有主司呼吸运动的作用，即由肺吸入自然界的清气，呼出体内的浊气，进行气体交换，以维持人体正常的生命活动，肺是体内外气体交换的场所。肺司呼吸实质上是肺气宣发与肃降作用在气体交换过程中的具体表现。宣发与肃降作用协调有序，则气道通畅，呼吸调匀。若外邪袭肺或他脏疾患累及于肺，肺失宣降，则可出现胸闷、咳嗽、气喘等症。

（2）肺主一身之气 指肺具有主持、调节全身各脏腑经络之气的作用，即全身之气都归肺所主。体现在两个方面：一是宗气的生成方面。宗气是一身之气的重要组成部分，主要依赖肺吸入的自然界的清气与脾胃运化的水谷精气相结合于胸中而生成。二是对全身气机的调节作用。气机是指气的升降出入运动。肺有节律的一呼一吸，对全身之气的升降出入起着重要的调节作用。肺的呼吸均匀调畅，节律一致，则各脏腑及经络之气的升降出入运动通畅协调。

肺主一身之气，主要取决于肺的呼吸功能，肺的呼吸调匀是气的生成和气机调畅的基本条件。若肺的呼吸功能失常，清气不能吸入，浊气不能排出，宗气不能生成，新陈代谢停止，人的生命活动也就终结。

3. 通调水道 又称肺主行水。通，即疏通；调，即调节；水道，即水液运行和排泄的通道。肺通调水道，指肺的宣发和肃降对体内水液的输布、运行和排泄起着疏通和调节的作用，主要体现在两方面：一是通过肺气宣发作用，将脾转输于肺的津液向上向外布散，上至头面诸窍，外达全身皮毛肌腠。输送到皮毛肌腠的津液，在卫气的推动和调节作用下，化为汗液排出体外。二是通过肺气的肃降作用，将脾转输的津液向下向内输布到其他脏腑，并将代谢后的水液不断地向下输送，经肾的气化作用，生成尿液下输膀胱而排出体外。若肺的通调水道功能失常，就会导致小便不利、痰饮、水肿等水液运行障碍的病变。

4. 朝百脉，主治节 朝，即会聚之意。肺朝百脉，就是全身的血液都通过血脉汇聚于肺，通过肺的吸清呼浊作用进行气体交换，然后再通过肺气的宣降作用，将富含清气的血液输送全身。因此，肺具有辅助心脏运行血液的重要作用。

治节，即治理调节。肺主治节主要体现在四个方面。一是治理调节呼吸运动：肺气的宣发与肃降作用协调，维持呼吸的通畅调匀，完成体内外气体的交换。二是治理调节全身气机：随肺的呼吸运动，治理和调节着全身之气的升降出入运动。三是治理调节血液的循行：通过肺朝百脉和生成宗气，辅助心脏，推动和调节血液的循行。四是治理调节津液代谢：通过肺气的宣降，治理和调节着津液的输布和排泄。肺主治节，实际是对肺的主要生理功能的高度概括。

（二）肺的系统联系

1. 肺合大肠 肺与大肠通过经脉相互属络，构成表里关系。

2. 在体合皮，其华在毛 皮毛，包括皮肤、汗腺、毫毛等组织，主一身之表，是防御外邪的屏障。肺气宣发卫气，输精于皮毛，以温养、滋润皮毛。若肺气虚则皮毛失养而憔悴枯槁，卫表不固则易感邪而发病。

3. 开窍于鼻，喉为肺之门户 鼻与喉通连于肺，为呼吸之气出入的通道，鼻的嗅觉与喉的发音功能亦赖肺气的作用。肺气宣畅，则呼吸通利，嗅觉灵敏，声音能彰。外邪犯肺，多从鼻、喉而入，肺的病变也多见鼻塞，流涕，喉痒，音哑或失音等鼻喉之症。

4. 在志为悲（忧） 悲和忧略有不同，但对人体生理活动的影响大致相同。悲和忧为非良性刺激，一般来说，悲从外来，忧自内生。过度悲忧，则消耗肺气，而见呼吸气短，精神萎靡，倦怠乏力等症状。

5. 在液为涕 涕为肺气宣发的津液经鼻黏膜分泌而成，有润泽鼻窍的作用而不外流。若肺寒，则鼻流清涕；肺热，则涕黄浊；肺燥，则鼻干燥等。

三、脾 微课3

脾位于中焦，腹腔上部，在膈之下。中医学中的“脾”的结构基础是西医解剖学中的胰和脾，但其生理病理内容更为广泛。人出生之后，生命活动的维持以及所需精气血津液的产生，均赖于脾胃化生的水谷精微，故称脾胃为“后天之本”“气血生化之源”。《素问·灵兰秘典论》云：“脾胃者，仓廪之官，五味出焉。”

脾的生理功能是主运化，主统血，主升。脾与胃相表里，在体合肌肉，主四肢，开窍于口，其华在唇，在志为思，在液为唾。

素质提升

实事求是，勇于革新

清代名医王清任出身于武学世家，曾得千总衔，因目睹官场的腐败，感慨报国无门，遂立志“不为良相、愿为良医”，潜心医学，终成一代大医。

王清任发现经典医籍中记载的脏腑形态存在诸多错误，“尝有更正之心，而无脏腑之见”。为了观察脏腑结构，他敢于冲破封建礼教的束缚，曾不嫌臭秽，连续10天去乱葬岗观察暴露在外的病死小儿尸体。后来，他还在奉天（今沈阳）和北京三次去刑场偷偷观察刑尸及其内脏，以了解人体脏腑结构。经过42年的不懈努力，他把所了解的人体内脏绘成25幅脏腑图，连同其他医论，于1830年著成《医林改错》。该书对解剖学和某些生理功能的认识，以及气血的理论和临床实践经验方面，都比前人有新的发现和创造，提出了著名的“瘀血学说”，并创造性地总结了活血逐瘀法则，丰富了中医治疗学的内容。

中医脏腑有别于西医脏器纯粹的解剖学概念，其更侧重于功能方面，同时，王清任严谨的治学态度，实事求是、敢于革新的精神，激励着我们在科学的道路上勇毅前行。

（一）脾的生理功能

1. 主运化 运，即转运输送；化，即消化吸收。脾主运化，是指脾具有把饮食物化为水谷精微及津液并转输至全身的生理功能。因此，脾主运化包括运化水谷和运化水液两个方面。

（1）运化水谷 水谷，即饮食物。运化水谷，是指脾能够把饮食物转化为水谷精微，并将精微物质吸收及运送到全身的作用。饮食入胃以后，对饮食物的消化吸收，实际上是在胃和小肠内进行的，但是必须依赖于脾的运化，才能将饮食物化为水谷精微，并布散到全身。因此，脾主运化功能健全，则能为化生气、血、津液提供足够的养料，使全身组织得到充分营养，以维持正常的生理活动，并转输到心、肺，通过经脉运送至全身，供人体生理活动的需要。若脾失健运，则消化、吸收、输布功能失常，气血生化不足，则出现腹胀、便溏、食欲不振、倦怠、消瘦等症。

（2）运化水液 又称运化水湿。是指脾具有吸收、转输水液，调节人体水液代谢的功能。通过脾的运化功能，将吸收的津液及时地转输到全身，并通过肺和肾的气化作用，将代谢后的水液化为汗和尿排出体外，以维持体内水液代谢的平衡。若脾失健运，就会导致水液在体内停滞，产生痰、饮、水、湿等病理产物，出现泄泻、水肿等病证。

脾主运化水谷和运化水液是同时进行的，是同一过程的两个方面，相互联系，不可分离。

2. 主统血 统，有统摄、控制的意思。脾主统血，是指脾有统摄血液在脉中正常运行而防止其逸出脉外的功能，实际上是依赖气对血的固摄作用。若脾气虚衰，固摄功能减退，血液就会溢出脉外而引起各种出血，如便血、尿血、崩漏等，称为脾不统血。

3. 主升 主升，是指脾气的运动特点是以上升为主，体现在升清和升举两个方面。“升清”，是指脾气上升，将运化的水谷精微上输心肺，化为气血，营养全身，实质上是对运化功能的进一步说明；“升举”，是指上升能维持内脏位置的相对恒定。若脾气虚弱，不能升清，则头目清窍失养，可见头晕目眩、神疲乏力等症；升举无力，则可导致胃下垂、肾下垂、子宫脱垂及久泻脱肛等内脏下垂病证。

（二）脾的系统联系

1. 脾合胃 脾与胃通过经络相互属络，构成表里关系。

2. 在体合肌肉、主四肢 脾能化生水谷精微充养全身的肌肉、四肢，使肌肉丰满健壮，四肢强劲有力。若脾失健运，气血乏源，肌肉、四肢失养，则肌肉瘦削，四肢软弱无力，甚至萎废不用。

3. 开窍于口，其华在唇 脾开窍于口，是指饮食口味等与脾运化功能有密切关系。其华在唇，是指口唇可以反映脾气的盛衰。脾气健运，则口味正常，纳食香甜，口唇红润光泽。若脾失健运，则可出现口淡无味、口甜、口腻、口唇淡白无华等。

4. 在志为思 脾的生理功能与思相关。正常限度内的思虑对机体的生理活动并无不良影响。若思虑太过，所思不遂，就会导致脾气郁结，运化失常，出现不思饮食、脘腹胀闷等症。

5. 在液为涎 涎为口津，是唾液中较清稀的部分，具有保护口腔黏膜，润泽口腔，帮助食物的吞咽和消化的作用，依赖于脾的运化和统摄而化生和分泌。若脾化生不足，则涎分泌减少，出现口干舌燥；脾不摄涎，则口涎自出。

四、肝 微课4

肝位于腹腔，右胁内，下附有胆，其色紫赤，从解剖形态认识来看，与现代医学是一致的。其特性是主升、主动，喜条达而恶抑郁，故称之为“刚脏”。《素问·灵兰秘典论》称之为“将军之官”。

肝的生理功能是主疏泄和主藏血。肝与胆相表里，在体合筋，其华在爪，开窍于目，在志为怒，在液为泪。

（一）肝的生理功能

1. 主疏泄 疏，即疏通、疏导；泄，即宣泄、升发。肝主疏泄，是指肝具有疏通、畅达全身气机，进而调节情志、促进饮食物的消化吸收、维持血和津液的运行输布、调理生殖功能等，主要体现在以下方面。

（1）调畅气机 肝对人体之气的疏通发泄，可促使气的运行通而不滞，散而不郁。肝的疏泄功能正常，则气机调畅，气血和调，经络通利，脏腑组织器官的功能活动也就正常协调。肝失疏泄，主要有两方面的病理变化：一是疏泄不及，气机郁滞，出现胸胁、少腹、两乳等肝经循行部位的胀痛不适；二是疏泄太过，导致肝气上逆，表现为头目胀痛、面红目赤等症。调畅气机是肝疏泄的最基本功能，其余功能均由此派生。

（2）调节情志 情志活动是机体对外界事物的刺激所产生的情感变化，以气血为物质基础。肝的疏泄功能正常，气机调畅，气血和调，则精神愉快，情志舒畅，既不抑郁也不亢奋。若肝失疏泄，则易致情志异常。一是疏泄不及，肝气郁结，则心情易于抑郁，稍受刺激，即抑郁难解；二是疏泄太过，肝气上逆，则心情易于急躁，稍有刺激，即易于发怒。肝的疏泄主要调节郁和怒两种情志，肝疏泄功能失常多表现为郁和怒，而郁和怒又最容易伤肝，可见肝的疏泄失常与情志失常，往往互为因果。

（3）促进消化吸收 主要体现在两个方面：一是协助脾胃气机升降。脾胃功能正常，取决于脾的升清和胃的降浊，中医学以脾升胃降来概括机体的消化运动。肝主疏泄，调畅气机，以升为用，是脾升胃降正常发挥的前提。若肝失疏泄，不仅影响脾之升清，在上则眩晕，在下则飧泄，而且还影响胃的降浊，出现恶心、呕吐、呃逆嗳气、泛酸、胃脘胀痛、便秘等，分别称为“肝脾不调”和“肝胃不和”。二是促进胆汁分泌和排泄，以助消化。胆汁是肝之余气所化，具有促进消化的作用，依赖肝疏泄功能而排泄。若肝失疏泄，肝气郁结，胆汁排泄不畅而见厌食油腻、纳食不化、腹胀、腹痛等症；肝气上逆，胆汁上逆外溢，症见口苦，皮肤、目睛黄染等。

（4）维持血和津液的运行、输布 血的运行和津液的输布代谢均依赖于气机调畅。气能行血，肝主疏泄功能正常，气机调畅，则血行通畅。若肝疏泄不及，气机不畅，气滞血瘀，可致病变局部胀满、刺痛或形成癥积等；疏泄太过，肝气上逆，迫血上涌，可出现呕血、咯血等。津液的运行输布也依赖于气的推动，肝主疏泄功能正常，气机调畅，则水液输布排泄正常。若肝失疏泄，气不行水，水液输布障碍，就会导致痰饮水湿等病理产物的产生。

（5）调理生殖功能　男子的排精，女子的排卵和行经，均与肝的疏泄有密切关系，是肝疏泄与肾闭藏相互协调的作用。肝疏泄功能正常，则精液排泄通畅有度，女子按时排卵和行经。若肝失疏泄，则见遗精、滑泄或阳强不泄等，女子则见月经周期紊乱，经行不畅，甚或闭经等。

2. 主藏血　肝藏血是指肝具有贮藏血液、调节血量的功能。

（1）贮藏血液　肝贮藏充足的血量，既可以濡养肝及其形体官窍，又可以制约肝阳，以维持肝的阴阳平衡，还可以成为女子经血之源。此外，肝藏血还有闭藏的作用，能防止出血，保证全身气血调和。若肝藏血不足，形体官窍失养而见两目干涩昏花或为夜盲，肢体麻木，或屈伸不利，以及月经后期，经量减少甚或闭经等；不能制约肝阳，则出现肝阳上亢，肝风内动等病理变化。若肝不藏血，血液妄行，可发生出血，如吐血、月经过多、崩漏等症。

（2）调节血量　人体各部分的血液常随着不同的生理状态而调节，以适应人体生命活动的需要。当人在休息或睡眠时，机体的血液需求量少，多余的血液回流并藏于肝；当劳动、运动或工作时，机体的血液需求量增加，肝就调动贮藏的血液，供机体活动的需要。如王冰注释内经所云："肝藏血，心行之，人动则血运于诸经，人静则血归于肝脏。"

肝主疏泄与肝主藏血密切相关，二者相辅相成，相互为用。

（二）肝的系统联系

1. 肝合胆　肝与胆通过经络相互属络，构成表里关系。

2. 在体合筋，其华在爪　筋，即筋膜，附着于骨而聚于关节，具有联结关节、肌肉，主司关节运动的功能。爪，即指（趾）甲，"爪为筋之余"。筋膜和爪均赖肝血滋养，肝血充盈，则运动有力而灵活，爪甲坚韧、红润光泽。若肝血不足，筋、爪失养，则出现手足震颤，肢体麻木，屈伸不利，爪甲软薄、枯而色夭，甚则变形、脆裂等症。

3. 开窍于目　目为视觉器官，依赖肝的疏泄和肝血的营养，才能发挥正常的视觉功能。若肝血不足，目失其养，则两目干涩，视物不清或夜盲；肝经风热，则目赤痒痛等。

4. 在志为怒　怒是人体情绪激动时的一种情志变化。一般而言，一定限度内的情绪发泄，对维护机体的生理平衡有重要意义。若大怒可使肝气上逆，郁怒不解可使肝气不舒，均可引起多种病变。

5. 在液为泪　泪由肝之阴血化生，具有濡润和保护眼睛的作用。肝之阴血充足，气机调畅，泪液分泌适量，能够濡润眼睛而不外溢。若肝之阴血不足，泪液分泌减少，则两目干涩；肝经湿热，则目眵增多；肝经风热，则迎风流泪等。

五、肾 微课5

肾位于腰部，脊柱两旁，左右各一。《素问·脉要精微论》云："腰者，肾之府。"由于肾藏先天之精，主生殖，为脏腑阴阳之本，生命之源，故称之为"先天之本"。肾藏精，主蛰，又称为"封藏之本"。

肾的生理功能是藏精，主水，主纳气。肾与膀胱相表里，在体合骨，生髓，通脑，其华在发，开窍于耳及二阴，在志为恐，在液为唾。

（一）肾的生理功能

1. 藏精　肾藏精是指肾具有封藏和贮存精气的作用。精是构成人体和维持人体生命活动的基本物质，就其来源，可分为先天之精和后天之精。先天之精禀受于父母的生殖之精，与生俱来，藏于肾中；后天之精是指出生之后，由脾胃运化的水谷精气，转输至脏腑成为脏腑之精，为其所用，各脏腑之精的盈余部分则输送到肾。两者相互依存、相互为用，先天之精有赖于后天之精的不断培育，才能逐渐充盛，而后天之精又需先天之精的资助，才能不断化生。先天之精和后天之精结合而形成肾精，依赖于肾气的固摄作用使先后天之精贮存于肾，防止其从体内无故流失，为精在体内充分发挥生理效应创造必要的条件。

肾藏精，精能化气，合称肾中精气，与人体的生长发育、生殖及调节全身功能活动密切相关。

（1）促进生长发育与生殖　肾中精气的盛衰，决定着人的生长壮老已的生命过程及生殖功能的成熟与衰退。人从幼年开始，由于肾的精气逐渐充盛，逐渐长大；进入青春期，随着肾中精气充盈到一定程度时，便产生了一种促进和维持生殖功能的精微物质——天癸，这时，女子开始月经初潮，男子有了精液排泄的生理现象，说明性器官已经成熟，具备了生殖功能；以后随着肾中精气的进一步充盛，人体也随之发育到壮年期，表现为身体壮实，筋骨强健，生殖功能也处于最旺盛时期；随着人从中年进入老年，肾中精气渐衰，天癸的生成随之而减，甚至衰竭，生殖器官逐渐萎缩以致丧失生殖能力，形体也逐渐衰老。

肾中精气的盛衰可通过观察人体齿、骨、发的生长状态来判断。肾中精气充足，则生长发育正常，生殖功能旺盛。若肾中精气不足，则表现为小儿生长发育迟缓，如五迟（立迟、语迟、行迟、发迟、齿迟），五软（头软、项软、手足软、肌肉软、口软）；在成人则为早衰，出现耳鸣耳聋、齿摇发脱等；或生殖功能低下，如不孕、不育等。

（2）调节全身功能活动　肾中精气，是机体生命活动之本，对机体各方面的生理活动均起着极其重要的作用。肾中的精气可以化生肾阴、肾阳。肾阴又叫“元阴”“真阴”等，它是人体阴液的根本，对各脏腑组织起着濡润、滋养的作用。肾阳又叫“元阳”“真阳”等，是人体阳气的根本，对各脏腑组织起着温煦、推动的作用。肾阴与肾阳在人体内互为消长，保持着动态平衡，对维持人体阴阳相对平衡起着重要作用。肾阴不足，虚火内生，可见五心烦热，潮热盗汗，男子遗精，女子梦交等症；肾阳不足，温煦和推动功能衰减，则可出现精神疲惫，腰膝冷痛，形寒肢冷，小便不利，男子阳痿早泄，女子宫冷不孕等症。

由于肾中精气是人体生命活动的原动力，各脏腑阴阳之根本，所以当肾阴肾阳失调，出现偏盛偏衰时，就会导致其他脏腑的阴阳失调。反之，其他脏腑的阴阳亏损，日久也必累及肾，耗损肾中精气，导致肾阴或肾阳的不足，故有“久病及肾”之说。

2. 主水　肾主水液，是指肾中阳气的气化作用对人体津液代谢起着主持和调节的作用。人体的水液代谢，包括水液的生成、输布和排泄，是由多个脏腑参与的复杂过程，其中肾阳的功能最为重要，其作用主要体现在三个方面：一是能温煦和推动参与水液代谢的肺、脾、三焦、膀胱等内脏，以使各自发挥正常的生理功能；二是蒸腾气化被脏腑组织利用后归于肾的水液，升清降浊，清者重新吸收，经三焦水道上输于肺，重新参与水液代谢，浊者则化为尿液下注膀胱；三是控制膀胱的开合，排泄尿液，维持机体水液代谢的平衡。若肾阳不足，蒸腾气化无力，开合失调，造成全身水液代谢的异常，可出现尿少，尿闭，水肿或见小便清长，尿量明显增多等症。

3. 主纳气　肾主纳气，是指肾具有摄纳肺所吸入的清气，以保持呼吸深度，协助肺完成呼吸的功能。呼吸主要是肺的功能，由肺所主，但肺又必须依赖肾的摄纳作用协助，才能保证气的有效吸入，促进体内外气体的交换，完成整个呼吸过程。肾纳气的功能，实质上是肾封藏特性在呼吸运动中的体现。肾中精气充沛，则摄纳有力，表现为呼吸均匀平稳、和调通畅而有深度。若肾中精气不足，摄纳无力，难以助肺维持吸气深度，就会出现呼吸浅表，呼多吸少，动则喘甚等病理表现，称为“肾不纳气”。

（二）肾的系统联系

1. 肾合膀胱　肾与膀胱通过经络相互属络，构成表里关系。

2. 在体合骨，生髓，其华在发　肾藏精，精生髓，髓分为骨髓、脊髓和脑髓。肾精充足，骨髓生化有源，则骨骼得到髓的滋养而坚固有力，“齿为骨之余”，亦由肾精充养。脊髓上通于脑，故称“脑为髓之海”。若肾精不足，就会引起骨骼发育不良，如小儿囟门迟闭，骨软无力，老年人则骨质脆弱，易于骨折等，小儿齿迟，成人牙齿松动脱落也多与肾精不足有关。肾精不足，脑失所养，可见小儿智力发育迟缓，成人健忘，头晕，耳鸣耳聋等。肾精能生血，血能养发，故称“发为血之余”，精血旺盛，则头发浓密色黑而润泽。若肾精不足，则头发干枯稀疏，或早白、早脱等。

3. 开窍于耳及二阴 耳的听觉与肾精密切相关，只有肾精充盈，髓海得养，才能听觉灵敏。若肾精虚衰，髓海失养，则听力减退，或耳鸣、耳聋。

二阴，即前阴和后阴。前阴是排尿和生殖的器官，后阴是排泄粪便的通道。生殖功能与肾精的盛衰密切相关。尿液和大便的排泄，均赖肾的气化作用，肾的气化功能正常，则二便通调。若肾气虚衰，可见尿频、尿少或失禁，便秘或大便失禁、久泻滑脱等。

4. 在志为恐 恐，是一种恐惧、害怕的情志活动，与肾的关系密切。过度恐惧则伤肾，致肾气不固，见二便失禁、遗精等症。

5. 在液为唾 唾，是唾液中较稠厚的部分，为肾精所化，有润泽口腔，帮助消化的作用。若多唾或久唾，则易耗损肾中精气；肾阴不足，则唾液分泌量减少，口干舌燥；肾水泛溢，气不固摄，则多唾或久唾等。

第二节　六　腑

PPT

胆、胃、小肠、大肠、膀胱、三焦合称为六腑。

一、胆

胆位于右胁下，附于肝之短叶间，是中空的囊状器官。胆内贮藏胆汁，胆汁味苦，色黄绿，又称“精汁”，故胆有“中精之腑”“清净之腑”“中清之腑”之称。

胆的生理功能是贮存和排泄胆汁，主决断。胆和肝通过经脉相互属络而构成表里关系。

1. 贮存和排泄胆汁 胆汁由肝之精气化生后，汇集于胆，由胆贮存。贮存于胆的胆汁，在肝气的疏泄作用下，适时适量地注入肠中，以促进水谷的消化和吸收。若肝胆功能失常，胆汁分泌排泄受阻，就会影响水谷消化吸收，而出现胁下胀满疼痛、厌食油腻、腹胀、腹泻等症状。若湿热蕴结肝胆，以致肝失疏泄，胆汁外溢，浸渍肌肤，则可发为黄疸。胆气以降为顺，若上逆，则可出现口苦、呕吐苦水等。

2. 主决断 是指胆在精神意识思维活动中，具有判断事物并做出决断的作用。胆的这一功能对于防御和消除某些精神刺激所致的不良影响，维持精气血津液的正常运行和代谢，确保脏腑之间的功能协调具有一定作用。若胆气虚弱，则胆小怕事，优柔寡断，失眠多梦，易惊善恐等。

由于胆形体中空，有排泄胆汁的功效，为六腑之一。胆又贮藏胆汁，与五脏“藏精气”的功能相似，故又属奇恒之腑。

二、胃

胃居膈下，上连食管，下通小肠。胃体称为胃脘，分为上、中、下三部，分别称为上脘、中脘、下脘。

胃的生理功能是受纳、腐熟水谷，主通降。胃与脾通过经脉相互属络而构成表里关系。

1. 受纳、腐熟水谷 受纳，即接受、容纳之意；腐熟，即食物经过胃的初步消化，形成食糜之意。

饮食经口、食道，容纳于胃，故称胃为“水谷之海”。胃将食物进行初步消化形成食糜，并在胃气的通降作用下传至小肠，为进一步消化吸收打下基础。若胃的受纳腐熟功能减退，可见纳呆、厌食、胃脘胀闷等症；受纳腐熟功能亢进，则可见吞酸嘈杂、多食易饥等表现。

胃的受纳和腐熟水谷的功能，必须与脾的运化功能相互配合，才能把饮食水谷化为精微，并由脾上输心肺化生精气血津液，成为人体的营养源泉，所以常把脾胃合称为“后天之本”。中医学称脾胃的这种消化功能为“胃气”。

2. 主通降　主通降是指胃气宜保持通畅下降的运动趋势。饮食经胃腐熟形成食糜，胃气将之下传小肠，进一步消化吸收。中医藏象学说常以脾升胃降来概括整个消化系统的生理功能，故胃气的通降，还包括小肠将食物残渣下输大肠和大肠传化糟粕的功能在内。胃之通降是降浊，降浊是受纳的前提条件。若胃失通降，可导致食欲不振，脘腹胀闷疼痛，大便秘结等症。若胃气不降反而上逆，则见恶心、呕吐、呃逆、嗳气等胃气上逆的表现。

三、小肠

小肠位于腹中，包括十二指肠、空肠和回肠，上端接幽门与胃脘相通；下连阑门与大肠相通。

小肠的生理功能是受盛化物，泌别清浊。小肠与心通过经脉相互属络而构成表里关系。

1. 受盛化物　受盛，是接受、以器盛物之意；化物，具有消化、化生精微之意。受盛是小肠接受由胃腑下传的食糜的作用；化物是食糜在小肠内必须停留一段时间，以利进一步将水谷转化为精微而吸收的功能。若小肠受盛化物功能失调，就会导致消化吸收障碍，表现为腹胀、腹泻、便溏等症。

2. 泌别清浊　泌，即分泌；别，即分别。清，指水谷精微；浊，指饮食物经过消化后剩余的残渣部分。泌别清浊是指小肠对食糜进一步消化，分别为清、浊两部分。清者，由小肠吸收，经脾气的转输作用输布全身；浊者，经胃和小肠的作用向下传送到大肠，形成粪便，排出体外。另外，小肠在吸收水谷精微的同时，也吸收了大量的水液，经脾的转输，肺的宣降通调，并在肾的气化作用下，将代谢后的水液渗入膀胱，形成尿液，排出体外。因为小肠在泌别清浊的过程中，参与了人体的水液代谢，故有“小肠主液”之说。小肠泌别清浊功能正常，则水液和糟粕各走其道而二便正常。若小肠泌别清浊功能失常，清浊不分，水液并于糟粕，就会导致泄泻，所以泄泻初期常用“利小便以实大便”的方法治疗。

四、大肠

大肠居腹中，包括结肠和直肠，其上口在阑门处上接小肠，其下端连肛门。

大肠的生理功能是传化糟粕。大肠与肺通过经脉相互属络而构成表里关系。

大肠接受由小肠下传的食物残渣，吸收其中多余的水液，燥化糟粕形成粪便，最后经肛门排出体外。大肠是传导糟粕的通道，又有吸收水液使糟粕变化成形的作用，也参与了体内水液的代谢，故有“大肠主津”之说。

大肠传化功能失常，主要表现为粪便排泄方面的异常。不能吸收水液，则会出现大便溏泻，肠鸣等症；大肠津亏，可见大便秘结之症。

五、膀胱

膀胱位于小腹中央，肾之下，大肠之前，为囊状器官。

膀胱的生理功能是贮存和排泄尿液。膀胱与肾直接相通，两者又有经脉相互属络，所以构成表里关系。

在人体水液代谢过程中，多余的水液在肾的气化作用下形成尿液，下输膀胱而排出体外。膀胱的贮存、排泄尿液功能，有赖于肾的固摄和气化功能。若肾的气化和固摄功能失常，则膀胱开合失司，既可出现小便不利或癃闭，也可出现尿频、尿急、遗尿、小便失禁等症。

六、三焦

三焦是上焦、中焦、下焦的合称，为六腑之一。三焦是一个具有综合功能的器官，是人体躯体之内，脏腑之外的分布于胸腹腔的一个大腑，体内唯有它最大，又与五脏无表里配合关系，故有“孤府”之称。

（一）三焦的主要生理功能

1. 通行元气 元气是人体生命活动的原动力，根源于下焦，由藏于肾中的先天之精化生，通过三焦而输布到五脏六腑，以激发和推动各脏腑组织的功能活动。

2. 运行水液 三焦具有疏通水道、运行水液的功能。人体的水液代谢是由肺、脾、肾等多个脏腑共同协作完成的，但必须以三焦为通道，水液才能正常地升降出入。如果三焦气化功能失常，水道不利，则会导致水液代谢障碍，出现痰饮、水肿、尿少等病变。

（二）三焦的部位划分及功能特点

1. 上焦 指膈以上的部位，包括心与肺。其生理功能主要是宣发卫气，布散水谷精微与津液，以营养肌肤、毛发及全身脏腑组织，如雾露之溉，故《灵枢·营卫生会》将其概括为“上焦如雾”。

2. 中焦 指横膈至脐之间的部位，包括脾与胃。中焦的主要生理功能是消化、吸收、输布水谷精微和化生气血，如酿酒时谷物的发酵腐熟，故《灵枢·营卫生会》将其概括为“中焦如沤”。

3. 下焦 指脐以下的部位。包括肝、肾、大肠、小肠、膀胱和女子胞等。肝的解剖部位应属中焦，但中医学认为，肝肾同源，精血互生，并且温热病后期多见肝肾亏虚并见的临床表现，故将肝归属于下焦。其主要功能是调节水液运行、排泄粪便和尿液，有如水浊不断向下疏通、向外排泄一样，故《灵枢·营卫生会》将其概括为“下焦如渎”。

PPT

第三节　奇恒之腑

奇恒之腑是脑、髓、骨、脉、胆、女子胞的合称。髓、骨、脉、胆前已论述，本节仅简单介绍脑、女子胞。

一、脑

脑居颅内与脊髓相通，由髓汇集而成，其生理功能如下。

1. 主宰生命活动 脑系生命活动的中枢，统率人体的一切生命活动，诸如心脏的搏动、肺的呼吸、脾胃的消化及二便的排泄等生理活动，均由脑所主宰和调节。

2. 主司精神活动 《医林改错》云：“灵机记性不在心而在脑”。说明中医学已认识到脑具有主司人体精神活动的功能。精髓充则脑得所养，而表现为精神饱满，思维敏捷，记忆力强，语言清晰，情志调和。若精髓亏虚，脑海不足，或邪扰于脑，则可出现精神意识、思维活动及情志方面的异常。

3. 主持感觉运动 目、舌、口、鼻、耳等感官，位于头面，与脑相通，脑统领肢体，故人的感觉与肢体运动与脑密切相关。脑的功能正常，则视物清晰，嗅觉、听觉灵敏，感觉正常，语言流畅而达意，肢体运动自如。若脑髓不充，则感觉、运动功能失常。

二、女子胞

女子胞，又称胞宫、子宫、子脏等，位于小腹部，在膀胱之后，直肠之前，下口与阴道相连，呈倒置的梨形，是女性的内生殖器官，其生理功能为：

1. 主持月经 女子胞为女子月经发生的器官。女子在 14 岁左右，随着肾中精气的渐盛，产生了天癸，生殖器官因此发育成熟，气血充盈，冲、任二脉通盛，女子胞就会发生周期性出血，每月一次，称作“月经”或“月事”等。月经按时来潮，说明具备了生殖能力。这种生理状态一直持续到绝经。

2. 孕育胎儿 女子在其受孕后，女子胞即成为孕育胎儿的场所，此时月经停止来潮，大量气血注入冲任，到达胞宫以养胎，促进胎儿发育直至分娩。

第四节 脏腑之间的关系

PPT

人体是一个统一的有机整体，各脏腑的功能活动不是孤立的，它们在生理上相互依存，相互制约，病理上相互影响，相互传变。

一、脏与脏之间的关系

主要分析五脏之间生理上的相互为用，相互制约及病理上的相互影响。

（一）心与肺

主要体现为气与血之间的相互依存，相互为用。

血液的正常运行，以心气的推动为主要动力，亦有赖于肺气的辅助。而心的功能正常，血行通利，又是肺主气司呼吸的重要保证。宗气是连接心肺两脏功能的主要环节。若肺气虚弱，宗气不足，行血无力，易致心血瘀阻，出现胸闷、心悸、面唇青紫等症；若心气不足，血行不畅，也可影响肺的宣降功能，出现咳嗽、气喘、胸闷等症。

（二）心与脾

主要反映在血液的生成和运行方面。

1. 血液生成 脾气健旺，气血化源充足，则心血充盈。心阳之温运，心神之调节，也有利于脾化生气血。若思虑过度，耗伤心血，损伤脾气；脾气虚弱，气血化生不足，或统摄失权，导致心血亏虚，均可形成以心悸、失眠、多梦、食少、肢倦、面色无华等为主要表现的心脾两虚证。

2. 血液运行 血液循行脉内，主要靠心气的推动，又依赖脾气的统摄才不溢出脉外。若心气不足，行血无力，或脾气虚损，统摄无权，均可导致血行失常的病理状态。

（三）心与肝

主要表现在血液运行及情志的调节两个方面。

1. 血液运行 心主血功能正常，则肝有所藏；肝藏血及调节血量功能正常，则心有所主。两者相互配合，共同维持血液的运行。心血不足与肝血亏虚常互为因果，从而出现心悸失眠，面白无华，头晕目眩，爪甲不荣，手足震颤、麻木等心肝血虚之候。

2. 情志调节 心血充盈，心神正常，有助于肝气疏泄，情志调畅；肝疏泄正常，气血和平，情志调畅，则有利于心主神志。心肝两脏病变常相互影响，常见面红目赤，急躁易怒，心烦失眠等心肝火旺之症。

（四）心与肾

主要表现在心肾相交及精神互用两方面。

1. 心肾相交 心居于上，属阳属火；肾居于下，属阴属水。心火（阳）下降于肾，以温肾阳而使肾水不寒。肾水（阴）上济于心，以资心阴而使心火不亢。这种彼此交通，相互制约的关系，称为“心肾相交”，“水火既济”。若肾水不足，不能上济心阴，使心火独亢，可见以失眠为主的心烦多梦，腰膝酸软等心肾不交的临床表现；若心阳虚衰，不能下温肾阳，致寒水不化，上凌于心，可见心悸气短，形寒肢冷，水肿，小便不利等水气凌心证候。

2. 精神互用 心神可以协调脏腑功能，维持肾中精气（神全可以驭精）；肾精生髓，充养于脑（积精可以全神），心神肾精，相交互用。

（五）肺与脾

主要表现在气的生成和水液代谢两方面。

1. 气的生成 肺主呼吸，吸入自然界的清气；脾主运化，化生水谷精气，二者是生成宗气的主要物质。故肺肾功能是否健旺，与气的盛衰密切相关，故有“肺为主气之枢，脾为生气之源”之说。若脾气虚弱，生气不足，常导致肺气虚；或肺虚日久，影响脾的运化，终致肺脾两虚，出现体倦乏力，食少腹胀，便溏，咳嗽气喘，少气懒言等症状。

2. 水液代谢 脾主运化水液，肺主通调水道，肺脾两脏协调配合，是保证津液生成、输布和排泄的重要环节。若脾气虚弱，水湿不运而聚为痰饮，可影响肺之宣降，故有“脾为生痰之源，肺为贮痰之器”之说；肺气虚弱，宣降失常，水液输布不利，困阻脾气，又可影响脾之运化。

（六）肺与肝

主要表现在气机的升降方面。

肺居上，其气肃降，肝居下，其气升发。肺气肃降，有利于肝气升发，肝气升发条达，也有利于肺气肃降。肝升肺降，相反相成，使人体的气机升降有序协调。若肝郁化火，上炎于肺，形成肝火犯肺的证候，见面红目赤、急躁易怒、胸胁灼痛、咳嗽咯血等症；肺失肃降，也可致肝失疏泄，在咳嗽的同时，见胸胁隐痛胀满、头晕头痛等症。

（七）肺与肾

主要表现在水液代谢、呼吸运动和金水相生三方面。

1. 水液代谢 肺气宣降行水的功能有赖于肾之气化作用的促进，肾主水的功能也有赖于肺气的肃降而使水液下归于肾，两脏相互为用，共同维持体内水液的协调平衡。所以水液障碍的病变，肺肾二脏常相互影响。

2. 呼吸运动 人体的呼吸运动虽然由肺所主，但需要肾的纳气功能协助，肺所吸入的清气才能摄纳于肾，以保持呼吸深度，两脏协调配合，才能维持正常的呼吸运动，故有“肺为气之主，肾为气之根”之说。若肾气不足，摄纳无权，就会出现呼吸表浅、呼多吸少、动则喘甚等肾不纳气的表现。

3. 金水相生 肺阴充足，下输于肾，滋养肾阴；肾阴为一身阴液之根本，肾阴充盛，可上养肺阴，这种关系称为“金水相生”。肺阴虚与肾阴虚常互为因果，终致肺肾阴虚，出现颧红、潮热、盗汗、干咳、音哑、痰中带血、腰膝酸软等症。

（八）肝与脾

主要表现为饮食物的消化和血液运行两方面。

1. 消化方面 肝疏泄正常，才能使脾胃气机升降适度，纳运健全；脾气健运，气血化源充足，则肝体得养而冲和条达，疏泄正常。若肝气郁结，可致脾胃纳运失常，而见胸胁脘腹胀闷，纳呆便溏，呃逆嗳气等肝脾不调或肝胃不和的症状。脾失健运，水湿内停蕴热，可致肝胆疏泄不利，胆汁贮存及排泄障碍，可见纳呆、便溏、胸胁胀痛、口苦、黄疸等症。

2. 血液运行 脾气健运，气血生化有源，统血有权，则肝有所藏；肝血充足，使肝气条达舒畅，有助于脾之运化及统血功能。肝脾相互协作，共同维持血液的运行。若脾虚生化不足，或脾不统血，失血过多，均可导致肝血不足而致肝脾两虚的病变。

（九）肝与肾

主要表现为精血同源、藏泄互用和阴液互养三方面。

1. 精血同源 肝血依赖肾精的滋养，肾精又依赖肝血的不断补充，二者互生互化，称为“精血同源”“肝肾同源”。肾精亏虚和肝血不足常互为因果，终致肝肾精血两亏的病变。

2. 藏泄互用 肝气疏泄可使肾气闭藏而开合有度，肾气封藏又可制约肝的疏泄太过，共同维持和调节女子月经的来潮和男子排精。若肝肾藏泄互用关系失常，女子可见排卵障碍、月经不调、经量或多或少，男子可见遗精、早泄或阳强不泄等症。

3. 阴液互养 肾阴为一身阴液的根本，能滋养肝阴以防肝阳上亢；肝阴也能下养肾阴以滋养全身。肾阴虚与肝阴虚常互为因果，导致肝肾阴虚，肝阳上亢之证。

（十）脾与肾

主要体现在先后天相互资生和调节水液代谢两方面。

1. 先后天相互资生 脾为后天之本；肾先天之本。脾的运化须赖肾阳的温煦方能健运；肾中精气必靠脾运化的水谷精微充养才能不断充盛。若肾阳虚不能温煦脾阳，或脾阳虚而累及肾阳，皆可见腹部冷痛，下利清谷或五更泄泻，腰膝酸软等脾肾阳虚之候。

2. 调节水液代谢 脾运化水液有赖肾阳的温煦气化，肾主水又赖脾化湿制水，二者共同维持人体的水液代谢平衡。若脾虚不能化湿或肾虚气化不利，均可致水液代谢失常，而见水肿、尿少等症。

二、脏与腑之间的关系

主要表现为脏腑阴阳表里的配合关系。脏属阴主里，腑属阳主表，心与小肠、肺与大肠、脾与胃、肝与胆、肾与膀胱五对脏腑常有结构上的相连，更通过经脉相属络，生理密切配合，病理相互影响而构成“脏腑相合”关系。

（一）心与小肠

心与小肠通过经脉的属络而构成表里关系。

心主血脉，将气血输于小肠，有利于小肠化物；小肠泌别清浊，其清者布散到心化赤为血。若心火亢盛，可循经下移于小肠，导致小肠实热，见尿少、尿赤、排尿灼热涩痛等症；小肠有热，亦可循经上炎于心，导致心火亢盛，见心烦、口舌生疮等症。

（二）肺与大肠

肺与大肠通过经脉的属络而构成表里关系。

肺气的肃降，有助于大肠传导功能的发挥；大肠的传导功能正常，则有助于肺气的肃降。若肺失肃降，传导失职，影响大肠的传导，可致大便困难；大肠壅滞不畅，也会影响肺的肃降功能，引起咳喘、胸满等症。

（三）脾与胃

脾胃同居中焦，通过经脉的属络而构成表里关系。

脾主运化，胃主受纳；脾气主升，胃气主降；脾为阴脏，喜燥恶湿，胃为阳腑，喜润恶燥。脾胃纳运协调、升降相因、燥湿相济，共同完成饮食物的消化吸收、精微的输布，维持正常的生理功能。若脾胃湿困，运化失职，清气不升，就会影响胃的受纳通降，出现纳呆、恶心呕吐、腹胀腹痛等症；胃失和降，胃不受纳，也可影响脾的升清运化，见腹胀、泄泻等症。

（四）肝与胆

胆附于肝，有经脉互为络属，构成表里关系。

胆汁来源于肝，肝的疏泄功能正常，保证了胆汁的排泄通畅；胆汁的排泄正常，又有助于肝的疏泄。肝胆病常相互影响而为肝胆同病，如肝胆火盛、肝胆湿热等。

（五）肾与膀胱

肾与膀胱有输尿管相连，通过经脉的属络而构成表里关系。

膀胱的贮尿和排尿功能，依赖于肾的气化。肾气充足，蒸化与固摄功能正常，则尿液能够正常生成和贮存，自主地排出体外；膀胱贮尿、排尿有度，也有利于肾主水功能的发挥。若肾气不足，气化失常，固摄无权，则膀胱开合失度，可出现小便不利，或失禁，或遗尿，或尿频等症。

三、腑与腑之间的关系

六腑之间的相互关系，主要体现于饮食物的消化、吸收和排泄过程中的相互联系和密切配合。

饮食入胃，经胃腐熟，下移小肠，小肠受盛之，并进一步消化。胆排泄胆汁进入小肠以助消化。小肠泌别清浊，清者为精微物质，经脾的转输以营养全身，浊者为糟粕下输大肠，经大肠的燥化变成粪便排出体外。水液赖脾的运化从小肠、大肠中吸收，经脾的转输，肺的宣降下输于肾，再经肾的升清降浊，浊者渗入膀胱而形成尿液，从尿道排出体外。上述饮食物的消化、吸收和排泄过程中有赖于三焦的气化作用。六腑病变常相互影响，相互传变。如胃有实热，消灼津液，使大肠传导不利，大便秘结；而肠燥便秘，也可致胃失和降，胃气上逆，出现恶心呕吐等症。

目标检测

答案解析

一、选择题

1. 心的生理功能是（　）
   A. 调节情志　B. 主神志　C. 主统血　D. 主藏血　E. 主治节
2. 下列不属于肺的宣发功能的是（　）
   A. 排出体内浊气　B. 宣发卫气　C. 将津液输布全身，外达皮毛　D. 将代谢后的律液化为汗液排出体外　E. 使全身的血液会聚于肺
3. 四肢肌肉强健有力主要取决于（　）
   A. 心主血脉　B. 肝主筋脉　C. 肾主骨　D. 脾主运化　E. 肺主气
4. 具有疏通全身气机，促使气机畅达作用的是（　）
   A. 肝的功能　B. 心的功能　C. 脾的功能　D. 肺的功能　E. 肾的功能
5. 天癸的产生主要取决于（　）
   A. 肾中精气的充盈　B. 脾气的健运　C. 肾阳的蒸腾气化　D. 肝血的充足　E. 肾阴的濡润滋养

6. 三焦的生理功能是（ ）

A. 通行元气　B. 传化水谷　C. 化生精气

D. 调畅气机　E. 宣发肃降

7. “水火既济”指的是哪两个脏之间的关系（ ）

A. 心肺关系　B. 肝肺关系　C. 肝脾关系

D. 心肾关系　E. 脾肾关系

8. 患者，男，20 岁。近几年出现头发脱落，经常感到腰部酸软、头晕、耳鸣。主要与哪一脏的虚弱有关（ ）

A. 心　B. 肺　C. 脾

D. 肝　E. 肾

二、思考题

1. 肺的生理功能有哪些？
2. 简述肾主水功能的具体作用。

（王怀健）

书网融合……

本章小结　微课 1　微课 2　微课 3　微课 4　微课 5　题库

第四章　气血津液

学习目标

1. 通过本章的学习，重点掌握气血津液的概念、生成、运行和功能；气血津液之间的关系；气血津液常见病理变化。

2. 学会运用气血津液理论解释人体的生理功能，具有依据气血津液的生理功能分析其病理变化的能力。

气血津液是构成人体和维持人体生命活动的基本物质。气血津液的生成、运行、输布，依赖脏腑经络等组织器官的功能作用，而脏腑经络的生理活动，又依靠气血津液的推动、温煦、濡养。气血津液既是人体生命活动的产物，又是人体生命活动的物质基础。因此，无论是在生理或是病理方面，气血津液和脏腑经络组织器官之间都存在着互为因果的密切关系。气血津液之间也存在着密切联系。

此外，精也是构成人体和维持人体生命活动的基本物质。精有广义和狭义之分。广义的精，泛指一切精微物质，包括气血津液等；狭义的精，即指肾中所藏的生殖之精，具有繁衍生命作用的精微物质。此内容在脏腑中已论述。

情境导入

情境描述　王某，女，32 岁。2 年前因产后大出血，引发眩晕，时常发作，劳累后加重。最近因连续加班准备材料，导致眩晕发作，目不能张，面白无华，神疲乏力，少气懒言，心悸不寐，纳少腹胀，舌淡苔薄，脉细弱。

讨论　根据气血津液理论，分析该患者为何会出现以上症状？

第一节　气

PPT

一、气的概念

气，是活力很强、不断运动变化着的构成人体和维持人体生命活动的极精微物质。气的运行不息，推动和调控人体的新陈代谢，维系着人体的生命进程，气的运动停止，生命也就终止，《医门法律》云："气聚则形成，气散则形亡。"中医学所说的"气"，可概括为两个方面：一是指构成人体和维持人体生命活动的精微物质，如呼吸之气、水谷之气等；二是指脏腑组织的生理功能，如经络之气、脏腑之气等。两者是相互联系的，前者是后者的物质基础和动力，后者是前者的功能表现。

二、气的生成

气的来源主要有三个方面：一是先天之精气，来源于父母生殖之精，是构成胚胎的原始物质；二是水谷之精气，源于水谷，经脾胃的运化而生成；三是经肺吸入的自然界清气。此三者结合起来，便构成了人体之气。肾中所藏的精气、脾胃运化的水谷精气和肺吸入的自然界清气供应充足，人体气的生成才能充沛。由此可知，气的生成除与先天禀赋、后天饮食营养，以及自然环境等状况有关外，与人体肾、脾、胃、肺等脏腑的生理功能密切相关。

三、气的功能 微课1

气的生理功能很多，概括起来可以归纳为六大作用。

（一）推动作用

推动作用是指气能激发和促进人体的生殖、生长发育及各脏腑组织的生理功能，推动血液、津液的生成和运行等。如推动作用减弱，则影响人体的生殖、生长发育，脏腑经络等组织的生理功能减退，出现不孕不育、生长发育迟缓，脏腑功能减退，血液和津液的生成不足、运行减慢等。

（二）温煦作用

《难经·二十二难》云："气主煦之"，指气对机体具有熏蒸、温暖的作用。气属阳，是人体热量的来源。人体正常体温的维持，各脏腑、经络等组织器官的生理活动，血和津液在周身的正常环流等，都有赖于气的温煦作用。若阳气不足，温煦作用减退，常表现为体温偏低，畏寒肢冷，四肢不温，脏腑功能衰退，血和津液运行迟缓等寒象。

（三）防御作用

防御作用是指气具有护卫肌表，抵御邪气等作用。具体表现为：护卫肌表，抵御外邪入侵；邪正交争，正气驱邪外出；自我修复，恢复正常生理功能。如防御作用减弱，则外邪易于侵入人体而患病，患病后亦不易康复等。所以气的防御功能与疾病的发生、发展与预后都有着密切的关系。

（四）固摄作用

固摄作用是指气对血液、津液、精液等液体物质的稳固、统摄，以防止其无故流失，以及固摄内脏不使其下陷的作用。具体表现为：气能摄血，使血液循行于脉中，而不至于溢出脉外；气能摄津，约束汗液、尿液、精液等，防止其异常丢失；气能固摄内脏不致下垂。如固摄作用减退，可见出血、自汗、多尿、遗精、内脏下垂等。

气的固摄作用与推动作用相反相成，相互协调，调节和控制着体内液态物质的正常生成、运行和排泄。

（五）气化作用

气化作用是指气的运动产生的各种变化。具体表现为：精、气、血、津液等不同物质的新陈代谢及其相互转化。人体的生命活动全赖气化作用，气化是生命活动的本质所在。如气化作用失常，则影响整个物质代谢过程，影响饮食物的消化吸收，影响气、血、津液的生成、输布，影响汗液、二便的排泄等。

（六）营养作用

气的营养作用，具体体现在以下三方面：通过卫气，营养体表肌肉皮毛组织；通过经络之气，输送营养，濡养组织器官；通过营气化生血液，流注全身，发挥其营养作用。

气的推动、温煦、防御、固摄、气化、营养等作用，虽然不尽相同，但密不可分，在生命活动中相互促进，相互配合，共同维系着人体的生命活动。

四、气的运动

气的运动，称作"气机"。人体的气处于不断的运动中，它运行于全身各脏腑经络等组织中无处不到，时刻推动和激发着人体的各种生命活动。气的运动形式可归纳为升、降、出、入四种。升是指气自下而上的运动；降是指气自上而下的运动；出是指气由内向外的运动；入是指气由外向内的运动。气的升降出入运动，是人体生命活动的根。气运动的场所是人体脏腑经络、形体官窍等组织。气的运动只有在脏腑经络等组织的生理活动中才能具体体现出来。

一般来说，五脏藏精气宜升，六腑传化物宜降。就五脏而言，心肺在上宜降；肝肾在下宜升；脾胃居中通连上下，为气机升降的枢纽。虽然各脏腑体现的运动形式各有侧重，但整体气的升降出入始终处于相互协调的平衡状态，以维持人体正常的生理活动，称为“气机调畅”。一旦升降出入失于协调平衡，称为“气机失调”。如气运行阻滞不通，称作“气滞”；气上升太过或下降不及，称作“气逆”；气上升不及或下降太过，称作“气陷”；气不能外达而结聚于内，称作“气郁”或“气结”等。气不能内守而外逸时，称作“气脱”；气不能外达而郁闭于内时，称作“气闭”。气的升降出入一旦停止，也就意味着生命活动的终止。所以中医学的治疗当中，强调调理气机，其意义也在于此。

素质提升

汉代医疗体操，凝聚古人智慧

出土于长沙马王堆三号汉墓的《导引图》是我国现存最早的医疗保健体操图谱，所谓“导引”，是指的导气令和、引体令柔，也就是行气、疏导气血和锻炼身体，图中有些动作是模仿鸟兽的神态动作来创编的，古人通过呼吸吐纳配合模仿动物动作来健身，以达到养生的目的。《黄帝内经》将“导引”与按摩、针、灸、药等一同视作医疗方法。三国时期的华佗在继承前人经验的基础之上发明了虎、鹿、熊、猿、鸟戏的《五禽戏》，是一套使全身肌肉、韧带和关节都能得到伸展的徒手体操。

《导引图》真实地反映了二千多年前我国人民锻炼身体和防治疾病的生动情景，所记载的健身方法时至今日依旧为我们所用，它蕴含着天人合一的养生观念，强调以吐纳和锻炼形体的方式调动身体，通过合理的练习可以达到锻炼身体、增强体质、焕发活力的功效。我们应该向古人学习善于观察，乐于实践的精神，继承和发扬中国传统文化。

五、气的分类 微课2

根据气的生成、分布部位、功能的不同，人体之气可以分为元气、宗气、营气、卫气等四类。

（一）元气

元气是人体最原始的、源于先天而根于肾的气，是人体生命活动的原动力，又名“原气”。

1. 生成 根于肾，由先天之精化生，并赖后天之精充养。

2. 分布 由肾通过三焦，内至五脏六腑，外达肌肤、五官九窍，遍布周身。

3. 功能 激发和推动人体的生殖和生长发育，温煦和推动各脏腑经络等组织器官的功能活动，是人体生命活动的原动力。如元气不足可见小儿生长发育迟缓，成年人未老先衰，脏腑组织功能低下等。

（二）宗气

宗气积聚于胸中，又称作“气海”或“膻中”。

1. 生成 由水谷之精气和自然界清气结合生成。饮食物经过脾胃化生为水谷精气，水谷精气赖脾之升清转输于肺，与肺从自然界吸入的清气结合化生为宗气。

2. 分布 积聚于胸中，贯注于心肺之脉。

3. 功能　宗气的生理功能主要有两个方面：一是行呼吸，宗气上走息道（呼吸道），推动肺的呼吸，凡言语、声音和呼吸的强弱均与宗气的盛衰有关；二是行血气，宗气贯注心脉之中，助心推动血液循行，即“助心行血”，故气血的运行与宗气盛衰有关。如宗气不足，可见语声低微，呼吸微弱，四肢不温，血液停滞等。

（三）营气

营气是血脉中的具有营养的气，故称“营气”。由于营气行于脉中，又能化生血液，故“营血”并称。营气与卫气相对而言，属阴，故又称“营阴”。营气具有丰富的营养，有“荣气”之称。

1. 生成　由脾胃运化的水谷精气化生，是水谷精气中“精纯柔和”部分。

2. 分布　行于脉中，营运于全身。

3. 功能　化生血液和营养全身。营气经肺注入脉中，成为血液的组成成分之一；营气循脉运行全身，为脏腑经络等全身组织的生理活动提供营养。

（四）卫气

该气是行于脉外的具有保卫人体作用的气，故称“卫气”。卫气与营气相对而言，属阳，故又称“卫阳”。

1. 生成　由脾胃运化的水谷精气化生，是水谷精气中“慓疾滑利”部分。

2. 分布　因其“慓疾滑利”，故不受脉管约束，行于脉外。

3. 功能　一是护卫肌表，防御外邪；如卫气不足，肌表失于固护，防御低下，则易被外邪侵袭而发病。二是卫气“慓疾滑利”，不受脉管的压缩，在内温养脏腑，在体表可滋润肌肤皮毛等全身组织；如卫气不足，机体失于温煦，可见畏寒。三是调节、控制腠理的开合，以维持体温的相对恒定；如卫气不足，腠理开合失度，可见自汗、多汗或无汗，或体温失常等。

表4-1　元气、宗气、营气、卫气的鉴别

类别	组成	分布	功能
元气	由先天之精化生，赖后天之精充养	肾中	推动人体生殖与生长发育；推动激发各脏腑组织器官的功能活动
宗气	水谷精气和自然界清气结合而成	胸中	走息道而行呼吸；贯心脉而行气血
营气	水谷精气中“精纯柔和”部分所化生	脉中	营养全身；化生血液
卫气	水谷精气中“慓疾滑利”部分所化生	脉外	护卫肌表，防止外邪入侵；温养脏腑，润泽皮毛；调节汗孔开合，维持正常体温

PPT

第二节　血

一、血的概念

血即血液，是循行于脉中的富有营养的红色液体物质，是构成和维持人体生命活动的基本物质之一。脉是血液循行的管道，又称“血府”，血液不能在脉内循行而溢出脉外时，称为“出血”或“离经之血”。

二、血的生成

1. 水谷精微化血　血主要由营气和津液组成，故《灵枢》说：“营气者，泌其津液，注之于脉，化以为血。”营气和津液都源于脾胃化生的水谷精微，故脾胃功能强弱，直接影响着血液的化生。

2. 肾精化血 肾藏精，精生髓，精髓也是化生血液的基本物质，精和血之间相互滋生、相互转化。

三、血的运行

心主血脉，为血液循行的原动力，脉是血液循行的通道，血在心的推动下循行于脉管之中。肺朝百脉，肺主气、司呼吸，辅助心脏，推动和调节血液的运行。肝主藏血，根据人体动静的不同状况，调节脉中的血流量，使脉中血液维持在一定水平，以满足机体的需要。肝主疏泄，能调畅气机，一方面保障肝的藏血，另一方面对血液通畅循行也起着一定的作用。脾主统血，能够统摄血液在脉管中运行而不溢出脉外。综上所述，血液循行是在心、肺、肝、脾等相互配合下进行的，故其中任何一个脏腑功能失调，都会引起血行失常。

四、血的功能

1. 濡养和滋养全身 血对全身各脏腑组织起着营养和滋润作用，《难经》概括为“血主濡之”。全身各部无处不是在血的濡养作用下而发挥功能的，如鼻能嗅、目能视、耳能听、手能摄物等都离不开血的濡养作用。

2. 神志活动的物质基础 血液充盛，神得所养，则精力充沛，思维敏捷。如血液亏虚，神失所养，可见失眠、多梦、昏迷等。

第三节 津 液

PPT

一、津液的概念

津液是人体内一切正常水液的总称，包括各脏腑组织内的正常体液和正常的分泌物，如胃液、肠液、关节液等。其中质地清稀，流动性大，分布于皮肤、肌肉和孔窍等部位，起滋润作用者，称为津；质地稠厚，流动性小，灌注于骨节、脏腑、脑、髓等组织，起濡养作用者，称为液。津和液之间可相互转化，故津和液常同时并称。

二、津液的生成、输布和排泄

津液的生成、输布和排泄的生理过程，是一个涉及多个脏腑的复杂过程。

1. 津液的生成 津液来源于饮食水谷，主要通过脾胃、大小肠等脏腑的功能活动而生成。津液的生成取决于两方面因素：一是充足的水饮类食物摄入；二是脾胃、大小肠的消化功能正常。

2. 津液的输布 津液的输布主要依靠脾、肺、肾三脏功能的密切配合及肝、三焦等脏腑的参与完成的。通过肺气的宣降作用将津液输布全身，并下达于肾。肾为主水之脏，肾中阳气的蒸腾气化作用，一方面对整个津液代谢起着主宰和调节作用；另一方面直接参与津液的输布，对津液进行升清降浊，将津液之清者蒸腾，复归于脾肺，重新参与体内环流循行，多余之浊者则化为尿液，注于膀胱。

3. 津液的排泄 津液的排泄主要通过汗、尿和呼气、粪便等途径排出体外。津液代谢后产物的排泄，主要依赖于肺与大肠、肾和膀胱等脏腑功能的协调配合完成。

三、津液的功能

津液以水为主体，含有丰富的营养物质，对机体发挥着滋润与濡养、化生血液、调节机体阴阳平衡、排泄废物等功能。

1. 滋养与濡养脏腑组织　津液广泛地布散于机体脏腑经络，形体官窍等组织器官之中。因此，对全身起着滋润和濡养作用。

2. 参与血液的生成　津液渗入脉管中，既参与血液的化生，又滑利脉道，维持和调节血液的稀稠度，使之环流不息。

3. 维持机体阴阳平衡　津液性质属阴，是人体阴精的一部分，对维持人体阴阳平衡起着重要的作用。

4. 促进废物排泄　津液在其自身的代谢过程中，可以将脏腑代谢后的产物或废物，通过汗、尿等方式及时地清除、排出体外。

PPT

第四节　气血津液之间的关系 微课3

一、气与血之间的关系

气为血之帅，是指气对血的作用，即气能生血、行血、摄血；血为气之母，则是指血对气的作用，即血能载气和养气。

（一）气为血之帅

1. 气能生血　指气的运动变化是血液生成的动力。气旺则血充，气虚则血少，所以治疗血虚时，常配补气药，使气旺血生。

2. 气能行血　指气对血液运行起着推动的作用。气滞不能行血则致瘀血内阻，所以治疗瘀血时，常配行气药，使气行则血行。

3. 气能摄血　指气有统摄血液循行于脉管之中而不溢于脉外的作用。气不摄血则致出血，所以治疗气不摄血之出血时，常用补气摄血之法方能达到止血的目的。

（二）血为气之母

1. 血能养气　指血不断地为气的生成和功能活动提供物质基础，使气得到不断营养的作用，故血虚气亦虚。

2. 血能载气　即血是气的载体。气必须依附于血中而达全身，如血不载气，则气飘浮不定，无所归附，故大出血时，可形成气随血脱之候。

二、气与津液之间的关系

1. 气能生津　指气是津液生成的动力。气推动和激发脾胃的功能，使中焦旺盛，运化正常。则津液充足，故气旺则津充，气弱则津亏。

2. 气能行津　指气是津液输布、排泄的动力，即《血证论》所云："气行水亦行"。如气滞则致津液停滞，可形成水湿、痰饮、水肿等。

3. 气能摄津　是指气固摄着津液的排泄。体内的津液在气的固摄作用下维持着一定的量，如气不摄津可见多汗、多尿、遗尿等。

4. 津能载气　指气以津液为载体。气依附于津液而存在，故津液的丢失可致气的耗损。如暑病伤津耗液，不仅口渴喜饮，且见少气懒言，肢倦乏力等气虚表现；大吐、大泻使津液大量丢失，则气随之而外脱形成气随津脱之危候，故《金匮要略心典》云："吐下之余，定无完气"。

5. 津能化气 津液在输布过程中受到各脏腑阳气的蒸腾温化，可以化生气，以敷布于各脏腑组织器官，促进人体正常生理功能。因此，津液亏虚不足时，也会引起气的衰少。

三、血与津液之间的关系

血与津液都是液体物质，均有滋润和濡养作用。血和津液的关系是相互渗透、相互转化的关系，行于脉中的血液，渗于脉外便化为津液；津液不断地渗入脉中，成为血液的成分，故称“津血同源”。其中，津液可化为汗液排泄于外，故又有“血汗同源”之说。

病理情况下，津血之间可相互影响，导致津血互损，故《素问·营卫生会篇》云：“夺血者无汗”“夺汗者无血”之说。《伤寒论》云：“衄家不可发汗，亡血家不可发汗”。如失血过多时，脉外津液渗入脉中以补充血容量的不足，而致脉外的津液不足，可见口渴、尿少、皮肤干燥等，称为“耗血伤津”；当津液大量丢失，脉中的津液渗透至脉外以缓解津液的不足，会形成血脉空虚，称为“津枯血燥”。

答案解析

目标检测

一、选择题

1. 元气根源于（ ）

A. 肾　B. 胸中　C. 脉中　D. 脉外　E. 脾

2. 下列不属于津液的是（ ）

A. 唾液　B. 汗液　C. 肠液　D. 泪液　E. 血液

3. 与血液运行关系不大的是（ ）

A. 心　B. 肺　C. 肝　D. 肾　E. 脾

4. 化生血液的主要物质基础是（ ）

A. 宗气　B. 元气　C. 脏腑之精　D. 水谷之精　E. 生殖之精

5. 大出血时往往导致气脱，其生理基础是（ ）

A. 气能生血　B. 气能行血　C. 气能摄血　D. 血能载气　E. 血能养气

6. 气外出太过而不能内守，称之为（ ）

A. 气滞　B. 气逆　C. 气陷　D. 气闭　E. 气脱

7. 积于胸中，上走息道，下注气街的气是（ ）

A. 元气　B. 宗气　C. 营气　D. 卫气　E. 肺气

二、思考题

气与血的关系是什么?

（符再立）

书网融合……

本章小结　　微课 1　　微课 2　　微课 3　　题库

第五章　体　质

学习目标

1. 通过本章的学习，重点掌握九种体质的主要特征；体质的基本概念、构成要素和生理学基础。

2. 学会运用中医体质分类与判定方法进行体质测试；具备运用中医体质学说理论解释人体体质类型的形成和变化，指导不同体质人群正确养生的能力。

中医学历来非常重视对人体体质的研究，历代医家多有论述，后世医家又进一步丰富和发展了体质学说的内容，尤其重视其在养生保健、疾病防治等医疗实践中的应用。中医体质学说的研究，不仅有助于从整体上把握个体的生命特征，还有助于分析疾病的发生、发展和变化规律，对疾病的防治及养生保健等均有重要意义。

情境导入

情境描述　张某，女，43岁，教师。体型中等，平素畏寒肢冷，喜进食热饮。近两年来总感觉疲乏无力，精神不振，活动后常感觉心悸气短，平素易出汗，汗后易感冒，舌淡苔薄白，舌质淡红，脉细弱。

讨论　1. 请分析患者属于何种体质？

2. 针对此种体质如何进行调理？

第一节　体质的概述

PPT

中医体质学，是以中医学理论为指导，研究人体体质的概念、形成、特征、类型、差异规律，及其对疾病发生、发展、演变过程的影响，并以此指导疾病预防、诊断、治疗以及养生康复的一门学科。

一、体质的含义

“体”指身体、形体，“质”为性质、素质、本质、质量。体质，又称禀赋、禀质、气禀、形质、气质等，即人体的身体素质、形体质量、个体特质等。“体质”是在中医理论发展过程中形成的病理生理学概念。

在中医体质学说中，体质就是指机体因为脏腑、经络、气血、阴阳等的盛衰偏颇而形成的素质特征。是人体在先天禀赋和后天获得的基础上所形成的形态结构、生理功能和心理特征方面综合的、相对稳定的特性，是人类在生长发育过程中所形成的与环境相适应的人体个性特征。

体质表现为结构、功能、代谢以及对外界刺激反应等各方面的个体差异性，对某些疾病和致病因素的易感性，以及疾病传变转归中的某些倾向性。因而体质具有对疾病的易感倾向、病变性质，及其对治疗的反应等方面的明显差异。因此，中医学强调“因人制宜”，并把体质同病因学、病机学、诊断学、治疗学和养生学等密切地结合起来，以指导临床医疗实践。

二、体质的特点

体质禀受于先天，得养于后天，是先后天因素共同作用的结果，先天禀赋决定着个体体质的相对稳定性和个体体质的特异性，而各种后天因素又使体质具有动态可变性和可调性。因而，体质具有个体差异性、形神一体性、相对稳定性、动态可变性、群类趋同性、连续可测性和后天可调性等特点。

1. 个体差异性 由于生命个体的先天禀赋和后天因素的不同，形成的体质特征固然不同，有显著的个体差异。这种个体差异通过人体的形态结构、生理功能和心理活动的差异表现出来。因此，个体差异性是体质学说研究的核心问题。

2. 形神一体性 形与神，指人的形体和精神；形与神是生命不可缺少的两个方面，某种特定的形态结构往往表现为某种相应的心理倾向。神由形而生，依附于形而存在，同时神对形体具有主宰的作用。“形神合一”是中医学体质概念的基本特征之一，是特定的生理特性与心理特征的综合体。

3. 相对稳定性 体质禀承于先天，由先天遗传因素所形成的体质，是人一生体质的基础，决定了个体体质相对的稳定性。即相同的遗传背景及相同的年龄、性别使不同个体的体质具有相似的生理特点，呈现出相同的体质特征。这些特征一旦形成，不会轻易改变，因而体质具有相对的稳定性。另外，长期稳定的环境也是维持体质相对稳定的重要因素。

4. 动态可变性 虽然先天禀赋决定着个体体质的相对稳定性和个体体质的特异性，但是，体质在具有相对稳定性的前提下，由于受后天各种因素的影响还具有动态可变性的特点。后天各种因素对体质的形成和发展会产生一定的影响，如生活环境、饮食营养、起居锻炼、精神因素、年龄变化，以及所患疾病等诸多因素的改变都会对体质产生影响，因此，体质还具有动态可变性的特点。

5. 群类趋同性 同一种族或聚居在同一地域的人，因为生存环境和生活习惯相同，遗传背景和生存环境具有同一性和一致性，从而使人群的体质具有相同或类似的特点，因此体质具有群类趋同性。如“西南人体质”“东北人体质”等，所谓“一方水土养一方人”。这种群体体质的趋同性会导致对某些疾病的易感性，为群体预防和治疗提供了可能性。

6. 连续可测性 体质的连续性体现在不同个体体质的存在和演变时间上的不间断性，体质的特征伴随着生命自始至终的全过程，表现为对外界刺激的反应性、对环境的适应性和发病倾向性等。具有循着某种类型体质固有的发展演变规律缓慢演化的趋势，这就使得体质具有可预测性，为治未病提供了可能。

7. 后天可调性 由于体质具有相对稳定性和动态可变性的特点，因此通过后天干预可以让偏颇体质得以纠正或改善，可以减少个体对疾病的易感性，从而预防疾病的发生，甚至从根本上改变体质，从而达到未病先防、既病防变的目的。

三、体质的要素

人体正常的生命活动是形与神协调统一的结果，“形神合一”是中医学最基本的生命观，由此决定了中医学的体质应包括形与神两方面的内容。一定的形态结构必然产生出相应的生理功能和心理特征，而良好的生理功能和心理特征是正常形态结构的反映，两者相互依存、相互影响，在体质的固有特征中综合地体现出来。可见，体质由形态结构、生理功能和心理特征三个方面的差异性构成。

（一）形态结构的差异性

人体虽然具有相同的脏腑组织结构，但每个人在形态结构上往往又存在着一定的差异，这种差异性是个体体质特征的重要组成部分，如《灵枢·本藏》云："五藏者，固有小大、高下、坚脆、端正、偏倾者，六腑亦有小大、长短、厚薄、结直、缓急。"人体的形态结构主要包括外部形态结构和内部形态结构两方面的内容。内部形态结构是体质的内在基础，外部形态结构是体质的外在表现，相对而言，外部形态结构（即体表形态）最为直观，故备受古今中外体质研究者重视。因此，在人体的内部形态结构完好、协调的基础上，人的体质特征首先通过个体的身体外形特征（即体表形态）体现出来，而身体外形特征主要表现为体型、体格等方面的差异。

体型，是指身体外观形态上的特征，是衡量体质的重要指标。中医观察体型，主要观察形体之肥瘦长短，皮肉之厚薄坚松，肤色之黑白苍嫩等各方面的差异。其中尤以肥瘦最具代表性。

体格，是指反映人体生长发育水平、营养状况和锻炼程度的状态。一般通过观察和测量身体各部分的大小、形状、匀称程度以及体重、胸围、肩宽、骨盆宽度和皮肤与皮下软组织情况来判断，是反映体质的标志之一。

（二）生理功能的差异性

人体的生理功能和形态结构密切相关，是内部形态结构完整、协调的反映，具体说是脏腑经络及精气血津液功能协调的体现。因此，人体生理功能的差异，可反映脏腑机能和精气血津液的盛衰，可体现人体消化、呼吸、血液循环、生长发育、生殖、感觉运动、精神意识思维以及机体的抗病能力、新陈代谢、自我调节能力等各方面功能的强弱。具体表现在心率、心律、面色、唇色、脉象、舌象、呼吸状况、语声高低、食欲、口味、体温、寒热的喜恶、二便情况、性机能、生殖功能、女子月经情况、形体的动态及活动能力、睡眠状况、视听觉、触嗅觉、耐痛的程度、皮肤肌肉的弹性、毛发的多少和光泽等方面的不同。因此，通过观察上述内容可以了解不同个体脏腑经络及精气血津液生理功能的盛衰强弱，从而得知其体质状况。

（三）心理特征的差异性

心理是指客观事物在大脑中的反映，是感觉、知觉、情感、记忆、思维、性格、能力等的总称，属于中医学神的范畴。不同个体的心理特征有一定的差异性，主要表现为人格、性格、气质、态度、智慧、情感等方面。

中医学认为形与神是统一的，某种特定的形态结构往往表现为某种相应的心理倾向。神由形而生，依附于形而存在，同时神对形体具有主宰的作用。如《灵枢·阴阳二十五人》称具有"圆面，大头，美肩背，大腹，美股胫，小手足，多肉，上下对称"等形态特征的土形人，多具有"安心，好利人，不喜权势，善附人"等心理特征。

脏腑精气血津液是产生神的物质基础，不同脏腑的功能活动，总是表现出特定的情感、情绪和认知活动，如《素问·阴阳应象大论》云："人有五藏化五气，以生喜怒悲忧恐。"因此，个体脏腑经络以及气血津液功能活动不同，所表现的情志活动也有差异，如有人善喜，有人善悲，有人勇敢，有人胆怯等。可见，一定的形态结构与生理功能，是心理特征产生的基础，使个体表现出相应的心理特征。而心理特征在长期的显现中，又影响着形态结构和生理功能，并表现出相应的行为特征。

四、体质的生理学基础

体质是对个体身心特性的概括，是在个体遗传的基础上，在内外环境的影响下，在生长发育的过程中形成的个性特征。它通过人体形态结构、生理机能和心理状态上的差异性表现出来。人体以五脏为中心，通过经络系统，把六腑、五官、九窍、四肢百骸等全身组织器官联络成一个有机整体，以精气血津液为物质基础，完成系统的机能活动。因此，体质实质上是脏腑表现出来的精气阴阳之偏颇和机能活动之差异，是人体生理活动综合状况的反映。体质禀受于先天，长养于后天，因而体质的形成、发展和变化受到机体内外环境多种因素的影响。

人体脏腑、经络、形体、官窍通过经络的联络，以五脏为中心构成五大生理系统；五脏系统以精气血津液为物质基础，发挥功能活动，调节着体内外环境的协调平衡。故脏腑经络及精气血津液是体质形成的生理学基础。

（一）体质与脏腑经络的关系

脏腑经络的盛衰偏颇决定体质的差异。脏腑是构成人体，维持正常生命活动的中心，人体的各项生理活动均离不开脏腑，所以，个体体质的差异必然以脏腑为中心，反映出构成身体诸要素的某些或全部素质特征。脏腑的形态和机能特点是构成并决定体质差异的最根本的因素。在个体先天遗传与后天环境因素相互作用下，不同个体常表现出某一藏象系统的相对优势或劣势化的倾向。脏腑形态和机能活动的差异是产生不同体质的重要基础。

经络内属于脏腑，外络于肢节，是人体气血运行的道路。体质不仅取决于脏腑机能活动的强弱，还有赖于各脏腑机能活动的协调，经络正是联系沟通以协调脏腑机能的结构基础。脏居于内，形见于外。体质主要通过外部形态特征表现出来，不同的个体，脏腑精气阴阳的盛衰及经络气血的多少不同，表现于外的形体也就有了差异性。

（二）体质与精气血津液的关系

精气血津液是决定体质特征的重要物质基础，其中精的盈亏优劣是体质差异的根本。由于人体脏腑在胚胎发育过程中，禀受于父母的先天之精就已经分藏于各脏腑，影响着各脏腑形体官窍的发育，出生之后，后天水谷之精又不断输入脏腑之中，与已有先天之精结合，充养形体，故肾脏和其他脏腑都藏有先天之精和后天之精。个体又因先天禀赋和后天环境因素的综合作用而有精的盈亏优劣的差异，使不同个体常表现出某一脏腑机能的相对优势或劣势化趋向。因此，精的盈亏优劣是导致个体体质差异的根本因素。精的不足可形成脾虚质、肾虚质、肺虚质等体质类型，老年体质的共性即为精的虚亏。

气由先后天之精化生，并与吸入的自然界清气相融合而成，具有推动、温煦、防御、固摄、气化、营养等作用，是推动和调节各脏腑机能活动的动力来源。气的盛衰直接影响着脏腑生理特性的偏颇和形体特征的差异，从而形成了不同的体质类型，如气虚质、气郁质、阴虚质、阳虚质等。

血和津液均来源于脾胃所化生的水谷之精。血流于脉中，内养脏腑，外养形体，化神载气，对体质的强弱起重要作用；津液分布全身，无处不到，濡养脏腑，化生血液，也是影响体质的重要因素。个体血与津液的盈亏及其运行输布的差异，也形成了不同的体质类型，如血虚质、血瘀质、痰湿质等。

精气血津液均为人体生命活动的基本物质，同源于水谷之精，因而气血互生，津血互化，精血同源。机体某一方面的物质偏衰，还会出现气血两虚、气滞血瘀、血虚精亏、津亏血瘀等复杂的体质类型。所以精与血之多少，气与津之盈耗，都影响着体质，成为构成并决定体质差异的物质基础。

总之，脏腑、经络的结构变化和机能盛衰，以及精气血津液的盈亏，都是决定人体体质的重要因素。体质实际上就是脏腑经络、形体官窍固有素质的总体体现，是由脏腑经络、精气血津液的盛衰偏颇而形成的个体特征。研究体质，实质上就是从差异性方面研究藏象。

素质提升

调整体质治未病，推进中国大健康

《素问·四气调神大论》云："圣人不治已病治未病，不治已乱治未乱。"治未病思想强调疾病未发生时，首先采取措施防止疾病的发生，当疾病已经发生则及早诊治，防止疾病的发展，从而控制疾病传变。这种防重于治的学术思想，一直以来被国际社会评为"最先进最超前的预防医学"。因为体质与发病关系密切，体质决定着发病与不发病及病情的转变和预后。治未病重在改善和纠正偏颇体质，消除疾病发生的内在机制，从改变机体体质入手，达到治未病的目的。

中医学治未病的思想与预防为主、防治结合，大卫生、大健康的指导纲领不谋而合。我们要树立大卫生、大健康的观念，把以治病为中心转变为以人民健康为中心。未来医学是预防医学，增强人体体质，更有利于人类大健康事业的推动和发展。

第二节　体质的形成

微课1

PPT

体质禀赋于先天，得养于后天。因此，体质是个体在遗传的基础上，在内外环境的影响下，在生长发育的过程中形成的。归纳起来主要有以下几个方面。

一、先天因素

先天，又称先天禀赋，是指子代出生之前在母体内所禀受的一切。早在《灵枢·天年》中指出："人之始生……以母为基，以父以楯……"。先天禀赋，包括种族、家庭遗传、婚育，以及养胎、护胎、胎教等。先天禀赋是体质形成的基础，是人体体质强弱的前提条件，父母生殖之精气的盈亏盛衰，常决定着子代禀赋的强弱，从而影响着子代的体质，表现出子代体质的差异，诸如身体强弱、肥瘦、刚柔、高矮、肤色，乃至先天性生理缺陷和遗传性疾病等。《论衡·气寿》云："禀气渥则其体强，体强则命长；气薄则体弱，体弱则命短，命短则多病寿短。"由于父母体质精血的强弱盛衰的不同，造成子代禀赋的不同，从而表现出体质的差异。可见，在体质形成过程中，先天因素起着关键性的作用，从而确定了体质的"基调"。

二、后天因素

后天，是指人从出生到死亡之前的生命历程。后天因素包括饮食、劳逸、锻炼、婚育、情志变化、疾病用药等，都可以影响人的体质类型的形成和变化。

（一）饮食营养

人以水谷为本，饮食营养是决定体质强弱的重要因素。合理的膳食结构，科学的饮食习惯，对维护和增强体质十分有益。反之，长期营养不良或营养不当，以及偏食偏嗜某些食物，均会影响个体体质的变化。如饮食摄入量不足，就会影响精气血津液的化生，而使体质虚弱；饮食偏嗜，使体内某些营养物质缺乏或过剩，可引起人体脏气偏衰或偏盛，形成有偏颇趋向的体质，甚则成为导致某些疾病的原因。如嗜食肥甘可助湿生痰，形成痰湿体质；嗜食辛辣则易化火灼津，形成阴虚火旺体质；过食生冷寒凉会损伤脾胃，产生脾胃阳虚体质；饮食无度，久则损伤脾胃，可形成气虚体质。因此，饮食习惯和营养状况对体质有明显的影响。

（二）劳逸结合

劳，即劳动，包括体力和脑力劳动；逸，即安逸，指休闲、放松的行为状态。适度劳作，可使筋骨强壮，气血通利，脏腑调和，机能旺盛；适当休息，有助于消除疲劳，恢复体力和脑力，维持人体正常的机能活动。劳逸结合，有利于人体的身心健康，形成良好的体质。但是，过度的劳累，易损伤筋骨，消耗气血，致脏腑精气不足，机能减退，形成虚性体质，如《素问·举痛论》云："劳则气耗"。《素问·宣明五气》云："久坐伤肉，久立伤骨，久行伤筋。"反之，过度安逸，长期养尊处优，四体不勤，则可使气血运行不畅，筋肉松弛，脾胃功能减退，形成痰瘀体质或虚性体质，如《灵枢·根结》云："王公大人，血食之君，身体柔脆，肌肉软弱。"因此，劳逸也是影响体质的重要因素之一。

（三）体育锻炼

"流水不腐，户枢不蠹""生命在于运动"，体育锻炼是增强体质的法宝。现代体育运动为人们提供了极大的健身空间，古人创造的五禽戏、太极拳、武术、气功等依然是人们常选的强身健体的好方法。体育锻炼可以改善血液循环，促进新陈代谢，疏通经络气血，增强肌肉力量，提高抗病能力。因此，应大力"发展体育运动，增强人民体质"。但是，体育锻炼也要根据自身的年龄、性别、体质状况，因人而异，适可有度，若劳累过度，反有损于脏腑气血，形成虚性体质。

（四）婚姻生育

房事是正常的生理活动之一，它既是人类繁衍后代的需要，也是维持自身生理和心理平衡的需要。长期禁戒房事，身心欲望得不到满足，心情久郁，可致气血不畅，形成气郁体质。反之，若性生活不节，房事过度，则会大伤肾精肾气，损耗肾阴肾阳，形成虚性体质，出现早衰。如《素问·上古天真论》云："……醉以入房，以欲竭其精，以耗散其真，不知持满，不时御神，务快其心……故半百而衰也。"

妊娠产子是妇女特有的生理活动，因而是形成妇女体质特点的因素之一。妊娠、分娩、哺乳，都需要消耗母体的气血阴阳，胎产次数越多，则母体受到的耗损则越大，故多产之人，往往气血衰少，体质不佳，年老后必见肾亏早衰。

（五）精神情志

情志，泛指喜、怒、忧、思、悲、恐、惊等心理活动，是人体对客观外界事物刺激所作出的不同反应。情志活动的产生有赖于内在脏腑的功能活动，并以精气血津液为物质基础。因此，情志的变化，往往可以通过影响脏腑的功能活动和精气血津液的生成、输布与运行而影响人的体质。若情志调和，则气血调畅，脏腑功能协调，体质强壮。反之，若长期遭受强烈的精神刺激，超越人体自身的调节机能和承受范围，则可致脏腑功能紊乱而影响体质。如常见的气郁质多因长期抑郁不解所致；气郁化火，灼伤阴血，又能导致阳热体质或阴虚体质；气滞不畅还可形成血瘀质。情志变化可导致体质改变，特定的体质往往易罹患某些疾病。如郁怒不解，情绪急躁的"木火质"，易患眩晕、中风等病证；忧愁日久，郁闷寡欢的"肝郁质"，易诱发癌症。因此保持良好的心情和精神状态，对人的体质十分有益。

（六）疾病与药物

疾病往往也是导致体质改变的一个重要因素，疾病发生后，由于邪正斗争，人体内的气血阴阳必然会损耗。一般情况下，机体将在病愈之后逐渐地自我修复，不会影响体质。然而，某些重病、久病以及慢性消耗性疾病和营养障碍性疾病，对体质的影响非常明显。如肺痨患者，多为"阴虚质"；慢性肝炎久病不愈者，多为"湿热质"。此外，感染特殊邪气而患特定疾病之后，可使患者终身不再患此疾患，如患麻疹之后可获得终身免疫。

药物有寒热温凉之分、酸苦甘辛咸之别，用之得当，可补偏救弊，调理脏腑阴阳气血之盛衰。但若长期偏用某些性味的药物，或不根据个体的体质而滥服补益之药，可使人体脏腑气血阴阳发生盛衰变化，从而改变人体体质，如用药过于温燥，则易伤阴津，形成阴虚内热体质；用药过于苦寒，则易伤阳气，形成阳虚内寒体质。大多数现代化学药物都具有副作用或毒性，滥用或久用更易导致脏腑气血的损害，引起体质状况的下降。

三、环境因素

环境包括自然环境和社会环境，体质的形成和变化与环境因素密切相关。

（一）自然环境

自然环境通常指地理环境。不同的地理环境，其水土性质、气候特点以及人们的生活习俗也有所不同，而这些因素常常影响着人的体质，最终导致人的体质出现地区性的差异。如不同国家的人有不同的体质特点，同一国家不同地区的人也存在着明显的体质差异。一般而言，恶劣的气候环境培养了人健壮的体魄和强悍的气质，舒适的气候环境则造就了人娇弱的体质和温顺的性格。我国南方多湿热，北方多寒燥，东部沿海为湿润的海洋性气候，西部内地为干燥的大陆性气候。因此，西北方人形体多壮实，腠理偏致密；东南方人体质多瘦弱，腠理偏疏松。《素问·异法方宜论》中早就详细地论述了东西南北中不同地域的人所表现出的体质差异，如东方“其民皆黑色踈理，其病皆为痈疡”，西方“其民华食而脂肥，故邪不能伤其形体，其病生于内”等。

人类在生产、生活过程中产生的有害物质，如化学及放射性物质，噪声、废气、废水、废渣等环境污染物，可导致环境质量的下降。环境污染物通过致敏作用、致癌作用和致病作用危害人类的健康，人类的体质状态由于环境污染而日益下降。大自然是人类赖以生存的环境，中医学崇尚天人合一、顺应自然的医学观，人类应牢固树立人与自然和谐相应的观念，主动积极地保护自然环境，减少环境的污染，这样才能更好地适应自然，保持健康体质。

（二）社会环境

人类群居生活于社会当中，社会环境同样也会对人体体质的形成与发展产生直接影响。如社会动荡、战乱频繁或灾害等，人们流离失所，生活上必然受到重大影响，易于导致饮食失节、劳逸过度、情志失调等，从而形成脾胃虚弱、元气内伤的体质特征。如金元战乱之际，民不聊生，脾胃病大量发生，李东垣就是在这种社会环境的背景下写成了不朽著作《脾胃论》。相反，随着经济水平的提高、生活条件的改善，人们的饮食多为高脂肪、高蛋白，出行有车辆，天热有空调，上楼有电梯，一方面极大地改善了人们的生存条件，另一方面也对人们的体质形成、疾病发生产生了一定影响。如饮食摄入热量过多，又缺少运动，致使大量肥胖者出现，造成痰湿、湿热体质类型的人群明显增多。

随着现代社会迅速发展，社会竞争也日益加剧，人们为改变和维持既定社会地位，不可避免地参与各种竞争。社会生活的剧变、信息的膨胀、效率意识的增长、人际关系的复杂、物质利益的分化等，导致人们精神紧张、情绪躁动、焦虑不安、心灵疲惫。长期强烈的精神刺激，可造成机体阴阳气血失调，形成气郁或阳亢型体质。

在以上诸多的因素中，先天因素在造就体质的个体化倾向中起着关键性作用，它使得每一个个体体质的基本特征不同于他人。饮食、劳逸、情志和疾病等因素对体质的影响是一个缓慢、持续的渐进性过程，且因人而异，有明显的个体化倾向。正因为这样，成年以后，每个人表现出特有的体质特征，而与其他人有所不同。气候、地理、社会环境等因素，主要参与塑造的是一个“小群体”的体质类型，如“西南人群体”“东北人群体”。

第三节 体质的分类

PPT

中医学体质分类的方法，主要是根据中医学的基本理论来确定人群中不同个体的体质类型。2009年4月9日，中华中医药学会发布了《中医体质分类与判定》标准，该标准将人体体质分为平和质（A型）、气虚质（B型）、阳虚质（C型）、阴虚质（D型）、痰湿质（E型）、湿热质（F型）、血瘀质（G型）、气郁质（H型）、特禀质（I型）九个类型。

一、平和质（A型）

1. 总体特征 阴阳气血调和，以体态适中、面色红润、精力充沛等为主要特征。

2. 形体特征 体形匀称健壮。

3. 常见表现 面色、肤色润泽，头发稠密有光泽，目光有神，鼻色明润，嗅觉通利，唇色红润，不易疲劳，精力充沛，耐受寒热，睡眠良好，胃纳佳，二便正常，舌色淡红，苔薄白，脉和缓有力。

4. 心理特征 性格随和开朗。

5. 发病倾向 平素患病较少。

6. 对外界环境适应能力 对自然环境和社会环境适应能力较强。

二、气虚质（B型）

1. 总体特征 元气不足，以疲乏、气短、自汗等气虚表现为主要特征。

2. 形体特征 肌肉松软不实。

3. 常见表现 平素语音低弱，气短懒言，容易疲乏，精神不振，易出汗，舌淡红，舌边有齿痕，脉弱。

4. 心理特征 性格内向，不喜冒险。

5. 发病倾向 易患感冒、内脏下垂等病；病后康复缓慢。

6. 对外界环境适应能力 不耐受风、寒、暑、湿邪。

三、阳虚质（C型）

1. 总体特征 阳气不足，以畏寒怕冷、手足不温等虚寒表现为主要特征。

2. 形体特征 肌肉松软不实。

3. 常见表现 平素畏冷，手足不温，喜热饮食，精神不振，舌淡胖嫩，脉沉迟。

4. 心理特征 性格多沉静、内向。

5. 发病倾向 易患痰饮、肿胀、泄泻等病；感邪易从寒化。

6. 对外界环境适应能力 耐夏不耐冬；易感风、寒、湿邪。

四、阴虚质（D型）

1. 总体特征 阴液亏少，以口燥咽干、手足心热等虚热表现为主要特征。

2. 形体特征 体形偏瘦。

3. 常见表现 手足心热，口燥咽干，鼻微干，喜冷饮，大便干燥，舌红少津，脉细数。

4. 心理特征 性情急躁，外向好动，活泼。

5. 发病倾向 易患虚劳、失精、不寐等病；感邪易从热化。

6. 对外界环境适应能力 耐冬不耐夏；不耐受暑、热、燥邪。

五、痰湿质（E 型）

微课 2

1. 总体特征 痰湿凝聚，以形体肥胖、腹部肥满、口黏苔腻等痰湿表现为主要特征。

2. 形体特征 体形肥胖，腹部肥满松软。

3. 常见表现 面部皮肤油脂较多，多汗且黏，胸闷，痰多，口黏腻或甜，喜食肥甘厚味，苔腻，脉滑。

4. 心理特征 性格偏温和、稳重，多善于忍耐。

5. 发病倾向 易患消渴、中风、胸痹等病。

6. 对外界环境适应能力 对梅雨季节及湿重环境适应能力差。

六、湿热质（F 型）

1. 总体特征 湿热内蕴，以面垢油光、口苦、苔黄腻等湿热表现为主要特征。

2. 形体特征 形体中等或偏瘦。

3. 常见表现 面垢油光，易生痤疮，口苦口干，身重困倦，大便黏滞不畅或燥结，小便短黄，男性易阴囊潮湿，女性易带下增多，舌质偏红，苔黄腻，脉滑数。

4. 心理特征 容易心烦急躁。

5. 发病倾向 易患疮疖、黄疸、热淋等病。

6. 对外界环境适应能力 对夏末秋初湿热气候，湿重或气温偏高环境较难适应。

七、血瘀质（G 型）

1. 总体特征 血行不畅，以肤色晦暗、舌质紫暗等血瘀表现为主要特征。

2. 形体特征 胖瘦均见。

3. 常见表现 肤色晦暗，色素沉着，容易出现瘀斑，口唇暗淡，舌暗或有瘀点，舌下络脉紫暗或增粗，脉涩。

4. 心理特征 易烦，健忘。

5. 发病倾向 易患癥瘕及痛证、血证等。

6. 对外界环境适应能力 不耐受寒邪。

八、气郁质（H 型）

1. 总体特征 气机郁滞，以神情抑郁、忧虑脆弱等气郁表现为主要特征。

2. 形体特征 形体瘦者为多。

3. 常见表现 神情抑郁，情感脆弱，烦闷不乐，舌淡红，苔薄白，脉弦。

4. 心理特征 性格内向不稳定、敏感多虑。

5. 发病倾向 易患脏躁、梅核气、百合病及郁证等。

6. 对外界环境适应能力 对精神刺激适应能力较差；不适应阴雨天气。

九、特禀质（I 型）

1. 总体特征 先天失常，以生理缺陷、过敏反应等为主要特征。

2. 形体特征 过敏体质者一般无特殊；先天禀赋异常者或有畸形，或有生理缺陷。

3. 常见表现　过敏体质者常见哮喘、风团、咽痒、鼻塞、喷嚏等；患遗传性疾病者有先天性、家族性特征；患胎传性疾病者具有母体影响胎儿个体生长发育及相关疾病特征。

4. 心理特征　随禀质不同情况各异。

5. 发病倾向　过敏体质者易患哮喘、荨麻疹、花粉症及药物过敏等；遗传性疾病如血友病、先天愚型等；胎传性疾病如五迟（立迟、行迟、发迟、齿迟和语迟）、五软（头软、项软、手足软、肌肉软、口软）、解颅、胎惊等。

6. 对外界环境适应能力　适应能力差，如过敏体质者对易致过敏季节适应能力差，易引发宿疾。

第四节　体质学说的应用

PPT

由于体质的特异性、多样性和可变性，形成了个体对疾病的易感倾向、病变性质，及其对治疗的反应等方面的明显差异。因此，中医学强调“因人制宜”，并把体质学说同病因学、病机学、诊断学、治疗学和养生学等密切地结合起来，以指导临床医疗实践。

一、体质与病因

不同的体质，由于阴阳寒热的偏盛偏衰，因而对各种致病因素的反应性、亲和性不同，即决定了对某些致病因素有着特殊易感性。如阳虚质易感寒邪而患寒病；阴虚质易感热邪而患热病。肥人多痰湿，善病中风、眩晕；瘦人多火，易患痨嗽诸疾。《鳐溪医论选》云：“人之生也，体质各有所偏，偏于阴虚，脏腑燥热，易感温病，易受燥气；偏于阳虚，脏腑寒湿，易感寒邪，易患湿证。”

二、体质与发病

正气不足是发生疾病的内在根据，邪气入侵是疾病发生的外在条件。疾病发生与否，主要取决于正气的盛衰，而体质正是正气盛衰偏颇的反映。一般而言，体质强壮者，正气旺盛，抗病力强，邪气难以侵入致病；体质虚弱者，正气虚弱，抵抗力差，邪气易于乘虚侵入而发病。人体受邪后，由于体质不同，发病情况也不尽相同，或即时而发，或伏而后发，或时而复发。不仅外感病的发病如此，内伤杂病的发病亦与体质密切相关，如《素问·经脉别论》云：“勇者气行则已，怯者则着而为病。”说明感受某些情志刺激后是否发病，不仅与刺激的种类和强度有关，更重要的是与人体体质有关。遗传性疾病、先天性疾病及过敏性疾病的发生，也都与个体体质密切相关。

三、体质与病机

体质影响着疾病的发展变化，即影响着病机。患者因体质不同，即使感受相同的病邪，却往往发生不同的病理变化。如同为感受风寒之邪，阳热体质者多从阳化热，而阴寒体质者则易从阴化寒。又如同感湿邪，阳盛之体易从阳化热而成湿热证，阳虚之体易从阴化寒而成寒湿证。病情的寒热虚实随从体质而变化，称之为“从化”。从化的一般规律是：素体阴虚阳亢者，受邪后多从热化；素体阳虚阴盛者，受邪后多从寒化；素体津亏血耗者，受邪后多从热化；气虚湿盛者，受邪后多从湿化。另外，体质还决定疾病的传变，体质强壮、正气旺盛者，即使患病也不易传变；体质虚弱、正气亏虚者，不仅易于感邪，且病情多变。

四、体质与辨证

体质是形成“证”的重要生理基础，所以体质常决定临床证候类型。同一致病因素或同一种疾病，由于患者体质各异，其临床证候类型则有阴阳表里寒热虚实之别，如同样感受寒邪，因患者体质的不同和所感风寒之邪的偏重，有人表现为太阳中风证，有人表现为太阳伤寒证。因此说，同病异证的决定因素，不在于病因而在于体质。另一方面，异病同证亦与体质有关，即使不同的病因或不同的疾病，由于患者的体质有着共同点，常会出现相同或类似的临床证型。如咳嗽和失眠都可以表现为阴虚火旺证，水肿和泄泻均可表现为脾肾阳虚证。因此说明同病异证和异病同证，主要是以体质差异为生理基础的。体质是证候形成的内在根据。

五、体质与治疗

体质是治疗的重要依据，按体质论治是因人制宜的重要内容，也是中医个体化治疗的特色。同一种病，采用同一处方，有人有效而病愈，有人无效而病重，其原因就在于病同而人不同，体质不同而疗效不一。所以，在临床上要坚持辨病、辨证、辨体相结合，在处方用药时重视体质对治疗的影响，如阳盛或阴虚之体，要慎用温热伤阴之剂；阳虚或阴盛之体，要慎用寒凉伤阳之药。用药剂量也要视体质而定，体长壮实者剂量宜大，身瘦体弱者剂量宜小。在疾病的护理时，也要注意患者体质的特点，进行辨证施护，尤其应重视疾病初愈时的善后调理。如饮食护理就应视患者的体质特征而异，阴虚阳盛者忌食狗肉、羊肉、辣椒、川椒、桂圆等温热食物；痰湿体质者慎食龟鳖、阿胶等滋腻之物。

六、体质与养生

由于体质是各种疾病发生发展的主要因素，因而，在生活中依据不同的体质制定不同的养生方案，对于预防疾病的发生极为重要。祖国医学关于“治未病”的思想，是中医养生学的重要内容。所谓治未病者，就是针对各种不同体质及早采取适当的干预措施，纠正或改善体质偏颇，以减少体质对疾病的易感性，防患于未然。而对于已病者，针对各种不同体质的“从化”规律，提早采取措施，从而截断形成疾病的病理进程，阻止疾病进一步发展。故《黄帝内经·素问·四气调神大论》云：“圣人不治已病，治未病，不治已乱，治未乱，此之谓也。夫病已成而后药之，乱已成而后治之，譬犹渴而穿井，斗而铸锥，不亦晚乎。”

中医学的养生方法很多，善养生者，无论选择何种调摄方法，都应兼顾个体的体质特点展开个体化养生方案。如在饮食调养方面，体质偏阳者，饮食宜凉而忌热；体质偏阴者，饮食宜温而忌寒；形体肥胖者，食宜清淡而忌肥甘；阴虚火旺者，食宜凉润而忌辛热。在精神调摄方面，气郁质之人，应注意情志的调节，消除其不良情绪。在体育锻炼方面，因人而异，不同体质的人，应根据自身的体力和爱好，选择适宜的锻炼方法和强度。

目标检测

答案解析

一、选择题

1. 体质是指人体的（　）
   A. 身体素质　B. 心理素质　C. 身心特性
   D. 遗传特质　E. 形态结构
2. 奠定中医体质理论基础的古代医籍为（　）
   A.《伤寒杂病论》　B.《妇人良方》　C.《景岳全书》
   D.《黄帝内经》　E.《千金要方》

3. 先天禀赋决定着体质的相对（　）

A. 可变性　B. 连续性　C. 复杂性
D. 普遍性　E. 稳定性

4. 后天各种因素使体质具有（　）

A. 可变性　B. 稳定性　C. 全面性
D. 普遍性　E. 复杂性

5. 健康之人应为（　）

A. 偏阳质　B. 偏阴质　C. 阴阳平和质
D. 肥胖质　E. 瘦小质

6. 平素嗜食肥甘厚腻，容易形成（　）体质

A. 火旺体质　B. 痰湿体质　C. 气虚体质
D. 湿热体质　E. 血瘀体质

二、思考题

1. 体质构成要素有哪些？主要包括哪些内容？
2. 体质的特点有哪些？

（舒　婧）

书网融合……

本章小结　微课 1　微课 2　题库

第六章　病因病机

学习目标

1. 通过本章学习，重点掌握六淫、七情、痰饮、瘀血的概念和致病特点以及邪正盛衰、阴阳失调等基本病机；疠气的概念及致病特点。

2. 学会运用中医病因学说分析临床常见病证的病因；具有依据中医病理观学术思想分析疾病病机的能力。

中医学认为人体是一个有机的整体，人体与外界环境也具有统一性。当人体各脏腑、经络及精气血津液之间保持相对的动态平衡、人体与外界环境相适应时则能够维持机体正常的生理功能，一旦这种平衡因某种原因遭到破坏，又不能自行调节恢复时，人体就会发生疾病。所以，凡是能破坏人体自身及其与外界环境之间的相对平衡状态导致疾病发生的原因均称之为病因。病机，是指疾病发生、发展与变化的机理。病邪作用于人体，正邪相争，破坏了机体的阴阳相对平衡，使其脏腑、经络、气血功能紊乱，从而产生全身或局部的病理变化。微课1

情境导入

情境描述　中国古代四大名著《红楼梦》中，曹雪芹笔下刻画的“林妹妹”的形象深入人心，林黛玉既天资聪颖、风姿卓绝、学识渊博，又体态娇弱、多愁善感、敏感多疑，最经典的“黛玉葬花”更是将其性格特质表现得淋漓尽致。黛玉自小体弱，身形瘦削，长期慢性咳嗽，后期反复咯血，终是香消玉殒。

讨论　根据林黛玉的性格特质和临床表现，结合病因病机理论，你能分析林黛玉发病的原因和机理吗?

第一节　病　因

PPT

中医学中的病因种类繁多，包括六淫、疠气、七情、饮食、劳逸、痰饮、瘀血等，均能导致疾病发生。现代常将病因分为四类，即外感病因、内伤病因、病理产物性病因、其他病因。

中医认识病因，除从疾病的发生过程了解病因外，更主要的是根据疾病的临床证候表现，分析推断其发病原因，即所谓“辨证求因”。这是中医学特有的认识病因的方法，也是中医病因学说的特点。

一、外感病因

外感病因是指来源于自然界，多从肌表、口鼻侵入人体引起外感性疾病的致病因素。外感病因主要包括六淫和疠气。

(一) 六淫

六淫，即风、寒、暑、湿、燥、火（热）六种外感病邪的总称，又称为“六邪”。风、寒、暑、湿、燥、火本是自然界六种正常气候变化，是自然界万物生长的基本条件，中医学称之为“六气”。正常情况下六气不会使人发病，当气候变化异常，超越了人体的适应能力，或人体正气不足，对气候变化的适应能力和抵御病邪侵袭的能力下降，六气即转化为六淫导致疾病的发生。这种情况下的六气就成为致病因素，称为六淫。

1. 六淫致病的共同特点

（1）外感性　六淫病邪多从肌表、口鼻侵犯人体，自外而来。故初期多见表证，有“外感六淫”之称。因此六淫导致的病也称外感病。

（2）季节性　六淫之邪，本为六气太过或不及，六气的变化与季节气候密切相关。六淫致病有一定的季节性，如春多风病，夏多暑病，长夏多湿病，秋多燥病，冬多寒病。

（3）地域性　六淫致病与居住环境密切相关。如西北地区气候寒冷干燥，多寒病、燥病；东南沿海地区气候温暖潮湿，多湿病、热病。

（4）相兼性　六淫可单独致病，又可相兼致病。如伤风、伤寒，为病邪单独致病；风寒感冒、湿热泄泻，为两邪相兼致病；而风寒湿痹，则为三种邪气相兼为患。

（5）转化性　六淫在发病过程中，不仅可以相互影响，而且其病机和病证的性质在一定条件下可以相互转化。如寒邪入里可以化热、暑湿日久可以化燥伤阴等。一般来说，偏阳体质感邪易从热化或燥化；偏阴体质感邪易从寒化或湿化。

2. 六淫各自的性质和致病特点

（1）风　风是春季的主气，因风的影响而导致的疾病，多见于春天，但因风邪四季皆有，故而一年四季均可发病。风邪多从皮毛肌腠侵入人体从而产生外风病证，是外感发病中最为常见的致病因素。风邪的性质及致病特点如下。

1）风为阳邪，其性开泄，易袭阳位　风具有轻扬、升散、向上、向外的特性，故风为阳邪。风性轻扬浮越，其致病常侵袭人体的头面部、肌表、阳经经络等阳位。若风邪循经上扰，则头晕头痛。风邪侵袭人体容易使腠理疏泄，汗孔张开，表现为汗出、恶风等症。《素问·太阴阳明论》云：“故犯贼风虚邪，阳受之”“伤于风者，上先受之”。

2）风性善行而数变　风邪致病具有病位游移、行无定处的特点，称为“善行”。如痹证中的“风痹”，因风邪偏盛发生四肢关节游走性疼痛、痛无定处的症状，又被称为“行痹”。风邪致病还具有发病急骤、变化无常、传变迅速的特点，称为“数变”。如荨麻疹中的皮疹，具有瘙痒时作、发无定处、此起彼伏、时隐时现等特征，故又称“风疹”。

3）风性主动　风邪致病具有动摇不定的特点。凡临床见眩晕、口噤、项强、四肢抽搐、角弓反张等症状均与风邪有关。《素问·阴阳应象大论》云：“风胜则动”；《素问·至真要大论》云：“诸暴强直，皆属于风”，都是指风邪的这一特性。

4）风为百病之长　一是指六淫中风邪为病最多；二是指风邪为外感六淫致病的先导，寒、湿、燥、热等邪多依附于风邪而侵袭人体，如外感风寒、风湿、风燥、风热等。古人甚至将风邪作为外感病因的总称。故《素问·风论》云：“风者，百病之长也。”

（2）寒　寒为冬季主气，在水冰地坼时若不注意防寒保暖，则易感受寒邪。此外，在其他季节，若有气温骤降，淋雨涉水，汗出当风以及贪凉露宿或过饮寒凉之物等，也是感受寒邪途径。寒邪伤于肌表，阻遏卫阳，称为“伤寒”；寒邪直中于里，伤及脏腑阳气，称为“中寒”。寒邪的性质及致病特点如下。

1）寒为阴邪，易伤阳气　寒为阴气盛的表现，其性属阴，故寒为阴邪。阴寒偏盛，则阳气不足以驱除阴寒之邪，反为阴寒所遏伤，“阴盛则阳病”。故感受寒邪，最易伤人体阳气而呈现寒象。如寒伤于表，卫阳受损，可出现恶寒等表寒证；寒中于里，脾阳受损，可出现脘腹冷痛、呕吐泄泻、四肢不温等寒证。

2）寒性凝滞，主痛　“凝滞”指气血凝结和阻滞不通。人体之气血津液全依赖阳气的温煦和推动作用才能流动不息。寒邪入侵人体，损伤阳气，使气血凝滞，经络阻滞不通，不通则痛，从而出现各种寒性疼痛。其疼痛特点为冷痛，得温则减，遇寒增剧。如寒客肌表，凝滞经脉，可见头身肢节疼痛；痹证中由寒邪偏胜所致的关节冷痛，疼痛剧烈，遇寒加剧者称为“痛痹”；寒邪侵犯中焦、下焦，可见脘腹冷痛，甚或绞痛；寒邪痹阻胸阳，可见胸背部剧痛。

3）寒主收引　“收引”，即收缩牵引之义。寒邪侵袭人体，常会使皮肤、肌腠、筋脉收缩挛急。如寒邪客于肌表，则腠理紧密，毛窍闭塞，卫阳被郁而出现恶寒、发热、无汗等；若寒邪客于筋络关节，筋脉拘急收引，则可使肢体屈伸不利，拘挛作痛。

（3）暑　暑为夏季主气，暑天气候炎热，水分容易蒸发且雨量较多，空气潮湿，具有明显的季节性，故暑气具有炎热、升散、兼湿的特性。主要发生在夏至以后，立秋之前，夏季的热病多称暑病。暑邪致病，轻者为“伤暑”，重者为“中暑”。暑邪的性质及致病特点如下。

1）暑为阳邪，其性炎热　暑为盛夏之火气，具有酷热之性，故暑为阳邪，其性炎热。因此暑邪伤人多可出现一派阳热亢盛的征象，如壮热、面赤、目红、大汗出、口渴、心烦、脉洪大等。

2）暑性升散，伤津耗气　暑为阳邪，其性升散，暑邪致病可致腠理开泄，大汗出，汗出过多会耗伤津液，导致津液亏损而出现口渴喜饮、尿赤短少等症。津能载气，汗出过多，则气随津泄，导致气虚，可见气短乏力，甚则突然晕厥、不省人事。

3）暑多夹湿　暑季气候炎热，常又多雨潮湿，热蒸湿动，所以暑邪伤人，每兼湿邪，常在发热烦渴的同时，兼见头身困重、胸闷脘痞、恶心呕吐、四肢倦怠、大便溏泄而不爽等症。

（4）湿　湿为长夏的主气。长夏乃夏秋之交，阳热尚盛，雨水较多，氤氲熏蒸，水气上腾，潮湿充斥，为一年之中湿气最盛的季节，故长夏多湿病。但其他季节雨雪多亦可出现潮湿气候，故湿病四季均可发生。此外，涉水淋雨、居处潮湿或水中作业等湿邪侵袭所致也可发为湿病。湿邪的性质及致病特点如下。

1）湿为阴邪，易阻遏气机，损伤阳气　湿性类水，故湿为阴邪。湿为有形之邪，故易阻滞气机。湿邪侵犯人体，常停滞脏腑经络之中，使经脉阻滞不通，影响气机升降。若湿阻胸膈，气机不畅则见胸闷；若湿阻脾胃，则脾胃纳运失职，而见不思饮食，脘痞腹胀，便溏不爽，小便短涩。因湿为阴邪，阴盛则阳病，故湿邪入侵，常易损伤人体阳气。脾为阴土，主运化水湿，性喜燥恶湿，故湿邪留滞，常先困脾，而使脾阳不振，运化无权，水湿停聚，则发为腹泻、水肿等症。

2）湿性重浊　“重”即沉重或重着之意，指湿邪致病的临床症状有沉重感。如头痛身困或四肢酸楚沉重等。“浊”即秽浊垢腻之意，指湿邪为患易出现排泄物和分泌物秽浊不清等情况。如湿浊在上则面垢、眵多；湿滞大肠则大便溏泄、下痢脓血黏液；湿气下注则小便混浊，妇女白带过多；湿邪侵淫肌肤，则易患疮疡、湿疹、脓疮等。

3）湿性黏滞　“黏”即黏腻之意，“滞”即停滞之意。湿性黏滞是指湿邪致病具有黏腻、停滞不爽的特点。一是指症状的黏滞性，如湿滞大肠，腑气不利则大便黏腻不爽；如湿滞膀胱，气化不利则小便涩滞不畅，以及出现分泌物的黏浊、口黏腻、苔腻等。二是指病程的缠绵性，因湿性黏滞，胶着难解，故湿邪致病常起病缓慢隐匿，或时起时伏，反复发作，缠绵难愈，病程较长。如湿温、湿疹、湿痹等，皆因湿滞而难以速愈。

4）湿性趋下，易袭阴位　湿邪为重浊有质之邪，类水而有趋下之势，故湿邪致病，易伤及人体下部。如水湿所致浮肿，多以下肢较为明显。如湿邪下注，可致淋浊、泄泻、妇女带下、阴囊湿疹以及下肢溃疡等病症。故《素问·太阴阳明论》云：“伤于湿者，下先受之。”

（5）燥　燥为秋季的主气。秋天气候干燥，故多发燥病。燥邪为病多从口鼻皮毛而入，侵犯肺卫而产生外燥病证。燥邪为病，有温燥、凉燥之别，初秋尚有夏热之余气，多为温燥；深秋有近冬之寒气，多为凉燥。其他季节若久晴不雨，气候干燥也可发病。燥邪的性质及致病特点如下。

1）燥性干涩，易伤津液　燥为水分缺乏的表现，故燥性干涩。燥邪侵袭人体，最易耗伤人体津液，造成阴津亏虚的证候，从而表现为口鼻干燥，口渴咽干，皮肤干燥皲裂，毛发不荣，小便短少，大便干结等症。

2）燥易伤肺　燥邪伤人，常自口鼻而入，而肺开窍于鼻，外合皮毛，且肺为娇脏，喜润恶燥，故燥邪最易伤肺，耗伤肺津。燥邪犯肺，使肺阴受损，宣降失司，甚则损伤肺络，可出现干咳少痰或痰黏难咳，咽喉干痛或喘息胸痛，痰中带血等症。

（6）火（热）　火热为阳盛所生，火热之邪一般旺于夏季，但一年四季均可发生。火邪又称“温邪”、“热邪”，三者性质相同但程度不同，温为热之微，热为火之渐，火为热之极。火邪的性质及致病特点如下。

1）火为阳邪，其性炎上　火为阳邪，其性升腾上炎。“阳胜则热”，故火邪致病多表现为高热、烦渴、汗出、脉洪大等症。因其炎上，故以头面部火热症状尤为突出，如口舌生疮，面红目赤，齿龈肿痛，咽喉肿痛等。

2）火易耗气伤津　火热之邪侵犯人体，最易迫津外泄，消灼津液，导致津液耗伤。故火邪为病，除有热象外，常伴有口渴喜冷饮，口干咽燥，小便短赤，大便干结等症。火的耗气既可以表现在直接耗气，又可以为津液外泄，气亦随之而耗，气津两伤，还可见少气懒言、肢体乏力等症状。

3）火易生风动血　火热之邪伤人，往往燔灼肝经，劫耗阴液，使筋脉失养，肝风内动，此称为“热极生风”，可见四肢抽搐，目睛上视，角弓反张或颈项强直等。火热之邪侵入血分，可使血流加速，甚则灼伤脉络，迫血妄行，而致出现各种出血现象，如吐血、便血、尿血及妇女月经过多、崩漏等。

4）火易致肿疡　火热之邪入于血分，积聚于局部，易使气血壅滞，腐蚀血肉发为痈肿疮疡。临床表现为红肿热痛，甚则化脓溃烂为特征。

5）火易扰心神　心五行属火，火热之性躁动，与心相通应，心主血脉而藏神，故火热之邪入于营血，尤易影响心神。轻者可使心神不宁而心烦、失眠，重者可扰乱心神，出现狂躁不安、神昏谵语、甚神志狂乱等症。

（二）疠气

疠气，是一类具有强烈致病性、传染性和流行性的外感病邪。在中医文献中，疠气又称为“疫气”“异气”“瘟疫”“疫毒”“疫疠”“乖戾之气”等。疠气是外来的致病因素，不同于六淫之气，是六淫邪气之外的一种异气。《温疫论·原病》云：“疫者，感天地之疫气，此气之来，无论老少强弱，触之者即病，邪从口鼻而入。”这些说明我国古代医家早已认识到疠气具有强烈的传染性，也认识到疠气主要是通过空气传染，从口鼻侵入人体而致病。此外，也可随饮食而入，或蚊虫叮咬、虫兽咬伤、皮肤直接接触、性接触、血液传播等多种途径入侵人体而发病。既可散在发生，亦可形成瘟疫流行。

1. 疠气的致病特点

（1）发病急骤，病情危重　疠气多属热毒邪气，其性疾速暴戾，且常兼夹毒雾瘴气等共同致病，故其侵袭人体致病大多具有发病急骤，病势凶猛，病情险恶的特点。如大头瘟、白喉、疫痢、霍乱、天花、小儿疫毒痢等，均发病急骤、来势凶猛、病情危笃。病情急重者，若抢救不及时，可于发病后数小时死亡。

（2）传染性强，易于流行　疠气可以通过空气、饮食、皮肤直接接触、性传播、血液传播等多种途径在人群中广泛地传播、流行，强烈的传染性和流行性是疠气的主要特征。在疠气流行的区域，不论男女老幼，体质强弱，一旦感邪，多会发病。《三因极一病证方论·叙疫论》云：“大则流毒天下，次则一方，或偏着一家。”

（3）一气一病，症状相似　疠气种类不同，所致之病各异，其传染途径、传播方式也各异，临床表现也各不相同。不同疠气对机体的不同部位、脏腑经络有一定的亲和力与选择性，因此同一种疠气所致的疫病，其临床症状基本相似，具有其自身的临床特征和传变规律。《素问·刺法论》云：“五疫之至，皆相染易，无问大小，病状相似”。此外，疠气有特异的亲和力，某种疠气会专门侵犯某脏腑经络或某一部位发病。如大头瘟，无论患者性别，一般都表现为耳下腮部肿大。

2. 影响疠气发生与流行因素

（1）气候因素　自然界气候急骤或持久的反常变化，如久旱、酷热、水涝、瘴气等均可助长疠气滋生传播而导致疫疠的流行。

（2）环境污染和饮食不洁　环境卫生不良，如水源或空气污染易滋生病毒；动物尸体未及时掩埋，秽恶杂物处理不善，日久腐败，均有利于疫毒的滋生；食物污染、饮食不洁等也易引起疫疠的发生和流行。

（3）预防措施　预防隔离是防止疫疠发生、控制其流行蔓延的有效措施，否则会招致疫疠的发生和流行。

（4）社会因素　疠气的发生和流行与社会因素密切相关。若社会安定，经济繁荣，国家注重卫生防疫工作，能够采取一系列积极有效的防疫和治疗措施，疫病即能得到有效的预防和控制。若战乱连年，社会动荡不安，生活贫困，卫生环境恶劣，疫病则容易发生流行。

二、内伤病因

内伤病因，是指因人的情志或行为不循常度，超过了人体自身的调节适应范围，直接伤及脏腑而发病的致病因素。内伤病因是与外感病因相对而言的，包括情志内伤、饮食失宜、劳逸失度等。

（一）内伤七情

七情即指喜、怒、忧、思、悲、恐、惊七种情志变化，是人体对外界客观事物的不同情志反应。若将七情分属于五脏，则可以喜、怒、思、悲、恐为代表，分属于心、肝、脾、肺、肾，称为五志。在一般情况下，属于正常的情志，并不是致病因素。若过于突然、强烈或持久的情志刺激，超过了人体心理生理的承受和调节能力，引起阴阳失调、气血不和、经络阻塞、脏腑功能紊乱，便可导致疾病的发生。因七情致病直接影响内脏，故属内伤病因，此即“内伤七情”。

人体的情志活动与脏腑气血关系密切，五脏的精气是情志活动的物质基础。如《素问·阴阳应象大论》云：“人有五脏化五气，以生喜怒悲忧恐”。因此，脏腑气血的变动会影响情志的变化，强烈的精神刺激、情绪波动必然会导致脏腑气血失调而发生疾病。七情致病的特点如下。

1. 直接伤及内脏　情志活动以脏腑气血为物质基础，由脏腑功能活动产生。因此情志异常则直接作用于内脏，导致脏腑功能活动紊乱。不同的情志刺激可伤及相应的脏腑，造成不同的损伤，即“怒伤肝”“喜伤心”“思伤脾”“悲伤肺”“恐伤肾”。因为人体是一个以五脏为中心的有机整体，而心为五脏六腑之大主，主宰人的精神、情志、意识活动。为此，七情致病均可伤及心，并影响到其他脏腑，故心在七情致病中起主导作用。另外，心主血藏神，肝藏血主疏泄，脾主运化为气血生化之源，又为气机升降的枢纽，故情志致病，以心肝脾三脏失调为多见。如伤肝可见精神抑郁，烦躁易怒，头晕目眩，两胁胀痛，嗳气太息，或咽中梗塞，或妇女月经不调，乳房胀痛结块；伤心可见心悸怔忡，失眠多梦，心神不宁，或精神恍惚，哭笑无常，或狂躁妄动，精神错乱；伤脾可见饮食不振，脘腹痞满等。

2. 影响脏腑气机 七情致病常影响脏腑气机，导致气血运行紊乱。《素问·举痛论》云："怒则气上，喜则气缓，悲则气消，恐则气下，惊则气乱，思则气结。"怒则气上，是指过度愤怒可使肝气疏泄太过，而致肝气上逆，血随气逆，并走于上。临床常见肝气上逆症状有：头胀头痛，面红目赤，或呕血，甚则晕厥猝倒。喜则气缓，包括缓和紧张情绪和心气涣散两个方面。正常情况下，喜能缓和精神紧张，使心情平静舒畅。但暴喜过度，又可使心气涣散，神不守舍，出现精神不集中，甚则失神狂乱。悲则气消，是指过度悲忧，可耗伤肺气，出现胸闷气短、意志消沉、情绪低落等症。恐则气下，是指恐惧过度，可使肾气不固，气泄以下，临床上可见尿频溲多，或二便失禁、遗精等症。惊则气乱，是指突然受惊，损伤心气，导致心气紊乱，心无所倚，神无所归，虑无所定，临床出现心悸、惊慌失措等症。思则气结，是指思虑过度，可使脾气郁结，以致脾不健运，出现纳呆、脘腹胀满、腹泻等。

3. 影响病情变化 许多疾病的演变过程中，若患者七情异常波动，可使病情发作、加重或急剧恶化。如素有阴虚阳亢、肝阳化风的眩晕患者，若遇事恼怒，肝阳暴涨，气血冲逆于上，可见眩晕加重，甚至突然晕厥，半身不遂，口眼㖞斜；七情内伤导致肝气失调出现的梅核气、胃脘痛以及腹泻等病，往往会因情志刺激而病势加重。反之，乐观豁达，积极同疾病做斗争，可使五脏安和，气机调畅，有利于缓解病情，恢复健康。无论是治疗疾病或是防病养生，均应重视情志因素影响。

（二）饮食失宜

饮食是人体摄取营养，维持生命活动的必要条件，但是饥饱失常，饮食不洁，或饮食偏嗜，又常是导致疾病发生的原因。饮食物靠脾胃消化，故饮食失宜主要是损伤脾胃，导致脾胃升降失常，或食积，或聚湿、生痰、化热，或累及其他脏腑而变生他病。一般包括饥饱失常、饮食不洁、饮食偏嗜三方面。

1. 饥饱失常 饮食以适量和有节律为宜，每个人的适度饮食量根据年龄、性别、体质、工作种类而不同，但每日进食的次数与时间则应相对稳定。所谓饥饱失常，一方面指饮食量明显低于或超过本人的适度饮食量，即过饥与过饱；另一方面指进食的餐数及时间无定时，称为食无定时。

（1）过饥 饮食水谷摄入量不足，气血生化之源缺乏，久之则气血衰少，正气不足，抵抗力下降，易继发其他病症。

（2）过饱 若暴饮暴食或饮食摄入过量，超过脾胃受纳运化与六腑传化的能力，可致饮食停滞，脾胃损伤，升降失司，出现脘腹胀满、嗳腐吞酸、恶心呕吐、大便溏泻等症。食积日久，既可郁而化热，也可因伤于生冷寒凉而聚湿生痰。

（3）食无定时 食无定时，主要是影响脾胃气机升降以及六腑传化虚实更替的正常秩序，久则气机逆乱，纳运失常，脾胃功能失调，甚至变生他病。

2. 饮食不洁 饮食不洁是指食用了不清洁、不卫生，或陈腐变质，或有毒的食物。饮食不洁可引起多种胃肠疾病，出现腹痛、吐泻、痢疾等症，或引起寄生虫病，如蛔虫、蛲虫、绦虫等，临床表现为腹痛、嗜食异物、面黄肌瘦等。若进食腐败变质及有毒食物，可致食物中毒，常出现剧烈腹痛、吐泻，重者可出现昏迷或死亡。

3. 饮食偏嗜 饮食品种应多样化，不应有所偏嗜，才能使人体获得各种需要的营养。若饮食过寒过热，或五味偏嗜，均可导致阴阳失调，或营养缺乏而发病。

（1）五味偏嗜 人体的精神气血都是由饮食五味所化生，五味与五脏，各有其亲和性。《素问·至真要大论》云："五味入胃，各归所喜，故酸先入肝，苦先入心，甘先入脾，辛先入肺，咸先入肾。"如果长期嗜好某种食物就会造成与之相应的内脏功能偏盛，久之则可损伤其他脏腑，破坏五脏的平衡协调，导致疾病的发生。

（2）寒热偏嗜 饮食偏寒偏热，可引起脏腑阴阳盛衰变化而导致疾病的发生。若过食生冷寒凉之品，可损伤脾胃阳气，从而内生寒湿，发生腹痛、腹泻等症；若偏嗜辛温燥热之品，则可导致胃肠积热，出现口渴、口臭、便秘或酿成痔疮等症，甚至化燥伤阴，损伤脉络，出现形体消瘦、便血等。

素质提升

民以食为天，食以安为先

饮食是人体营养的主要来源，是人体精气血津液化生的源泉，是维持人体生命的重要物质基础，人体必须有足够的营养，才能维持正常的生命活动和生理功能。从古代到今天，从国家到百姓，无时无刻不将饮食作为头等重要之大事。

古人云："民以食为天"，人民把粮食看作生命健康的根本。西汉司马迁在《史记·郦生陆贾列传》中写道："王者以民人为天，而民人以食为天。"唐代的司马贞作《史记索隐》时，注明该句是出自管子的话。管仲曾说："王者以民为天，而民以食为天，能知天之天者，斯可矣。"

"民以食为天"的观念如此源远流长，反映了中国几千年文明史和农业关系至为密切，粮食至关重要。今人增补为"民以食为天，食以安为先"以及"安以质为本，质以诚为根"等。人们对于饮食的重要性的认识始终贯穿于中华文明发展的历史长河中，饮食安全关系千家万户，涉及每一个人的生命健康。

（三）劳逸失常

正常的劳动有助于气血流通，增强体质，必要的休息可以消除疲劳，恢复体力和脑力。二者均有利于维持人体正常的生理活动，是保证人体健康的要素。但劳逸失常，过度劳累或过度安逸，则会成为致病因素而使人发病。

1. 过劳 是指过度劳累，包括劳力过度、劳神过度或房劳过度三个方面。劳力过度是指较长时间的过度用力而积劳成疾，此时可出现少气无力、四肢困倦、神疲懒言、形体消瘦等症，即所谓"劳则气耗"。劳神太过是指思虑太过，劳伤心脾，此时可出现因心神失养所致的心悸健忘，失眠多梦及脾失健运的纳呆、腹胀便溏等症。房劳过度是指性生活不节，房事过度伤肾，此时可出现腰膝酸软，眩晕耳鸣，精神萎靡，或遗精、阳痿、早泄，或月经不调，不孕不育等症。

2. 过逸 过逸即过度安逸，包括体力过逸和脑力过逸两个方面。人体适当的活动，气血才能流畅，阳气才得以振奋。若体力过逸，一则气机不畅，易致脾胃等脏腑功能呆滞不振，出现食少、胸闷、腹胀、肢困、肢体软弱或形体臃肿等；二则阳气不振，正气虚弱，脏腑功能减弱，抵抗力下降，常见动则心悸、气喘汗出，或易感外邪致病。而脑力安逸，会出现记忆力下降，反应迟钝，精神萎靡等症。

三、病理产物性病因

在疾病过程中因为脏腑功能失调而形成的病理产物，又能作用于人体成为引起其他疾病的病理因素，这类引发新病证的病因，称为病理产物性病因，也称为继发性病因。常见的病理产物性病因有痰饮、瘀血、结石三大类。

（一）痰饮

痰饮是机体水液代谢障碍所形成的病理产物。一般稠厚的称痰，清稀的称饮，合称痰饮。痰饮源于内生水湿，属于阴邪。痰饮一般分为有形和无形两类。有形之痰饮，是指视之可见、闻之有声或触之可及的实质性的痰液，如咳嗽之吐痰、喘息之痰鸣等。无形的痰饮，是指由痰液停滞脏腑经络等组织中未被排出而引起的特殊病症，只见其症，不见其形，即看不到实质性的痰，但可表现出头晕目眩、心悸气短、恶心呕吐、神昏癫狂等，多以苔腻、脉滑为重要临床表现。因其所停留的部位及症状不同而有"痰饮”“悬饮”“溢饮”“支饮”等不同的名称。

1. 痰饮的形成 痰饮多由外感六淫或饮食不节或七情所伤等，使脏腑气化功能失常，水液代谢障碍，以致水津停滞而成。人体津液代谢与肺、脾、肾及三焦等脏腑功能关系密切，肺主通调水道，脾主运化水液，肾主水，三焦为水液运行之通道。故肺、脾、肾、三焦功能失调，皆可致津液停滞而形成痰饮。

2. 痰饮的致病特点 痰饮形成后，饮多留积于肠胃、胸胁及肌肤，而痰则随气升降流行，内而脏腑，外至皮肉筋骨，形成多种病证。其致病特点主要如下。

（1）阻滞气血运行 痰饮可随气流行，脏腑经络，无处不到。若痰饮停滞于脏腑，可阻滞气机，导致脏腑之气的升降失常；如痰饮停留于肺，使肺失宣降，可出现胸闷、咳嗽、喘促等症；若痰饮困阻中焦脾胃，则可见脘腹胀满、恶心呕吐、大便溏泄等；若痰饮流注于经络，则易使经络阻滞，气血运行不畅，可出现肢体麻木、屈伸不利，甚至半身不遂等症；若痰聚结于局部，则可形成痰核、瘰疬等。

（2）影响水液代谢 痰饮本是水液代谢失常的病理产物，但形成之后，进一步影响肺、脾、肾等脏腑的功能活动，使水液代谢障碍更加严重。如寒饮阻肺，肺失宣降，可致水道不通，水液不布；痰湿阻脾，可致水湿不运；饮停下焦，阻遏肾阳，可致水液停蓄等。

（3）易于蒙蔽心神 痰饮为秽浊之物，若痰饮内停，尤易蒙蔽清窍，扰乱心神，可出现心神失常的表现，如头晕目眩、精神不振等。若痰迷心窍，可见胸闷心悸，或呆或癫。若痰火扰心，则可见失眠、易怒，甚则发狂等。

3. 痰饮的病证特点

（1）病证复杂，变幻多端 痰饮乃水湿停聚所成，可随气流行，内而脏腑，外至皮肉筋骨，无所不至，引起多种病证。如痰在肺，可见咳喘、咳痰等；痰蒙于心，可见心悸、神昏癫狂等；痰停于胃，可见呕恶胸闷，痞满不舒等；痰在经络、筋骨，可致肢体麻木、半身不遂，或瘰疬、痰核等；饮在肠间，则腹满食少肠鸣沥沥有声，谓之痰饮；饮在胸胁，则胸胁胀满，咳唾引痛，谓之悬饮；饮在胸膈，则咳喘不能平卧，谓之支饮；饮在肌肤，则成水肿，谓之溢饮。

（2）病情缠绵，病程较长 痰饮由体内水湿聚积而成，具有重浊黏滞的特性，且由于其致病有复杂、多变的特点，故临床上所见痰饮为病，大多病程较长，缠绵难愈。

（3）舌象与脉象特点 痰饮为病，虽临床症状繁多，但均有典型的舌象与脉象表现。其舌象多为腻苔或滑苔，脉象多为滑脉或弦脉。

（二）瘀血

瘀血是体内血运失常，血液停滞而形成的病理产物，包括血行不畅，停滞于经脉或脏腑组织内的血液，以及体内瘀积的离经之血。

1. 瘀血的形成原因 主要有以下两方面：一是气虚，气滞，血寒，血热等原因，使血行不畅而瘀滞。气为血之帅，气虚或气滞，无力推动血液的正常运行；或寒邪客于血脉，使经脉挛缩，血液凝滞不畅；或热入营血，血热搏结等，均可形成瘀血。二是因内外伤出血所致，脾失统血、肝失藏血或血热妄行等原因，造成血离经脉，积存于体内而形成瘀血。

2. 瘀血的致病特点

（1）阻滞气机 瘀血形成，失去其正常的濡养作用，阻滞于局部，影响气的运行，故有“血瘀必兼气滞”之说。气机的郁滞，又可加重血行不畅，从而形成血瘀气滞、气滞血瘀的恶性循环。

（2）阻碍血行 瘀血为有形之实邪，无论是瘀滞脉内，还是停积脉外，均可导致局部或全身的血液运行失常，从而影响脏腑的功能活动。如瘀阻心脉，可致胸痹心痛；瘀阻胞宫，可致痛经、闭经等。

（3）影响生血 瘀血阻滞体内，失去了对机体的濡养和滋润作用。瘀血日久不散，会影响气血的运行，脏腑失于濡养而功能失常，影响新血的生成，故有“瘀血不去，新血不生”之说。临床可见肌肤甲错、毛发不荣等表现。

3. 瘀血的病证特点

（1）疼痛　通常为刺痛，痛有定处，拒按，且夜间更甚，或久痛不愈，反复发作。

（2）肿块　瘀血积于体表者可见局部青紫肿胀，积于体内则成癥块，按之有形而质硬，有压痛，推之不移。

（3）出血　瘀血所致出血，血色多呈紫暗，或夹有瘀血块。

（4）皮肤　面色、口唇、肌肤、爪甲青紫，久瘀则面色黧黑、肌肤甲错等。

（5）舌脉　舌质紫暗或有瘀点、瘀斑，或舌下络脉青紫、曲张、迂曲；脉象常见细涩，沉弦或结代等。

（三）结石

是由多种因素作用而形成的砂石样病理产物。可发生于机体多个部位，常见的结石有肾结石、输尿管结石、膀胱结石、胆结石、胃结石等。结石小者，易于排出，临床症状不典型；结石大者，难于排出，留滞体内而致病，成为继发性病因。

四、其他病因

其他病因包括外伤、虫兽伤、寄生虫、药邪、医源性致病因素等。

1. 外伤　主要指外在因素作用于人体而造成的损伤，包括车祸、跌打损伤、枪弹伤、锐器损伤、意外事故，以及化学伤、电击伤、烧烫伤、冻伤、虫兽咬伤等。主要伤及皮肤、肌肉、筋骨等部位。

2. 寄生虫　是动物性寄生物的统称，其寄居于人体的肠道、肝脏、血液等处发育繁殖，损害人体，导致疾病。寄生虫病的发生，主要是由于饮食不洁，或食用生冷未熟食物，或接触“粪毒”“疫水”“疫土”等而致。常见的寄生虫有蛔虫、蛲虫、绦虫、血吸虫等。

3. 药邪　是指因用药不当而导致疾病发生的一类致病因素。药物有四气五味，可以治病，但有大毒、小毒、无毒之分，如果医生不熟悉药物的性味功效、常用剂量、毒副作用、配伍禁忌而不合理地使用药物，或患者不遵照医生指导而盲目用药，非但不能疗疾，反而会导致疾病，甚至发生药物中毒。

4. 医过　是指由于医生的过失而导致病情加重或致生他病的一类致病因素，又称医源性致病因素。医过多由医生言行不当、诊治失误、处方草率等原因导致，造成患者情志的异常波动，或加重病情，变生他病。

第二节　病　机

PPT

病机，即疾病发生、发展与变化的机理。各种致病因素作用于人体，正气抗邪，正邪相争，破坏了机体的阴阳相对平衡，导致脏腑功能失调，使气血津液代谢紊乱，产生全身或局部多种多样的病理变化。疾病种类繁多，表现复杂，病理变化多样，其基本病机包括邪正盛衰、阴阳失调、气血失常、津液代谢失常等一般规律。

一、邪正盛衰 微课2

邪正盛衰，是指在疾病发生、发展、变化过程中，机体正气与致病邪气之间相互斗争所发生的盛衰变化。邪正斗争中正邪的盛衰变化，不仅关系着疾病的发展和转归，而且也决定着疾病的虚实变化。

（一）邪正盛衰与虚实变化

在疾病发展过程中，邪气与正气双方力量不是固定不变的，而是不断地发生着消长变化。邪正的消长盛衰变化，可使疾病出现虚实的病机变化。故《素问·通评虚实论》云："邪气盛则实，精气夺则虚。"

1. 实证病机　实，指的是以邪气盛为主要矛盾的病理状态。实证病机是因邪气亢盛有余，而正气未衰，与邪气相抗争，正邪相搏，斗争剧烈，反应明显，因而表现出一系列亢盛有余的证候。因此，实证，即指邪气亢盛，邪气相争剧烈，临床表现为亢盛、有余的证候。多见于外感病初、中期，或痰、食、血、水滞留体内的内伤病证。临床表现多为精神亢进、狂躁易怒，或烦躁不宁，声高气粗，或疼痛拒按，或二便不通，舌质苍老，脉实有力等症状。

2. 虚证病机　虚，指的是以正气亏虚为主要矛盾的病理状态。虚证病机是机体精、气、血、津液匮乏，脏腑经络的生理功能减退，抗病能力低下，机体反应较弱，而表现出一系列的虚弱、衰退和不足的证候。多见于素体虚弱、年老体弱或外感病后期，以及各种慢性消耗性疾病过程中，或大汗、大吐、大泻、大出血之后。临床常见身体消瘦，面容憔悴，声低气微，神疲乏力，四肢懈怠，或自汗、盗汗，或五心烦热，或畏寒肢冷，脉虚无力等症状。

3. 虚实变化病机　邪正的消长盛衰，除可产生单纯的虚证或实证的病机变化外，在某些长期、复杂的疾病发展过程中，还会出现虚实的多种变化。包括虚实错杂，虚实转化及虚实真假等方面。

（1）虚实错杂　是指在疾病发展过程中，正邪相争，邪盛和正衰并存的病理状态。主要有实中夹虚和虚中夹实两方面。实中夹虚是指以邪实为主，又兼有正气虚损的病理变化，多见于邪盛的实性病变失治或治疗不当，则病邪久留，损伤人体正气，而形成邪实正虚实中夹虚的病变。如外感热病发展过程中，既有邪热炽盛的高热、汗出、便秘、舌红、脉数等实热证，也有实热伤津致气阴两伤的口渴、尿少、气短、乏力等虚证表现，属实中夹虚证。虚中夹实是指以正虚为主，又兼有实邪停留的病理变化，多见于机体正虚，功能低下，无力驱邪，而形成水湿痰饮、瘀血等病理产物滞留体内，形成正虚邪实虚中夹实的病变。如脾虚之人，运化失司，导致水湿积聚，或为痰饮，或为水肿，脾虚不运是正虚，水湿积聚属邪实，属虚中夹实之证。

（2）虚实转化　指在疾病过程中，邪正双方相互斗争，力量对比不断变化，邪实久留则会损伤正气，正气不足则会导致邪实滞留，形成虚实病理转化。主要有由实转虚和因虚致实两种情况。如外感病初期多属实，若治疗不及时或不当，或年高体弱，导致病情迁延不愈，正气日损，形成纳呆食少，肌肉消瘦，面色少华，气短乏力等肺脾功能虚弱之象，此为由实转虚；如肾阳虚衰，无力主水，因肾脏温化功能减退的虚象，造成水液停留体内的邪实之象，此为因虚致实。

（3）虚实真假　指疾病在某种特殊情况下，出现疾病的表现与病机不完全一致的假象的病理状态。由于表现的假象与病机的实质相反，而有真虚假实和真实假虚的两种病机。真虚假实，是指"虚"为疾病的本质，而"实"则是疾病表现的假象，多因正气虚弱，脏腑功能减退，气化推动无力所致，故称之"至虚有盛候"。如脾胃运化功能减弱，可引起虚性腹胀、腹痛；腹虽胀，但松缓，腹虽痛，但喜按，与实证腹痛的胀痛急迫、拒按不同。真实假虚，是指"实"为疾病的本质，而"虚"则为疾病表现的假象，多因热结肠胃、痰食壅滞、湿热内蕴、大积大聚等实邪结聚于内，阻滞经络，使得气血不能畅达于外所致，故称之"大实有羸状"。如热结肠胃的里实证，既有大便秘结，腹满硬痛拒按，潮热谵语等实热症状，同时因阳气内郁，不能四布，又可见面色苍白、四肢厥冷、精神萎靡等症状似虚寒的假象。

因此，分析病机的虚与实，必须透过现象看本质，了解邪正盛衰所反映的真实的病机变化，才能把握病变发展过程的本质。

（二）邪正盛衰与疾病转归

在疾病的发生、发展过程中，邪正双方力量的不断变化、消长盛衰决定着疾病发展的趋势和转归。具体表现形式如下。

1. 正胜邪退 是疾病向好转或痊愈方向发展的一种转归。正气抗邪，正邪相争，正气日趋强盛或战胜邪气，邪气日益衰减或消退，是许多疾病最常见的一种结局。如外感六淫，邪气由肌表侵入机体，因邪尚在表，机体正气强盛，可以抗邪，则不日而愈；或虽正气不强，但治疗正确，及时用药，亦会祛邪外出，邪去则正安。

2. 邪去正虚 是指邪正相争过程中，邪气虽被驱除，病邪对机体的病理损害虽已停止，但正气在疾病过程中已被耗伤而处在虚弱的病理状态。

3. 邪盛正虚 是指邪气亢盛，正气虚弱，机体抗邪无力，病势迅猛发展的病理过程。多向恶化和危重发展，甚至导致患者死亡。

4. 邪正相持 指在疾病发展的过程中，机体正气不虚，而邪气也不盛，则正邪双方势均力敌，相持不下，使病势处于迁延状态的一种病理过程。

5. 正虚邪恋 指正气大虚而余邪未尽，致使正气难复而又无力驱邪，从而使疾病处于缠绵难愈的病理过程。多见于由急性转为慢性的疾病后期，或慢性病经久不愈。

二、阴阳失调 微课3

阴阳失调是指机体阴阳之间失去平衡协调关系的病理状态。在疾病过程中，由于各种致病因素的影响，使机体的阴阳双方失去相对的平衡协调而出现阴阳偏胜、阴阳偏衰、阴阳互损、阴阳格拒，甚至阴阳亡失等病理变化。阴阳失调是对一切疾病病机的高度概括，是疾病发生、发展的内在根据。由于阴阳的偏盛偏衰，形成了“阳胜则热，阴胜则寒”“阴虚则热，阳虚则寒”等病理变化。

（一）阴阳偏胜

阴偏胜或阳偏胜，主要见于阴邪或阳邪侵袭机体所导致的以邪气盛为主的实证，即属“邪气盛则实”的实证。阳邪侵袭人体可形成机体阳偏胜，阴邪侵袭人体可形成机体阴偏胜。如《素问·阴阳应象大论》云：“阳胜则热，阴胜则寒。”阳偏胜必然会制约阴，阴偏胜也必然会制约阳，因此，可形成“阳胜则阴病”“阴胜则阳病”的病理状态。

1. 阳偏胜 是指机体在疾病过程中所出现的一种阳盛有余，脏腑功能亢奋，代谢亢进，阳热过剩的病理状态。多因感受外感温热之邪，或情志内伤，五志过极而化火，或气滞、血瘀、痰浊、食积等郁久而化热。其病机特点为阳盛而阴未虚的实热证。“阳胜则热”，由于阳以热、燥、动为其特点，故临床上常表现出壮热、面赤、目赤、烦渴、舌红、脉数有力等热象；尿黄、便干、口渴欲饮等燥象以及表现；躁动不安，甚则抽搐等动象。“阳胜则阴病”，即在实热病机中的阳盛伤阴，可导致人体津液受伤，阴液亏损，则会转化成实热兼阴虚病证或虚热病证。

2. 阴偏胜 是指在疾病过程中机体所出现的一种阴气过盛，脏腑功能障碍或减退，热量不足，以及阴寒性病理代谢产物积聚的病理状态。多因感受寒湿阴邪，或过食生冷，寒滞脾胃而成。其病机特点为阴盛而阳未虚的实寒证。“阴胜则寒”，是指阴胜病机常表现为阴寒内盛，血脉凝涩，水湿潴留等病变而表现为实寒证。由于阴以寒、湿、静为其特点，故临床上表现为寒象，如形寒肢冷、舌淡、苔白、脉迟；阴盛则损伤阳气，气化不足，则有泄泻、水肿、水液清冷等寒湿之象；阴性主静，则少动多静。“阴盛则阳病”，阴寒内盛，久必损阳气，可出现机体生理功能减退、阳热不足等阳虚表现，也可出现实寒与虚寒并存的病理状态。

（二）阴阳偏衰

阴阳偏衰，是指人体阴或阳亏虚所出现的以正气亏损为主的病理状态。属于“精气夺则虚”的虚证。当阴或阳某一方面的物质减少或功能减退时，因不能制约对方的相对亢盛，而形成了“阳虚则阴盛”“阳虚则寒”，或“阴虚则阳亢”“阴虚则热”等病理现象。

1. 阳偏衰　即是阳虚，是指机体阳气虚损，功能减退或衰弱，代谢活动减退，热量不足的病理状态。多因先天禀赋不足，或后天饮食失养，或劳倦内伤，或久病耗损阳气而成。其病机特点为阳气不足，阳不制阴，阴相对偏盛的虚寒证。“阳虚则寒”，即指人体阳气虚衰，温煦作用减弱，热量不足时，会出现寒象。如畏寒喜暖，四肢厥冷，或局部冷感或冷痛而喜按，舌淡，脉迟无力等症状。阳气不足，以脾肾阳虚多见，其中尤以肾阳虚衰最为重要。

2. 阴偏衰　即是阴虚，是指机体精、血、津液的亏损，阴液不足，其滋润、宁静和制约阳热的功能减退，以及阴不制阳，阳气相对偏亢的病理状态。多由于阳邪伤阴，或五志化火伤阴而成，或久病伤阴所致。其病机特点为阴虚，阴不制阳，阳相对偏亢的虚热证。“阴虚则热”，即指人体阴液不足，不能制约阳气，致使阳气相对亢盛，可出现五心烦热、骨蒸潮热、盗汗；宁静功能减退则见烦躁不安；阴液不足，滋养功能减退则见口干、消瘦，舌红少津，脉细数等。

（三）阴阳互损

阴阳互损，是指阴或阳任何一方虚损到一定程度时，会影响相对的一方，从而形成阴阳两虚的病理状态。在阴虚的基础上，继而导致阳虚，称为“阴损及阳”；在阳虚的基础上，继而导致阴虚，称为“阳损及阴”。

1. 阴损及阳　即阴虚到一定程度，累及阳气生化不足或无所依附而耗散，导致阳虚，形成以阴虚为主的阴阳两虚病理状态。如热性病伤津，可见口干舌红、皮肤干燥、肌肉消瘦等阴液亏损的证候；病至后期，累及阳气的化生不足，又可出现畏寒肢冷、神疲乏力、少气懒言、脉弱无力等阳虚症状，即为阴损及阳，阴阳两虚之证。

2. 阳损及阴　即阳气虚衰太过，阳虚则阴化生不足，从而导致阴虚，形成阳虚为主的阴阳两虚的病理状态。如肾阳亏虚之证，可因温煦不足而见形寒肢冷、腰膝酸冷；或气化功能减弱而见小便短少、水肿；由于阳不能化生阴精，则阴精日渐亏耗，而形成阳损及阴证，出现皮肤干燥、烦热、口干，脉细弱等阴液亏损的症状。

（四）阴阳格拒

阴阳格拒，是指在某些致病因素作用下，使阴或阳中的一方亢盛至极，或阴阳中一方极端虚弱，双方盛衰悬殊，盛者居于内，将另一方格拒于外，阴阳之间不相维系，阴阳之气不能顺接，从而出现真寒假热、真热假寒等复杂的病理现象。阴阳格拒是阴阳失调的病机中较为特殊的一种类型。

1. 阴盛格阳　又称格阳，是指阳气极端虚弱，阳不制阴，而偏盛之阴壅盛于内，逼迫虚阳浮越于外，使阴阳不相维系，相互格拒的一种病理状态。其病机特点为阴盛于内而阳浮于外的真寒假热证，本质为危重之虚寒证。例如极度虚寒的患者，本来表现为面色苍白、精神萎靡、四肢逆冷、畏寒喜静、脉微细欲绝等症状，在病情日渐危重情况下，突然出现面色泛红如妆、多语、烦热、口渴、脉大而无根等假热之象。其内寒之象是真，而浮阳被格于外之象为假，是阴阳离决的危证。

2. 阳盛格阴　又称格阴，是指体内邪热极盛，阻遏阳气，则阳气深伏于里，不得外达四肢，而格阴于外的一种病理状态。其病机特点为邪热深伏，阳郁不能外达的真热假寒证，本质上是危重之实热证。常见于外感温热病，邪热炽盛，本来表现为壮热、面红、目赤、烦躁、气粗、舌红、脉数大有力等，在病势越来越重的情况下，突然出现四肢不温、脉象沉伏等格阴的“寒象”。这就是阳盛于内，格阴于外的真热假寒证。

（五）阴阳转化

阴阳转化，是指在疾病发展过程中，由于阴阳盛衰消长达到一定的程度，各自向其相反的方向转化，从而导致疾病寒热性质向相反方向转化的过程。包括由阴转阳和由阳转阴两个方面。

1. 由阳转阴 是指病理性质属阳的病证，在一定条件下，向阴转化的病理过程。如某些急性热病，由于热毒极重，大量耗伤机体元阳，阳气骤虚，可突然出现面色苍白、四肢厥冷等阳气暴脱之阴寒危象，此种病理变化，即为由阳转阴，表现为热证转寒证。

2. 由阴转阳 是指病理性质属阴的病证，在一定条件下，向阳转化的病理过程。如寒饮停肺病证，表现为咳嗽，痰涎清稀，苔白滑等，但寒饮郁久化热，而见发热，咳痰黄稠，胸痛，苔黄，脉数等痰热壅肺的症状，此种病理变化，即由阴转阳，由寒转热。

（六）阴阳亡失

阴阳亡失，是指机体的阴液或阳气突然大量亡失，导致全身功能严重衰竭，生命垂危的病理状态，包括亡阴和亡阳。是阴阳失调中较为严重的病机变化。

1. 亡阳 是指机体的阳气突然亡失，导致全身属阳的功能严重障碍，生命垂危的一种病理状态。多由于邪气过盛，正不敌邪；或大量汗出，或吐泻过度，或失血过多，或过用汗、吐、下法等，导致阳随津泄，骤然外脱；或素体阳虚发展而来。亡阳时，机体凡属于阳的功能都会衰竭，尤以温煦、推动、兴奋、固摄等功能的衰竭最为突出。临床多见冷汗淋漓，面色苍白，精神萎靡，四肢逆冷，畏寒静卧，呼吸微弱，脉微欲绝等危重征象。

2. 亡阴 是指机体的阴液突然大量亡失，阴气衰竭，导致全身属阴的功能严重衰竭，生命垂危的一种病理状态。多因邪热炽盛，或邪热久留，严重耗伤阴液；或大出血不止，血失而亡阴；或剧烈吐泻，体内阴液大量丢失；或长期慢性消耗使阴液逐渐耗竭，日久形成亡阴之证。亡阴时，机体宁静、滋润、内守与制约阳热等功能均衰竭，患者出现烦躁不安，口渴欲饮，气喘，手足虽温但大汗欲脱，脉数疾等危证。

由于阴阳之间存在互根互用的关系，阴亡，则阳无以生，阳气无所依附而耗散；阳亡，则阴无以化，阴液无以生化而衰竭。故亡阴可迅速导致亡阳；亡阳也会很快导致亡阴，终因“阴阳离决”而死亡。

三、气血失常

气血失常，是指气或血亏损不足，或代谢、运行失常，生理功能异常，以及气血关系失调等病理变化。

（一）气的失常

气的失常主要包括两方面：一是气虚，即气的生化不足或耗损过多形成的病理状态。二是气机失调，即气的运动失常或紊乱，而表现为气滞、气逆、气陷、气闭或气脱等病理状态。

1. 气虚 是指气的生化不足或耗散太过，导致脏腑功能活动低下或减退，抗病能力下降的病理状态。多因先天禀赋不足，或后天失养，或肺脾肾的功能失调而致气生成不足。亦可因久病劳损、耗气过多所致。其病机特点为气虚推动无力，防御功能减退，固摄失职，气化不足。临床表现为神疲乏力、声低懒言、易感外邪、自汗、心悸、舌淡、脉虚弱无力等。

2. 气机失调 是指气的升降出入失常而引起的气滞、气逆、气陷、气闭、气脱等病理变化。

（1）气滞　即气的运行不畅而郁滞，导致脏腑、经络功能障碍的病理状态。多因情志抑郁，或痰、湿、食积、瘀血等有形之邪阻碍气机，或外邪侵犯抑遏气机，或脏腑功能失调引起气机郁滞，或气虚运行无力而滞。其病机特点为气机郁滞不畅，临床多表现为闷、胀、痛等症。

（2）气逆　即气机升降失常，上升太过或下降不及以致气逆于上的病理状态。多因情志内伤，饮食不节，外邪侵犯，痰浊壅滞等所致。病机特点为气的上升太过或下降不及，以肺、肝、胃等脏腑病变为多见。若肺气上逆，则见咳嗽、气喘；胃气上逆，则见恶心、呕吐、呃逆、嗳气；肝气上逆，则见头胀痛、面红目赤、易怒；甚至血随气逆而见咯血、吐血、晕厥等症。

（3）气陷　即在气虚病变的基础上，气的升清功能不足或无力升举为主要特征的病理状态。脾胃位居中焦，脾升而胃降，为全身气机升降之枢纽。因而气陷病机与脾气虚损的关系最为密切，常称为"中气下陷"。多因素体虚弱，久病耗气，劳倦气虚，致脾气不升。病机特点为气虚清气不升，升举无力。脾气虚亏，升清无力，水谷精微不能上输头目，出现头晕、眼花、耳鸣等症；升举无力，可导致脏腑组织器官下垂，如胃下垂、肾下垂、子宫下垂、脱肛等病证。由于气陷病变大多是在气虚病证基础上发展而来，故又多见气虚表现，如疲乏无力、气短声低、面色不华、脉弱无力等症状。

（4）气闭　即气之出入障碍，主要指气机郁闭，气不外达，出现突然闭厥的病理状态。多由情志过极，或外邪、痰浊等阻滞气机出入所致。如因触冒秽浊之气而致闭厥；因强烈的精神创伤而至气厥；因剧痛引起的晕厥；因痰浊内阻而致痰闭。病机特点为气的外出与纳入障碍，气闭于内。临床上，气机不利，郁阻于心胸，蒙闭清窍，可见晕厥、不省人事；阳气郁于内，不能外达，则见四肢逆冷、重则拘急；若为外邪侵入，痰浊内阻，肺失肃降，气道受阻，则见呼吸困难、鼻翼扇动、面唇青紫等症。

（5）气脱　指气不内守而大量向外脱逸，而致气的功能严重衰竭的病理状态。多因正邪相争，正不敌邪，正气骤伤；或久病耗伤，正气衰竭，以致气不内守而外散脱失；或因大出血、大汗出、频繁吐下等，致气随血脱或气随津泄。病机特点为气的大量外散脱失而使气的功能突然衰竭。气脱则推动功能衰竭，而见晕厥、面色苍白、目闭口开、呼吸微弱、全身软瘫、手撒、脉微欲绝；固摄功能衰竭，则见汗出不止、二便失禁；温煦功能衰竭，则见四肢厥冷。

（二）血的失常

血的失常，主要表现在两个方面：一是血的生成不足或因出血，久病耗伤血液，或血的濡养功能减退，而形成的血虚；二是血的运行失常，表现为血行或迟缓，或加速，或逆乱，或为血液妄行等病理变化。

1. 血虚　是指血液不足，血的营养和滋润功能减退，以致脏腑经络、形体官窍等失养的病理状态。其成因，一是血的生成不足，如气虚不能生血，脾失健运，难以化生成血液，或来源不足，则血液生化乏源；二是失血过多过快，新生之血来不及补充；三是久病不愈，慢性消耗，或劳神太过，耗伤精血。其病机特点为血液不足，或血的营养和滋润功能减退，机体失养。血虚不荣肌肤、唇舌，则表现为面色淡白或萎黄、皮肤粗糙、毛发不泽、唇舌淡白；血不上荣则头晕。由于心主血脉而肝藏血，故血虚病变，与此两脏关系密切，如血虚不能养目，则视物昏花、夜盲；不能养筋，则手足麻木，或运动无力，肢节屈伸不利，甚则抽搐；血不荣爪，则爪甲淡白，脆薄易裂。血虚不能养心则心悸怔忡；神失所养，则见心烦、多梦、失眠、健忘；甚则精神恍惚、惊悸不安、痴呆等。

2. 血瘀　是指血液运行迟缓，循环不畅，或离经之血积于体内，以致血液瘀滞的病理状态。多因气机郁滞，气滞血停成瘀；或气虚推动无力，血行不畅而成瘀；或痰浊、结石等阻滞脉道，血行受阻而成瘀；或寒邪入血，血寒凝滞而成瘀；或邪热入血，煎熬血液而致瘀；或迫血妄行，积于体内而成瘀；或用力不慎挫伤脉络，气血阻滞局部而成瘀。病机特点为血行不畅而留滞。瘀阻于局部，不通则痛，而见疼痛、痛有定处，拒按、固定不移，夜属阴，入夜则血行减慢，其瘀更甚，故其痛夜间加剧；瘀留局部，可形成肿块；血液瘀滞，机体失养可见面色黧黑、肌肤甲错、唇舌紫暗，或舌见瘀斑、舌下静脉曲张等。

3. 出血 是指血液不循常道，溢出脉外的一种病理变化。其形成多由热入血分，灼伤脉络，迫血妄行；或气虚不能摄血；或瘀血阻滞脉道；或因脉络损伤等致使血逸脉外而出血。出血原因不同，表现也不相同。如火热迫血妄行，外伤脉络者，常出血较急，颜色鲜红，血量较多；气虚所致出血，血色淡，量少；瘀血阻滞所致出血，大多血色紫暗或夹有血块等。

（三）气血关系失常

气为血之帅，血为气之母，气与血之间存在着相互资生，相互依存，相互为用的关系，病理上也可相互影响，而致气血同病。气血关系失调，主要表现于气滞血瘀、气虚血瘀、气不摄血、气随血脱以及气血两虚等方面。

1. 气滞血瘀 是指由于气的运行郁滞不畅，导致血液运行障碍而出现血瘀的病理状态。病机特点为气滞与血瘀的病理状态同时存在。临床表现气滞血瘀多见胀满疼痛、刺痛、癥瘕、积聚等表现。

2. 气虚血瘀 是指气虚推动血液功能减弱，致血行滞涩不畅而出现血瘀的病理状态。病机特点为气虚与血瘀的病理状态同时存在。如心肺气虚，行血无力，除神疲乏力、少气懒言等气虚之症外，还可见心前区刺痛、唇舌青紫、脉涩等瘀血之象。

3. 气不摄血 是指由于气虚统摄无权，致血不循经，溢出于脉外而出血的病理状态。病机特点为气虚统血无权而致出血。该证与脾的关系密切，气不摄血亦即脾不统血。气不摄血而出血者，多在面色不华、疲乏倦怠、脉无力、舌淡等气虚表现的基础上兼见各种出血。

4. 气随血脱 是指大量出血时，气随血液的快速流失而脱散，从而形成气虚两虚或气血并脱的病理状态。病机特点为大出血致气暴脱亡失。阳气脱失，不能温煦肌体，可见四肢厥冷；不能固摄，则冷汗淋漓；气虚而不能荣养头目，清窍失养，则见晕厥；血脱不能充盈血脉，故脉芤，或脉微欲绝。

5. 气血两虚 是指气虚和血虚并存，而致人体功能衰退的病理状态。病机特点为气虚和血虚并存。临床可见面色淡白或萎黄、少气懒言、神疲乏力、形体瘦弱、心悸失眠、肌肤干燥、肢体麻木等气血不足的表现。

四、津液代谢失常

津液代谢，包括津液的生成、输布与排泄过程，是由多个脏腑相互配合协调来完成。其中肺、脾、肾、膀胱、三焦等脏腑起着重要的作用。同时，也离不开气的气化功能和升降出入运动。正常的津液输布畅通，生成与排泄保持相对的平衡，才能维持机体正常的新陈代谢。

津液代谢失常，是指全身或某一环节的津液代谢发生异常，导致津液的生成、输布或排泄功能紊乱的病理过程。主要表现在津液的亏损不足或输布、排泄障碍等方面。

（一）津液不足

津液不足，是指机体津液亏少，致使脏腑、形体、皮毛、官窍等得不到充分的濡养、滋养而产生一系列的干燥枯涩的病理状态。病因有三：一是热盛伤津，如燥热之邪、五气化火，灼伤津液；或因五志化火，邪郁日久化热化火；或阴虚内热，耗伤津液。二是津液丢失过多，如大吐、大泻、大汗，以及大面积的烧伤等，耗损津液。三是慢性疾病耗损津液；或久病体弱，津液生成不足。病机特点为津液亏少，机体失润。

（二）津液的输布、排泄障碍

津液的输布与排泄障碍，主要与脾、肺、肾、三焦的功能失常有关，同时肝失疏泄亦对其有一定的影响。

津液的输布障碍，是指津液不能正常的转输和布散，在体内运行迟缓，主要责之于肺失宣降，脾失健运，肝失疏泄，气滞而水停；或三焦水道不利，津液输布障碍等。

津液的排泄障碍，主要是指津液宣发或气化不利，转化成汗液或尿液的功能减退，导致水液停蓄的病理状态。主要与肺肾两脏有关，其中肾的蒸腾气化在津液排泄过程中起着重要作用。津液的输布与排泄障碍，主要可产生湿浊困阻、痰饮凝聚及水液潴留等病理改变。

目标检测

答案解析

一、选择题

1. 六淫中最易导致疼痛症状的邪气是（　）

A. 风邪　B. 寒邪　C. 暑邪

D. 湿邪　E. 火邪

2. 六淫中只能外感不能内生的邪气是（　）

A. 燥邪　B. 火邪　C. 风邪

D. 暑邪　E. 湿邪

3. 六淫中最易扰乱心神的邪气是（　）

A. 湿邪　B. 暑邪　C. 火邪

D. 风邪　E. 燥邪

4. 下列哪一项是火、燥、暑邪共同的致病特点（　）

A. 耗气　B. 伤津　C. 生风

D. 动血　E. 神昏

5. 过度悲伤，则易损伤（　）

A. 肺气　B. 肝气　C. 脾气

D. 心气　E. 肾气

6. 属于病理产物的致病因素是（　）

A. 六淫　B. 疠气　C. 结石

D. 寄生虫　E. 药邪

7. 邪正盛衰决定着（　）

A. 病证的表里变化　B. 病位的寒热变化　C. 疾病的虚实变化

D. 气血的虚实变化　E. 脏腑的虚实变化

8. 导致津液输布障碍，水湿痰饮内生的主要病机是（　）

A. 脾气运化失健　B. 肝气疏泄失常　C. 肺气宣降失职

D. 三焦水道不利　E. 肾气气化不利

二、思考题

1. 简述七情致病影响脏腑气机的内容。
2. 简述形成虚实错杂病理变化的原因。

（黄　姗）

书网融合……

本章小结　　微课 1　　微课 2　　微课 3　　题库

第七章 诊 法

学习目标

1. 通过本章学习，重点掌握望诊、闻诊、问诊、切诊的常见表现类型及临床意义。

2. 学会运用四诊的诊察方法收集病情资料，具有辨识常见现在症异常表现，为临床诊病辨证提供可靠依据的能力。能与患者及家属进行良好沟通，具有开展中医健康教育及指导患者进行健康管理的能力。

诊法是中医诊察疾病、收集病情资料的基本方法，包括望、闻、问、切四法，简称为“四诊”。四诊各有独特的临床意义，临床运用时常需要将其有机地结合起来，也就是“四诊合参”，才能全面了解病情，掌握疾病变化，做出正确判断。

情境导入

情境描述 《史记·扁鹊仓公列传》记载：一日神医扁鹊途经齐国，入朝见到齐桓侯，告知：“君有疾在腠理，不治将深。”桓侯答：“寡人无疾。”扁鹊出。桓侯对左右说：“医士多喜功利，好治不病以为功。”几日后扁鹊再见桓侯说：“君有疾在肌肤，不治恐深。”桓侯答：“寡人无疾。”扁鹊出，桓侯又不悦。后几日，扁鹊复见桓侯说：“疾在肠胃间，不治将益深。”桓侯不再理睬扁鹊。再后几日，扁鹊见桓侯而退走。桓侯差人询问缘由，扁鹊说：“今桓侯疾在骨髓，已无法医治。”几日后，桓侯病发，使人召扁鹊，扁鹊已逃，桓侯遂死。

讨论 1. 扁鹊是通过何种诊法对齐桓侯的疾病状态进行判断的？

2. 本案中，扁鹊把疾病分为哪几个层次？

第一节 望 诊

PPT

望诊是指医生对病人的神、色、形态、五官、舌象、分泌物等色和质的变化，进行有目的的观察，借以了解病人健康状况，测知病情的方法。主要包括全身望诊、局部望诊、望排出物、望舌和望小儿食指络脉五个方面。

一、望神

望神指通过观察神的得失有无，以分析病情及判断预后的诊察方法。望神之“神”指机体生命活动及精神意识形态的外在综合表现。望神主要观察以下五种情况。

1. 得神 提示神气充足，又称有神。临床表现为两目明亮，面色荣润，神志清楚，表情自然，肌肉不削，反应灵敏。可见于常人，表示精气充足，体健无病；若见于患者，则表示虽病亦较轻浅，正气未伤，预后良好。

2. 少神 提示神气不足。临床表现为两目晦滞，面色少华，精神不振，思维迟钝，肌肉松软，动作迟缓。表示正气已伤，脏腑功能不足，见于一般虚证或脏腑失和、气血不畅之证。

3. 失神 提示神气衰败。临床表现为两目晦暗，面色无华，精神萎靡，意识模糊，形体羸瘦，反应迟钝。表示正气大伤，精气衰竭，病情深重，预后不良。

4. 假神 是垂危患者出现精神突然好转的假象，又称“残灯复明”或“回光返照”。临床表现为目光忽亮，但浮光外露；两颧泛红如妆，但游移不定；突然神清，但躁动不安；忽思起床活动，但不能自转。此为阴阳即将离决的表现，提示精气衰竭已极，阴不敛阳，虚阳外越而出现一时“好转”的假象，为临终前的预兆。

5. 神乱 提示精神意识失常。常见于癫、狂、痫等病。

得神、少神、失神、假神的鉴别（表7-1）。

表7-1 得神、少神、失神、假神鉴别表

观察项目	得神	少神	失神	假神
目光	目光明亮，顾盼灵活	目光乏神，双目少动	目光晦暗，瞳神呆滞	目光忽亮，但浮光外露
面色	面色荣润	面色少华	面色无华	两颧泛红如妆
神情	神志清楚，表情自然	精神不振，思维迟钝	精神萎靡或神志昏迷	突然神清，但躁动不安
体态	肌肉不削，动作自如	肌肉松软，动作迟缓	形体羸瘦，动作艰难	久病卧床，忽思活动

二、望色

通过观察面部及全身肌肤的色泽变化来了解病情的方法。望色主要反映脏腑精气的盛衰、疾病的性质及预后。

1. 常色 指正常人的面色。常色有主色和客色之分。主色是个体一生基本不变的颜色。我国健康人的面色特征是：红黄隐隐、明润含蓄。客色是指随着季节气候、生活环境、职业、情绪、运动等不同因素影响而发生相应变化的面色。

2. 病色 指疾病过程中面部的异常色泽。特征是晦暗、暴露。

病色可分为青、赤、黄、白、黑五种，可以反映不同脏腑和不同性质的病变，称为五色主病。

（1）青色 主寒证、瘀血、痛证、惊风。为气血运行不畅，经脉瘀阻所致。小儿眉间、鼻柱及口唇周围出现青紫色，常见于惊风或惊风先兆。

（2）赤色 主热证。为血液充盈皮肤脉络所致。满面通红，常见于外感发热或脏腑阳盛之实热证；两颧潮红，为阴虚阳亢之虚热证；面色苍白忽见颧红如妆，游移不定者，多见于久病重病之人，为“戴阳证”，属危重症候。

（3）黄色 主脾虚、湿证。为脾虚气血运化不足，或脾虚湿蕴所致。面色淡黄，枯槁无华，称为萎黄，多为脾胃气虚，气血不足所致。面目肌肤俱黄，称为“黄疸”，其中黄而鲜明如橘皮者为“阳黄”，为湿热熏蒸，胆汁外溢所致；黄而晦暗如烟熏者为“阴黄”，为寒湿郁阻，气血不荣所致。

（4）白色 主虚证、寒证、失血证。为气血不荣，脉络空虚所致。面色苍白无华，为失血证或血虚；面色㿠白，为阳气虚弱；若㿠白虚浮，则为阳虚水泛；若急性病突现面色苍白，常为阳气暴脱之象。

（5）黑色 主肾虚、寒证、水饮、血瘀。为肾阳虚衰，水饮不化，阴寒内盛、气血凝滞所致。面黑暗淡，多属肾阳虚；面黑而干，多属肾精亏虚；眼眶周围色黑者，多属肾虚水饮或寒湿带下；面色黧黑，肌肤甲错者，多为瘀血日久。

三、望形态

望形态包括望形体和望姿态。

（一）望形体

望形体是观察患者形体的强弱、胖瘦等。

1. 形体强弱 体强表现为：筋骨强健，胸廓宽厚，肌肉丰满，皮肤润泽，提示气血充盛，抗病能力强。体弱表现为：筋骨不坚，胸廓狭窄，肌肉瘦削，皮肤不荣，提示气血不足，抗病能力弱。

2. 形体胖瘦 形体以胖瘦适中为宜，过胖或过瘦皆非所宜。在观察形体胖瘦时，应该与患者的精神状态、食欲饭量等综合分析判断。

（二）望姿态

望姿态是指观察患者身体姿势和动态以诊察病情的方法。病理情况下，喜动者多属阳证，喜静者多属阴证。从卧式看，身重不能转侧，面常向里者，属阴证、寒证、虚证；身轻自能转侧，面常向外者，属阳证、实证、热证。从站式看，站立不稳，并见眩晕者，多属肝风内动；不耐久站，站立时常需他物支撑者，多属气血阴阳虚衰，不能滋养筋骨肌肉。

四、望局部

望局部分为望头面、望五官、望颈项、望皮肤四个方面。

（一）望头面

头为诸阳之会、精明之府，中藏脑髓。发为肾之华，故通过望头面的情况，可以诊知脑、肾的病变。

1. 望头部 头部的异常表现及其临床意义（表7－2）。

表7－2 头部的异常表现及其临床意义

观察内容	主要表现	临床意义
头形	巨颅，智力低下	先天不足，肾精亏损，水液停聚
	小颅，智力低下	先天肾精不足，颅骨发育不良
	方颅	肾精不足或脾胃虚弱
囟门	囟门凸出（囟填）	多属实证，因温病火邪上攻，或脑髓病变，或颅内水液停聚
	囟门凹陷（囟陷）	多属虚证，因吐泻伤津、气血不足或先天肾精亏虚、脑髓失充
	囟门迟闭（解颅）	先天肾气不足，或后天失调所致，常见于小儿佝偻病
动态	头摇不能自主	肝气内动之兆，或老年人气血亏虚
头发	发黄干枯，稀疏易落	精血不足
	青少年白发	肾虚或劳神伤血
	小儿发结如穗，枯黄无泽	疳积

2. 望面部 面部的异常表现及其临床意义。（表7－3）

表7－3 面部的异常表现及其临床意义

面部异常	主要表现	临床意义
面肿	面部浮肿	水肿病
腮肿	腮部以耳垂为中心肿起，边缘不清，按之有柔韧感或触之有痛感	腮腺炎，为外感温毒所致
口眼㖞斜	单见一侧口眼㖞斜，表现为面肌迟缓、额纹消失、眼不闭合、鼻唇沟平坦、口角下垂，而无半身瘫痪者	面瘫
	口眼㖞斜兼半身不遂者	中风病

（二）望五官

五官包括目、舌、口、鼻、耳。其中望舌单篇论述，此处重点讲望目、耳、鼻、口唇、齿龈及咽喉。

1. 望目　五脏六腑之精气皆上注于目，目的各部分与五脏相对应，即瞳仁属肾，称水轮；黑睛属肝，称风轮；两眦血络属心，称血轮；白睛属肺，称气轮；眼睑属脾，称肉轮（图 7－1）。根据五轮的变化可以推测相应脏腑的病变，即五轮学说（表 7－4）。

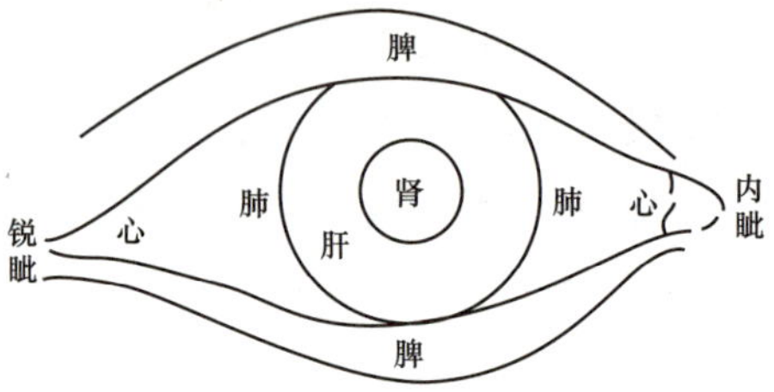

图 7－1　目部五脏分属图

表 7－4　目的异常表现及其临床意义

观察内容	主要表现	临床意义
目色	目赤肿痛	实热证
	白睛变黄	黄疸
	目眦淡白	血虚
	目胞色黑	肾虚
目形	目胞浮肿	水湿内停
	眼窝凹陷	阴液耗损或脏腑精气衰竭
	眼球突出	肺胀或瘿病
目态	瞳孔缩小	多见于中毒
	瞳孔散大	病危之象
	瞪目直视	脏腑精气将绝，属病危
	横目直视	肝风内动

2. 望耳　主要反映肾、肝胆的病变。耳廓瘦薄，则说明先天亏虚，肾气不足；耳轮干枯焦黑，多为肾精亏耗；耳轮肌肤甲错，多为瘀血日久；耳道流脓液，多为肝胆湿热上蒸。

3. 望鼻　对于诊察肺、脾胃等脏腑的病变有一定意义（表 7－5）。

表 7－5　鼻的异常表现及其临床意义

观察内容	主要表现	临床意义
色泽	鼻头色白	气血亏虚
	鼻头色赤	肺脾蕴热
形态	鼻头红肿生疖	胃热或血热
	鼻头及鼻翼部色红生粉刺	酒渣鼻，为肺胃湿热
	鼻翼扇动	肺热或哮病、喘病
鼻道变化	鼻流清涕	外感风寒
	鼻流浊涕	外感风热
	鼻流腥臭脓涕	鼻渊，为湿热上蒸

4. 望口唇 口唇色泽及形态的变化主要反映脾胃的病变（表7－6）。

表7－6 口唇的异常表现及其临床意义

观察内容	主要表现	临床意义
色泽	唇色淡白	血虚
	唇色红赤	热盛
	唇色青紫	血瘀
形态	口唇干燥	燥热伤津
	口唇糜烂	脾胃湿热

5. 望齿龈 齿为骨之余，龈为胃之络，通过观察齿龈的色泽、形态，可以诊察肾、胃的病变（表7－7）。

表7－7 齿龈的异常表现及其临床意义

主要表现	临床意义
牙齿光燥如石	胃热津伤
牙齿燥如枯骨	肾阴枯竭
齿龈淡白	血虚
齿龈红肿疼痛	胃火亢盛
睡中磨牙	胃热或虫积

6. 望咽喉 通过观察咽喉的色泽、形态及分泌物的变化，可以诊察肺、胃、肾的病变（表7－8）。

表7－8 咽喉的异常表现及其临床意义

主要表现	临床意义
咽部红肿灼痛	肺胃热盛
咽部色红，肿痛不显	肺肾阴虚
喉核红肿疼痛，甚则溃烂或有黄白脓点	乳蛾，为肺胃热盛
咽喉腐点成片，色呈灰白，不易拭去，重剥出血	白喉，为外感火热疫邪

（三）望颈项

望颈项是指通过观察颈项部的外形和动态，对局部及全身病证的诊察有一定的意义（表7－9）。

表7－9 颈项的异常表现及其临床意义

名称	主要表现	临床意义
瘿瘤	颈前结喉处有肿块，可随吞咽上下移动	肝郁气滞痰凝，或地方水土失调
瘰疬	颈侧颌下有肿块如豆，累累如串珠	肺肾阴虚，虚火灼津，或外感风火邪毒
项强	项部拘紧强硬，活动受限	风寒侵袭太阳经或温病火邪上攻
项软	颈项软弱，抬头无力	肾精亏损或脏腑精气衰竭

（四）望皮肤

望皮肤是指通过观察皮肤的色泽和形态以诊察疾病的方法。

1. 形色变化 皮肤虚浮肿胀，按有压痕，为水湿泛滥；皮肤干瘪枯燥，为津液耗伤；皮肤面目俱黄，为黄疸；皮肤粗糙如鱼鳞，抚之涩手，为血瘀证，称为肌肤甲错。

2. 斑疹 斑，色深红或青紫，点大成片，平铺于皮肤下，抚之不碍手，压之不褪色。疹，色红或紫红，点小如粟粒状，高于皮肤，抚之碍手，压之褪色。

五、望排出物

望排出物是通过观察患者分泌物和排泄物的性状、颜色、质、量等方面的变化来诊察病情的方法。一般而言，排出物色白、质地清稀者，多为寒证、虚证；排出物色黄、质地稠浊者，多为热证、实证。

1. 望痰涎 痰涎的异常表现及其临床意义（表7－10）。

表7－10 痰涎的异常表现及其临床意义

痰涎	主要表现	临床意义
痰	色白，质稀量多	寒痰，寒邪客肺，或脾阳不足
	色白，质稠量多，滑而易咯出	湿痰，脾失健运，水湿内停
	色黄，质稠	热痰，邪热内盛，炼液为痰
	痰少而黏，难于咯出	燥痰，燥邪伤肺，或肺阴亏虚
	痰中脓血并见，气腥臭	肺痈，痰热壅肺，血败肉腐
涎	口吐黏涎	脾胃湿热，湿浊上泛
	睡中流涎	脾虚或胃热或食积

2. 望呕吐物 呕吐物的异常表现及其临床意义（表7－11）。

表7－11 呕吐物的异常表现及其临床意义

呕吐物	临床意义
呕吐物清稀	寒呕，胃阳不足或寒邪犯胃
呕吐物酸臭秽浊	热呕，热邪犯胃
呕吐物酸腐，夹杂不消化食物	伤食，暴饮暴食，食滞胃脘
呕吐黄绿色苦水	肝胆郁热或湿热
呕吐血色鲜红或暗红有血块	胃有积热，或肝火犯胃，或胃腑瘀血

3. 望二便 二便的异常表现及其临床意义（表7－12）。

表7－12 二便的异常表现及其临床意义

二便	主要表现	临床意义
大便	大便清稀如水样	寒湿泄泻
	大便黄褐如糜，味臭	湿热泄泻
	大便稀溏，完谷不化	脾虚或脾肾亏虚
	大便如黏冻，夹有脓血，兼腹痛，里急后重	痢疾，湿热蕴结大肠
	大便燥结如羊屎，排出困难	热盛伤津或阴血亏虚
	大便出血	便血，肠络受损
小便	小便清长	虚寒证
	小便短黄	实热证
	尿中带血	血淋，热伤血络或脾肾不固，或湿热蕴结膀胱
	尿有砂石	石淋，湿热内蕴，煎熬尿中杂质结成砂石
	小便浑浊如米泔	膏淋，脾肾亏虚或湿热下注

六、望舌 微课1

望舌是指通过观察舌质和舌苔的变化，以测知体内病变的方法，简称舌诊，是中医望诊中最具特色的诊断方法之一。舌质，是指舌的脉络肌肉组织，又称舌体。舌苔，是指舌面上附着的苔状物，由胃气上蒸而成。正常的舌象为：舌体柔软，活动自如，舌色淡红，荣润有神，舌苔薄白均匀，干湿适中。简言之，淡红舌，薄白苔。

（一）舌诊要求

1. 光线 最好在自然光或白炽灯下观察。

2. 姿势 取坐位或卧位，伸舌自然，使舌面平坦，便于观察。

3. 顺序 一般是先舌质，后舌苔，由舌尖、舌边至舌根。

4. 辨别染苔 某些食物、药物或饮料可使舌苔着色，应注意辨别。

（二）脏腑在舌面上的分属

舌质又称舌体，是指全舌的肌肉脉络组织。舌体的上面称舌面，下面称舌底。脏腑在舌面上的分属具有一定的规律，即舌尖候心肺，舌边候肝胆，舌中候脾胃，舌根候肾（图 7 – 2）。

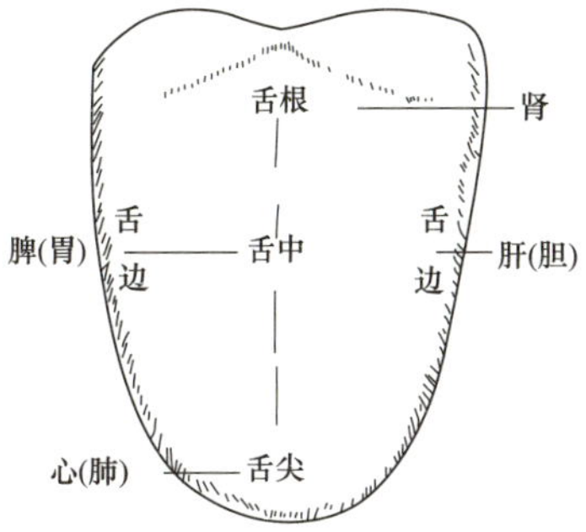

图 7 – 2 脏腑在舌面的分属

（三）望舌质

望舌质主要观察舌体的颜色和形态变化。

1. 望舌色 指观察舌体的颜色，一般分为淡红、淡白、红、绛和青紫（表 7 – 13）。

表 7 – 13 舌色特征及其临床意义

舌色	特征	临床意义
淡红舌	舌色淡红润泽	常见于正常人或病情轻浅
淡白舌	舌色较正常浅淡	主虚证、寒证。淡白而润，舌体胖嫩，多为阳虚证；舌色淡白，舌体瘦薄者，属气血两虚证
红舌	舌色鲜红	主热证。舌色鲜红有芒刺，苔黄燥者，属实热证；舌红少苔或有裂纹，属虚热证
绛舌	舌色深红	主里热深重。由红舌发展而来，为热病极期
青紫舌	舌色呈青色或紫色，或舌上青紫，有斑块、斑点	主瘀血、寒证、热证。舌色紫暗或青紫，或局部有瘀斑、瘀点，为瘀血之症；舌青紫而干枯少津，主热盛伤津；青紫而润，属阴寒内盛

2. 望舌形 指观察舌体的形状，常见的有老嫩、胖瘦、裂纹、芒刺、齿痕等（表 7 – 14）。

表 7 – 14 舌形特征及其临床意义

舌形		特征	临床意义
老嫩	老舌	舌体坚敛苍老，纹理粗糙	实证
	嫩舌	舌体浮胖娇嫩，纹理细腻	虚证
胖瘦	胖大舌	舌体大于正常	主水肿、痰饮。舌淡白胖嫩，多属脾肾阳虚；若红而胖大，属脾胃湿热
	瘦薄舌	舌体瘦小而薄	主阴血亏虚。瘦薄色淡，属气血两虚；瘦薄色红绛而干，为阴虚火旺
裂纹舌		舌面有不同形状的裂纹	主阴血亏虚
芒刺舌		舌面红色颗粒高起如刺，摸之棘手	主实热证
齿痕舌		舌体边缘有牙齿的痕迹	主脾虚湿盛。常与胖大舌并见

3. 望舌态 指观察舌体的动态（表 7 – 15）。

表 7－15　舌态特征及其临床意义

舌态		特征	临床意义
痿软舌		舌体软弱，伸缩无力	气血两虚或热灼津伤
强硬舌		舌体板硬强直，运动不灵	热入心包，或高热伤津，或风痰阻络
㖞斜舌		舌体不正，伸舌时偏向一侧	中风或中风先兆
颤动舌		舌体震颤抖动，不能自主	血虚生风或肝风内动
吐弄舌	吐舌	舌伸口外，不立即回缩	心脾有热
	弄舌	反复吐而即回，或舌反复舐弄口唇四周	心脾有热或动风先兆或小儿弱智
短缩舌		舌体卷缩，不能伸长，甚者舌不抵齿	病情危重之象

（四）望舌苔

主要观察舌苔的颜色及质地变化。

1. 望苔色　指观察舌苔的颜色（表 7－16）。

表 7－16　苔色特征及其临床意义

苔色	特征	临床意义	
白苔	苔色白，透过舌苔可见舌体者	多主表证、寒证	舌淡苔白而湿润，多为里寒证或寒湿证
	为薄白苔，不能见舌体者为白厚苔	特殊情况也主热证	苔白厚如积粉，扪之不燥者，外感浊邪疫气，热毒内盛所致，常见于瘟疫
黄苔	有淡黄、深黄、焦黄	多主里证、热证，也可见于表证、虚证和寒证	淡黄热轻，深黄热重，焦黄热极。苔薄微黄，见于风热表证或风寒化热；舌苔黄滑而润，舌质淡胖而嫩者，为阳虚水湿不化
灰苔	苔色呈浅黑色	见于里热证或里寒证	苔灰而润，主痰湿内停或寒湿中阻；苔灰而干燥，主热炽伤津或阴虚火旺
黑苔	苔色呈深灰色	主里热极证或里寒极证，反映病情极度严重	苔黑而滑润，为寒盛阳衰；苔黑而燥裂，或有芒刺，为热极津枯

2. 望苔质　指观察舌苔的质地（表 7－17）。

表 7－17　苔质特征及其临床意义

苔质		特征	临床意义	
厚薄	薄苔	透过舌苔能隐隐见到舌体	主邪起在表，病轻邪浅	舌苔由薄变厚，多为病情加重；由厚变薄，则为正气渐复
	厚苔	透过舌苔不能见到舌体	主邪入脏腑，病情较重	
润燥	滑苔	苔面水分过多	寒湿内蕴，或阳虚水饮不化	
	燥苔	苔面干燥少津	热盛津伤	
腻腐	腻苔	舌苔颗粒细腻致密，紧贴舌面，刮之难去	主痰饮、食积、湿温	
	腐苔	舌苔颗粒粗大疏松，形如豆渣堆积舌面，刮之易去	主食积胃肠或湿浊内蕴	
剥落		舌苔部分或全部剥落，剥落处舌面光滑无苔。若完全没有舌苔，舌面光洁如镜者，称镜面舌	主胃气匮乏，胃阴枯竭或气血两虚	若舌苔从有到剥苔，是胃的气阴不足，正气渐衰的表现；舌苔剥落之后，复生薄白苔者，乃邪去正胜，胃气渐复之佳兆

七、望小儿食指络脉

小儿食指络脉，是指3岁以内小儿虎口至食指掌侧前缘的浅表络脉。与寸口脉同属手太阴肺经，其形色变化，可反映寸口脉的变化，故望小儿食指络脉与诊寸口脉意义基本相同。

1. 观察部位与方法 小儿食指络脉分为风、气、命三关，即：食指第一节（掌指横纹至第二节横纹之间）为风关；第二节（第二节横纹至第三节横纹之间）为气关；第三节（第三节横纹至指端）为命关（图7-3）。观察小儿指纹时，医生用左手拇指和食指固定小儿食指，以右手拇指指腹从小儿食指指尖向指根部推擦几次，使指纹显露，便于观察。

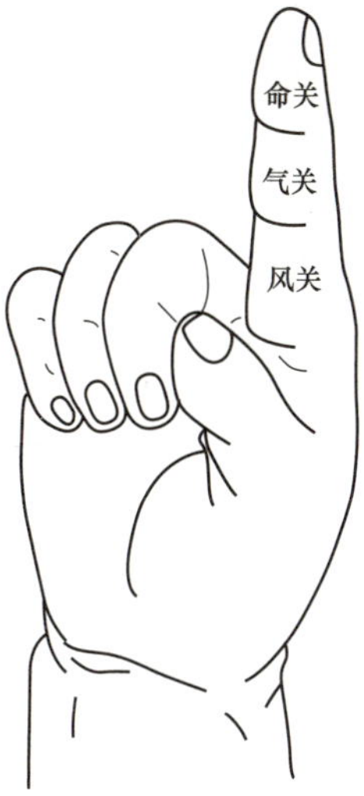

图7-3 小儿食指三关示意图

2. 临床意义 正常络脉在食指掌侧前缘，隐现于掌指横纹附近，表现为浅红隐隐，或淡紫色，其形态多为斜形、单支，粗细适中。其辨证要领可概括为：浮沉分表里，红紫辨寒热，淡滞定虚实，三关测轻重（表7-18）。

表7-18 小儿食指络脉的异常表现及其临床意义

观察内容	主要表现	临床意义
浮沉	络脉浮露	外感表证
	络脉沉隐	内伤里证
色泽	络脉色淡	脾虚，气血不足
	络脉鲜红	外感表证
	络脉紫红	里热证
	络脉色青	疼痛，惊风
形态	络脉增粗，分支显见	实证
	络脉变细，分支不显	虚证
长短	络脉仅显于风关	邪气入络，病情轻浅
	络脉达于气关	邪气入经，病位较深
	络脉达于命关	邪入脏腑，病情较重
	络脉直达指端	透关射甲，病多凶险

第二节 闻 诊

PPT

闻诊是通过听声音和嗅气味以了解患者病情的诊察方法。

一、听声音

听声音是指听辨患者言语气息的高低、强弱、清浊、缓急等变化，以及咳嗽、呕吐、嗳气、肠鸣等声响，以判断脏腑功能与病变性质的诊察方法。

1. 声音 患者语声高亢，洪亮有力，声音连续者多属实证、热证；语声低微，细弱懒言，声音断续者多属虚证、寒证（表7-19）。

表 7-19　发声的异常表现及其临床意义

名称	特征	临床意义
声重	语声重浊	外感风寒，或湿浊阻滞或鼻疾
音哑	语声嘶哑，轻者为音哑	外感新病——多属实证（金实不鸣）
失音	重者为失音	内伤久病——多属虚证（金破不鸣）

2. 语言　语言是表达思维的重要方式之一，受心主宰，故语言的异常主要反应心神的病变。一般而言，沉默寡言，多属虚证、寒证；烦躁多言，多属实证、热证（表 7-20）。

表 7-20　语言的异常表现及其临床意义

名称	特征	临床意义
谵语	神志不清，语无伦次，声高有力	热扰心神之实证
郑声	神志不清，语言重复，时断时续，声音低弱	心气大伤，精神散乱之虚证
独语	自言自语，喃喃不休，见人则止，首尾不续	心气不足，神失所养，或气郁痰阻、蒙蔽心窍
错语	神志清楚，语言错乱，言后知错，不能自主	心脾两虚，神失所养，或痰湿、瘀血、气滞蒙蔽心窍
狂言	精神错乱，笑骂无常，语无伦次，狂躁妄言	痰火扰心所致，属实证、热证
语言謇涩	神志清楚，思维正常，但语言不流利，吐字不清晰	为风痰阻络所致，多见于中风先兆或中风后遗症

3. 呼吸　听呼吸是诊察患者呼吸的快慢、是否均匀、气息的强弱粗细等变化。一般呼吸气粗而快，属热证、实证；呼吸气微而慢，属虚证、寒证。

（1）喘　是呼吸急迫困难，甚者张口抬肩，鼻翼扇动，不能平卧。喘有虚实之分，实喘发作急骤，呼吸困难，声高气粗，唯以呼出为快，形体壮实，脉实有力，多属肺有实热，或痰饮内停。虚喘发病徐缓，呼吸短促，动则喘甚，但以引一长息为快，形体虚弱，脉虚无力，多因肺肾虚损，气失摄纳所致。

（2）哮　以呼吸喘促，喉间有哮鸣音为特征。“冷哮”多在冬春季遇冷发作，因阳虚痰饮内宿，或寒饮阻肺而发；“热哮”常在夏秋季因气候燥热诱发，因阴虚火旺或热痰阻肺而发。

（3）少气　以呼吸微弱，语声低微而无力为特点，是身体虚弱的表现。

4. 咳嗽　有声无痰谓之咳，有痰无声谓之嗽，有痰有声谓之咳嗽，是肺失宣降，肺气上逆所致。其他脏腑病变影响肺气肃降也可引起咳嗽。《素问·咳论》有“五脏六腑皆令人咳，非独肺也”的论述（表 7-21）。

表 7-21　咳声的特点及其临床意义

咳声	兼症	临床意义
重浊	痰白清稀，鼻塞不通	外感风寒
低微	气促	肺气虚损
不扬	痰稠色黄，不易咯出，咽干而痛	肺热
干咳	无痰，或痰少黏稠，难以咯出	燥邪犯肺，或肺阴亏虚

5. 呕吐　由胃失和降，胃气上逆所致。有声有物为呕；有物无声为吐；有声无物为干呕，临床上统称为呕吐。呕吐声音微弱、吐势徐缓，呕吐物为清水痰涎，多属虚证、寒证。呕吐声音壮厉，呕吐物为黏痰黄水，或酸或苦，多属热证、实证。呕吐酸腐味的食糜，多因暴饮暴食，以致食滞胃脘而致。

其他异常声音的特征及其临床意义（表 7-22）。

表 7－22 其他异常声音的特征及其临床意义

名称	特征		临床意义
呃逆	气从咽部冲出，喉间呃呃作响，声短而频	呃声高亢，声响有力	实证
		呃声低沉，声弱无力	虚证
嗳气	气从胃中向上出于咽喉而发出的声音，声长而缓	嗳气酸腐，兼脘腹胀而厌食	食滞胃脘，胃气上逆
		嗳气频作响亮，随情志变化而增减	肝气犯胃
		嗳气低沉断续无酸腐气味，伴纳呆食少	脾胃气虚，胃失和降
太息	病人情绪抑郁时胸胁胀闷不畅，不自觉地发出的长吁或短叹	常与情志不遂有关	情志不舒，肝气郁结

二、嗅气味

嗅气味是指嗅辨病体和病室的异常气味以诊察疾病的方法。患者体气包括了口气、分泌物、排出物等的异常气味。嗅气味可以协助判断疾病的寒热虚实（表 7－23）。

表 7－23 常见病体之气及其临床意义

病气	特征	临床意义
口臭	腐臭	内有溃疡腐疮
	酸臭	食积胃肠
	臭秽	胃热
排泄物之气	大便酸臭难闻	肠中郁热
	泄泻臭如败卵	伤食
	小便黄赤浑浊臊臭	膀胱湿热
	带下臭秽而黄稠	湿热
	带下腥而清稀	寒湿

第三节 问 诊

PPT

问诊是医生通过对患者或陪诊者进行有目的地询问，以了解病情的一种诊察方法。包括询问一般情况、主诉、现病史、既往史、个人生活史、家族史等。

问现在症是问诊的主要内容，对诊断疾病有着重要作用。明代医家张景岳在前人经验的基础上，总结写成了《十问歌》："一问寒热二问汗，三问头身四问便，五问饮食六胸腹，七聋八渴俱当辨，九问旧病十问因，再兼服药参机变，妇女尤必问经期，迟速闭崩皆可见，再添片语告儿科，天花麻疹全占验。"内容通俗，简洁实用，对现代临床仍有指导意义。

一、问寒热

问寒热是指询问患者有无怕冷或发热的症状。

"寒"即怕冷，临床有四种表现形式：恶寒，指患者感到寒冷，但加衣被或近火取暖仍不能缓解；恶风，指患者遇风觉冷，避之则缓，常较恶寒为轻；畏寒，指患者感到寒冷，加衣被或近火取暖可以缓解；寒战，指患者恶寒严重，而伴有全身发抖。

"热"指发热，中医之发热除指体温高于正常外，还包括体温正常但患者自觉全身或局部有发热的主观感觉。

寒与热的产生，主要取决于病邪的性质和机体阴阳的盛衰两个方面。机体阴阳失调时，阳盛则热，阴盛则寒，阴虚则热，阳虚则寒。临床上常见的寒热症状有恶寒发热、但寒不热、但热不寒、寒热往来四种类型。

1. 恶寒发热 指患者恶寒与发热同时出现，是表证的特征性症状。由于感受外邪性质的不同，寒热症状可有轻重的区别（表7-24）。

表7-24 恶寒发热常见类型及其临床意义

类型	兼症	临床意义
恶寒重发热轻	无汗，头身疼痛，脉浮紧	外感风寒所致表寒证
发热重恶寒轻	口渴，面红，脉浮数	外感风热所致表热证
发热轻而恶风	自汗，脉浮缓	外感风邪所致伤风表证

2. 但寒不热 指患者只感寒冷而不发热的症状。一般见于里寒证。临床上有新病恶寒和久病畏寒两种类型（表7-25）。

表7-25 但寒不热常见类型及其临床意义

类型	主要表现	病机	临床意义
新病恶寒	突感恶寒肢冷，伴有脘腹冷痛，喜温拒按，脉沉迟有力	寒邪直中脏腑，阳气郁遏，机体失于温煦	里实寒证
久病畏寒	畏寒肢冷，得温则缓，舌淡嫩，脉沉迟无力	阳气虚衰，机体失于温煦	里虚寒证

3. 但热不寒 患者只觉发热而无怕冷的症状。主要见于里热证（表7-26）。

表7-26 但热不寒常见类型及其临床意义

<table>
<tr><th>类型</th><th>含义</th><th colspan="2">特征</th><th>临床意义</th></tr>
<tr><td>壮热</td><td>高热（体温39℃以上）持续不退，不恶寒反恶热</td><td colspan="2">面赤、汗多、烦渴饮冷、舌红苔黄</td><td>里实热证，常见于伤寒阳明经证和温病气分</td></tr>
<tr><td rowspan="3">潮热</td><td rowspan="3">按时发热，或按时热势加重，如潮汐之有定时</td><td>日晡潮热</td><td>日晡（申时，下午3～5时）发热明显或热势更甚，伴腹满硬痛、大便秘结，苔黄厚燥</td><td>阳明腑实证</td></tr>
<tr><td>阴虚潮热</td><td>午后及夜间低热，表现为五心烦热、颧红盗汗、舌红苔少、脉细数</td><td>阴虚证</td></tr>
<tr><td>湿温潮热</td><td>身热不扬，午后发热明显，兼见脘痞身重，舌红苔黄腻</td><td>湿温病</td></tr>
<tr><td rowspan="2">微热</td><td rowspan="2">体温不超过38℃，或仅自觉发热</td><td>气虚发热</td><td>长期微热，劳累则甚，兼疲乏、少气、自汗</td><td>脾虚气陷，清阳不升，郁而发热</td></tr>
<tr><td>气郁发热</td><td>每因情志不舒而时有微热，兼胸闷、急躁易怒</td><td>情志不畅，肝气郁结</td></tr>
</table>

4. 寒热往来 恶寒与发热交替发作，为半表半里证寒热的特征。临床常见以下两种类型。①寒热往来无定时：指患者自觉时冷时热，一日多次发作而无时间规律。多见于少阳病，为半表半里证。②寒热往来有定时：指患者恶寒战栗与高热交替发作，每日或两三日发作一次，发有定时的症状。兼有剧烈头痛、口渴、多汗等症。常见于疟疾。

二、问汗

询问时，应首先询问患者汗出的有无、多少、性质、部位、时间以及主要兼症，可以判断病邪的性质、人体阴阳气血的盛衰以及病证的表里等，对诊断疾病和指导治疗有重要意义。

1. 汗出有无 汗出有无及其临床意义（表7－27）。

表7－27 汗出有无及其临床意义

类型		临床意义	病机
表证	有汗	太阳中风证或风热表证	风邪、热邪袭表，使肌腠疏松而汗出
	无汗	风寒表证	寒性收引，腠理致密，玄府闭塞
里证	有汗	里热证，或阳虚证，或阴虚内热	里热炽盛，迫津外泄，或阳气亏虚，肌表不固，阴虚内热，蒸津外泄
	无汗	阳虚证或久病虚证	阳气不足，蒸化无力，或因津血亏耗，生化乏源

2. 汗出性质 汗出性质及其临床意义（表7－28）。

表7－28 汗出性质及其临床意义

类型	主要表现	临床意义
自汗	醒时经常汗出，活动尤甚	气虚或阳虚证
盗汗	睡时汗出，醒后汗止	阴虚内热或气阴两虚证
战汗	全身寒冷战抖，而后汗出	邪正剧争，常为病情转折点
绝汗	病情危重情况下大汗不止	亡阳证、亡阴证

三、问疼痛

疼痛是临床上最常见的一种自觉症状。按病机分类，有虚、实之分：实证多因感受外邪、气滞血瘀、痰浊凝滞，或食积、虫积、结石等阻滞脏腑经脉，气血运行不畅所致，即“不通则痛”；虚证多因阳气亏虚，精血不足，脏腑经脉失养所致，即“不荣则痛”。

1. 疼痛性质 疼痛性质的特征及其临床意义（表7－29）。

表7－29 疼痛性质的特征及其临床意义

疼痛性质	特征	临床意义
胀痛	疼痛伴有胀满感	气滞
刺痛	疼痛有针刺感	瘀血
冷痛	疼痛伴有寒冷感而喜暖	寒证
灼痛	疼痛伴有灼热感而喜凉	热证
走窜痛	痛处游走不定	气滞或痹证（行痹）
固定痛	痛处固定不移	瘀血或痹证（痛痹、着痹等）
绞痛	疼痛剧烈如刀绞	有形实邪闭阻气机
隐痛	疼痛轻微，时发时止，绵绵不休	虚证
重痛	疼痛伴有沉重感	湿邪为患
掣痛	疼痛抽掣牵引，由一处而连及他处	筋脉失养，或筋脉闭阻
空痛	痛有空虚感	气血亏虚，脏腑经脉失养
酸痛	痛伴有酸楚不适感	寒湿邪侵袭，或肾虚骨髓失养

2. 疼痛部位 不同部位的疼痛及其临床意义（表7－30）。

表 7-30　不同部位的疼痛及其临床意义

名称	疼痛部位	临床意义
头痛	根据头痛的部位，可确定病变所属经络	前额连眉棱骨痛者，属阳明经 后头部连及项痛者，属太阳经 侧头痛者，属少阳经 巅顶痛者，属厥阴经
胸痛	多为心肺病变	胸痛兼壮热，咳吐脓血腥臭痰者，为肺热壅盛 胸痛兼干咳或痰少，颧红盗汗，午后潮热，为阴虚内热 胸痛彻背，痛如刀绞者，多属胸痹
胁痛	多为肝胆疾病	肝失疏泄、肝胆火旺、肝胆湿热、气滞血瘀，或为悬饮
脘痛	胃脘疼痛	食后痛剧者，多属实证；食后痛减者，多属虚证。多因寒邪犯胃、食滞胃脘、肝气犯胃所致
腹痛	脐以上称大腹，属脾胃及肝胆；脐以下为小腹，属膀胱、大小肠及胞宫；小腹两侧为少腹，是肝经所过之处；脐周围称脐腹，属脾和小肠	寒凝、热结、气滞、血瘀、食滞、虫积等所致者多为实证，其疼痛较剧而拒按；因气虚、血虚、阳虚等所致者多属虚证，其疼痛较缓而喜按
腰痛	指腰脊正中或腰部两侧疼痛	实证，常由风寒湿邪阻滞经脉，或瘀血阻络所致；虚证，多责之于肾虚
四肢痛	有关节痛、肌肉痛、筋骨痛等之别	常见于痹证
周身疼痛	指头身、腰背、四肢等部位均感疼痛	实证，多为新病，外感风寒湿邪；虚证，多为气血亏虚

四、问饮食与口味

主要包括口渴与饮水、食欲与食量以及口味等内容。

1. 口渴与饮水　了解口渴与饮水的喜恶和多少，可以反映体内津液的盈亏和输布情况，以及病证的寒热虚实（表 7-31）。

表 7-31　渴饮特征及其临床意义

渴饮	主要表现	病因特征	临床意义
口不渴饮	口不渴，不欲饮	津液未伤	寒证、湿证
口渴多饮	口渴且饮水量多 大渴喜冷饮 大渴引饮，伴有小便量多、能食易饥	津液不足	热证、燥证、或汗、吐、下太过伤津 里热亢盛，耗伤津液 消渴
渴不多饮	喜冷饮 喜热饮 但欲漱水不欲咽	津液输布失常	湿热内蕴 痰饮内停 瘀血阻滞

2. 食欲与食量　人以胃气为本，胃气的有无直接关系到疾病的轻重和转归。所以，询问患者的食欲与食量情况，对了解脾胃功能的强弱、判断疾病的轻重和预后有重要的意义（表 7-32）。

表 7-32　食欲与食量异常的特征及其临床意义

食欲与食量	特征	临床意义
食欲减退	兼面色萎黄，腹胀，疲倦	脾胃气虚
	兼纳呆少食，伴头身困重，苔腻脉濡	湿邪困脾
饥不欲食	虽有饥饿感，但不欲食或进食不多，伴有脘腹隐隐灼痛，干呕呃逆	胃阴不足，虚火内扰
厌食	伴脘腹胀痛，嗳腐食臭，舌苔厚腻	食滞胃脘
	厌食油腻，伴脘闷呕恶，便溏不爽，肢体困重	湿热蕴脾
消谷善饥	伴牙龈肿痛、口渴心烦、尿赤便秘	胃火炽盛
	伴多饮多尿，形体消瘦	消渴

3. 口味 口味异常的特征及其临床意义（表 7－33）。

表 7－33 口味异常的特征及其临床意义

口味	特征	临床意义
口酸	自觉口中有酸味	伤食证
口苦	自觉口中有苦味	火邪为病或肝胆郁热
口甜	口中甜而黏腻不爽	湿邪困脾
口淡	自觉口中无味	脾胃气虚
口咸	自觉口中有咸味	肾虚或寒水上泛

五、问睡眠

睡眠与人体卫气的循行和阴阳、气血的盛衰、心肾等脏腑的功能活动有着密切的关系。通过询问睡眠有助于了解机体阴阳气血的盛衰，心神是否健旺安宁等。问睡眠主要询问睡眠时间的长短、入睡的难易、是否易醒、做梦的多少和伴随症状。睡眠的异常主要有失眠和嗜睡（表 7－34）。

表 7－34 失眠与嗜睡特征及病机

病症	特征	病机
失眠	经常不易入睡，或睡而易醒，难以复睡，或时时惊醒，睡不安宁，甚至彻夜不眠	阴虚阳盛，阳不入阴，神不守舍
嗜睡	精神疲倦，时时欲睡，经常不自主地入睡，睡意很浓	阳虚阴盛

六、问二便

询问与大小便有关的情况，如大小便的性状、颜色、气味、时间、便量、排便次数、排便时的感觉以及兼有症状等。询问二便不仅可以直接了解消化功能和津液的盈亏与代谢情况，还可以帮助判断疾病寒热虚实。

1. 问大便 异常情况包括便次、便质以及排便感的异常（表 7－35）。

表 7－35 大便异常的特征及其临床意义

类型	病症	特征	临床意义
便次异常	便秘	便次减少，或时间虽不延长但大便燥结，排便困难，排便时间延长	胃肠热盛、阳虚寒凝、气血阴津亏损、腹内癥块阻结
	泄泻	大便次数增多，粪质稀薄不成形，甚至呈水样	外感风寒湿热疫毒、饮食所伤、肝气郁结、久病脾肾阳气亏虚等
便质异常	完谷不化	大便中夹有未消化完全的食物	食滞胃肠或脾虚、肾虚
	溏结不调	大便时干时稀	肝郁脾虚
	脓血便	大便中含有脓血黏液	痢疾
	便血	血随便出，或便黑如柏油状，或单纯下血	胃脘出血或肛门病变
排便感异常	肛门灼热	排便时肛门有灼热不适感	大肠湿热
	里急后重	腹痛窘迫，时时欲便，肛门重坠，频频登厕，便出不爽	湿热痢疾
	排便不爽	排便不畅快，有滞涩难尽之感	湿热蕴结大肠、肝郁脾虚、食积
	滑泄失禁	大便不能控制，从肛门流出不能自止，甚则便出而不知	年老体衰、久病正虚、脾虚气陷
	肛门气坠	肛门有下坠感觉	脾虚中气下陷

2. 问小便 尿次、尿量、尿色受饮水、气温、出汗、进食、年龄和药物等因素的影响。应询问尿

次、尿量及排尿时的异常感觉（表7-36）。

表7-36　小便异常的特征及其临床意义

类型	病症	特征	临床意义
尿量异常	尿量增多	尿次、尿量超过正常量次	虚寒证，消渴病
	尿量减少	尿次、尿量少于正常量次	尿赤量少或尿少浮肿，多为热病或水肿
尿次异常	小便频数	排尿次数增多，时欲小便	短赤而急迫多为膀胱湿热，量多色清，夜间尤甚多为肾阳不足，气化不及
	癃闭	小便不畅，点滴而出为癃	虚证多为肾阳不足，无力气化，津液内停
		小便不通，点滴不出为闭	实证多为膀胱湿热，肺热气壅，或瘀血、结石阻塞
排尿感异常	小便涩痛	小便排除不畅，淋沥涩痛，或伴急迫、灼热等感觉	常见于淋证，湿热蕴结，膀胱气化不利所致
	余沥不尽	小便后仍有少许尿液点滴流出不尽	肾气不固，膀胱开合失司
	小便失禁	小便不能随意控制而自遗	肾气不固或下焦虚寒，膀胱失约
	遗尿	睡眠中小便自行排出	肾气不足，膀胱失约

七、问经带

月经、带下是女性独有的生理活动，询问经、带、胎、产的情况，可以作为诊断妇科或其他疾病的依据。

1. 问月经　主要询问月经周期，行经期，以及量、色、质、伴随感觉等情况。必要时可询问末次月经日期，以及初潮或绝经年龄（表7-37）。

表7-37　月经异常的临床表现及其意义

名称	病症	主要表现	临床意义
经期异常	月经先期	连续2个月经周期提前7天以上	脾肾亏虚，或冲任不固，或热扰冲任所致
	月经后期	连续2个月经周期推迟7天以上	营血亏损，或肾精不足，或气滞血瘀，或寒凝血瘀，或冲任不畅
	月经先后不定期	经期错乱或前或后在7天以上	肝气郁滞，或脾肾虚损
经量异常	月经量多	行经量明显超过正常	血热内扰，或冲任不固，或瘀血阻滞所致
	月经量少	经量明显减少	精血不足，或寒凝血瘀
	闭经	指女子年逾18周岁，月经尚未来潮，或已行经后又停经达3个月以上又未受孕者	气虚血少，或气滞血瘀，或血寒凝滞
	崩漏	非行经期，阴道内大量出血，或持续淋漓不断出血	热上冲任，迫血妄行；或脾肾气虚，冲任不固；或瘀阻冲任，血不归经
经色、经质异常		经色淡红质稀	气血不足
		经色深红质稠	血热证
		经色紫暗有块	寒凝血瘀
痛经	经行腹痛	经期或行经前后，出现周期性小腹疼痛，甚至剧痛难忍	气滞血瘀，或寒凝，或气血两虚

2. 问带下　带下是指妇女阴道内的少量无色、无臭的分泌物，具有濡润阴道的作用。问带下，应注意询问带下的量、色、质和气味等情况（表7-38）。

表7－38　带下异常的临床表现及其意义

类型	主要表现	临床意义
白带	带下色白量多，质稀如涕，淋漓不绝而无臭味	寒湿下注
黄带	带下色黄，黏稠而臭秽	湿热下注
赤白带	白带夹有血液，赤白杂见	肝经郁热，或湿毒蕴结

八、问小儿

儿科古称“哑科”，主要是通过询问陪诊者，以获得有关的病情资料。主要了解出生前后的情况，预防接种情况等，小儿常见致病因素有易感外邪、易伤饮食、易受惊吓等。

PPT

第四节　切　诊

切诊是医生用手对患者体表某些部位进行触、摸、按，从而了解病情的一种诊察方法。主要包括脉诊和按诊两个部分。

一、脉诊 微课2

脉诊即切脉，是医生用手指切按患者特定部位的脉搏，感知脉动应指的形象，以了解身体状态、辨别病证的诊察方法，也是中医独特的诊病方法之一。

1. 切脉部位　目前临床常用寸口诊脉法。寸口脉分为寸、关、尺三部。通常以桡骨茎突内侧为关部，关前为寸，关后为尺。两手各有寸、关、尺三部，共六部脉（图7－4）。

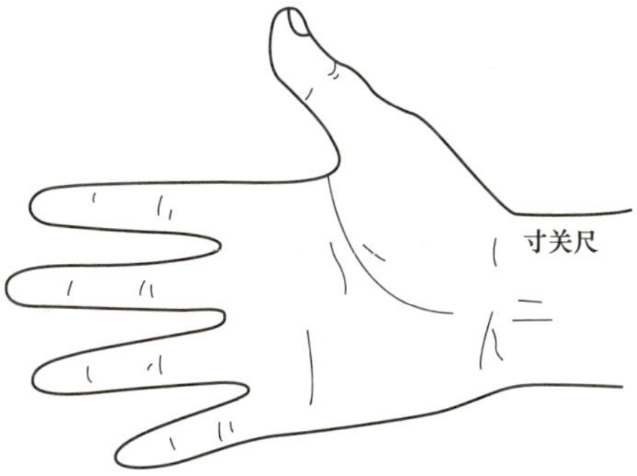

图7－4　寸关尺部位图

2. 脉诊的基本原理　人体的血脉贯通全身，联系脏腑，外达肌表，运行气血，周流不休，故脉象是能够反映脏腑、气血、阴阳功能状态的综合信息。寸口诊法的原理如下。

（1）寸口属手太阴肺经，为脉之大会。

（2）脏腑之气血皆通过百脉朝向于肺，其生理病理变化皆可反映于寸口脉象。

此外，寸口处肌肤薄嫩，脉络暴露，切按方便。

3. 寸口分部候脏腑　右手寸部候肺，关部候脾胃，尺部候肾（命门）；左手寸部候心，关部候肝，尺部候肾。

4. 切脉方法

（1）平息和体位　①平息：医者在诊脉时保持呼吸调匀，清心宁神，以自己的呼吸计算患者的脉率称之为平息。以医生的一次正常呼吸为时间单位（一呼一吸为一息），检测患者脉动次数。②体位：

患者取正坐，或仰卧位，前臂与心脏保持同一水平（坐位时屈肘），手掌向上，手腕向背侧下垂腕下垫脉枕。

（2）布指　先以中指定关部，食指在关前定寸部，无名指在关后定尺部。布指疏密应根据患者的身材高矮与医生手指的粗细来定。

（3）常用诊脉指法　切脉时三指平齐呈弓状，以指腹（指端隆起螺纹处）按脉。三指平布后以同样的指力切三部脉，称“总按”；仅一指用力，重点辨某部脉，称“单按”。

（4）指力　常用的有举、按、寻三种。用指轻按在皮肤上叫举，又叫浮取或轻取；用指重按在筋骨间叫按，又叫沉取或重取；指力从轻到重，从重到轻，左右前后推寻，以寻找脉动最明显的特征，称为寻。

（5）时间　以清晨（平旦）未起床，未进食时为宜。一般情况下，让患者在安静环境中休息 5 ~ 10 分钟，诊脉时患者情绪应稳定。每次切脉时间至少不能少于 1 分钟。

5. 正常脉象　即健康人的脉象，又称平脉、常脉。

（1）形态特征　寸关尺三部皆有脉，不浮不沉，不快不慢，不大不小，从容和缓，节律一致。

（2）至数特点　平脉至数因年龄不同而不同，3 岁以下一息七八至，5 ~ 6 岁一息六至，成人一息四五至（72 ~ 80 次/分）。

（3）平脉的特征　平脉具有有胃、有神、有根三个特点。所谓有胃即有胃气，是指脉象从容和缓、不疾不徐；所谓有神，即指脉象脉律整齐，柔和有力；所谓有根，即指尺脉沉取应指有力。

6. 常见病脉　见表 7 - 39。

表 7 - 39　常见病脉及其临床意义

脉名	脉象特征	临床意义
浮脉	轻取即得，重按反减，举之有余，按之不足	表证。浮而有力为表实证，浮而无力为表虚证
沉脉	轻取不应，重按始得，举之不足，按之有余	里证。脉沉有力为里实证，脉沉无力为里虚证
迟脉	脉来迟缓，一息脉动不足四至（脉搏 60 次/分以下）	寒证。脉迟有力为实寒证，脉迟无力为虚寒证
数脉	脉来急促，一息超过五至（脉搏 90 次/分以上）	热证。脉数有力为实热证，脉数无力为虚热证
虚脉	三部脉轻取重按均无力，无力脉的总称	虚证。多见于气血两虚及阳虚证
实脉	三部脉轻取重按均有力，有力脉的总称	实证
滑脉	往来流利，如珠走盘，应指圆滑	痰饮、食积、实热，或妊娠期妇女
涩脉	往来艰涩不畅，如轻刀刮竹	气滞血瘀，精伤血少
洪脉	脉形宽大，如波涛汹涌，来盛去衰	热盛
细脉	脉细如线，应指明显	诸虚劳损，气血亏虚；又主湿证
缓脉	一息四至，来去怠缓	湿证、脾胃虚弱
濡脉	浮而细软，应指少力	诸虚证，亦主湿证
弦脉	端直以长，如按琴弦	肝胆病、痛证、痰饮
紧脉	脉来绷急，应指紧张有力，状如牵绳转索	寒证、痛证
促脉	脉来急促，时有一止，止无定数	阳盛实热、气血痰饮宿食阻滞
结脉	脉来缓慢，时有一止，止无定数	阴盛气结、寒痰血瘀、癥瘕积聚
代脉	脉来迟缓无力，时有一止，止有定数，良久方还	脏气衰微、痹病疼痛、跌打损伤、七情过极

素质提升

明察秋毫辨疾病，中医文化当自信

四诊合参是中医学认识疾病、分析疾病的发生发展的重要手段，为中医临床辨证论治的基石。历史上不乏中医名家通过中医传统诊疗技术，正确辨识患者病证，使危重症患者转危为安的小故事。名医扁鹊通过切脉诊断晋国卿相赵简子猝然昏仆不省人事的病情预后，儿科名医钱乙通过观察北宋二王子之子虽活蹦乱跳但两腮发红、目光微微发直、喜凉体胖、脉象急促的特点准确预测了其两日后抽搐的病证，并及时施救。

随着现代科学的发展，越来越多的诊疗技术被应用于临床，也给我们的诊断带来了便利。但是，中医传统诊疗技术是中医学的重要组成部分，中医学的独特性也决定了中医传统诊疗技术的独特性。根据“有诸内必形诸外”的原理，采用望闻问切四诊合参的方法获得疾病罹患和发展过程中体质及机体反应性等因素引起的各种变化，其实质是解决“个体化医疗”的问题，经过数千年的实践检验，具有独特优势，值得我们深入学习与研究。

二、按诊

按诊是对患者的肌肤、手足、脘腹及腧穴等部位进行触、摸、按、叩，以测知病变的一种诊断方法。触，是以手指或手掌轻轻接触患者局部，以了解寒热、润燥等情况。摸，是以手抚摸局部，以探明局部的感觉情况及肿物的形态、大小等。按，是以手轻压局部，以了解肿块的界限、质地，肿胀的程度、性质等。叩，是以手叩击病变部位，同时听其声响，以了解相关情况的诊察方法。

1. 按肌肤 见表7－40。

表7－40 按肌肤的内容及其临床意义

内容	特征	临床意义
寒热	肌肤灼热	热证
	肌肤清冷	寒证
润燥	皮肤滋润	汗出或津液未伤
	皮肤干燥	汗尚未出或津液已伤
	肌肤甲错	瘀血
肿胀	按之凹陷，举手不能即起	水肿
	按之凹陷，举手即起	气肿

2. 按手足 手足俱冷者，多属寒证；手足俱热者，多属热证。诊手足寒温可判断阳气存亡，推测疾病预后。若阳虚之证，四肢犹温，为阳气尚存，病虽重尚可医治；若四肢厥冷，多预后不良，应审慎诊治。

3. 按脘腹 按脘腹是指通过触按胃脘部及腹部，以了解局部的冷热、软硬、肿块及压痛等情况，以此推测有关脏腑的病变及证候之寒热虚实。脘腹疼痛喜按，局部柔软者为虚证；疼痛拒按，局部坚实者为实证。腹中有肿块称为积聚，又称癥瘕。按之坚硬，推之不移，痛有定处的，为积为癥，多属血瘀；按之无形，聚散不定，痛无定处的，为聚为瘕，多属气滞。脐周包块，起伏聚散，往来不定，按之指下蠕动者为虫积。右少腹剧痛，按之痛甚，突然放手后疼痛剧烈者，多为肠痈。

4. 按腧穴 腧穴是脏腑经络之气转输之处，是内脏病变在体表的反应点。按腧穴是按压身体某些特定穴位，通过探查穴位局部的某些变化来判断内脏病变的方法。按腧穴要注意发现穴位上是否有结节或条索状物，有无压痛或其他敏感反应，然后结合望、闻、问诊所得的资料综合判断内脏疾病。

答案解析

目标检测

一、选择题

1. 久病精气衰竭的患者，突然精神好转，食欲大增，颧赤如妆，语言不休，此属（　）

A. 有神　B. 无神　C. 假神　D. 神乱　E. 少神

2. 症见狂妄躁动，打人毁物，胡言乱语，多为（　）

A. 癫病　B. 痫病　C. 呆病　D. 狂病　E. 脏躁

3. 舌苔黄腻多主（　）

A. 湿热内蕴　B. 热盛伤津　C. 寒湿内困　D. 疫疠初起　E. 暑热偏盛

4. 太息多因（　）

A. 肺失宣降　B. 肺气不足　C. 脾气虚弱　D. 肝气郁结　E. 肾不纳气

5. 阴虚潮热，可出现（　）

A. 身热不扬　B. 高热不退　C. 午后低热　D. 日晡潮热　E. 发热重，恶寒轻

6. 下列与痰饮无关的脉象是（　）

A. 结脉　B. 促脉　C. 弦脉　D. 滑脉　E. 濡脉

二、思考题

1. 简述五色主病。
2. 如何区分自汗与盗汗？临床意义分别是什么？

（顾　垚）

书网融合……

本章小结　微课 1　微课 2　题库

第八章 辨 证

学习目标

1. 通过本章学习，重点掌握八纲辨证、脏腑辨证各证的临床表现和辨证要点。

2. 学会用八纲辨证、脏腑辨证对患者进行辨证分型及证候分析；具备运用八纲辨证及脏腑辨证的基础知识，分析判断临床证候的能力。

情境导入

情境描述 柳某，女，25岁，2020年2月14日就诊。自诉两天前因旅途乘车，感受风寒，而微有恶寒头痛，未进行任何治疗。今日恶寒加重，鼻塞，流清涕，头身疼痛，身热无汗，口不渴，二便尚可，舌淡红，苔薄白，脉浮紧，体温38.4℃。

讨论 1. 分析患者属于表证还是里证，寒证还是热证，虚证还是实证？

2. 该患者辨为何证？可采用何种治疗大法治疗？

第一节 八纲辨证

PPT

八纲辨证，是指运用表、里、寒、热、虚、实、阴、阳八个辨证的纲领。通过四诊，将获得的各种病情资料进行综合分析，进而对疾病部位、病邪性质、邪正盛衰和证候类型进行归纳判断的一种辨证方法。疾病的表现尽管极其复杂，但基本上都可以用八纲加以归纳，因此，八纲辨证是各种辨证方法的总纲，适用于临床各科、各种疾病的辨证。其中，阴阳两纲又可以概括其他六纲，即表、热、实证为阳证；里、寒、虚证为阴证；因此，阴阳又为八纲之总纲。

一、表里辨证 微课

表里辨证是辨别病位浅深和病势趋向的两个纲领。若病邪侵袭人体的皮毛、肌腠、经络、病位浅者属于表证；若病邪侵袭人体的脏腑、气血、骨髓、病位深者属于里证。病在表，邪气轻，病位浅，多为疾病的初期阶段，易恢复；病在里，邪气重，病位深，病程较长，恢复较慢。病邪由表入里，为病进；病邪由里入表，为病退。

（一）表证

表证是六淫邪气经皮毛、肌腠、口鼻侵入机体，正气（卫气）抗邪于肌表的证候，见于外感病初期阶段。有起病急，病程短的特点。

【临床表现】恶寒，发热，头身疼痛，有汗或无汗，舌苔薄白，脉浮；伴鼻塞，流涕，咽喉肿痛等症状。

【证候分析】六淫外邪，侵犯肌表，正邪相争则发热；卫气被遏，肌表得不到卫气的正常温煦，故恶寒；邪气闭阻，营卫不得宣泄，不通则痛，故见头身疼痛；肺主皮毛，开窍于鼻，咽喉为肺气的通道，皮毛受邪，肺气失宣，故出现鼻塞、流涕及咽喉肿痛等症状；正邪相争于表，故脉浮；病位轻浅，邪未入里，故舌苔薄白。

【辨证要点】以恶寒，发热，头身疼痛，舌苔薄白，脉浮为辨证要点。

由于受邪的性质有寒热的不同，故表证又分为表寒证、伤风证与表热证三种类型（表8-1）。

表8-1　表寒证、伤风证与表热证的鉴别要点

证候	寒热表现	舌象	脉象
表寒证	恶寒重，发热轻	苔薄白而润	浮紧或浮缓
伤风证	恶风，微发热	舌淡苔白	浮缓
表热证	恶寒轻，发热重	苔薄白欠润或薄黄	浮数

（二）里证

里证，泛指病位在内，病邪侵入人体的脏腑血脉、骨髓的一类病证。

【临床表现】一般证候特征是无新起恶寒发热并见，以内脏症状为主要表现。里证的范围很广，凡不属表证，也不属半表半里证的一切证候均属里证。具体内容将在脏腑辨证中介绍。临床中里证分为里寒、里热、里虚、里实证。

【证候分析】里证的成因主要有以下三种情况，即外邪入里，侵犯脏腑所致、外邪直接侵犯脏腑所致及情志内伤、饮食劳倦等因素直接损伤脏腑所致。里证多见于外感病的中、后期或内伤病，多表现为起病缓慢、病程较长。

【辨证要点】无新起恶寒发热，以内脏症状为主要表现为其辨证要点。

表里证鉴别要点：凡不具备发热恶寒、脉浮等表证，及往来寒热、脉弦等半表半里证者，均属里证。主要审查患者的寒热、舌象和脉象。

知识拓展

半表半里证

半表半里证，是正邪相搏于表里之间的一类特殊证候的概括。临床表现：寒热往来，胸胁苦满，口苦咽干，心烦喜呕，沉默不欲言语，不欲饮食，目眩，脉弦等。多见于疟疾、胆道感染和肝炎等疾病。

二、寒热辨证

寒热辨证是辨别疾病性质的两个纲领。寒证和热证直接反映着人体阴阳的偏盛与偏衰。《素问·阴阳应象大论》云："阳盛则热，阴盛则寒"。《素问·调经论》云："阳虚则外寒，阴虚则内热"即是此意。

（一）寒证

寒证，是机体感受寒邪，或阳虚阴盛，所表现的以寒冷为主要表现的一类证候。多因外感寒邪，过食生冷或因内伤久病，阳气受损所引起。

【临床表现】恶寒或畏寒喜暖，四肢厥冷，口淡不渴，痰、涎、涕清稀，小便清长，大便溏泄，面色苍白，舌淡苔白而润，脉迟或紧（表8-2）。

【证候分析】外感寒邪，或内伤久病，阳气虚弱，功能衰退，导致阴寒内盛，而见恶寒喜暖、四肢厥冷、面色苍白、口淡不渴，舌淡苔白而润，脉迟或紧；寒邪伤阳，或阳虚不能温化水液，以致痰、涎、涕清稀，小便清长，大便溏泄。

【辨证要点】以恶寒或畏寒，肢冷，喜暖，舌淡苔白而润，脉迟或紧为辨证要点。

（二）热证

热证，是机体感受热邪，或阴虚阳盛，所表现的以温热为主要表现的一类证候。多因外感火热之邪，寒邪入里化热；或因情志不畅，郁而化热；或素体阳热之气偏亢；或过服辛辣温热之品；或七情过激久而化火等因素引起。

【临床表现】发热或恶热喜凉，渴喜冷饮，面红目赤，小便短赤，大便秘结，舌红苔黄少津，脉洪数（表8－2）。

【证候分析】阳热偏盛，则身热喜凉；阳热内生，血流加速，故面红目赤，脉洪数；热盛伤津，故渴喜冷饮、小便短赤，大便秘结，舌红苔黄少津。

【辨证要点】以发热或恶热喜凉，渴喜冷饮，面红目赤，舌红苔黄，脉洪数为辨证要点。

寒证与热证的鉴别要点见表8－2。

表8－2 寒证与热证的鉴别要点

证候	寒热表现	面色	口渴	四肢	小便	大便	舌象	脉象
寒证	恶寒喜暖	白	口淡不渴	冷	清长	稀溏	舌淡苔白	迟或紧
热证	恶热喜凉	红	口渴冷饮	热	短赤	秘结	舌红苔黄	数

三、虚实辨证

虚实辨证是辨别邪正盛衰的两个纲领。《素问·通评虚实论》有：“邪气盛则实，精气夺则虚”，即实指邪气亢盛，虚指正气不足。病证有虚实之分，又与表里寒热相联系，故其证候表现比较复杂。在疾病过程中虚实既可以相互转化，又可出现虚实错杂的证候。

（一）虚证

虚证，是指在人体疾病过程中表现为正气虚弱、不足所产生的各种虚弱证候的概括。形成原因主要包括先天不足和后天失调两个方面，以后天失调为主。包括气虚、血虚、阴虚、阳虚四大类型。

1. 气虚证

【临床表现】精神萎靡，少气懒言，语声低微，畏风自汗，活动时症状加剧，舌淡苔白，脉虚弱。

【证候分析】由于元气亏虚，脏腑组织功能减退，所以精神萎靡、少气懒言；气虚清阳不升，不能温养头目，则头晕目眩；卫气虚弱，腠理疏松，卫外不固，则畏风自汗；劳则耗气，故活动时诸症加剧；气虚，则无力行血，血不荣舌，故舌淡苔白，脉虚弱。

【辨证要点】以少气懒言，语声低微，畏风自汗，舌淡苔白，脉虚弱为辨证要点。

2. 血虚证

【临床表现】面色淡白或萎黄，口唇指甲淡白，头晕目眩，心悸失眠，手足发麻，月经量少色淡，舌淡苔白，脉细。

【证候分析】血液亏虚，机体组织失于濡养荣润，故面、唇、爪甲、舌体皆呈淡白色；血虚，脑髓失养，目睛失滋，故头晕目眩；心主血脉而藏神，血虚，心失所养则心悸，神失所养则失眠；血液亏虚，经络失于滋养，致手足发麻；女子以血为用，血液充盈，月经按期而至；血海空虚，冲任失充，故经量减少，经色变淡，经期迁延，甚至闭经；血虚而脉道失于充盈，故脉细无力。

【辨证要点】以面色淡白或萎黄，口唇指甲淡白，头晕目眩，舌淡苔白，脉细为辨证要点。

3. 阴虚证

【临床表现】形体消瘦，两颧红赤，五心烦热，潮热盗汗，虚烦不眠，咽干口燥，尿黄便干，舌红少苔，脉细数。

【证候分析】阴液不足，肌体失于滋养润泽，则见形体消瘦，口燥咽干；阴虚不能制阳，阳亢而虚热内生，故潮热盗汗，五心烦热，两颧红赤；阴虚津亏，则小便短赤、大便干结；舌红少苔，脉细数，为阴虚火旺之征。

【辨证要点】以形体消瘦，五心烦热，潮热盗汗，舌红少苔，脉细数为辨证要点。

4. 阳虚证

【临床表现】形寒肢冷，面色㿠白，声低气微，疼痛喜按，大便溏薄，小便清长，舌质胖嫩，少苔或无苔，脉沉迟。久病、体质衰弱、老年患者，多为阳虚证。

【证候分析】阳气虚衰，机体失却温煦，虚寒内生，故畏寒肢冷；阳虚推动无力，则神疲乏力，少气懒言；阳虚不能温化和蒸腾津液，故口淡不渴，渴喜热饮，大便溏薄，小便清长；阳气亏虚，固摄无力，则自汗；阳虚水泛，可见面色㿠白，舌质胖嫩少苔或无苔，脉沉迟为阳虚阴盛之象。

【辨证要点】以形寒肢冷，面色㿠白，声低气微，舌质胖嫩，苔白滑，脉沉迟为辨证要点。

（二）实证

实证，是对人体感受外邪，或体内病理产物蓄积，所形成的各种临床证候的概括。主要由于外邪（六淫、疫疠）侵入人体，脏腑功能失调（痰、饮、水湿、脓、瘀血、宿食、结石等），停留在体内形成。

【临床表现】由于致病邪气性质及所在部位不同，临床表现亦不同，主要表现为精神烦乱，身热烦躁，声高气粗，胸腹胀满，疼痛拒按，大便秘结或腹泻，小便不利或淋沥涩痛，舌苍老，苔厚腻，脉沉实有力。一般新病、体质素健及青壮年患者，多为实证。

【证候分析】邪气过盛，正气未衰，正气与之抗争，阳热炽盛，故发热；实邪扰心，则烦躁不宁；邪阻于肺，肺气失宣则胸满，声高气粗；实邪积于肠道，则腑气不通，故大便秘结，脘腹胀满拒按；湿热下攻，则腹泻或里急后重；水湿内停、气化不利，则小便不利或淋沥涩痛；邪气内盛，湿浊停积，故舌质苍老，苔厚腻；邪正相争，搏击于血脉，故脉实有力。

【辨证要点】以身热烦躁，声高气粗，胸腹胀满，疼痛拒按，舌苍老，苔厚腻，脉沉实有力为辨证要点。

虚证与实证的鉴别要点见表 8－3。

表 8－3　虚证与实证的鉴别要点

证候	病程	声音	体质	精神	疼痛	舌象	脉象
虚证	长	低而无力	多虚	萎靡	喜按，按之痛减	嫩舌、少苔	无力
实证	短	高而有力	多壮	亢奋	拒按，按之痛甚	老舌、苔厚	有力

四、阴阳辨证

阴阳辨证是概括疾病类别的两个纲领，是八纲辨证的总纲。证有阴阳，其成因及其表现各有不同。在诊断上，可以根据临床证候所表现的病理性质，将一切疾病分为阴阳两个主要方面。

（一）阴证与阳证

1. 阴证　凡符合阴的一般属性的证候，称为阴证。主要是指机体阳气虚衰，阴寒内盛所致，在疾病过程中表现为晦暗、沉静、衰退、抑制、向内、向下；里证、寒证、虚证属于阴证范围。

【临床表现】精神萎靡，面色晦暗，身重踡卧，形寒肢冷，大便腥臭，小便清长，舌淡胖嫩，脉沉迟或弱。

【证候分析】阴寒客体，阳气被阻，失于温煦，故精神萎靡、形寒肢冷。寒湿困脾，运化无力，故大便腥臭，小便清长，舌淡胖嫩，脉沉迟或弱。

【辨证要点】以精神萎靡，面色晦暗，形寒肢冷，舌淡胖嫩，脉沉迟或弱为辨证要点。

2. 阳证 凡符合阳的一般属性的证候，称为阳证。主要是指机体阳气亢盛，脏腑功能亢进，在疾病过程中表现为兴奋、躁动、亢进、明亮、向外、向上；表证、热证、实证属于阳证范围。

【临床表现】面红，肌肤灼热，神烦，呼吸气粗，口干渴饮，大便秘结，小便短赤，舌质红绛，苔黄黑芒刺，脉浮、滑、数。

【证候分析】火热上炎，故面红，肌肤灼热，神烦，呼气气粗；热扰心神，故神烦；热结肠道，则大便秘结；热盛伤阴，故小便短赤，口干渴饮；舌质红绛，苔黄黑芒刺，脉浮、滑、数，均为实热之征。

【辨证要点】以面红，呼吸气粗，口干渴饮，舌质红绛，苔黄黑芒刺，脉浮、滑、数为辨证要点。

（二）亡阴证与亡阳证

亡阴证与亡阳证都是疾病危重阶段出现的证候。一般多在汗吐泻太过、失血过多的情况下出现，特别是大汗，容易亡阴与亡阳。

1. 亡阴证 主要由于体内阴液大量耗损，或丢失而出现的全身衰竭的危重证候。

【临床表现】肌肤灼热，面色赤，恶热，大汗出，汗热而黏，如珠如油；手足温，口渴喜冷饮，小便极少，呼吸气粗，唇舌干燥，舌干红，脉细数疾。

【证候分析】亡阴既是久病而阴液亏虚基础上的进一步发展，也可因壮热不退，大吐大泻、大汗不止以及严重烧伤导致的阴液暴失而成。由于阴液欲绝，或仍存在火热阳邪内炽，故身体灼热、呼吸气粗；虚热烦扰，故面色赤、恶热、舌质干红。阴液欲绝，可见汗热而黏，如珠如油，口渴欲饮，脉细数疾等生命垂危之征。

【辨证要点】以大汗出，汗热而黏，如珠如油，唇舌干燥，舌干红，脉细数疾为辨证要点。

2. 亡阳证 主要是由于机体阳气极度衰微，而出现的全身衰竭的危重证候。

【临床表现】大汗淋漓，汗冷而清稀，肌肤冷，手足冷，口淡不渴，气微，舌淡暗，脉微欲绝。

【证候分析】亡阳证是在阳气虚的基础上进一步发展的结果，也可由于阴寒之邪极盛而致阳气暴伤，还可因大汗、大失血、失精等阴液消亡而导致阳随阴脱；或因剧毒、瘀痰阻塞心窍及严重外伤等而使阳气暴脱。由于阳气极度衰弱而欲脱散，失却温煦、固摄、推动之功能，故见大汗淋漓，汗冷而清稀，肌肤冷，手足冷，口淡不渴，气微，舌淡暗，脉微欲绝等生命垂危之征。

【辨证要点】以大汗淋漓，汗冷而清稀，肌肤冷，手足冷，舌淡暗，脉微欲绝为辨证要点。

亡阴与亡阳的鉴别要点见表8－4。

表8－4 亡阴与亡阳的鉴别要点

证候	面色	汗	口渴	肌肤	四肢	舌象	脉象
亡阴	潮红	热而黏味咸	口微渴	热	烦热	红而干	数疾无力
亡阳	苍白	冷而稀味淡	口不渴	凉	厥冷	淡而润	微细欲绝

八纲辨证是分析疾病共性的辨证方法，有执简驭繁，提纲挈领的作用。八纲辨证中的表、里、寒、热、虚、实、阴、阳各证候，虽各自概括疾病的病理本质，但都不是孤立出现的，而是互相联系的。如表证有寒、热、虚、实之分；里证也有寒、热、虚、实之别。但在一定条件下，又可以相互转化，如表

里转化、寒热转化、虚实转化等。总之，疾病是千变万化的，应用八纲辨证可确定证候的类型，判断疾病发展趋势，为诊断和治疗指出方向；八纲辨证是其余各种辨证方法不可缺少的要素，各种辨证是在八纲辨证基础上的深化，在临床中必须灵活应用。

素质提升

传承仲景精神，弘扬中医文化

张仲景（公元150—219年）名机，南阳涅阳县（今河南省邓县穰东镇张寨村）人。东汉末年战乱频繁，疫疠流行，瘟疫缠身，民不聊生，到处是“白骨露于野，千里无鸡鸣”的凄惨状，仲景全力以赴解救百姓的病痛，“勤求苦训，博采众方”，创造性地撰写了传世巨著《伤寒杂病论》，确立了“辨证论治”原则，是中医的灵魂所在。这部巨著，体现了仲景“以民为本，仁术济世”的家国情怀。

张仲景的中医文化光芒无限，其思想内涵十分丰富，作为中医人要不断学习，在继承中发扬，守正创新。仲景强调“上以疗君亲之疾，下以救贫贱之厄，中以保身长全，以养其生”，对待患者一律平等，不分贵贱，体现了高尚的医德情操。作为医务工作者，肩负救死扶伤之大任，我们要熟读《伤寒杂病论》，把仲景作为终身学习的楷模，始终以仲景为榜样，仁心仁德，严于律己，平等待人，悬壶济世，勇担新时代医者使命，为中医文化事业奋斗终身，矢志不渝地传承弘扬仲景精神和中医文化。

第二节　脏腑辨证

PPT

脏腑辨证，是在全面认识脏腑生理功能及病变特点的基础上，将四诊所收集的症状、体征及有关病情资料进行综合分析，从而判断出疾病所在的脏腑部位、病因、病性等，为临床治疗提供依据的辨证归类方法，是辨证体系中的重要组成部分。简言之，即以脏腑为纲，对疾病进行辨证。

一、心与小肠病辨证

心病常见症状为心悸，怔忡，心烦，心痛，失眠，健忘，神志不清，谵语等。小肠病常见小便短赤，灼痛等。心与小肠病常见证候如下。

（一）心气虚证

【临床表现】心悸怔忡，胸闷气短，活动后加重，自汗出，神倦，面色淡白，舌淡苔白，脉虚细。

【证候分析】本证是指由于心气不足，推动无力为主要表现的证候。心气不足，无力运血，心失所养，故心悸怔忡，胸闷气短，活动后加重，脉虚细；心气虚，胸中宗气运转无力，则胸闷气短；“劳则耗气”，故活动后加重；气虚卫外不固，鼓动气血无力，则自汗，神倦，面色淡白，舌淡苔白，脉虚细。

【辨证要点】以心悸怔忡、胸闷及气虚症状为辨证要点。

（二）心血虚证

【临床表现】心悸、失眠、多梦、健忘，面色苍白或萎黄，口唇爪甲色淡，脉细弱。

【证候分析】本证是指由于心血不足，不能濡养心脏而表现的证候。心血不足，心失所养，则见心悸；血虚心神失养，神不守舍，则见失眠、多梦、健忘；血虚不能上荣于头面，故面色苍白或萎黄，口唇爪甲色淡；血虚脉道无法充盈，故见脉细弱。

【辨证要点】以心悸、失眠、多梦、健忘及血虚症状为辨证要点。

（三）心阳虚证及心阳暴脱证

【临床表现】心悸怔忡，心胸憋闷或心痛，畏寒肢冷，面色㿠白或面唇青紫，心痛，舌淡胖或紫暗，苔白滑，脉微细或结代，为心阳虚。若突然大汗淋漓，四肢厥冷，神志不清，面色苍白，呼吸微弱，口唇青紫，舌淡或紫暗，脉微欲绝，为心阳暴脱。

【证候分析】心阳虚证是指心阳虚衰，温运失司，虚寒内生为主要表现的证候。本证多由心气虚证发展而来；或由素体阳气不足，或发汗、攻下之品用之太过，骤损心阳而致；或久病体虚，老年脏器虚衰等因素引起。心阳虚鼓动无力，心动失常，则心悸怔忡；阳虚寒盛，寒凝心脉，心脉闭阻，则心胸憋闷或心痛。阳虚内寒，无力温煦，则畏寒肢冷，面白，舌淡胖或紫暗；阳虚寒凝，血行不畅，则脉微细或结代。心阳暴脱是心阳衰极的表现，属于危重证候。

【辨证要点】心阳虚证以心悸怔忡，心胸憋闷及阳虚症状为辨证要点。心阳暴脱证以心悸怔忡，大汗淋漓，四肢厥冷，舌淡或紫暗，脉微欲绝为辨证要点。

（四）心阴虚证

【临床表现】心悸，心烦，失眠，多梦，形体消瘦，潮热，盗汗，五心烦热，颧红，咽干，舌红苔少，脉细数等。

【证候分析】本证是指由于心阴亏损，虚热内扰，心神失养所表现的证候。多由思虑劳神太过，暗耗心阴，或肝、肾阴亏累及于心所致。心阴不足，心失所养，故见心悸；心阴不足，心火独亢，虚火扰神，故心烦，失眠，多梦；阴虚失于滋养，故形体消瘦、咽干；阴虚阳亢，虚火内扰，故见潮热，盗汗，五心烦热，颧红，舌红苔少，脉细数。

【辨证要点】以心悸，心烦，失眠，多梦及阴虚症状为辨证要点。

（五）心脉痹阻证

【临床表现】心悸怔忡，胸部憋闷疼痛，痛引肩背或手臂，时发时止。若疼痛且胀，发作多与情绪变化有关，舌淡红或暗红，脉弦，多为气滞；若痛如针刺，并见舌紫暗或有瘀斑、瘀点，胸闷较甚，苔白腻，脉沉滑，为痰瘀痹阻心脉；若疼痛剧烈，突然发作，畏寒肢冷，得温痛减，舌淡苔白，脉沉迟或沉紧，为寒邪内盛之象。

【证候分析】本证是指由于某些致病因素导致的心脏脉络痹阻不通，血行失常所表现的证候。多见于年老体弱或久病正虚所致瘀阻、寒滞、痰凝、气郁而发病，证属本虚标实。心阳不振，心失温养，则见心悸怔忡；心阳不足，血行无力，导致瘀阻、寒滞、痰凝、气郁，则见胸部憋闷疼痛，痛引肩背或手臂，时发时止。血瘀心脉，则痛如针刺，并见舌紫暗或有瘀斑、瘀点，胸闷较甚，苔白腻，脉沉滑。若寒凝心脉，则见疼痛剧烈，突然发作，畏寒肢冷，得温痛减，舌淡苔白，脉沉迟或沉紧。

【辨证要点】以心悸怔忡，胸部憋闷疼痛，或兼气滞、痰瘀、寒凝症状为辨证要点。

（六）痰蒙心窍证

【临床表现】意识模糊，喉中痰鸣，言语不清，面色晦滞，胸闷呕恶，甚则昏不知人，或精神抑郁，表情淡漠，神志痴呆，喃喃自语，举止失常，或突然晕倒，两目上视，不省人事，手足抽搐，口吐涎沫，口中如作猪羊叫声，舌苔白腻，脉滑。

【证候分析】本证是指由于痰浊蒙蔽心神，以精神、神志异常为主要表现的证候。多见因情志不遂，气机郁滞，或感受寒湿外邪，阻遏气机所致的气不行津，聚津为痰，痰浊蒙蔽心神所致。痰浊上蒙心窍，则意识模糊，精神抑郁，表情淡漠，神志痴呆，喃喃自语，举止失常；痰阻中焦脾胃，故胸闷呕恶；痰浊内盛，故见舌苔白腻，脉滑；风痰走窜肝之经脉，则两目上视，手足抽搐；肝风夹痰上扰心窍，则突然晕倒，不省人事；肝气上逆，气逆痰升，则口吐涎沫，口中如作猪羊叫声。

【辨证要点】以神志异常、精神抑郁、错乱、痴呆、昏迷及痰浊症状为辨证要点。

（七）心火亢盛证

【临床表现】心烦失眠，身热面赤，口渴，便秘溲黄，或见口舌生疮，或兼见小便赤涩灼痛，或见吐血、衄血，甚或狂躁谵语，神识不清，舌尖红绛或有芒刺，苔黄，脉数有力。

【证候分析】本证是指由于心火内炽，扰乱神明，迫血妄行所表现的实热证候。多由情志抑郁，气郁化火，或过食辛热、温补之品等原因所致。里热炽盛，故身热面赤，口渴，便秘溲黄；“心开窍于舌”，故见口舌赤烂疼痛或舌尖红绛或有芒刺；心与小肠相表里，火热循经下行至小肠，则见小便赤涩灼痛；热扰心神，则心烦不寐，甚则狂躁谵语，神识不清，脉数有力。

【辨证要点】以心烦失眠，口舌生疮，吐衄，尿赤及实热症状为辨证要点。

（八）小肠实热证

【临床表现】心烦口渴，口舌生疮，小便赤涩，尿道灼痛，或尿血，舌红苔黄，脉数有力。

【证候分析】本证是指由于小肠里热炽盛所表现的证候。多由心热下移小肠所致。心火炽盛，则心烦口渴；舌为心之苗，心火上炎，致其口舌生疮；心热下移小肠，则见小便赤涩，尿道灼痛；热伤血络，则见尿血；里热炽盛，则见舌红苔黄，脉数有力。

【辨证要点】以小便赤涩，尿道灼痛或尿血及心火炽盛症状为辨证要点。

二、肺与大肠病辨证

肺病常见症状为咳嗽，气喘，胸痛，鼻塞流涕，呼吸失常等。大肠病常见症状为便秘，泄泻，腹胀，腹痛，里急后重等。肺与大肠病常见证候如下。

（一）肺气虚证

【临床表现】咳喘无力，少气不足以息，动则益甚，咳痰清稀，声低气怯，面色淡白，或有自汗，畏风，易于感冒，神疲体倦，舌淡苔白，脉虚弱。

【证候分析】本证是指由于肺气不足，卫外不固，宣降无力所表现的证候。多因久病咳嗽，耗伤肺气所致。肺主气，司呼吸。肺气亏虚，宣降无力，故咳喘无力，少气懒言，声低气怯；肺气虚，不能宣发卫气于肌表，腠理不固，故自汗，畏风，易于感冒；舌淡苔白，脉虚弱均属于气虚之象。

【辨证要点】以咳喘无力，咳痰清稀及气虚症状为辨证要点。

（二）肺阴虚证

【临床表现】干咳无痰，或痰少而黏不易咳出，甚至痰中带血，声音嘶哑，口咽干燥，形体消瘦，午后潮热，五心烦热，颧红，盗汗，舌红少津，少苔或无苔，脉细数。

【证候分析】本证是指由于肺阴不足，虚热内生，肺失清肃所表现的证候。多由于久咳伤阴，热病后期，阴津损伤所致。肺阴虚，失于濡养，肃降失职，故口干咽燥，或痰少而稠，声音嘶哑；虚热内生，故见口咽干燥，形体消瘦，午后潮热，五心烦热，颧红，盗汗；舌红少津，少苔或无苔，脉细数，属于阴虚之象。

【辨证要点】以干咳无痰，或痰少而黏不易咳出及阴虚症状为辨证要点。

（三）风寒袭肺证

【临床表现】咳嗽，痰液稀薄色白，鼻塞，流清涕，微恶寒发热，或见身痛无汗，舌苔薄白，脉浮紧。

【证候分析】本证是指由于风寒之邪侵袭肺表，肺卫失宣，卫气被遏，所表现的证候。多由外感风寒之邪，侵袭肺卫所致。风寒袭肺，卫阳被遏，经脉受阻，则微恶寒，身痛无汗；肺气失宣，则咳嗽，痰液稀薄色白，鼻塞，流清涕；风寒袭表，正邪斗争，则发热；舌苔薄白，脉浮紧均为风寒束表之征。

【辨证要点】以咳嗽，痰液稀薄色白及风寒症状为辨证要点。

（四）风热犯肺证

【临床表现】咳嗽，痰黄质稠，鼻塞，流黄浊涕，发热，微恶风寒，口微渴，咽喉肿痛，舌尖红，苔薄黄，脉浮数。

【证候分析】本证是指由于风热之邪侵犯肺卫所表现的证候。多由外感风热之邪，侵袭肺系所致。风热犯肺，肺失宣降，则咳嗽；风热伤津，则痰黄质稠、流黄浊涕；风热上扰，则鼻塞、咽喉肿痛；舌尖红，苔薄黄，脉浮数，为风热束表之征。

【辨证要点】以咳嗽，痰黄质稠及风热症状为辨证要点。

（五）燥邪犯肺证

【临床表现】干咳无痰，或痰少而黏，难以咯出，甚则胸痛，痰中带血，并伴口、唇、鼻、咽干燥，或发热，微恶风寒，无汗或少汗，或见鼻衄、咯血，便干、尿少，苔薄而干燥，脉浮数或浮紧。

【证候分析】本证是指由于燥邪侵袭肺卫所表现的证候。多因秋季感受燥邪所致，初秋感燥，偏热，多为温燥；深秋感燥，偏寒，多为凉燥。燥邪伤肺，肺失清肃滋润，则干咳无痰，或痰少而黏，难以咳出，便干尿少；燥邪伤肺络，则鼻衄、咯血；燥邪在表，夹热或夹寒，则脉浮数或浮紧。

【辨证要点】以干咳无痰，或痰少而黏及表证症状为辨证要点。

（六）大肠湿热证

【临床表现】腹痛，暴注下迫，色黄而臭，或下利赤白脓血，里急后重，或腹泻不爽，粪质黏稠腥臭，伴有肛门灼热，小便短赤，身热口渴，舌红苔黄腻，脉滑数或濡数。

【证候分析】本证是指由于湿热侵袭大肠所表现的证候。多由外感湿热之邪，或饮食不节等因素造成。湿热之邪蕴结于大肠，则腹痛，里急后重；湿热内蕴肠道，则下利赤白脓血；湿热下注，气机逆乱，清浊不分，则暴注下迫、色黄而臭，伴有肛门灼热，小便短赤，身热口渴；舌红苔黄腻，脉滑数或濡数，均为湿热内蕴的表现。

【辨证要点】以腹痛，泄泻及湿热症状为辨证要点。

（七）大肠实热证

【临床表现】壮热或日晡潮热，腹满拒按，大便秘结，或热结旁流，气味恶臭，汗出口渴，甚则神昏谵语，小便短赤，舌红，苔黄而燥，脉沉实有力。

【证候分析】本证是指由于邪热入里，与肠中糟粕互结，燥便内结所表现的证候（又称阳明腑实证或肠热腑实证）。多由邪热炽盛，汗出过多，或误用汗法，致使肠中干燥，里热更甚，燥便内结所致。阳明里热炽盛，而阳明经气旺盛于日晡之时，则见壮热或日晡潮热；热甚伤津，则汗出口渴、小便短赤、舌红，苔黄而燥；腑气不通，则腹满拒按，大便秘结，或热结旁流，气味恶臭；热扰心神则神昏谵语；脉沉实有力，为邪热与燥便内结之象。

【辨证要点】以腹满拒按，大便秘结，或热结旁流及里热炽盛症状为辨证要点。

（八）大肠津亏证

【临床表现】大便秘结干燥，难以排出，常数日一行，口燥咽干，或伴腹胀，头晕，口臭，舌红少津，脉细涩。

【证候分析】本证是指津液不足，不能濡润大肠，传导失司所致的证候。本证多由素体阴亏。或久病伤阴，或热病后伤津，或汗、吐、下太过所致。津液不足。肠失濡润，传导不利，则大便干结，难以排出，常数日一行。津液不足，无力上荣于舌面，故口燥咽干；腑气不通，则腹胀；浊气上泛，则口臭、头晕；阴伤则阳亢，故舌红少津；津亏脉道失充，则脉细涩。

【辨证要点】以大便秘结干燥，排出困难及津液亏虚症状为辨证要点。

三、脾与胃病辨证

脾病常见症状为食欲不振，腹满，便溏，内脏下垂，出血等症状。胃病常见症状为胃脘胀痛，恶心，呕吐，嗳气，呃逆等。脾与胃病常见证候如下。

（一）脾气虚证

【临床表现】形体消瘦，面色萎黄，倦怠乏力，头目昏花，纳少腹胀，大便稀溏，舌淡苔薄，脉细弱。

【证候分析】本证是指脾气虚运化失司所表现的证候。多因饮食失调、劳累过度等导致脾气损伤而形成。脾气虚则运化无力，水谷精微生化不足，肢体失其充养，故形体消瘦，面色萎黄，倦怠乏力；脾失健运，水湿不化，影响胃的受纳，则纳少腹胀，大便稀溏；舌淡苔薄，脉细弱，为气血亏虚之象。

【辨证要点】以纳少，腹胀，便溏及气虚症状为辨证要点。

（二）脾虚气陷证

【临床表现】脘腹坠胀，食后益甚；或便意频数，肛门坠重；或泄泻久痢不止，甚至脱肛；或子宫下垂；或胃下垂；或肾下垂；或小便混浊如米泔；伴有头晕目眩，肢体倦怠，声低懒言，舌淡苔白，脉弱。

【证候分析】本证是指由于脾气虚弱，升举无力而下陷所表现的证候，又称中气下陷证。本证属于脾气虚的进一步发展，多因久泻久利，或劳累过度，或妇女胎产过多等原因损伤脾气所致。脾气虚弱，中气下陷，升托无力，则脘腹坠胀，便意频数，肛门坠重，或泄泻久痢不止，甚至脱肛；或子宫下垂；或胃下垂；或肾下垂；脾气下陷，精微不能正常输布，清浊不分，下注膀胱，则小便混浊似米泔；清阳不升，清窍失养，则头晕目眩，肢体倦怠，声低懒言，舌淡苔白，脉弱。

【辨证要点】以脘腹坠胀，泄泻久痢，内脏下垂及气虚症状为辨证要点。

（三）脾不统血证

【临床表现】尿血、便血、肌衄、齿衄，或妇女月经过多、崩漏；伴神疲乏力，面色萎黄，气短懒言，食少便溏，舌淡苔白，脉细弱。

【证候分析】本证是指由于脾气虚弱，统摄血液的功能失常，而致血溢脉外为主要表现的证候。多因久病气虚，或劳倦内伤损伤脾气所致。脾不统血，脾气虚弱，统摄无权，则便血、尿血、肌衄、齿衄，或妇女月经过多、崩漏；面色萎黄，气短懒言，食少便溏，舌淡苔白，脉细弱，为脾气虚典型表现。

【辨证要点】以各种慢性出血症及脾气虚症状为辨证要点。

（四）脾阳虚证

【临床表现】脘腹胀满，冷痛绵绵，喜温喜按，纳少腹胀，形寒肢冷，大便清稀，甚则完谷不化，面白少华，口淡不渴，或见肢体浮肿，或见白带清稀量多，舌体淡胖或有齿痕，苔白滑，脉沉迟弱。

【证候分析】本证是指由于脾的阳气亏损，失于温运，阴寒内生所表现的证候。多由脾气虚证进一步发展而成，亦可由于饮食失调，过食生冷等原因所致。

脾阳虚衰，水谷受纳和运化失司则纳少腹胀，大便稀薄，甚则完谷不化；阳虚生内寒，寒凝气滞，则见脘腹冷痛，喜温喜按；阳气不能透达四肢，则形寒肢冷；水湿内停，则见白带清稀量多，舌体淡胖或有齿痕，苔白滑，脉沉迟弱。

【辨证要点】以腹胀，腹痛、大便清稀及阳虚证为辨证要点。

（五）寒湿困脾证

【临床表现】脘腹胀闷，腹痛便溏，纳呆，口腻，泛恶欲吐，或头身困重，口淡不渴，或肢体浮肿，小便短少，或身目发黄，黄色晦暗，或妇女白带量多，舌淡胖，苔白滑或白腻，脉濡缓。

【证候分析】本证是指由于寒湿内盛，脾阳被困，脾不健运所表现的证候。多因饮食生冷寒凉之品，或涉水淋雨，久居潮湿等致寒邪内侵；或因嗜食肥甘，湿浊内生，困阻中焦所致；脾为湿土之脏，喜燥恶湿，寒湿困脾，则见脘腹胀闷，腹痛便溏，纳呆，口腻，口淡不渴；中阳受损，胃失和降，则见泛恶欲吐；湿邪循经而上，清阳不展，则见头身困重；寒湿困遏脾阳，水液代谢失常，则见肢体浮肿，小便短少；舌淡胖，苔白滑或白腻，脉濡缓，为寒湿困脾之象。

【辨证要点】以脘腹胀闷，腹痛便溏及寒湿症状为辨证要点。

（六）湿热蕴脾证

【临床表现】脘腹痞闷胀满，纳呆，呕恶欲吐，口中黏腻，肢体困重，便溏不爽，小便短赤，渴不多饮，或身热不扬，汗出热不退，或见面目或肌肤发黄，黄色鲜明，或皮肤发痒，舌红苔黄腻，脉濡数。

【证候分析】本证是指由于湿热内蕴中焦，脾失健运，胃失纳降而形成的证候，又称中焦湿热证。多由感受湿热之邪，或过食辛热肥甘，或嗜酒无度，致使湿热内蕴脾胃所致。湿热中阻，气机不畅，浊气不降，则见脘腹痞闷胀满，纳呆，呕恶欲吐；湿热下注，则便溏不爽，小便短赤；湿性重浊，则身重肢倦；湿热熏灼肝胆，胆汁外溢，则面目或肌肤发黄，黄色鲜明，或皮肤发痒；湿热内盛，则舌红苔黄腻，脉濡数。

【辨证要点】以腹胀，纳呆，便溏及湿热症状为辨证要点。

（七）胃阴虚证

【临床表现】胃脘隐隐灼痛，或脘痞不舒，饥不欲食，或干呕呃逆，口燥咽干，大便干结，小便短少，舌红苔少，脉细数。

【证候分析】本证是指由于胃阴不足，胃失濡润及和降所表现的证候。多由温热病后期，胃阴耗伤，或吐泻太过，伤津耗液等原因所致。胃阴不足，虚热内生，则胃脘隐隐灼痛；胃失和降，则饥不欲食，或胃脘嘈杂；胃阴不足，津液不能上承，则见口燥咽干；肠道失于濡润，则大便干结，小便短少；舌红苔少，脉细数，为阴虚火旺之象。

【辨证要点】以胃脘隐隐灼痛，饥不欲食及阴虚症状为辨证要点。

（八）胃热炽盛证

【临床表现】胃脘灼痛，拒按，渴喜冷饮，或消谷善饥，或见口臭，牙龈肿痛溃烂，齿衄，大便秘结，小便短黄，舌红苔黄，脉数有力。

【证候分析】本证是指由于胃中火热炽盛，胃失和降所表现的实热证候，又称胃热证、胃火证，或胃实热证。多由饮食不节，或七情久郁化火等原因所致。

胃中积热，阻塞胃气，则胃脘灼痛，拒按；热盛伤津，则渴喜冷饮，大便秘结，小便短黄；胃热循经上行，则牙龈肿痛溃烂，齿衄；胃中浊气上逆，则口臭；胃热炽盛，腐熟太过，则消谷善饥；舌红苔黄，脉数有力，为里热炽盛之象。

【辨证要点】以胃脘灼痛，渴喜冷饮，口臭，牙龈肿痛溃烂及实热症状为辨证要点。

（九）食滞胃脘证

【临床表现】胃脘部胀满疼痛，拒按，嗳腐吞酸，或呕吐酸腐食物，吐后胀痛得减，或腹痛肠鸣，排便不爽，泻下酸腐臭秽，舌苔厚腻，脉沉实或弦滑。

【证候分析】本证是指由于饮食停滞于胃脘，不能腐熟，胃失和降所表现的证候。多由饮食不节，暴饮暴食，或脾胃虚弱，运化失司等原因所致。胃主受纳腐熟水谷，以降为和，暴饮暴食，饮食不化，则胃脘部胀满疼痛，拒按，嗳腐吞酸；食浊下行大肠，气机阻塞，则腹痛肠鸣，排便不爽，泻下酸腐臭秽；舌苔厚腻，脉沉实或弦滑，为典型食积表现。

【辨证要点】以胃脘部胀满疼痛，嗳腐吞酸及泻下酸腐臭秽为辨证要点。

四、肝与胆病辨证

肝病常见症状为精神抑郁，急躁易怒，头晕目眩，胸胁或少腹胀痛，肢体震颤，四肢抽搐及月经不调等。胆病常见症状为口苦，黄疸，惊悸及消化异常等。肝与胆病常见证候如下。

（一）肝血虚证

【临床表现】头晕目眩，面色淡白无华或萎黄，两目干涩，视力下降或夜盲，手足麻木震颤，筋脉拘急，爪甲不荣，月经量少，色淡或经闭，唇舌淡，苔薄白，脉弦细。

【证候分析】本证是指由于肝血不足，机体失于濡养所表现的证候。多因脾肾亏虚，生化之源不足，或因久病营血亏虚所致。肝血不足，则见头晕目眩，面色淡白无华或萎黄，两目干涩，视力下降或夜盲；肝主筋，肝血虚，筋脉失养，则手足麻木震颤，筋脉拘急，爪甲不荣，月经量少，色淡或经闭；唇舌淡，苔薄白，脉弦细，为血虚之象。

【辨证要点】以头晕目眩，视力下降，肢体麻木及血虚症状为辨证要点。

（二）肝阴虚证

【临床表现】眩晕，目涩干痛，面部烘热，或胁肋隐隐灼痛，或五心烦热，潮热盗汗，手足蠕动，口燥咽干，舌红少津，脉弦细数。

【证候分析】本证是指由于肝阴不足，阴不制阳，虚热内扰所表现的证候。多由情志不遂，肝郁化火，火灼伤阴等原因所致。肝阴亏虚，不能上濡头目，则头晕眼花，目涩干痛；阴虚火旺，则面部烘热，或胁肋隐隐灼痛，或五心烦热，潮热盗汗，肝阴不足，筋失濡养，则手足蠕动；舌红少津，脉弦细数，为阴虚火旺之象。

【辨证要点】以眩晕，目涩，胁肋隐痛及阴虚症状为辨证要点。

（三）肝阳上亢证

【临床表现】头目胀痛，眩晕耳鸣，面红目赤，急躁易怒，失眠多梦，腰膝酸软，头重脚轻，或五心烦热，面部烘热，舌红苔黄，脉弦有力或弦细数。

【证候分析】本证是指由于肝肾之阴不足，肝阳上亢所表现的证候。多由肝肾阴虚，不能制约肝阳，或情志不遂，久郁化火，内耗阴血等原因所致。肝阴不足，肝阳上亢，气血并走于上，则头目胀痛，眩晕耳鸣，面红目赤；肝失调达则急躁易怒；肝肾之阴亏于下，肝阳亢于上，则腰膝酸软，头重脚轻；五心烦热，面部烘热，舌红苔黄，脉弦有力或弦细数为肝阴虚典型表现。

【辨证要点】以头目胀痛，眩晕耳鸣，急躁易怒及腰膝酸软，头重脚轻等上盛下虚症状为辨证要点。

（四）肝火炽盛证

【临床表现】头痛眩晕，耳鸣耳聋，急躁易怒，胁肋疼痛，面红目赤，甚至吐血、衄血，口苦，苔黄，脉弦数。

【证候分析】本证是指由于肝火炽盛，气火上逆所致的病证。多因情志不遂，肝郁化火，或他脏之火传于肝，导致肝火内盛所致。肝火内盛，上冲头面，则头痛眩晕、面红目赤；肝失调达，则急躁易怒；肝火循经入胆经，则耳鸣、耳聋，口苦；热盛迫血妄行，则吐血、衄血；苔黄，脉弦数，为肝经火热炽盛表现。

【辨证要点】以头痛眩晕，烦躁耳鸣，胁肋疼痛及实热症状为辨证要点。

（五）肝郁气滞证

【临床表现】情志抑郁，急躁易怒，胸胁少腹胀闷或窜痛，喜太息，或自觉咽中有物吐之不出，咽之不下，俗称“梅核气”，或有颈部瘿瘤，妇女乳房作胀结块，月经失调，痛经，闭经，舌苔薄白，脉弦。

【证候分析】本证是指由于肝的疏泄功能失常，气机失调郁滞所表现的证候。本证多由精神刺激、情志抑郁或其他脏腑病证长期不愈，影响了肝的疏泄功能所致。肝气郁结，气机不畅，则情志抑郁，急躁易怒，胸胁少腹胀闷或窜痛，喜太息；肝气郁结，津聚成痰，痰随气逆，搏于咽喉，则自觉咽中有异物，或有颈部瘿瘤；肝郁气滞，血行不畅，冲任失调，则妇女乳房作胀结块，月经失调，痛经，闭经；舌苔薄白，脉弦为肝郁气滞之象。

【辨证要点】以情志抑郁，胸胁、少腹胀闷或窜痛及气滞症状为辨证要点。

（六）肝风内动证

本证是指临床出现眩晕欲仆，震颤，抽搐等症状的病证。临床常见有肝阳化风、热极生风、阴虚动风和血虚生风四种。

【临床表现】眩晕欲仆，肢体震颤，项强肢麻，头痛头摇，或突然晕倒，神志模糊，口眼㖞斜，半身不遂，语言不清，甚至昏迷，舌红，脉弦数有力。（表8－5）

表8－5 肝风内动四证鉴别

证别	病因病机	主症特点	兼症	舌脉
肝阳化风	肝肾阴虚，肝阳上亢，升动无制，亢极生风	眩晕欲仆，头摇肢颤，项强言謇，肢麻；头重步履不正，或卒然晕倒或半身不遂	眩晕等肝阳上亢之症	舌红苔白或腻，脉细有力
热极生风	邪热炽盛，燔灼肝经，引动肝风	手足抽搐，颈项强直，角弓反张，牙关紧闭，两目上视	高热神昏、躁扰如狂	舌红绛苔黄燥，脉弦数有力
阴虚动风	阴液亏虚，筋脉失养，肝风内动	手足蠕动	五心烦热、潮热盗汗、目涩眼花、口燥咽干	舌红少津，脉弦细数
血虚生风	血液亏虚，筋脉失养，肝风内动	手足麻木，肢体震颤，肌肉瞤动，关节拘急不利	眩晕面白、夜盲、爪甲不荣	舌淡，脉细

【辨证要点】肝阳化风以素有肝阳上亢病史，突发晕倒，半身不遂为辨证要点；热极生风以高热、神昏伴动风症状为辨证要点；阴虚动风以阴虚及动风症状为辨证要点；血虚生风以血虚与动风症状为辨证要点。

五、肾与膀胱病辨证

肾病临床常见的症状为腰膝酸软，耳鸣耳聋，发白早脱，齿摇，阳痿、遗精，精少、不育，女子经少经闭、不孕，以及二便异常等。膀胱病常见症状为尿频，尿急，尿痛等。肾与膀胱病常见证候如下。

（一）肾阳虚证

【临床表现】神疲乏力，腰膝酸冷而痛，形寒肢冷，尤以下肢为甚，男子阳痿、早泄、滑精、精冷，女子性欲低下、宫寒不孕，或久泄不止，完谷不化，五更泄泻，或小便频数清长，夜尿频多，面色㿠白或黧黑，舌淡苔白，脉沉迟无力。

【证候分析】本证是指由于肾阳亏虚，对机体的温煦及气化功能减弱所表现的虚寒证候。多因素体阳虚，或久病伤阳，或年高肾阳亏虚，或他脏疾病累及肾脏所致。肾阳虚衰，温煦无力，故面色㿠白或黧黑，神疲乏力，腰膝酸冷而痛，形寒肢冷，腰膝酸冷而痛；肾主水，与膀胱互为表里，肾阳虚，则膀胱气化不利，小便频数清长，夜尿频多；肾主生殖，阳虚火衰，生殖功能减退，故男子阳痿、早泄、滑精、精冷，女子性欲低下，宫寒不孕；舌淡苔白，脉沉迟无力，均为阳气不足之征。

【辨证要点】以腰膝酸冷而痛，生殖功能下降，夜尿多及虚寒症状为辨证要点。

（二）肾阴虚证

【临床表现】腰膝酸软，眩晕耳鸣，失眠多梦，男子阳强易举、遗精早泄，女子经少经闭或崩漏，形体消瘦，潮热盗汗，五心烦热，午后颧红，咽干舌燥，舌红苔少，脉细数。

【证候分析】本证是指由于肾阴液不足，失于濡养，虚火内扰所致的证候。多由先天不足，久病及肾，或温热病后期，灼伤肾阴等原因所致。肾阴亏虚，不能生髓、养脑、充骨，故腰膝酸软，眩晕耳鸣；虚火上扰心神，则失眠多梦；形体消瘦，潮热盗汗，五心烦热，午后颧红，咽干舌燥，舌红苔少，脉细数，为阴虚内热之象。

【辨证要点】以腰膝酸软，眩晕耳鸣，男子遗精早泄，女子月经不调及阴虚症状为辨证要点。

（三）肾精不足证

【临床表现】小儿发育迟缓，身材矮小，囟门迟闭，骨骼痿软，智力低下；成人早衰，发脱齿摇，耳鸣耳聋，健忘恍惚，足软无力，反应迟钝；男子精少不育，女子经闭不孕，性功能减退，舌淡，脉虚弱。

【证候分析】本证是指由于肾精亏损，髓海空虚，生殖生长发育功能低下所产生的证候。多由先天禀赋不足，或后天失养，元气不足等原因所致。肾藏精，主生殖，为生长发育之本。肾精不足，不能化气生血，充养肌骨及脑髓，故小儿发育迟缓，身材矮小，囟门迟闭，骨骼痿软，智力低下；成人则见早衰，发脱齿摇，耳鸣耳聋，健忘恍惚，足软无力，反应迟钝；肾主生殖，肾精亏损，则男子精少不育，女子经闭不孕，性功能减退；舌淡，脉虚弱，为肾精不足之象。

【辨证要点】以小儿发育迟缓，成人早衰及生殖功能下降为辨证要点。

（四）肾虚水泛证

【临床表现】腰膝冷痛，形寒肢冷，腹部胀满，身体浮肿，腰以下尤甚，按之没指，小便短少；或见心悸气促；或见咳嗽气喘，痰涎稀白，不得平卧，舌淡胖边有齿痕，苔白滑，脉沉迟无力。

【证候分析】本证是指由于肾气亏虚，下元失固所表现的证候。多由年高体弱，肾气亏虚，或先天禀赋不足，肾气不充等原因所致。肾阳虚衰，水液代谢失调，水邪泛溢于肌肤，则身体浮肿，腰以下尤甚，按之没指；肾阳虚衰，脾失健运，气机阻滞，则脘腹胀满；肾虚水泛，上凌于心，则心悸气促；寒水射肺，肺失宣降，则见咳嗽气喘，痰涎稀白，不得平卧；舌淡胖边有齿痕，苔白滑，脉沉迟无力，为肾阳虚、水饮内停之象。

【辨证要点】以身体浮肿，腰以下尤甚，小便短少及肾阳虚症状为辨证要点。

（五）膀胱湿热证

【临床表现】尿频，尿急，尿道灼痛，尿涩量少，小便黄赤混浊，或尿血，或尿有砂石，小腹胀痛，或伴有发热，腰部胀痛，或少腹拘急，或心烦，舌红，苔黄腻，脉滑数。

【证候分析】本证是指由于湿热蕴结膀胱，膀胱气化不利，开合失常所表现的证候。多由感受湿热之邪，侵及膀胱；或饮食不节，湿热内生等原因所致。湿热蕴结于膀胱，气化失常，则尿频、尿急，尿涩、量少，尿道灼热疼痛，小便黄赤混浊；热盛于里，湿热下注，则见尿血；热灼伤津，渣质沉结为石，故尿有砂石，小腹胀痛，腰部胀痛，或少腹拘急；舌红，苔黄腻，脉滑数，为湿热内蕴之象。

【辨证要点】以尿频，尿急，尿道灼痛，尿涩量少及湿热症状为辨证要点。

六、脏腑兼病辨证

（一）心肾不交证

【临床表现】心烦少寐，多梦，头晕耳鸣，心悸健忘，腰膝酸软或遗精，五心烦热或潮热盗汗，口咽干燥，舌红少苔或无苔，脉细数。

【证候分析】本证是指由于心肾阴虚火旺，水火既济失调所导致的证候。肾阴亏虚，心阳偏亢，心神不宁，故心烦少寐，多梦，心悸；阴精不足，头目失养，脑髓不充，故健忘、头晕、耳鸣、咽干口燥；肾主骨，腰为肾之府，肾虚则腰膝酸软或遗精；阴虚阳亢，虚火妄动，故五心烦热或潮热盗汗，口咽干燥，舌红少苔，脉细数均为阴虚火旺之象。

【辨证要点】以心烦少寐，腰膝酸软，耳鸣遗精及阴虚症状为辨证要点。

（二）心肾阳虚证

【临床表现】心悸怔忡，面色㿠白，畏寒肢冷，腰膝酸软冷痛，或肢体浮肿，下肢为甚，小便不利，唇甲青紫，舌淡紫，苔白滑，脉沉弱。

【证候分析】本证是指由于心肾两脏阳气虚弱，失于温煦，阴寒内盛所致的证候。心阳虚，阴寒内生，无力温煦则心悸怔忡，面色㿠白，畏寒肢冷，腰膝酸软冷痛；肾阳虚，无力运化水湿，则肢体浮肿，下肢为甚，小便不利；唇甲青紫，舌淡紫，苔白滑，脉沉弱则为阳虚阴盛之候。

【辨证要点】以心悸怔忡，腰膝酸冷，尿少浮肿及阳虚症状为辨证要点。

（三）心肝血虚证

【临床表现】心悸健忘，头晕目眩，失眠多梦，两目干涩，视物模糊，或肢体麻木、震颤拘挛，或女子月经量少色淡，甚则经闭，面白无华，爪甲不荣，舌淡苔白，脉细弱。

【证候分析】本证是指由于心肝两脏血虚，组织器官失于濡养所导致的证候。

心血亏虚，心神失养，故心悸健忘，失眠多梦；肝开窍于目，肝血虚则两目干涩，视物模糊；肝在体合筋，其华在爪，故肝血虚，无力濡养筋脉及爪甲，则肢体麻木、震颤拘挛，爪甲不荣；血虚冲任衰少，则女子月经量少色淡，甚则经闭；舌淡苔白，脉细弱，为气血俱亏之象。

【辨证要点】以心悸健忘，失眠多梦，爪甲不荣，肢麻及血虚症状为辨证要点。

（四）心脾两虚证

【临床表现】心悸怔忡，头晕健忘，失眠多梦，食欲不振，倦怠乏力，腹胀便溏，面色萎黄，或见皮下出血，女子月经量少色淡，淋沥不尽，舌淡嫩，脉细弱。

【证候分析】本证是指由于心血不足，脾虚气弱所导致的证候。心血亏虚，心神失养，故心悸健忘，失眠多梦；脾虚运化失职，故食欲不振，腹胀便溏，倦怠乏力；血虚不荣，故面色萎黄；脾虚不能统血，则见皮下出血、女子月经量少色淡，淋沥不尽；舌淡嫩，脉细弱，为气血俱亏之象。

【辨证要点】以心悸失眠，食少便溏，慢性出血及气血两虚症状为辨证要点。

（五）脾肺气虚证

【临床表现】纳少，腹胀，便溏，久咳不愈，气短而喘，声低懒言，乏力少气，或见面浮肢肿，面白无华，或吐痰清稀而多，舌质淡，苔白滑，脉细弱。

【证候分析】本证是指由于脾肺两脏气虚，出现脾失健运，肺失宣降所导致的证候。脾气虚，无力运化水谷精微，则纳少，腹胀，便溏，面浮肢肿；肺气亏虚，宣降无力，故久咳不止，气短而喘，吐痰清稀而多；舌质淡，苔白滑，脉细弱均为气虚之象。

【辨证要点】以纳少，便溏，咳喘，痰液清稀及气虚症状为辨证要点。

（六）肝胃不和证

【临床表现】胃脘、胁肋胀满疼痛，或为窜痛，呃逆嗳气，吞酸嘈杂，情志不遂，烦躁易怒，善太息，食纳减少，舌苔薄白或薄黄，脉弦或弦数。

【证候分析】本证是指由于肝气郁滞，横逆犯胃，胃失和降所致的证候，又称肝气犯胃证或肝胃气滞证。肝脉布于两胁，肝郁气滞，经气不利，故胁肋胀满疼痛；肝气横逆，气滞胃脘，故胃脘胀满疼痛；胃失和降，则呃逆嗳气；气郁化热，故吞酸嘈杂，舌苔黄；肝失条达，故烦躁易怒，脉弦。

【辨证要点】以胃脘、胁肋胀满疼痛，嗳气吞酸及气郁症状为辨证要点。

（七）肝胆湿热证

【临床表现】胁肋灼热胀痛，或胁下有痞块按之疼痛，或寒热往来，或身黄，目黄，小便黄，色鲜明如橘子色，发热，口苦，纳差，恶心呕吐，腹胀，大便或闭或溏，舌红，苔黄腻，脉弦数或弦滑。

【证候分析】本证是指由于湿热内蕴肝胆，导致疏泄失常所表现的证候。多由感受湿热之邪，或偏嗜肥甘厚味，酿湿生热等原因所致。湿热交争，气机阻滞则见胁肋灼热胀痛，或胁下有痞块按之疼痛；湿热内蕴肝胆，疏泄失常，胆汁外溢于皮肤，则见身黄，目黄，小便黄，色鲜明如橘子色；湿热内困，脾胃功能失常，则见纳差，恶心呕吐，腹胀，大便或秘或溏，舌红，苔黄腻，脉弦数或弦滑为肝经湿热之象。

【辨证要点】以胁肋灼热胀痛，身目发黄及湿热症状为辨证要点。

（八）脾肾阳虚证

【临床表现】面色㿠白，形寒肢冷，腰膝或下腹冷痛，久泄久痢不止，或面浮身肿、小便不利，甚则腹胀如鼓，或五更泄泻，完谷不化，粪质清冷，舌质淡胖，舌苔白滑，脉沉迟无力。

【证候分析】本证是指由于脾肾阳气亏虚，温化失权所导致的证候。脾肾阳气虚衰，不能温煦形体，故形寒肢冷，面色㿠白；阴虚内寒，经脉凝滞，故腰膝或脘腹冷痛；脾阳亏虚，水谷不能腐熟运化，故下利清冷；阳气虚衰，水湿不运，故小便不利、面浮肢肿，甚者腹胀如鼓；命门火衰，则五更泄泻；舌质淡胖，苔白滑，脉沉弱，均是阳虚之象。

【辨证要点】以腰膝脘腹冷痛，久泻久痢，五更泄泻及阳虚症状为辨证要点。

目标检测

答案解析

一、选择题

1. 下列属于热证临床表现的是（　）

A. 喜热饮　　B. 喜冷饮　　C. 喜暖

D. 面白　　E. 大便稀溏

2. 下列不属于亡阴症状的是（　）

A. 肌肤灼热　　B. 肌肤冷　　C. 汗热而黏

D. 口渴喜冷饮　　E. 舌干红

3. 八纲辨证中判断病位浅深和病势趋向的纲领是（　）

A. 表里　　B. 寒热　　C. 虚实
D. 阴阳　　E. 脏腑

4. 咳嗽，痰黄质稠，鼻塞，流黄浊涕，发热，微恶风寒，口微渴，咽喉肿痛，舌尖红，苔薄黄，脉浮数。属于（　）
A. 肺气虚证　　B. 肺阴虚证　　C. 风热犯肺证
D. 风寒袭肺证　　E. 燥邪犯肺证

5. 脘腹坠胀，食后益甚；或便意频数，肛门坠重；或泄泻久痢不止，甚至脱肛，见于（　）
A. 脾气虚证　　B. 脾虚气陷证　　C. 脾不统血证
D. 寒湿困脾证　　E. 湿热蕴脾证

6. 患者，女，45岁。胸胁灼痛，头胀头晕，急躁易怒，面红目赤，烦热口苦，咳嗽阵作，甚则咳血，痰黄稠黏，舌红，苔薄黄，脉象弦数。辨证属于（　）
A. 心脾两虚证　　B. 脾肺气虚证　　C. 肺肾阴虚证
D. 肝火犯肺证　　E. 肝胃不和证

7. 患者，男，50岁。腹痛，暴注下迫，色黄而臭，伴有肛门灼热，小便短赤，身热口渴，舌红苔黄腻，脉滑数。辨证属于（　）
A. 痰湿阻肺证　　B. 大肠湿热证　　C. 肠热腑实证
D. 燥邪犯肺证　　E. 风寒袭肺证

8. 患者，男，52岁。腰膝冷痛，腹部胀满，身体浮肿，腰以下尤甚，按之没指，咳嗽气喘，痰涎稀白，不得平卧，舌淡胖齿痕，苔白滑，脉沉迟无力。辨证属于（　）
A. 肾阳虚证　　B. 肾阴虚证　　C. 肾精不足证
D. 肾虚水泛证　　E. 膀胱湿热证

二、思考题

1. 脾气虚、脾阳虚、脾虚气陷、脾不统血四证如何鉴别？
2. 怎样区分肾阴虚证与肾精不足证？

（张灿云）

书网融合……

本章小结　　微课　　题库

第九章　养生与防治

学习目标

1. 通过本章学习，重点掌握养生的原则、治未病的预防思想及中医治则的基本内容。

2. 学会用中医治未病的思想预防疾病、用中医治则治疗疾病，具有运用养生与防治的理论指导人体的养生与疾病防治的能力。

养生是遵循人类的生命发展规律和各种保养身体的原则及方法。预防是采取各种防护措施和手段，避免疾病的发生与发展。治则是在中医理论指导下制定的疾病治疗法则，对临床立法、处方、用药具有普遍的指导意义。

中医学在长期的医疗实践中，形成了一套比较完整的养生、预防、治疗、保健理论，其基本原则在养生保健、疾病防治、健康教育中具有重要指导意义。

情境导入

情境描述　一日扁鹊见魏文候，魏文侯问扁鹊：“你们兄弟三人，谁的医术最好？”扁鹊说：“我大哥最好，二哥次之，我最差。”魏文侯问：“为什么？”扁鹊说：“我大哥治病，从人的神态上就能预先看到疾病将要发生，在疾病还没有形成之前就将它祛除了，所以他的名声无法外传。二哥治病，是在病情初起之时，疾病刚刚显露出小小的苗头就被他治好了，所以他的名气只限于本乡里。而我是在病情严重之时进行治疗，别人都以为我的医术高明，所以我名闻天下。”魏文侯听了感叹不已。

讨论　1. 请根据以上描述分析为什么大哥的医术最高？

2. 说出中医学“不治已病治未病”的临床意义。

第一节　养　生

PPT

养生又称为摄生、卫生、道生、保生，最早见于《庄子·养生主》。所谓养，即保养、修养、调养、培养、补养、护养之意，所谓生，即生命、生存、生长之意。养生就是遵循生命发展的客观规律，通过养精神、顺四时、调饮食、练形体、适寒温、慎房事等各种方法，为达到保养身体、减少疾病、增进健康、延年益寿的目的，所进行的一种综合性的强身益寿保健活动。

一、养生的意义

中医养生学是在中医理论指导下，根据人体生命活动变化规律，研究调摄身心、增强体质、预防疾病、延年益寿的理论和方法的中医学科。

养生的意义重大，对个人而言，提高身体素质，促进健康，增强防病抗衰的能力，达到延年益寿。对社会而言，提高国民健康意识，促进国民健康，减轻国家卫生工作负担，有利于实现健康养老的社会目标，为社会和谐、稳定、健康发展提供保障。

（一）增强体质

体质的形成关系到先天和后天两个方面。先天因素取决于父母之禀赋，后天因素则包括饮食营养、生活起居、精神意志、劳动锻炼等多个方面。体质是相对稳定的、可调的，可以通过中医养生调摄的方法进行改善。倘若父母平时注意养生调摄，则子女就能获得较强的生命力，体质也较强壮。如先天禀赋薄弱之人，后天摄养得当，加强锻炼，可使体质由弱变强，弥补先天不足而长寿。如后天精神愉悦、饮食合理、生活规律、劳逸结合、锻炼适度等，皆可改善体质，使体质日益增强，促进人体的身心健康。

（二）预防疾病

疾病可以削弱人体脏腑的功能，耗散体内的精气，缩短人的寿命。如何有效地预防疾病的发生、维护健康，也是养生的意义所在。疾病的发生是因人体正气相对不足，邪气乘虚而入，破坏体内相对平衡状态所致。通过中医养生调摄，一方面可以保养正气，提高机体抵御病邪的能力，另一方面防止邪气的侵袭，预防疾病的发生。

（三）延缓衰老

人的生命是有一定限度的，要经历生、长、壮、老、已不同的生命过程。衰老是生命活动不可抗拒的自然规律，与人的寿命有着密切的关系。衰老之迟早、寿命之长短，并非人人相同，多与养生有关。早在《黄帝内经》中就认为人的自然寿命（即“天年”）可达百岁以上，如《素问·上古天真论》云：“上古之人，春秋皆度百岁。”但现实生活中，人们过早衰亡，未达“天年”之寿命。这种早衰现象，除了先天禀赋差异之外，还与后天不良生活习惯、社会因素、自然环境、精神刺激等对人体的不良影响有关。尽管如此，世上百岁的老人也并不鲜见，其长寿之奥秘，在于掌握了养生之道，调摄有方。因此，在日常生活中能够持之以恒自我养生保健，就可延缓衰老的进程，尽享“天年”。

二、养生的原则

中医养生学有着完善的理论基础，丰富的实践经验，养生之法颇多，但其基本原则，可归纳为以下几个方面。

（一）阴阳调和，顺应自然

养生的根本目的在于调节阴阳平衡，保持阴平阳秘的状态。《素问·生气通天论》云：“阴平阳秘，精神乃治，阴阳离决，精气乃绝。”这是中医养生保健、预防治疗的基本原则。中医养生学认为人体是一个有机的整体，其脏腑、经络、气血、津液等必须保持相对的稳定和协调，才能维持阴平阳秘的生理状态，保证机体的健康。人体与外界环境有着不可分割的联系，人与自然界息息相通，天人相应。自然界的各种变化，都会直接或间接地影响人体，出现各种不同的生理或病理反应。人类必须顺应自然来养生调摄，人体内外的阴阳达到平衡协调，内外环境处于和谐的状态，各脏腑的生理活动就能规律有序，身体才能得以健康。若不能顺应自然，适应自然环境的变化，人体内外的阴阳则会失衡，各脏腑的生理活动也会紊乱无序，健康便会受到威胁。

（二）形神共养，养神为先

形，指人体的脏腑身形；神，指人的精神活动。所谓养形，主要是指摄养人体的脏腑、肢体、精、气血、津液等，凡调饮食、节劳逸、慎起居、避寒暑、勤锻炼等养生之法，多属养形的范畴。所谓养神，主要是指调摄人的精神、意识、思维活动等。养神要以养心为首务，要保持精神乐观愉悦，思想安定清静，不妄发喜怒，不贪欲妄想，尽量避免不良的精神刺激和过度的情绪波动。

中医养生既注重养形，又注重养神，主张形神共养，养神为先，“得神者昌，失神者亡”。形体是生命的基础，只有形体完备，才能产生正常的精神活动；精神活动是生命的主宰，只有精神调畅，才能促进脏腑的生理功能。形乃神之宅，神乃形之主，无神则形无以主，无形则神无以附，形神合一，相辅相成，不可分离，共同构成了人的生命活动。故《素问·上古天真论》云：“虚邪贼风，避之有时，恬淡虚无，真气从之，精神内守，病安从来。”指出遵循外避邪气以养形，内葆真气以养神的形神共养之法，才能“形与神俱，而尽终其天年”。

（三）脏腑协调，脾肾为本

脏腑功能协调，机体则按正常规律生化，身体也就健康强壮，精力充沛，可得长寿。脏腑功能失调，则脏腑新陈代谢异常，身体虚弱，精神不振，未老先衰，过早夭亡。五脏六腑之中，必须重视脾肾功能的维护和协调。肾为先天之本，肾中精气的盛衰，与人的生长发育及衰老过程有直接的关系。肾气充足，则精神健旺，身体健康，寿命延长；肾气衰少，则精神疲惫，体弱多病，寿命短夭。脾为后天之本，气血生化之源，饮食中的精微物质必须依靠脾的运化才能化生为气血，充养人体之精气，为人体生命活动提供物质基础。脾胃功能健旺，水谷精微化源充足，精气充沛，脏腑功能强盛，体健神旺。总之，人体生命活动的根基是肾，保障是脾，二者相互依存，相互促进，相互补充。在养生保健中，调摄脏腑，应以脾肾为先，使各脏腑功能强健，精气血津液充足，从而达到健康长寿之目的。

（四）动静结合，练养相兼

人体生命运动始终保持着动静和谐的状态与动静对立统一的整体性，以保证人体正常生理功能。人们在养生保健中应当做到动静结合，练养相兼，劳逸适度，还应强调养心调神，以静为主；形体保健，以动为主。

动与静，是自然界物质运动的两种形式，有动才有静，动中包含着静，静中蕴伏着动。如血属阴主静，是人体的物质基础，营养的来源；气属阳主动，是人体的生理功能，动力的源泉。又如五脏藏而不泻，主静；六腑泻而不藏，主动。只有动静结合，刚柔相济，才能保持人体阴阳、气血、脏腑等生理活动的协调平衡，人体才能充满旺盛的生命力。心神为一身之统领，任诸物而理万机，具有易动难静的特点，故清静养神十分重要。只有心静方能神凝，神凝方能心定，如此神藏而不妄耗。倘若心神过于躁动，神不内守，就可扰乱脏腑，耗伤精血，导致疾病的发生。此外，中医养生还应注意练养相兼的过程，通过锻炼，起到调节气机的作用；通过一定精神、心志的保养，将所练的气机收纳于既定的部位。如注重练功而忽视养气，练功之后少有成效；过分强调养而不注重练，则所养之气无从而来，犹如无米之炊。只有将动静结合与练养相兼有机结合起来，才能保持一种动态稳定的健康发展状态。

（五）经络畅通，气血调养

经络是人体运行全身气血，联络脏腑形体官窍，沟通上下内外的通道。经络畅通，气血才能运营周身，以确保生命活动顺利进行。一旦经络阻滞，脏腑功能失调，气血失于调养，则影响健康，产生疾病。《素问·调经论》云：“五脏之道，皆出于经隧，以行气血，血气不和，百病乃变化而生。”所以经络畅通，气血调和也是养生保健的重要法则。养生保健必须畅通经络，调养气血，才能达到延年益寿的目的。

（六）综合调摄，持之以恒

中医养生强调综合全面调养，根据实际情况综合运用顺应四时、调摄情志、合理饮食、生活起居等养生之法，以及采用针灸、推拿、中药等多种途径或方式，对机体进行全面综合调摄，使机体内外协调，适应自然变化，增强抗病能力。综合调摄应具体问题具体分析，根据实际情况，审因施养，制定出个体化的养生方法。采取恰当、适度的养生措施，按照生命活动的规律，做到颐养适度；更要注意养勿过偏，不能太过或不及。

中医养生不仅要方法合适，综合调摄，更重在持之以恒，养生要贯穿生命全周期，积极主动地把养生方法融入日常生活的各个方面，养成良好的生活习惯。把中医养生的思想扎根于生活中，才能达到防病保健、强身健体、延年益寿之目的。

三、养生的方法

中医养生方法丰富，门类繁多。根据不同学术流派，个体体质及养生目的，所采用的方法与手段也不相同。其常用方法介绍如下。

（一）调摄情志养生

情志是指喜、怒、忧、思、悲、恐、惊七种情绪，是人对精神刺激的正常情绪反应。精神情志与人的身心健康密切相关，《素问·上古天真论》云："精神内守，病安从来。"精神情志调达，则脏腑安和；情志异常，则脏腑气机失调而为病，如大怒伤肝、过喜伤心、过忧伤肺、惊恐伤肾、过思伤脾。通过调摄情志，以保持身心健康、预防疾病、延年益寿。常用调摄情志方法有节制法、疏泄法、移情法、暗示法、开导法、情志相胜法。其中，情志相胜法又称以情胜情法，是根据七情及五脏间的五行生克原理，采用互相制约的情志，来转移或干扰原来对机体有害的情志，以达调畅情志，愉悦精神的方法。如《素问·阴阳应象大论》云："怒伤肝，悲胜怒；喜伤心，恐胜喜；思伤脾，怒胜思；忧伤肺，喜胜忧；恐伤肾，思胜恐。"

（二）生活起居养生

养成良好的生活起居习惯，并持之以恒，贯穿于一生，也是重要的养生方法之一。《素问·上古天真论》云："食饮有节，起居有常，不妄作劳，故能形与神俱，而尽终其天年，度百岁乃去。"通过调养生活作息的各个方面，进行科学合理的安排，使之有序、有度，与人之生命规律及自然规律相应。其内容广泛，涵盖居住、饮食、睡眠、衣着、房事等方面。

1. 居住环境养生 良好的居处环境是人们赖以生存的重要条件，应以环境优美、宁静、安全、舒适为基本要素。良好的居住环境可以陶冶人们的情操，愉悦身心，使人们在劳累之后，得到充分的休养生息。人们应该积极主动地去创造相对良好的客观生存条件，如住宅选择要环境舒适、交通便利，生活及社会服务设施齐全；住宅朝向要有利于采光通风、温度湿度调节；室内装修应环保无污染，色彩舒适；居住环境应清洁卫生等。

2. 饮食调摄养生 按照中医养生理论，根据食物的性味特点，调整饮食规律，注意饮食宜忌，合理地摄取食物，以达到强身健体、防治疾病、延年益寿的目的。中医学历来重视食疗养生，《素问·脏气法时论》云："五谷为养，五果为助，五畜为益，五菜为充，气味合而服之，以补益精气。"许多中药材都是药食兼用，既可用作防治疾病的药物原料，又可食用养生健体。中医饮食养生应遵循谨和五味，合理调配；饮食有节，定时适量；三因制宜，均衡营养的原则。五谷、五菜、五畜、五果等多种食物搭配，酸、苦、甘、辛、咸等五味调和，依据年龄、性别、体质、季节、地域等差异，合理全面均衡饮食。一日三餐，规律进食，饮食适量，饥饱适中，避免暴饮暴食。食后可摩腹、漱口、散步以助消化。

3. 睡眠作息养生 睡眠养生是根据自然与人体阴阳变化的规律，采用合理的方法和措施，以保证睡眠质量，消除疲劳，养精蓄锐，达到抗衰防病、健康长寿的目的。在人的生命历程中，大约有 1/3 的时间是在睡眠中度过的，睡眠充足，合理作息，才能消除疲劳，保护大脑，增强免疫，促进发育，才能朝气蓬勃地工作、学习、生活。睡眠要保证充足的时间，养成良好的睡眠规律。中医养生提倡睡子午觉，此时阴阳交接，盛极而衰，人体气血阴阳相对不平衡，须静卧以候气复。根据个体情况和需要，为睡眠创造良好条件，卧室要保持空气清新；可选择舒适的卧具；保持良好的睡姿，右侧卧位为宜；睡眠先睡心，后睡眼，睡前要保持心境平和；勿饱餐后就寝；睡前可进行自我按摩、足浴等松体准备。

4. 衣着服饰养生 中医养生学在发展过程中一直重视衣着服饰养生。《论衡》云："夫衣与食俱辅人体，食辅其内，衣卫其外。"说明衣和食是人的基本生活需要。服饰的款式、色彩、面料和穿着方式等均对人的生理和心理健康有着直接和间接影响，款式的大小、松紧、露体程度、露体部位，面料的厚薄、吸湿透气性能和人们的穿衣方式等直接影响人的生理健康。衣着服饰更应顺应四时，三因制宜。夏天或炎热之地，着衣要轻薄、透气，以便体内阳气向外宣泄而散热；冬季或寒冷之地，着衣应厚重、保暖，以便体内阳气闭藏而热量不致耗散。以宽松、舒适、有益健康为原则。

5. 房事活动养生 是根据人体生理特点和生命规律，通过健康和谐的性行为，提高性道德和性生活质量，达到身心健康、益寿延年、优生优育、预防和调摄生殖系统疾病的目的。中医养生强调房事活动应该遵守一定的原则和法度，如晚婚少育，行房卫生，行房有度，行房技巧，适龄独宿；注重房事禁忌，若犯禁忌，则可损害健康，引起疾病。

（三）中医特色养生

1. 针灸养生法 是在中医理论的指导下，运用针刺和艾灸等方法通过作用于机体的经络腧穴系统，激发经气、调整脏腑而产生防治疾病、养生保健效应的一种养生保健疗法。它不仅是中医外治疗法的重要手段，也是中医养生的重要措施和方法，是中医养生的特色。针灸养生在协调阴阳方面，表现出积极的双向调节作用，使阴阳偏盛偏衰的情况能够及时纠正，最终实现脏腑协调而防病健身、益寿延年的目的。常用方法有毫针、电针、艾灸、拔罐、刮痧、穴位贴敷、皮内针、耳针等。常用养生保健腧穴有关元、气海、命门、足三里、三阴交、涌泉等。

2. 按摩养生法 是我国传统的保健养生方法之一，通过运用手和肢体的技巧，按摩人体一定部位或腧穴，从而达到防病保健、养生延年的目的，也称保健按摩。由于按摩方法简便易行，疗效安全可靠，深受历代养生家的喜爱和重视，将其作为延年益寿的常用方法，得以不断积累、整理、流传下来，成为深受广大群众喜爱的养生健身方法。

3. 中药养生法 运用具有强身健体、延缓衰老功效的中药，以达到养生防病、延年益寿等目的，中药在养生保健、延缓衰老，以及防治心脑血管疾病、肿瘤、老年病、自身免疫性疾病等方面的独特疗效日益引起人们的重视。也可在中医理论指导下，根据不同体质，辨证运用药膳进行养生，达到强身、保健、防病、治病的目的。

4. 功法养生法 常用功法有五禽戏、太极拳、八段锦、易筋经等。五禽戏最早出自东汉名医华佗，是模仿虎、鹿、熊、猿、鸟五种禽兽形体动作，辅以呼吸吐纳与意念配合的导引类养生功法。太极拳是我国传统的养生运动项目，具有保健、疗疾和增强体质的效果，经常练习有调节脏腑功能、疏通经络、补益气血等养生保健作用。八段锦将导引动作与五脏的生理病理紧密联系起来，具有疏通经络气血、调整脏腑功能的作用。易筋经是通过形体的牵引伸展、伸筋拔骨来锻炼筋骨、筋膜，调节脏腑经络，强壮身形的功法。

素质提升

太极拳——世界级非物质文化遗产

太极拳，是以中国传统儒、道哲学中的太极、阴阳辩证理念为核心思想，集颐养性情、强身健体、技击对抗等多种功能为一体，结合易学、经络学、古代导引术和吐纳术形成的一种内外兼修、柔和、缓慢、轻灵、刚柔相济的中国传统拳术。太极拳传播至今，已成为世界参与人数最多、最受人们喜爱的武术运动和健身项目，全世界的太极拳习练者高达三亿之众。

2020 年 12 月，太极拳已列入联合国教科文组织人类非物质文化遗产代表作名录，成为东方文化的符号象征，以及促进东西方文化交流的桥梁和纽带。太极拳是继“四大发明”之后中华民族伟大创造力的又一次展示。继承和保护太极拳，对于弘扬中国传统文化和民族优良美德，提高人类生活质量，增进国际社会交流等都具有十分重要的意义。文化是民族生存和发展的重要力量，所以我们要坚持弘扬传承中华优秀传统文化。

（四）中医体质养生

中医体质养生是在中医理论的指导下，根据不同的体质，采用相应的养生方法和措施，以纠正体质的偏颇，达到防病延年的目的。中国人的体质分为9大类：平和质、气虚质、阳虚质、阴虚质、痰湿质、湿热质、血瘀质、气郁质、特禀质。根据自身功能的表现和特征，辨识体质，采用相应的养生方法，使人体功能处于健康良好的运行状态（表9－1）。

表9－1　九种体质综合养生表

体质类型	体质特征	养生方法
平和质	健康体质，阴阳气血调和，体型健壮，性格开朗，极少患病，具有较强的适应能力	恬淡虚无，情绪乐观；顺应自然，劳逸结合；均衡饮食，三餐合理，不宜偏嗜，荤素搭配；运动适度，量力而行，有氧运动，如太极拳等
气虚质	形体不健壮，肌肉松软不实，性格内向，素体虚弱，抵抗力较低，易患感冒、内脏下垂等病，病后康复缓慢	心态平和，静养心神，适度疏泄，避免大喜大悲；起居规律，早睡早起，劳逸结合；宜食平和，偏温之物，健脾益胃，平补气血；柔缓运动，循序渐进，如散步、慢跑、太极拳等
阳虚质	形体白胖，肌肉松软不实，畏寒怕冷等虚寒表现，性格多沉静内向，发病多为寒证或易寒化，易患痰饮、肿胀、泄泻等病	豁达乐观，放松心情，笑口常开；居住环境应空气流通，避寒就温，常晒太阳；多食温热，少食寒凉，宜食益肾壮阳之食物；多动少静，动能生阳，适当进行户外活动
阴虚质	形体偏瘦，阴虚内热表现，性情急躁，外向好动，易患虚劳、失精、不寐等病，感邪易从热化	调节情志，戒怒戒躁，镇静安神；早睡早起，养精蓄锐，节制性欲；饮食宜甘凉滋润，避免辛辣，滋阴补阴为主；运动宜寓动于静，适可而止
痰湿质	形体肥胖，腹部肥满松软，反应迟钝，思维动作缓慢，身体倦怠困重，性格偏温和、稳重，易患消渴、中风、胸痹等病	调畅情志，知足常乐，积极进取；顺应气候，远离潮湿环境，衣着应透气散湿；饮食宜清淡，细嚼慢咽，不宜过饱，勿进夜宵；活动筋骨，动形祛湿，有氧运动，强度较大
湿热质	形体中等或偏瘦，性情急躁易怒，面部和鼻尖油光发亮，易患疮疖、黄疸、热淋等病，女性带下色黄，男性阴囊潮湿	平衡心态，遇事不急躁，冷静处理，克制情绪；居住环境应干燥通风，避免潮湿，户外活动；饮食忌肥甘厚味、辛辣油腻；大量运动，清热利湿
血瘀质	胖瘦均见，口唇色暗，肌肤甲错，易烦，健忘，易患癥瘕、痛证、血证等病	心情愉悦，培养兴趣，笑口常开，畅通气血；少坐多动，切勿熬夜；少量饮酒，行气活血；多动少静，动能行血
气郁质	形体瘦者居多，神情抑郁，性格内向不稳定、敏感多虑，气机郁滞，易患脏躁、梅核气、百合病、郁证等病	开阔心胸，开朗豁达，乐观向上，学会发泄；四季养生，春天为主，多晒太阳，户外活动；宜食行气、解郁、消食、醒神作用的食物；宜动不宜静，可做扩胸运动，舒畅气机
特禀质	形体无特殊，或先天畸形、缺陷，过敏体质，外界适应能力差，易患哮喘，对药物、食物、气味、花粉、季节过敏，皮肤易起风疹	积极乐观，注重沟通；注意生活细节，避免接触过敏源；饮食宜清淡，均衡，防止过敏；适当运动，增强体质，提高免疫力，注意保暖

第二节　预　防

PPT

预防是指采取一定的措施，防止疾病的发生与发展。中医学历来重视疾病的预防，早在《素问·四气调神大论》中就提出了“圣人不治已病治未病”的预防思想，强调防重于治。预防，就是中医学的治未病思想。治未病包括未病先防和既病防变两个方面的内容。

一、未病先防

未病先防，就是在疾病未发生之前，采取各项预防措施，避免致病因素的侵害，防止疾病的发生。疾病的发生，关系到正邪两个方面，邪气是发病的重要条件，正气不足是疾病发生的内在因素。因此，未病先防必须从两个方面着手，一是培育正气，增强体质，提高机体抗邪能力；二是防止病邪的侵害。

1. 培育正气，提高抗病能力 《素问遗篇·刺法论》云："正气存内，邪不可干。"培育正气，增强体质，提高机体的抗病能力，从而预防疾病的发生。增强体质，首先应顺应自然，主动采取各种养生调护措施，使机体内外环境协调统一，培护正气，避免外邪侵袭；其次应注意精神调摄，加强锻炼，保持心情舒畅，五脏安和，防止疾病发生；也可以采用药物及人工免疫来预防疾病发生，如板蓝根、大青叶等预防流感，大蒜、马齿苋等预防肠道疾病等，都是简便易行，且行之有效的预防方法。

2. 避其邪气，防止病邪侵害 病邪是导致疾病发生的重要原因。防止病邪侵害是指平时要讲究卫生，保护环境，防止空气、水源和食物受到污染；注意气候的变化，提倡"虚邪贼风，避之有时"，注意患者的消毒隔离，以避其传染；做好职业防护，防范职业暴露损伤。

二、既病防变

既病防变，是指疾病已经发生，则应早期诊断，早期治疗，防止疾病的发展与传变。

1. 早期诊治 疾病初期，病情轻浅，正气未衰，较易治疗。倘若延误，病邪就会由表入里，病情由轻而重，以致病情危笃，难以治疗。《素问·阴阳应象大论》云："善治者治皮毛，其次治肌肤，其次治筋脉，其次治六腑，其次治五脏。治五脏者，半死半生也。"因此，既病之后，就要争取及早诊断，及早治疗，防止疾病由浅入深、由轻到重、由局部到整体，这是防治的重要原则。

2. 控制传变 所谓传变，是指脏腑组织病变的转移变化，又称传化。在疾病过程中，只有掌握疾病发生发展规律及其传变途径，及时而适当地采取防治措施，才能控制疾病的传变。如《金匮要略》提出："见肝之病，知肝传脾，当先实脾"，临床根据这一传变与防治规律，常在治肝病的同时，配合健脾胃的方法，就是既病防变原则的具体应用。

第三节 治 则

PPT

治则是治疗疾病的法则。治则是在整体观念和辨证论治理论指导下制定的，对临床治疗立法、处方用药具有普遍指导意义。

治则与治法，二者是辩证统一的关系。治则是用以指导治疗的总则，而治法则是从属于一定治疗原则的具体治疗方法，如扶正祛邪是治则，在这个治则指导下，临床根据具体病情，所采用的益气、养血、滋阴、助阳等治法，就是扶正的具体方法；而发汗、清热、泻下等治法，则是祛邪的具体方法。

一、治病求本

在治疗疾病时，必须抓住疾病的本质，并针对其本质进行治疗。临床运用治病求本这一治则时，必须正确掌握"正治与反治""治标与治本"的内容。

（一）正治与反治

1. 正治 所谓正治，是指逆其证候性质而治，即采用与证候性质相反的方药进行治疗，故又称逆治。适用于疾病本质和证候表现一致的病证，是临床上最常用的治则。具体应用如下。

（1）寒者热之　是指寒性病变出现寒象，用温热药治疗。如表寒症运用辛温解的方药，里寒证运用辛热温里的方药等。

（2）热者寒之　是指热性病变出现热象，用寒凉药治疗。如表热证运用辛凉解表的方药，里热证采用苦寒泻热的方药等。

（3）虚则补之　是指虚性病变出现虚象，用补益药治疗。如阳气虚衰用扶阳益气的方药，阴血不足用滋阴养血的方药等。

（4）实则泻之　是指实性病变出现实象，用攻邪泻实的方药治疗。如瘀血病证采用活血化瘀的方药，里实热证采用泻下攻里的方药等。

2. 反治　所谓反治，是顺从疾病的假象而治的一种治则，即采用的方药性质与疾病证候中假象的性质相同，故又称从治。适用于疾病的本质与证候表现不完全一致的病证。主要有以下几种。

（1）寒因寒用　是指用寒凉性质的药物治疗具有假寒征象的病证，又称以寒治寒。适用于里热极盛，阳盛格阴，反见寒象的真热假寒证。由于疾病的本质是热盛，故用寒凉药治其真热，而假寒也就随之消失。

（2）热因热用　是指用温热性质的药物治疗具有假热征象的病证，又称以热治热。适用于阴寒内盛，格阳于外，反见热象的真寒假热证。由于疾病的本质是寒盛，故用温热药物治其真寒，而假热也就随之消失。

（3）塞因塞用　是指用补益的药物治疗具有闭塞不通症状的虚证，又称以补开塞。适用于因虚而闭塞不通的真虚假实证。如脾虚患者出现脘腹胀满，当采用健脾益气的方法治疗，因其本质为虚，应用补益治疗，假实之象自然消除。

（4）通因通用　是指用具有通利作用的药物治疗具有通泄症状的实证，又称以通治通。如食积所致的腹泻，采用消食导滞攻下的方药治疗，是针对邪盛致实的本质而治。

（二）治标与治本

标和本是一个相对的概念，用来说明病变过程中矛盾的主次关系。本是疾病的主要矛盾，标是疾病的次要矛盾。标本有多种含义，如以邪正关系而言，则正气为本，邪气为标；就病因与症状而言，则病因为本，症状为标；以先后病而言，则先病为本，后病为标。临床上在复杂多变的病证中，常有标本主次不同，治疗上也就有先后缓急之分。

1. 急则治标　当标病危急，若不及时救治就会危及生命，或影响本病的治疗，则先治其标。如大出血的患者，就应采取紧急措施，先止血以治其标，待血止后针对病因以治其本。

2. 缓则治本　标病不急，治疗时采取治本的原则。因为本病不去则标病难除，故无论急慢性疾病，凡标病不急者，都应治本。

3. 标本同治　指标病本病并重的情况下，采用标本同治的一种方法。如患者里热亢盛，大便燥结，口干舌燥，舌绛苔焦黄等，邪热内结为本，阴液劫伤为标，标本俱急，可用滋阴泻热之法，标本兼顾。

二、扶正祛邪

扶正祛邪是指导临床治疗的一个重要法则。疾病的发生发展过程，都是正气与邪气矛盾双方相互斗争的过程。邪正之间的盛衰，决定着疾病的虚实变化，即“邪气盛则实，精气夺则虚”邪正之间的胜负，决定着疾病的进退，邪胜则病进，正胜则病退。

1. 扶正　即扶助正气，增强体质，提高机体抗病能力。扶正适用于正虚为主的病证，临床上可根据患者的具体情况，分别运用益气养血、滋阴壮阳、填精增液等治法。

2. 祛邪　即祛除邪气，使邪去正安。祛邪就是使用攻泻、祛邪的药物或其他疗法以祛除病邪。祛邪适用于邪实为主的病证，临床上可根据患者的具体情况，分别运用发汗、攻下、清热、散寒、消导等治法。

运用扶正祛邪原则，要全面分析正邪双方消长盛衰的情况，根据正邪在疾病发生、发展及其变化和转归中所处的地位，区别主次、先后，灵活应用。或以扶正为主，或以祛邪为主，或先扶正后祛邪，或先祛邪后扶正，或攻补兼施。但总的原则是“扶正而不留邪，祛邪而不伤正”。

三、调整阴阳

疾病的发生，从根本上说是阴阳的相对平衡遭到破坏，出现偏盛偏衰的结果。因此，调整阴阳，使之恢复相对平衡，是临床治疗的重要法则之一。

1. 损其有余 即阴或阳的一方过盛、有余的病证，可采用“损其有余”的方法治疗。阴或阳的一方偏盛，多因邪实所引起，故损其有余属于泻法。如阳热亢盛的实热证，可用“热者寒之”的方法，以清泻其阳热；阴寒内盛的实寒证，可用“寒者热之”的方法，以温散其阴寒。然一方的偏盛，亦可导致另一方的不足，如阳热亢盛易于耗伤阴液，阴寒内盛易于损伤阳气，故在调整阴或阳偏盛时，应注意有没有相应的阳或阴偏衰情况的存在，若已引起相对一方明显偏衰，则当兼顾其不足，配合扶阳或益阴之法。

2. 补其不足 即阴或阳的一方偏衰不足的病证，临证时可采用“补其不足”的方法治疗。如阴虚、阳虚、阴阳两虚的病证，可以用滋阴、补阳、阴阳双补的治法。但一方的不足，亦可导致另一方的相对亢盛。如阴虚不能敛阳，出现阴虚阳亢的虚热证，应采用滋阴以制阳的方法治疗，即所谓“壮水之主，以制阳光”；若阳虚不能制阴，发生阳虚阴盛的虚寒证，应采用补阳以制阴的方法治疗，即所谓“益火之源，以消阴翳”。在具体运用时，还应根据阴阳互根互用的理论，注意“阳中求阴”或“阴中求阳”的方法，即在补阴时适当配合补阳药，补阳时适当配合补阴药，故《景岳全书·新方八略》云：“善补阳者必于阴中求阳，则阳得阴助而生化无穷，善补阴者必于阳中求阴，则阴得阳升而泉源不竭。”

由于阴阳是辨证的总纲，各种疾病的病理变化，从根本上来说，均可用阴阳失调概括，凡表里出入、上下升降、寒热进退、邪正虚实、气血不和等，均为阴阳失调的具体表现。因此，广义来讲，解表攻里、升清降浊、补虚泻实、调理气血等治法，均属于调整阴阳的范畴。

四、三因制宜 微课

三因制宜包括因时制宜、因地制宜、因人制宜。疾病的发生发展，经常受时令气候、地理环境和情况等因素的影响。因此，治疗疾病时，要根据当时的季节、环境，以及人的体质、性别、年龄等实际情况，制定出适宜的治疗方法。

1. 因时制宜 根据不同的季节气候特点，来指导治疗用药的原则。气候寒温变化，对人体的生理和病理均有重要影响，如人体腠理夏季疏松、冬季致密，同为风寒外感，夏季就不宜过用辛温，以防发汗太过，损伤阴液，而冬季则可重用辛温解表，以使邪从汗解；又如暑季多雨，气候潮湿，病多夹湿，治疗也应适当加入化湿、渗湿的药物；秋季气候干燥，故治病慎用辛温燥之剂。故《素问·六元正纪大论》云：“用寒远寒，用凉远凉，用温远温，用热远热”，即是因时制宜。

2. 因地制宜 根据不同的地理环境，来指导治疗用药的原则。不同地区，其环境、气候、生活习俗等各不相同，因而人的生理活动和病理变化的特点也不尽相同。如西北地高气寒少雨，病多燥寒，治宜辛温润燥，寒凉之剂应慎用；东南地低气温多雨，病多温热或湿热，治宜苦寒清化，温燥之剂应慎用。

3. 因人制宜 根据患者年龄、性别、体质、生活习惯等，来指导治疗用药的原则。患者年龄不同，用药剂量要相应增减。男女性别不同，各有生理特点，妇女有经、带、胎、产等情况，治疗用药应加以考虑。患者体质有强弱与寒热之偏的不同，治疗用药也应有所变通，如阴虚之体，慎用温燥药物，阳虚之体，慎用苦寒之品等。此外，患者素有某些慢性病或职业病等不同情况，在诊治时也应注意。

总之，三因制宜，是要求在诊治疾病时，不能孤立地看待病证，必须全面看待问题，具体情况具体分析，确立正确的治疗原则与方法，才能取得理想的治疗效果。因时、因地、因人制宜的治疗法则，充分体现了中医治病的整体观念和辨证论治在实际应用上的原则性和灵活性。

答案解析

目标检测

一、选择题

1. “春夏养阳，秋冬养阴”是遵循养生基本原则中的（ ）

A. 延缓衰老　　B. 顺应自然　　C. 预防疾病
D. 形神兼养　　E. 动静结合

2. 养生的基本原则中，重在调养的内脏是（ ）

A. 心肾　　B. 心脾　　C. 脾肾
D. 肝心　　E. 肝肾

3. 治未病是指（ ）

A. 防止疾病的发生　　B. 外避病邪和既病防变　　C. 未病先防和早期诊治
D. 调养正气和控制病传　　E. 未病先防和既病防变

4. 耐春夏不耐秋冬，在秋冬季节要注意温食暖衣，养护阳气，季节变换之时，尤其注意保暖，要做到春捂、不要秋冻的体质是（ ）

A. 气虚质　　B. 血瘀质　　C. 阳虚质
D. 痰湿质　　E. 湿热质

5. 下列属于“从治”的是（ ）

A. 寒者热之　　B. 热者寒之　　C. 热因热用
D. 虚则补之　　E. 实则泻之

6. 对久痢脱肛和子宫下垂之中气下陷证，均采用升提中气的治法，属于（ ）

A. 因地制宜　　B. 调整阴阳　　C. 同病异治
D. 异病同治　　E. 扶正祛邪

二、思考题

1. 养生的原则有哪些？请阐述之。
2. 何谓反治？简述其具体内容。

（王　凡）

书网融合……

本章小结　　微课　　题库

第十章　中药与方剂

学习目标

1. 通过本章学习，重点掌握中药药性理论和常用中药的功效与主治；方剂的组成原则及常用剂型。

2. 学会运用中药药性理论解释中药和方剂的功效及临床应用，具备必要的中药应用能力，能根据患者临床表现正确使用方剂与中成药。

情境导入

情境描述　孙某，女，28 岁，孕 12 周，既往有心绞痛病史，近日自感胸闷，心前区疼痛，痛处固定不移，遂到药店欲购买麝香保心丸，但遭到药师拒绝，药师建议其到医院就诊。

讨论　1. 分析药师拒绝售卖该药品给患者的原因。

2. 该患者在选择中成药时应注意什么？

第一节　中药学基本知识

PPT

中药是我国传统药物的总称，是以中医药理论为基础，具有独特的理论体系和应用形式，充分反映了我国历史、文化、自然资源等方面的特点。中药绝大多数来源于天然的植物、动物及矿物，其中尤以植物药居多，故古人习惯将中药称作本草。

中药学是研究中药基本理论和各种中药的来源、采制、性能、功效及临床应用等知识的一门学科，是我国医学的重要组成部分。

一、中药的产地、采收、炮制

（一）产地

中药除少数人工制品外，绝大多数来源于天然的植物、动物和矿物。中药的质量和疗效与该药物的产地、采收时节和炮制方法密切相关。

天然药物的生长和分布，离不开一定的自然条件。自然条件不同，其药材质量也不尽相同。许多优质药材的生产，无论品种、产量、质量都有一定的地域性，形成了不少带有地域特征的"道地药材"。如四川的黄连、川芎、附子、川贝母，东北的人参、五味子，山东的阿胶、瓜蒌、金银花等。

（二）采收

自古以来，我国医药学家都非常重视中药的采收时间。一般而言，全草类、叶类和花类药材多在花期采收，此时植物生长茂盛，充分长成，性味充足，药力雄厚。多数果实和种子类药材需在果实和种子成熟或将熟时采收。根和根茎类药材以阴历 2、8 月采挖为佳，因新芽未萌，或地上部分停止生长，营养物质多贮存于地下部分，有效成分含量高，质量好；树皮和根皮类药材，通常在清明至夏至间剥取树皮，因为此时植物生长旺盛，不仅质量较佳，而且枝干内浆汁丰富，形成层细胞分裂迅速，树皮易于剥离。

桑叶宜在深秋或初冬经霜后采收，肉桂多在10月采收，因为此时油多，容易剥皮。动物药因品种不同，采收各异，桑螵蛸在3月中旬采收，鹿茸在清明后45～60天采收，林蛙在白露节前后采收。矿物药全年皆可采收，不拘时节，择优采选即可。

中药采收后，除少数鲜用外，如生姜、鲜地黄等，多数要经过产地加工，形成干药材。中药材产地加工的目的包括促使干燥，保障药材质量，达到商品规格，便于包装、运输与储运。

（三）炮制

中药炮制是根据中医药理论和药物自身的性质，依照辨证施治用药的需要以及调剂、制剂的不同要求，对药物采取的一系列加工处理方法。

1. 炮制的目的　中药炮制的目的主要有：降低或消除药物的毒副作用；增强疗效；改变药物性能，扩大用药范围；纯净药材，保证质量；便于调剂制剂；干燥药材，便于贮藏；矫嗅矫味等。

2. 炮制的方法　分为修治、水制、火制、水火共制及其他制法五大类型。

（1）修治　主要在原产地进行。主要包括纯净、粉碎和切制药材，为药材的进一步加工、贮存、调剂、制剂和临床应用做准备。

（2）水制　指用水或其他液体辅料处理药物的方法。其作用主要在于清洁药物，除去杂质，降低毒性，软化药物便于切制等 。常用的有淋法、泡法、润法、漂法、水飞法等。

（3）火制　火制法是直接或间接用火加热处理药物的方法。常用的火制法有炒法、炙法、煅法、煨法等。

（4）水火共制　常见的水火共制法包括蒸法、煮法、焯法、淬法等。

（5）其他制法　常用的有发芽、发酵、制霜等，如麦芽用发芽法、神曲用发酵法、西瓜霜用制霜法。

二、中药药性理论

中药的性能是对中药作用特点的高度概括，是中药理论的核心，也是中医药理论指导下认识和使用中药的重要依据。主要包括四气、五味、升降浮沉、归经、毒性等。

（一）四气五味

1. 四气　四气又称四性，指药物的寒、热、温、凉四种不同的药性，是对药物治疗寒热病证作用的概括。

四气主要是从药物作用于机体所发生的反应概括出来的，是与所治病证的寒热性质相对而言的。能够减轻或消除热证的药物，一般属于寒性或凉性；能够减轻或消除寒证的药物，一般属于温性或热性。寒凉药多具有清热泻火、凉血解毒等功效；温热药多具有温里散寒、助阳通脉等功效。

温热与寒凉是相对立的，而温与热、寒与凉仅是作用程度上有所区别，为了进一步区分这一差异，有的药物还标以大热、微温、微寒、大寒等。此外，还有一种“平性”药，即药性较平和，偏热、偏寒不明显，作用较和缓的一类药。平性是相对而言的，实际上也有偏凉偏温的不同，未越出寒、热、温、凉四性范畴。

阳热证用寒凉药，阴寒证用温热药，是临床用药的一般原则。药物的四气理论为这一用药原则提供了理论依据。在应用四气理论指导临床用药时，还应结合患者的体质、患病的季节及疾病的兼证等诸多因素进行综合分析，选择适宜的药物进行治疗。

2. 五味　五味，即辛、甘、酸、苦、咸五种药味。除上述五种外尚有淡、涩两味，习惯上淡附于甘，酸涩功似，并不另立，仍称五味。

（1）辛　“能散、能行”，具有发散、行气、行血等作用。解表药、行气药、芳香化湿药等多具有辛味。如治疗表证的麻黄、薄荷；治疗气血阻滞证的木香、红花；治疗湿阻中焦证的广藿香、佩兰等。

（2）甘　“能补、能和、能缓”，具有补益、和中、调和药性、缓急止痛的作用。滋养补虚、调和药性、止痛的药物多具有甘味。如滋补精血的熟地黄，调和诸药的甘草等。此外，还有“甘能解毒”之说，如用以解药食中毒的甘草。

（3）酸　“能收、能涩”，具有收敛固涩的作用。固表止汗、涩肠止泻、敛肺止咳、固精缩尿、固崩止带的药物多具有酸味。如固表止汗的五味子，涩肠止泻的五倍子，敛肺止咳的乌梅，固精缩尿止带的金樱子等。另外，酸味尚有生津作用，治津伤口渴、消渴，如五味子、乌梅等，此点与涩味不同。

（4）苦　“能泄、能燥、能坚”，具有泄热、燥湿、坚阴的作用。泻下通便、清热泻火、燥湿药多具有苦味。如泻下通便的大黄，清热泻火的黄芩，苦寒燥湿的黄连等。此外，有的苦味药具有坚阴的作用，如知母与黄柏，可用于肾阴亏虚、相火亢盛的病证，以“泻火存阴”。

（5）咸　“能下、能软”，具有泻下通便、软坚散结的作用。泻下药及软化坚硬、消散结块的药物多具有咸味，如用于燥结便秘证的芒硝，用于瘰疬、瘿瘤、痰核等病证的海藻、昆布等。

3. 性与味的关系

（1）味同性不同，作用不同　如紫苏、薄荷味均辛，均能发散解表，但紫苏性温而散风寒，薄荷性凉而散风热。

（2）性同味不同，作用不同　如黄连、浮萍性均寒，均能清热，但黄连味苦清里热，浮萍味辛解表热。

（3）性味俱同，作用略有不同　如黄芩、黄连、黄柏均苦寒清里热。但黄芩偏清肺热，黄连偏清心热，黄柏偏清肾热。

（二）升降浮沉

升降浮沉指药物在人体内的作用趋势。升、浮指药物向上、向外的趋向性作用，沉、降指药物向里、向下的趋向性作用。

解表、透疹、升阳、涌吐、开窍等药多具有升浮作用，泻下、利尿、降逆平喘、收敛固涩、潜阳、镇惊安神、止呕等药多具有沉降作用。

此外，药物的四气五味、质地、炮制、配伍等，均能影响药物的升降浮沉。气属温、热，味属辛、甘的药物，多为升浮药；气属寒、凉，味属酸、苦、咸的药物，多为沉降药。花、叶、皮、枝等质轻的药物多为升浮药；矿石、贝壳等质重的药物多为沉降药。药物酒炒则升，姜炙则散，醋炙则收敛，盐炙则下行。

但也有例外，如苍耳子以果实入药，药性升浮而不沉降，主散寒通窍；旋覆花虽然是花，但功能降气消痰、止呕，药性沉降而不升浮。故有“诸子皆降，苍耳独升；诸花皆升，旋覆独降”之说。有的药物升降浮沉不明显，而有的药物又具有“二向性”，如川芎能上行头目，下行血海；白花蛇能内走脏腑，外彻皮肤。

掌握药物的升降浮沉，可以利用其作用趋向纠正机体功能失调，使之恢复正常或因势利导，祛邪外出，以达到治愈疾病的目的。一般来说，药物升降浮沉的作用趋向与治疗疾病的病势趋向相反，与病位相同。病势上逆者，宜降不宜升；病势下陷者，宜升不宜降。病位在上者，宜升不宜降；病位在下者，宜降不宜升。

（三）归经

归是药物作用的归属，经是脏腑经络的概称。归经指药物对脏腑、经络或部位的选择性作用，是药物作用的定位概念。反映药物作用对机体的选择性。

中药归经理论是在中医基本理论的指导下，以脏腑经络学说为基础，以药物所治病证为依据而总结出的。如酸枣仁具有安神作用，可以治疗失眠等症。根据中医学心主神志的理论，便可确定该药归心经。

掌握药物的归经，有助于提高用药的针对性、准确性。临床用药时，根据疾病所在的脏腑经络，根据药物的归经选择对此部位有直接治疗作用的药物进行治疗，可以增强用药的准确性，提高临床疗效；其次，有助于区别一些功效类似的药物，如白芷、柴胡、羌活、独活、吴茱萸同为治头痛之药，白芷善治阳明经头痛，柴胡善治少阳经头痛，羌活善治太阳经头痛，独活善治少阴经头痛，吴茱萸善治厥阴经头痛。

（四）毒性

药物毒性的概念有广义和狭义之分。广义的毒是指药物的偏性，古人将毒药作为一切药物的总称。即平常百姓所讲“是药三分毒”，这是由于古人认为药物之所以能祛除病邪，纠正人体阴阳的偏盛偏衰，就是因为其偏性，这种偏性就是它的“毒性”。狭义的毒是指药物的毒性，有毒性的药物一般都具有毒性作用或作用强烈，如砒石、芫花、乌头等。现代认为的毒药主要是指对机体有损害性的有毒之药，毒性主要是指药物毒副反应的大小。

药物毒性的产生，主要除了与其毒性的大小和剂量有关，还与贮存、加工、炮制、配伍、剂型、给药途径和使用时间的长短等因素有关。此外，药不对症、自行用药、哺乳期用药及个体差异也是引起中毒的原因。

目前中药毒性根据中毒表现的严重程度，将其分为大毒、有毒和小毒三类。

有毒的药物偏性强，往往具有某些肯定的疗效，历代积累了大量的应用经验，是值得利用的。但毒药的治疗剂量与中毒剂量往往比较接近，安全范围小，使用不当易对人体造成较大危害。因此，应注意毒药的毒性大小，掌握其安全有效的用量范围，从小剂量开始服用，中病即止。无毒药物安全范围较大，但并非绝对不会引起中毒反应。若剂量过大，时间过长等，仍有产生中毒反应的可能。

三、中药的应用

（一）配伍

中药配伍是指按病情需要和药性特点，将两种或两种以上药物配合使用。药物单独或配合应用主要有七种情况，称为中药配伍“七情”。

1. 单行　指单用一味药来治疗某种病情单一的疾病。不属于配伍。如独参汤、清金散、生姜汤等。

2. 相须　指性能功效类似的两种药物配合使用，可增强原有药物的功效。如石膏配知母，能明显增强清热泻火的功效；大黄配芒硝，能明显增强攻下泻热的功效等。

3. 相使　指性能功效不同的两种药物合用，以一种药物为主，另一种药物为辅，辅药可以提高主药的功效。如补气利水的黄芪与健脾利水的茯苓配合使用，茯苓可以增强黄芪补气利水的作用；清热泻火的黄芩与清热泻下的大黄配合使用，大黄可以增强黄芩清热泻火的作用。

4. 相畏　指一种药物的毒性或副作用，能被另一种药物减轻或消除。如生半夏和生南星的毒性能被生姜减轻或消除，所以说生半夏和生南星畏生姜。

5. 相杀　一种药物能减轻或消除另一种药物的毒性或副作用。如生姜能减轻或消除生半夏和生南星的毒性或副作用，所以说生姜杀生半夏和生南星。

6. 相恶　两药合用，一种药物能使另一种药物的原有功效降低或丧失。如人参恶莱菔子，因莱菔子能削弱人参的补气作用。

7. 相反 两药合用，能产生或增强毒性或副作用。如“十八反”“十九畏”。

在以上药物的配伍关系中，相须、相使为增强药物疗效的配伍，相畏、相杀为降低药物毒性、副作用的配伍，相须、相使、相畏、相杀均为可提倡使用的配伍方法。相恶是降低药物疗效，相反是增强或产生药物的毒性、副作用，属于用药禁忌，相恶和相反均为需要避免使用的配伍方法。

（二）用药禁忌

用药禁忌主要包括配伍禁忌、妊娠用药禁忌和服药饮食禁忌三个方面。

1. 配伍禁忌 在选药组方时应当避免合用的药物，称为配伍禁忌。金元以来，将配伍禁忌概括为“十八反”和“十九畏”。

“十八反”的内容为：“本草明言十八反，半蒌贝蔹及攻乌，藻戟遂芫俱战草，诸参辛芍叛藜芦。”即甘草反甘遂、大戟、海藻、芫花；乌头反贝母、瓜蒌、半夏、白蔹、白及；藜芦反人参、沙参、丹参、玄参、细辛、芍药。

“十九畏”的内容为：“硫磺原是火中精，朴硝一见便相争，水银莫与砒霜见，狼毒最怕密陀僧，巴豆性烈最为上，偏于牵牛不顺情，丁香莫与郁金见，牙硝难合京三棱，川乌草乌不顺犀，人参最怕五灵脂，官桂善能调冷气，若逢石脂便相欺。”硫黄畏朴硝，水银畏砒霜，狼毒畏密陀僧，巴豆畏牵牛，丁香畏郁金，川乌、草乌畏犀角，牙硝畏三棱，官桂畏石脂，人参畏五灵脂。

2. 妊娠禁忌 妊娠用药禁忌专指妇女妊娠期间能引起损害胎元或堕胎的药物，妇女妊娠期间应慎用或禁用的药物。临床将妊娠禁忌药分为禁用与慎用两大类。属禁用的多系剧毒药或药性峻猛之品，堕胎作用较强。慎用药则主要包括活血祛瘀药、行气药、攻下药、温里药中的部分药，堕胎作用次于禁用药。

（1）禁用药 水银、砒霜、雄黄、轻粉、斑蝥、马钱子、蟾酥、川乌、草乌、藜芦、胆矾、瓜蒂、巴豆、甘遂、大戟、芫花、牵牛子、商陆、麝香、干漆、水蛭、虻虫、三棱、莪术等。

（2）慎用药 牛膝、川芎、红花、桃仁、姜黄、牡丹皮、枳实、枳壳、大黄、番泻叶、芦荟、芒硝、附子、肉桂等。

3. 服药饮食禁忌 服药饮食禁忌是指服药期间对某些食物的禁忌，简称食忌，也就是通常所说的忌口。一般而言应忌食生冷、辛热、油腻、腥膻、有刺激性的食物。此外，根据病情的不同，饮食禁忌也有区别。如热性病应忌食辛辣、油腻、煎炸类食物；寒性病应忌食生冷的食物；胸痹患者应忌食肥肉、脂肪、动物内脏及烟、酒；肝阳上亢、头晕目眩、烦躁易怒等应忌食胡椒、辣椒、大蒜、白酒等辛热助阳之品；脾胃虚弱者应忌食油炸黏腻、寒冷坚硬、不易消化的食物；疮疡、皮肤病患者，应忌食鱼、虾、蟹等腥膻发物及辛辣刺激性食品。

在古代文献上有常山忌葱；地黄、何首乌忌葱、蒜、萝卜；薄荷忌蟹肉；茯苓忌醋；鳖甲忌苋菜；蜜反生葱等记载，这些都可作为服药饮食禁忌的参考。此外，服用发汗药应忌生冷；调理脾胃药应忌油腻；消肿、理气药应忌豆类；止咳平喘药应忌鱼腥；止泻药应忌瓜果。

（三）剂量

中药的剂量，又称用量，主要是指一味药的干燥饮片在汤剂中的成人一日量。常用的计量单位：以克（g）为单位。个别的有生姜 3 片，蜈蚣 1 条，荷叶 1 张，大枣 4 枚，蛤蚧 1 对等。

药物用量，需要根据药物性质、配伍、剂型，结合患者年龄、性别、体质、病情及季节变化等进行调整。

1. 药物性质方面 主要考虑其毒性、质量、质地和性味。优质药、干品药、质轻药、药性较强和药味较浓的药，其用量可稍小；质次药、鲜品药、质重药、药性缓和及药味较淡的药，其用量可稍大。剧毒药或药性峻猛的药物应严格控制在安全剂量范围内，用量宜小，宜从小剂量开始，逐渐增加，以免中毒，而且不宜长期应用。贵重药材如鹿茸、冬虫夏草、羚羊角、麝香等，从节约资源的角度讲，宜在保证药效的前提下尽可能地减少用量。

2. 应用方面　要考虑配伍、剂型等应用形式及用药目的。单用与复方相比，单用剂量可稍大；在复方中，同一药物，作主要药时，其用量往往较作辅助药时为大。同一药物，在不同剂型中，其用量亦有差异，如制成汤剂时的剂量要大于制成丸散剂时的剂量。此外，临床用药目的不同，其剂量也随之变化。

3. 患者方面　主要考虑其年龄、性别、体质、病情等的差异。一般而言，青壮年的药物用量大于老人和儿童；男性的药物用量大于女性，尤其是月经期、妊娠期及产后用药；体质强壮者的药物用量大于虚弱者，尤其是攻邪药；病情重、病势急、病程短者药物用量大于病情轻、病势缓、病程长者。

4. 环境因素方面　注意季节、气候、居住条件等因素，做到“因时制宜”“因地制宜”。

一般中药的常用剂量，干品为5～15g，鲜品加倍；质轻者多为5～10g，矿石贝壳类多为15～30g。特殊药物如剧毒药、峻猛药及部分贵重药的剂量当严格控制。

（四）中药煎服法

正确煎煮中药，是保证汤剂质量和获得预期疗效的重要因素。

1. 煎煮器具　煎药最好的器具是砂锅或瓦罐，切忌用铜、铁、锡等制成的器具，以免和中药中的化学成分发生反应，轻则降低疗效，重则产生毒副作用。

2. 煎煮用水　以新鲜清洁、无异味为原则，一般而言，人们在生活中可作饮用的水均可用来煎煮中药。用水量应根据药量、药物质地和煎煮时间而定。一般用水量为将液面没过饮片两横指（2～3cm）为宜。其中，芳香易挥发及质地疏松的药物，可以只淹没药物为度；质地坚硬黏稠需久煎的药物，加水量可略多一些。

3. 煎前浸润　煎前用清水浸泡，有利于有效成分的煎出，且可缩短煎煮时间。一般浸泡时间以30～60分钟为宜，以种子、果实、根为主的药浸泡时间60分钟。夏天气温高，可以浸泡时间短些；反之冬天可以长些。浸泡用水，以常温或温水（25～50℃）为宜，切忌用沸水。

4. 火候与时间　火候的控制，主要取决于药物的性质和质地。一般在未沸时用大火（武火），沸后用小火保持微沸状态（文火），以免药汁溢出或过快熬干。煎煮次数和时间应根据药物性质而定，一般煎煮2～3次，第一次煎煮30分钟，第二次煎煮20分钟；解表药及芳香类药物，沸后煎15分钟即可；滋补药及有效成分不易煎出的要适当生长煎煮时间。煎液去渣滤净，混合后分2～3次服用。

5. 特殊煎法　有的药物因其性质、性能及临床用途不同，需进行特殊处理。 e 微课1

（1）先煎　先煎的目的是增加药物的溶解度，降低药物的毒性，充分发挥疗效。①甲壳类、矿石类药物：因质地坚硬，有效成分不易煎出，必须先煎。如生石膏、龟板、鳖甲、穿山甲、代赭石、牡蛎、石决明等，可打碎先煎30分钟。②有毒的药物：如乌头、附子、商陆等，要先煎1～2小时，先煎、久煎能达到减毒或去毒的目的。

（2）后下　后下的目的是减少挥发油的损耗，使有效成分免于分解破坏。①气味芳香，含挥发油多的药物：如薄荷、藿香、木香、豆蔻、砂仁等均应后下，一般在中药汤剂煎好前5～10分入药即可。②不宜久煎的药物：如钩藤、杏仁、大黄、番泻叶等应后下。

（3）包煎　需要包煎的主要有三类药物：一是细小种子类药物，如车前子、葶苈子、青葙子等，煎药时特别黏腻，如不包煎，容易粘锅，药汁也不容易滤除；二是有些药物如蒲黄、青黛、海金沙、灶心土等，煎时容易溢出或沉淀，需要包起来煎煮；三是有些有绒毛的药物，如旋覆花、枇杷叶等，如不包煎，煎煮后不易滤除，服后会刺激咽喉，引起咳嗽、呕吐等副作用。

（4）另煎　一些名贵中药如人参、西洋参、虫草、鹿茸等，宜单煎或研细冲服，否则易造成浪费。

(5) 烊化　胶质药物如鹿角胶、阿胶等，为避免粘锅，往往用水或黄酒加热溶化兑服。

6. 服药方法　汤剂一般每日1剂，每剂分2或3次服。病情急重的，可隔4小时左右服1次，昼夜不停，使药力持续。一般汤剂宜温服，解表散寒药宜热服；呕吐的患者宜小量频服。寒药治热证宜冷服；温药治寒证宜热服。滋补药宜饭前服，健脾药宜饭前服，驱虫或泻下药宜空腹服；对胃肠道有刺激的药宜饭后服；宁神安眠药宜睡前服。

第二节　方剂学基本知识

PPT

方剂是在中医理论指导下，针对具体病证，以辨证立法为依据，选择适当的药物，确定用量，按照组成原则恰当配伍而成，是中医临床治疗的重要手段。

一、方剂的组成原则及变化

方剂是由药物组成的，是根据病情需要，在辨证立法的基础上选择药物，通过合理的配伍，以增强或改变药物原有的功用，调其偏性，制其毒性，消除或减缓对人体的不利因素，从而以其综合的作用发挥更好的治疗效果。所谓“药有个性之专长，方有合群之妙用”，即是此意。

（一）组方原则

方剂的组成，必须遵循严格的原则。一般有君药、臣药、佐药和使药四个部分。

君药，又称主药，是方剂中针对主病或主证起主要治疗作用的药物。

臣药，又称辅药，意义有二：一是辅助君药加强治疗主病或主证的药物；二是针对兼病或兼证起主要治疗作用的药。

佐药，意义有三：一是佐助药，即协助君、臣药以加强治疗作用；二是佐制药，即消除或缓解君、臣药的毒性或烈性；三是反佐药，即根据病情需要，用以群药性味相反而又能在治疗中起相成作用的药物。

使药，有两种作用：一是引经药，即能引方中诸药直达病所的药物；二是调和药，即具有调和方中诸药作用的药物。

临床应用时，应视病情与治法的需要来确定方剂中药味的多少，以及君、臣、佐、使是否齐备。

（二）组成变化

方剂组成既有严格的原则性，又有极大的灵活性，临证组方时必须根据具体病情而灵活化裁。

1. 药味增减　方剂中药物的增减，主要在臣药、佐使药中变化。方剂中药物的增减变化有两种情况：一是佐使药的加减，这种加减是在主证不变的情况下，对某些药物进行增减，以适应一些次要兼证的需要。如银翘散是治疗风热表证的常用方剂，若兼见口渴者，是热伤津液，可加天花粉以生津。另一种是臣药的增减，这种增减改变了方剂的配伍关系，会使方剂的功效发生根本变化。如麻黄汤去桂枝，名为三拗汤，此方仍以麻黄为君药，但无桂枝的配合，则发汗力弱，且配以杏仁为臣，其功专主宣肺散寒，止咳平喘，是一首治疗风寒犯肺咳喘的基础方。

2. 药量增减　方剂的药物组成虽然相同，但药物的用量各不相同，其药力则有大小之分，配伍关系则有君臣佐使之变，从而在功用、主治上就不相同。如小承气汤与厚朴三物汤，同是由大黄、枳实、厚朴三种药组成，但由于小承气汤中大黄的用量是厚朴的二倍，其功用为泻火通便，主治热结便秘；而厚朴三物汤中厚朴的用量是大黄的二倍，其功用为行气除满，主治气滞腹胀。

3. 剂型变化　方剂的剂型各有特点，同一方剂，若剂型不同，其作用亦有大小与峻缓的区别，在主治病情上有轻重缓急之分。如理中丸与人参汤，两方组成及用量完全相同，前者为细末，炼蜜为丸，用于中焦虚寒之轻证，作用较缓和；后者治疗中上二焦虚寒较重者，取汤剂以速治。

二、方剂的剂型

方剂组成后，根据病情的需要和药物的特点制成一定的形态，称为剂型。传统剂型有汤剂、丸剂、散剂、膏剂、丹剂、酒剂、茶剂、锭剂、饼剂等剂型。以后又不断丰富发展，研究出各种新的剂型，如针剂、片剂、冲剂、糖浆剂、胶囊等。现将常用的剂型介绍如下。

1. 汤剂 即煎剂。是将药物饮片加水浸泡后，再煎煮一定时间，然后去渣取汁，称为汤剂，一般作内服用。如大承气汤、桂枝汤等。其特点是吸收快，能迅速发挥疗效，而且便于随证加减，是临床使用广泛的一种剂型。其缺点是煎煮时间长，携带不方便，且服用量大，口感欠佳，儿童服用困难等。

2. 丸剂 是将药物研成细末或药物提取物，加适宜的黏合剂制成球形的固体剂型。其特点是吸收缓慢，药力持久，节省药材，服用、携带、贮存比较方便。一般适用于慢性、虚弱性疾病，如十全大补丸、补中益气丸等；亦可用于急救，如安宫牛黄丸、至宝丹等。临床常用的丸剂有蜜丸、水丸、糊丸、浓缩丸等。

3. 散剂 是将药物研碎，成为均匀混合的干燥粉末，有内服与外用两种。内服散剂有细末和粗末之分，细末可直接冲服，如七厘散；粗末可加水煮沸取汁服用，如银翘散。外用散剂一般作为外敷，掺撒疮面或患病部位，如生肌散、金黄散等。亦有作吹喉等外用的，如冰硼散等。散剂有吸收快，制作简单，便于携带，节省药材等优点。

4. 膏剂 是将药物用水或植物油煎熬浓缩后去渣而成的剂型，有内服、外用两类。内服膏剂有流浸膏、浸膏、煎膏三种。外用膏剂又分软膏剂和硬膏剂两种。内服的煎膏如枇杷膏，外用的软膏如三黄软膏等。其特点是使用方便，药效较快。

5. 酒剂 又称药酒，将药物置于酒中浸泡一定时间后，使有效成分溶解在酒中，然后去渣取液而成。其特点是便于保存，并可供内服或外用。此剂多在补益剂和祛风通络剂中使用。如杜仲酒、风湿药酒、五加皮酒等。

6. 丹剂 有内服与外用两种，内服丹剂没有固定剂型，有丸剂，也有散剂，每以药品贵重或药效显著而称之为丹，取灵丹妙药之意。如紫雪丹、玉枢丹、至宝丹、活络丹、新雪丹等。外用丹剂亦称丹药，是以某些矿物质类药经高温烧制成的不同结晶形状的制品，如红升丹、白降丹等，常供外科使用。

7. 茶剂 是将药物经粉碎加工而制成的粗末，与黏合剂混合的固定制剂即为茶剂。使用时置有盖的适宜容器中，以沸水泡汁代茶服用，故称茶剂。茶剂外形并无一定，常制成小方块形或长方块形，亦可制成饼状或制成散剂定量装置纸袋中。由于茶剂具有一定疗效，制法简单，服用方便，故广大群众乐于采用，如午时茶等。

8. 露剂 亦称药露，多用新鲜含有挥发性成分的药物，放在水中加热蒸馏，所收集的蒸馏液即为药露。其气味清淡，便于口服。一般作为饮料，夏天尤为常用，如金银花露、青蒿露等。

此外，还有冲剂、片剂、针剂（注射剂）、胶囊剂、口服液等多种剂型。

第三节 解表药与解表剂

PPT

一、解表药

凡具有发散表邪功效，以发汗解表、祛风散邪为主要作用，治疗表证的药物，称解表药。按药物的性能，针对表证的寒热，解表药分辛温解表和辛凉解表两类。

解表药辛散轻扬，主入肺与膀胱经。虽能通过发汗解除表证，但汗出过多则耗散正气，损伤津液或产生不良反应，因此，不宜过量或久用，中病即止；凡气虚、阳虚自汗、阴虚盗汗、泻利呕吐、吐血下血、疮疡已溃、麻疹已透、热病伤津等证，应慎用或随证配伍，以利祛邪。

本类药物为辛散之品，多含挥发油，故不宜久煎，且宜温服。

（一）辛温解表药

凡具有发散祛寒功效，以发汗散寒、祛风解表为主要作用，治疗外感风寒表证的药物，称辛温解表药，又称发散风寒药。

辛温解表药性味多属辛温，辛以发散，温可祛寒，故以发散风寒为主要作用。主要用于外感风寒所致恶寒发热，无汗或汗出不畅，头痛身痛，口不渴，舌苔薄白，脉浮等风寒表证。部分药物还可用治痹证及喘咳、水肿、麻疹、疮疡初起兼有风寒表证者。

麻黄 Mahuang
《神农本草经》

为麻黄科植物草麻黄 *Ephedra sinica* Stapf、本贼麻黄 *Ephedra equisetna* Bge. 或中麻黄 *Ephedra intermedia schrenk* et C，A，Mey. 的干燥草质茎。主产于河北、山西、内蒙古等地。

【性味归经】辛，微苦，温。归肺、膀胱经。

【功效与主治】发汗散寒，宣肺平喘，利水消肿。用于治外感风寒表实证，常与桂枝为伍，以增强发汗解表之功；风寒外袭，肺气壅遏的咳喘，常与杏仁、甘草同用，若寒喘常配半夏等；热喘常配石膏等；治水肿兼表证者，常与白术、生姜等配用。

【用量用法】3～10g，煎服。解表发汗宜生用；平喘止咳多炙用。

【使用注意】体虚多汗、肺虚喘咳者忌用，失眠、高血压者慎用。

桂枝 Guizhi
《名医别录》

为樟科植物肉桂 *Cinnamomum cassia* presl 的嫩枝。主产于广西、广东等地。

【性味归经】辛，甘，温。归心、肺、膀胱经。

【功效与主治】解肌发汗，温经通阳。用于治风寒表证，表虚有汗者，常与白芍配用，表实无汗者，常配麻黄助发汗解表；治胸痹心痛，常与瓜蒌、薤白等配用；心阳不足、心悸、脉结代者，常与炙甘草、人参等配用；脾肾阳虚，水湿不化所致的痰饮，常与白术、茯苓配伍；若为膀胱气化失常，小便不利的蓄水证，常与茯苓、泽泻等配用；风寒湿痹，肢节疼痛，常与附子、羌活等配用。

【用量用法】3～10g，煎服。入汤剂及丸散。

【使用注意】阴虚火旺、热盛出血等证忌用，孕妇慎用。

荆芥 Jingjie
《神农本草经》

为唇形科植物荆芥 *Schizonepeta tenuifolia* Briq 的茎叶及花穗。主产于江苏、浙江等地。

【性味归经】辛，微温。归肺、肝经。

【功效与主治】疏风解表，透疹止痒，散瘀止血。用于治外感表证，如外感风寒，常与防风、羌活等配用；外感风热，常与薄荷、金银花等配用；麻疹不透，风疹、荨麻疹属风寒者，常与防风、麻黄配伍；属风热者，常与蝉衣、牛蒡子等配用；吐衄、便血、崩漏者，常随证与其他止血药如侧柏叶、槐花等同用。

【用量用法】3～10g，煎服。芥穗发汗力大，无汗用芥穗；有汗用茎叶；止血用芥炭。

【使用注意】表虚自汗者不宜用。

防风 Fangfeng
《神农本草经》

为伞形科多年生草本植物防风 *Saposhnikovia divaricata*（Turcz）Schischk. 的根。主产于黑龙江、吉林等地。春秋采挖，切片生用。

【性味归经】辛，甘，温。归膀胱、肝、脾经。

【功效与主治】祛风解表，胜湿止痛，解痉止痒。用于风寒头痛，常与荆芥、川芎同用；外感风湿，头痛如裹者，常与羌活、藁本等同用；风热感冒，咽痛目赤者，常与薄荷、连翘等配用；风疹瘙痒者，可与苦参、蝉衣等同用；风寒湿痹，肢节疼痛，身体重着，筋脉挛急者，常与羌活、桂枝、姜黄等同用；破伤风引起的牙关紧闭、痉挛、抽搐，常与白附子、天南星等配伍。

【用量用法】3～10g，煎服。

（二）辛凉解表药

凡具有宣散风热功效，以疏散风热，清热解毒为主要作用，治疗外感风热表证的药物，称辛凉解表药，又称发散风热药。

辛凉解表药性味多属辛凉，辛以发散，凉可祛热，故以发散风热为主要作用。主要用于外感风热所致恶寒轻，发热重，汗泄不畅，头胀痛，面赤，咽痛，口干欲饮，舌边尖红，苔薄黄，脉浮数等风热表证。部分药物还有透疹解毒作用，可治风疹、麻疹或疮疡肿毒初起兼表热证者。

桑叶 Sangye
《神农本草经》

为桑科植物 *Morus alba* L. 的叶。全国各地皆产。霜后采收，生用或蜜炙用。

【性味归经】甘，苦，寒。归肺、肝经。

【功效与主治】疏散风热，清肝明目，清肺润燥。用于风热表证，常配菊花、薄荷等配用；燥热伤肺，咳嗽咽干者，则配杏仁、贝母等；肝经实热或风热所致的目赤肿痛，常配菊花、车前子、决明子等；肝阴不足，视物昏花者，常与黑芝麻等配用。

【用量用法】6～10g，单味外用洗眼30～120g。肺热燥咳宜蜜炙用。

菊花 Juhua
《神农本草经》

为菊科植物菊 *Chrysanthemum morifolium* Ramat. 的头状花序。药用分白菊花、黄菊花等。主产于浙江、河南、安徽等地。花期采收，阴干，生用。

【性味归经】甘，苦，微寒。归肺、肝经。

【功效与主治】疏散风热，平肝明目，清热解毒。用于风热表证，常与薄荷、桑叶、连翘等配用；肝经风热或肝火上炎所致目赤肿痛，多与生地、决明子、龙胆草、夏枯草同用，所致眩晕头痛，常与白芍、钩藤、石决明等同用；治肝肾不足之目暗昏花，常与枸杞子、熟地黄等同用；热毒疮疡者，配黄连、黄芩、蒲公英等。

【用量用法】10～15g，煎服或入丸散。疏散风热用黄菊花，养肝明目用白菊花。

薄荷 Bohe
《新修本草》

为唇形科植物薄荷 *Mentha haplocalyx* Briq 的茎叶。主产于江苏、江西、浙江等地。一般夏秋季分次采收，切段生用。

【性味归经】辛，凉。归肺、肝经。

【功效与主治】疏散风热，利咽止痛，透疹止痒，疏肝解郁。用于风热感冒或温病初起，常与金银花、连翘、牛蒡子等同用；头痛目赤，咽喉肿痛者，常与菊花、荆芥等配用；麻疹不透，风疹瘙痒者，常与蝉衣、牛蒡子等配用；肝郁气滞，胸胁胀痛者，常与柴胡、白芍等配用。

【用量用法】3～10g，煎服。入煎剂宜后下。其叶长于发汗；梗偏于理气。

【使用注意】本品芳香辛散，发汗耗气，故气虚、阳亢、体虚多汗者，均不宜用。

柴胡 Chaihu
《神农本草经》

为伞形科植物柴胡（北柴胡）*Bupleurum chinense* DC. 和狭叶柴胡（南柴胡）*Bupleurm scorzonerifolium* Willd. 的根。前者主产于辽宁、甘肃、河北等地；后者主产于湖北、江苏、四川等地。春秋采挖，切片生用，酒炒或醋炒。

【性味归经】苦，微辛，微寒。归肝、胆、脾、胃、三焦经。

【功效与主治】和解退热，疏肝解郁，升阳举陷。用于表证发热，常与葛根同用；少阳证往来寒热，常与黄芩等配用；疟疾之寒热往来，可与青蒿、黄芩等配用；肝气郁结所致胸胁胀痛、月经不调等，常与白芍、当归等配用；气虚下陷所致的脱肛、胃下垂、子宫脱垂等，常与黄芪、升麻等配用。

【用量用法】3～10g，煎服。退热可用15g，醋炒可增强止痛作用。

葛根 Gegen
《神农本草经》

为豆科植物野葛 *Pueraria lobata*（Willd.）Ohwi 的根，我国南北方均产。秋冬采挖，生用或煨用。花蕾为葛花。

【性味归经】甘，辛，凉。归脾、胃经。

【功效与主治】解肌退热，生津止渴，升阳止泻，透疹。用于外感表证，症见项背强者尤宜，属风寒者，常与麻黄、桂枝、白芍等配用；属风热者，常与柴胡、黄芩等合用；热病津伤或消渴，常与芦根、天花粉、知母等配用；透发麻疹，常配升麻、白芍等同用；湿热泻痢，常与黄芩、黄连等配用；若脾虚泄泻，常与党参、白术等配用。

【用量用法】10～15g，退热生津宜生用；升阳止泻宜煨用。葛花生津而解酒毒。

其他解表药简介见表10－1。

表10－1　其他解表药简介

分类	药名	性味归经	功效	主治	用量	备注
辛温解表药	紫苏	辛、温；归肺、脾经	发汗解表，行气宽中	风寒感冒，咳嗽痰多，脾胃气滞，胸闷呕吐，鱼蟹中毒，腹痛吐泻	3～10g	不宜久煎
	生姜	辛、温；归肺、脾、胃经	发汗解表，温中止呕，散寒止咳	风寒感冒，胃寒呕吐，风寒咳嗽	3～10g，或捣汁服	有“呕家圣药”之称，止呕宜捣汁服
	羌活	辛、苦、温；归膀胱、肾经	散寒祛风，除湿止痛	风寒感冒，头痛身痛，风寒湿痹，肩臂疼痛	3～10g	主散太阳经风邪；善治腰以上风寒湿痹

续表

分类	药名	性味归经	功效	主治	用量	备注
辛温解表药	白芷	辛、温；归肺、胃经	解表祛风，通窍止痛，燥湿止带，消肿排脓	外感风寒，头痛鼻塞，齿痛鼻渊，风湿痹痛，带下过多，疮痈肿毒	3～10g	善治阳明经头痛；阴虚血热者忌服
	细辛	辛、温、有小毒；归肺、肾、心经	祛风散寒，通窍止痛，温肺化饮	风寒感冒，阳虚外感，头痛鼻渊，牙痛痹痛，寒痰停饮	1～3g，入丸散剂，用0.5～1g	反藜芦；吹鼻取嚏，通关开窍醒神
	苍耳子	辛、苦、温、有小毒；归肺经	散风除湿，通窍止痛	鼻渊头痛，风寒头痛，风湿痹痛，风疹瘙痒	3～10g；或入丸散	过量服用易中毒
	辛夷	辛、温；归肺、胃经	发散风寒，宣通鼻窍	风寒头痛，鼻渊头痛	3～9g	鼻渊头痛要药，包煎
辛凉解表药	牛蒡子	辛、苦、寒；归肺、胃经	疏散风热，透疹利咽，解毒散肿	风热感冒，咽喉肿痛，麻疹不透，痈肿疮毒，痄腮喉痹	3～10g；炒用寒性略减	性寒滑利，气虚便溏者慎用
	蝉蜕	甘、寒；归肺、肝经	疏散风热，透疹止痒，明目退翳，止痉	风热感冒，咽痛音哑，麻疹不透，风疹瘙痒，目赤翳障，惊痫夜啼，破伤风证	3～10g，或单味研末冲服	止痉需大量应用
	升麻	辛、甘、微寒；归肺、脾、胃、大肠经	发表透疹，清热解毒，升举阳气	风热头痛，麻疹不透，齿痛口疮，咽喉肿痛，气虚下陷，久泻脱肛，崩漏下血	3～10g	发表透疹解毒宜生用，升阳举陷固脱宜炙用

二、解表剂

凡以解表药为主组成，具有宣散表邪、发汗解肌、透疹消疮等作用，治疗表证的方剂，称为解表剂。解表剂分为两类：辛温解表剂，适用于风寒为病，以麻黄汤为代表方；辛凉解表剂，适用于风热为病，以银翘散为代表方。

解表剂虽能通过发汗解除表证，但汗出过多则能耗散阳气，损伤津液或产生不良反应，因此，不宜过量或久用，中病即止；凡阳虚自汗、阴虚盗汗、泻利呕吐、吐血下血、疮疡已溃、麻疹已透、热病伤津等证，应慎用或随证配伍，以利祛邪。解表剂为辛散之品，多含挥发油，故不宜久煎。

麻黄汤
《伤寒论》

【组成】麻黄9g，桂枝6g，杏仁9g，炙甘草3g。

【用法】水煎服，服后盖被取微汗。

【功用】发汗解表，宣肺平喘。

【主治】治疗外感风寒表实证。症见恶寒发热，头痛身疼，无汗而喘，舌苔薄白，脉浮紧者。

【方解】本方是辛温解表的代表方剂，是治疗外感风寒表实证的主方。方中麻黄发汗解表，宣肺平喘为君药；配以臣药桂枝解肌发表，温经散寒，两药合用增强麻黄发汗力量，又可使邪气去而营卫和；杏仁降利肺气，与麻黄配伍，一宣一降，以增强麻黄宣肺平喘之功，为佐药；炙甘草调和药性，以制麻黄、桂枝发汗太过，为佐使药。

【配伍】若喘急胸闷、咳嗽痰多、表证不甚，去桂枝，加苏子、半夏以化痰止咳平喘；若鼻塞流涕重，加苍耳子、辛夷以宣通鼻窍；若夹湿邪而兼见骨节酸痛，加苍术、薏苡仁以祛风除湿；兼里热之烦躁、口干，酌加石膏、黄芩以清泻郁热。

【现代应用】本方常用于感冒、流行性感冒、急性支气管炎、支气管哮喘等属风寒表实证者。

【方歌】麻黄汤中臣桂枝，杏仁甘草四般施。发汗解表宣肺气，伤寒表实无汗宜。

银翘散

《温病条辨》

【组成】连翘15g，银花15g，苦桔梗6g，薄荷6g，竹叶4g，生甘草5g，荆芥穗4g，淡豆豉5g，牛蒡子6g。

【用法】水煎，分两次服。

【功用】辛凉透表，清热解毒。

【主治】温病初起，发热无汗，或有汗不畅，微恶寒，头痛口渴，咳嗽咽痛，舌尖红，苔薄白或薄黄，脉浮数者。现用于急性上呼吸道感染。

【方解】方中金银花、连翘辛凉轻宣，透泄散邪，清热解毒为君；薄荷、牛蒡子辛凉散风清热，荆芥穗、淡豆豉辛散透表，解肌散风为臣；桔梗、甘草以清热解毒而利咽喉为佐；竹叶、芦根清热除烦，生津止渴为使。诸药相合，共成辛凉解肌，宣散风热，除烦利咽之功。

【配伍】渴甚者，加天花粉生津止渴；项肿咽痛者，加马勃、玄参清热解毒，利咽消肿；衄者，去荆芥穗、淡豆豉之辛温，加白茅根、侧柏炭、栀子炭凉血止血；咳者，加杏仁苦降肃肺以加强止咳之功；胸膈闷者，加藿香、郁金芳香化湿，辟秽祛浊。

【现代应用】本方常用肺炎、麻疹、流行性腮腺炎、流行性脑脊髓膜炎、流行性出血热等属风热表实证者。

【方歌】银翘散主上焦疴，竹叶荆牛豉薄荷。甘橘芦根凉解法，清宣温热煮无过。

常用解表中成药见表10－2。

表10－2　解表中成药

分类	药品名称	处方	剂型规格	功效主治	用法用量
辛温解表	感冒清热颗粒	荆芥穗，薄荷，防风，柴胡，紫苏叶，葛根，桔梗，苦杏仁，白芷，苦地丁，芦根	颗粒剂，每袋12g或6g（无糖型）或3g（含乳糖）	疏风散寒，解表清热。用于风寒感冒，症见头痛发热、恶寒身痛、鼻流清涕、咳嗽咽干	温开水冲服。1次1袋，1日2次
	正柴胡饮颗粒	柴胡，陈皮，防风，甘草，赤芍，生姜	颗粒剂，每袋10g或3g（无蔗糖）	发散风寒，解热止痛。用于外感风寒，症见发热恶寒，无汗，头痛，鼻塞，喷嚏，咽痒咳嗽，四肢酸痛；流感初起、轻度上呼吸道感染见上述症状者	温开水冲服。1次1袋，1日3次。小儿酌减或遵医嘱
	九味羌活丸	羌活，防风，苍术，细辛，川芎，白芷，黄芩，甘草，地黄	水丸，每袋装9g	疏风解表，散寒除湿。用于外感风寒挟湿感冒，症见恶寒、发热、无汗、头重而痛、肢体酸痛	口服。1次3～4.5g，1日2次。宜姜葱汤送服
	桂枝合剂	桂枝，白芍，生姜，甘草，大枣	合剂，每支10ml	解肌发表，调和营卫。用于外感风邪，症见头痛发热、鼻塞干呕、汗出恶风	口服。1次10～15ml，1日3次
	表实感冒颗粒	紫苏叶，葛根，白芷，麻黄，防风，桔梗，桂枝，甘草，陈皮，生姜，炒苦杏仁	颗粒剂，每袋10g或5g（无蔗糖）	发汗解表，祛风散寒。用于外感风寒表实证，症见恶寒重、发热轻、无汗、头项强痛、鼻流清涕、咳嗽、痰白清稀	温开水冲服。1次1～2袋，1日3次；儿童酌减

续表

分类	药品名称	处方	剂型规格	功效主治	用法用量
辛凉解表	银翘解毒丸	金银花，薄荷，淡豆豉，桔梗，甘草，连翘，荆芥，牛蒡子（炒），淡竹叶	浓缩蜜丸，每丸重3g	疏风解表，清热解毒。用于风热感冒，症见发热头痛，口干，咳嗽，咽喉疼痛	用芦根汤或温开水送服。1次1丸，1日2～3次
	双黄连口服液	金银花，黄芩，连翘	口服液，每支装10ml或20ml	疏风解表，清热解毒。主治风热感冒，症见发热，咳嗽，咽喉疼痛	口服。1次20ml，1日3次；小儿酌减或遵医嘱
	桑菊感冒片	桑叶，菊花，连翘，薄荷素油，苦杏仁，桔梗，甘草，芦根	薄膜衣片，每片重0.62g	疏风清热，宣肺止咳。用于风热感冒初起，症见头痛、咳嗽、口干、咽痛	口服。1次4～8片，1日2～3次
	羚羊感冒胶囊	羚羊角，牛蒡子，淡豆豉，金银花，荆芥，连翘，淡竹叶，桔梗，薄荷素油，甘草	胶囊剂，每粒装0.42g	清热解表。用于流行性感冒、伤风咳嗽、头晕发热、咽喉肿痛	口服。1次2粒，1日2～3次
	连花清瘟胶囊	连翘，金银花，炙麻黄，炒苦杏仁，石膏，板蓝根，绵马贯众，鱼腥草，广藿香，大黄，红景天，薄荷脑，甘草	胶囊剂，每粒装0.35g	清瘟解毒，宣肺泄热。用于流行性感冒属热毒袭肺证，症见发热、恶寒、肌肉酸痛、鼻塞流涕、咳嗽、头痛、咽干咽痛	口服。1次4粒，1日3次
	银黄颗粒	金银花提取物，黄芩提取物	颗粒剂。①每袋装4g；②每袋装8g；③每袋装4g（无蔗糖）；④每袋装3g（无蔗糖）；⑤每袋装2g（无蔗糖）；⑥每袋装4g（无蔗糖）	清热疏风，利咽解毒。用于外感风热、肺胃热盛所致的咽干，咽痛，喉核肿大，口渴，发热；急慢性扁桃体炎、急慢性咽炎、上呼吸道感染见上述证候者	开水冲服，1次1～2袋〔规格①、③、④、⑤〕或1次0.5～1袋〔规格②、⑥〕，1日2次
扶正解表	参苏丸	党参，紫苏叶，葛根，前胡，茯苓，半夏（制），陈皮，枳壳（炒），桔梗，甘草，木香	水丸，每袋装6g	益气解表，疏风散寒，祛痰止咳。用于身体虚弱、感受风寒所致感冒，症见恶寒发热、头痛鼻塞、咳嗽痰多、胸闷呕逆、乏力气短	口服。1次6～9g，1日2～3次
表里双解	藿香正气水	苍术，陈皮，厚朴（姜制），白芷，茯苓，大腹皮，生半夏，甘草浸膏，广藿香油，紫苏叶油	酊剂，每支10ml	解表化湿，理气和中。用于外感风寒、内伤湿滞或夏伤暑湿所致的感冒，症见头痛昏重，胸膈痞闷，脘腹胀痛，呕吐泄泻；胃肠型感冒见上述证候者	口服。1次5～10ml，1日2次，用时摇匀

第四节　清热药与清热剂

PPT

一、清热药

凡具有清除里热功效，以清热泻火、解毒凉血为主要作用，治疗里热证的药物，称清热药。

清热药性寒凉，味多苦或咸，具有清热泻火、燥湿、凉血、解毒及退虚热等功效。适用于温热病、湿热痢、痈肿疮毒、阴虚发热等。根据清热药的不同作用特点，分为清热泻火、清热燥湿、清热解毒、清热凉血、清虚热五大类。

本类药物多为苦寒之品，常有损伤脾胃阳气之弊，过用易伤阳气，故不能大量常服，对脾胃虚弱，食少泄泻，阴虚津亏者慎用。

（一）清热泻火药

凡具有清除气分实热功效，以清热泻火、生津止渴为主要作用，治疗实热证的药物，称清热泻火药。

清热泻火药适用于急性热病邪在气分所致的壮热、烦渴、汗出，舌红苔黄，脉洪大等实热证；以及邪热累及肺、胃、心、肝等所呈现的脏腑实热证。里热证有体虚时，应注意顾护正气，可与补虚药配伍使用。

石膏 Shigao
《神农本草经》

为硫酸盐类矿物石膏，主要含水硫酸钙（$CaSO_4 \cdot H_2O$）。主产于湖北、安徽等地，冬季采挖。辗碎生用或煅用。

【性味归经】 甘，辛，大寒。归肺、胃经。

【功效与主治】 清热泻火，除烦止渴，收敛生肌。用于气分实热，壮热、烦渴、脉洪大者，常与知母相须为用；若温邪渐入血分，肺胃热盛，气血两燔，症见高热不退、神昏、发斑疹者，可与牡丹皮、玄参等同用；疮疡湿疹，水火烫伤，煅后外用能减少渗出，单或与大黄、青黛等共研细末外敷。

【用量用法】 15～60g，内服生用，打碎先煎。外用火煅研末。

知母 Zhimu
《神农本草经》

为百合科植物知母 *Anemarrhena asphodeloides* Bge. 的根茎。主产于河北、山西等省。夏秋采挖，除去须根晒干。切片生用或盐水炙用。

【性味归经】 苦，甘，寒。归肺、胃、肾经。

【功效与主治】 清热泻火，滋阴润燥。用于外感热病，高热烦渴，常与石膏相须为用；若肺热咳嗽，痰黄质稠，常与贝母、黄芩等同用；治阴虚燥咳少痰，常配贝母等；阴虚火旺，骨蒸潮热、盗汗、心烦等证，常与黄柏相须为用；治阴虚消渴，常配天花粉、五味子等药。

【用量用法】 6～12g，水煎服。清热泻火宜生用；滋阴降火盐水炒。

【使用注意】 脾虚便溏者慎用。

栀子 Zhizi
《神农本草经》

为茜草科常绿灌木栀子 *Gardenia jasminoides* Ellis 的成熟果实。主产于江西、湖南、湖北等地。秋季采收，生用或炒用。

【性味归经】 苦，寒。归心、肺、胃、三焦经。

【功效与主治】 泻火除烦，清热利湿，凉血解毒。用于外感发热，心烦，常与淡豆豉合用；若治热病高热烦躁，神昏谵语，与黄连、黄芩、大黄等同用；湿热黄疸，常与茵陈、大黄等同用；血热妄行之吐衄、尿血等，常与蒲黄、生地黄、白茅根等同用；热毒疮疡，可与金银花、蒲公英等同用。

【用量用法】 3～10g，煎服。生用泻火；炒黑止血；姜汁炒去烦止吐。

【使用注意】脾虚便溏者慎用。

（二）清热燥湿药

凡具有清热燥湿功效，以清热解毒、泻火燥湿为主要作用，治疗湿热内蕴或湿邪化热之证的药物，称清热燥湿药。

清热燥湿药适用于湿热诸证，如湿温或暑温夹湿、泻痢、黄疸、湿疹、淋浊、带下及疖痈疮疡、关节肿痛等。湿热内蕴，多见舌苔黄腻，可为本类药物的适用范围。另外本类药物还兼有泻火解毒之功，亦可用于热毒火盛之证。

本类药物苦寒伐胃，性燥又易伤阴，故脾胃虚寒，津液亏耗者均慎用。

黄芩 Huangqin
《神农本草经》

为唇形科植物黄芩 *Scutellaria baicalensis* Georgi. 的根。主产于河北、山西等地。春秋两季采挖。晒干。生用、酒炒或炒炭用。

【性味归经】苦，寒。归肺、胆、胃、大肠经。

【功效与主治】清热燥湿，泻火解毒，止血安胎。用于肺热咳嗽，可单味使用；或与胆南星、瓜蒌等同用；湿温或暑温所致胸脘痞闷，身热不扬，苔腻之证，可与滑石、白豆蔻等配伍；大肠湿热泻痢，可与葛根、黄连配伍；湿热黄疸，可与茵陈、栀子同用；热毒疮疡，咽喉肿痛，常配蒲公英、牛蒡子等药；胎热不安，常与白术等同用；血热吐衄，痈肿疮毒及半表半里证，常与石膏、栀子、大黄、黄连、柴胡等同用。

【用量用法】3～10g，水煎服。清热宜生用；安胎宜炒用；止血宜炒炭。

【使用注意】脾胃虚寒者慎用。

黄连 Huanglian
《神农本草经》

为毛茛科植物黄连 *Coptis chinensis* Franch.、三角叶黄连 *Coptis deltoidea* C. Y. Cheng et Hsiao. 或云连 *Coptis teeta* Wall. 的根茎。主产于四川、云南等地。秋季采挖。生用，姜炒，酒炒或与吴茱萸水炒用。

【性味归经】苦，寒。归心、胃、肝、大肠经。

【功效与主治】清热燥湿，泻火解毒。用于湿热泻痢而身热，可与葛根、黄芩配伍；若下痢脓血，可与白头翁、秦皮等同用；湿热呕恶，可与半夏、生姜等同用；外治湿疹，单用或与黄柏、枯矾等同用；心肾不交，夜不能寐，常与阿胶同用；若胃火炽盛，牙痛口臭，与升麻、生地等配伍；肝火犯胃，呕吐吞酸，可与吴茱萸同用；热毒疮疡，常配伍黄芩、栀子、黄柏等。

【用量用法】2～10g，水煎服。外用适量。姜汁炒可清胃止呕；酒炒清上焦火；泻肝胆实火用吴茱萸炒。

【使用注意】脾胃虚寒者忌用。

黄柏 Huangbai
《神农本草经》

为芸香科植物黄皮树 *Phellodendron chinense* Schneid. 或黄檗 *Phellodendron amurense* Rupr. 的树皮，前者习称“川黄柏”，主产于四川、贵州等地；后者习称“关黄柏”，主产于辽宁、吉林等地。清明节前后剥取树皮，晒干压平。生用或盐水炒用。

【性味归经】苦，寒。归肾、膀胱、大肠经。

【功效与主治】清热燥湿，滋阴降火，解毒疗疮。用于湿热泻痢，配黄连、白头翁；湿热下注、带下腥臭，常与车前子等配伍；湿热所致足膝肿痛，常与苍术、牛膝同用；湿疹、臁疮、阴肿阴痒，常配苦参、白藓皮、蛇床子等煎汤内服或外洗；阴虚发热，遗精盗汗，常与知母、地黄等配伍；痈肿疮疡，常与黄芩、黄连、栀子同用。

【用量用法】3~10g，煎服。外用适量。退虚热用盐水炒。

【使用注意】脾胃虚寒者忌服。

龙胆草 Longdancao
《神农本草经》

为龙胆科植物龙胆 *Gentianan scabra* Bge 和三花龙胆 *Gentiana triflora* Pall. 或条叶龙胆 *Gentiana manshurica* Kitag. 的根和根茎。全国各地均有分布。春秋季采挖，切段，生用。

【性味归经】苦，寒。归肝、胆、膀胱经。

【功效与主治】清泻肝火，清热燥湿。用于肝胆火盛，头痛目赤，胁痛口苦，耳聋耳肿等，常与黄芩、栀子等同用；湿热下注，阴肿阴痒，带下色黄及湿疹瘙痒，常与黄柏、苦参、蛇床子等同用；肝胆湿热，黄疸尿赤，常与茵陈、栀子等同用。

【用量用法】3~6g，水煎服。

【使用注意】脾胃虚寒者不宜用；过量引起恶心、呕吐。

（三）清热解毒药

凡具有清热解毒功效，以疏散风热、泻火解毒为主要作用，治疗各种热毒、火毒证的药物，称清热解毒药。

清热解毒药适用于各种火热毒盛所致的红、肿、热、痛等。如腮腺炎、肺痈、肠痈、热痢、斑疹、痈肿疔疮、丹毒、虫蛇咬伤及温热病、癌肿等。

本类药物药性寒凉，易伤脾胃，应中病即止，不可过量或久服。

金银花 Jinyinhua
《名医别录》

为忍冬科植物忍冬 *Lonicera japonica* Thunb.、红腺忍冬 *Lonicera hypoglauca* Miq.、山银花 *Lonicera confusa* DC. 或毛花柱忍冬 *Lonicera dasystyla* Rehd. 的干燥花蕾。我国各地均有分布。夏初采摘花蕾。阴干。生用或制成露剂使用。

【性味归经】甘，寒。归肺、心、胃经。

【功效与主治】清热解毒，疏散风热。用于疔疮痈疖，红肿热痛，常与蒲公英、紫花地丁、野菊花等同用；肺热咳嗽，肺痈喉痹，常与桔梗、鱼腥草、黄芩等同用，热毒血痢，可单用或配伍白头翁，黄连等同用；外感风热或温病初起，常与连翘、薄荷、牛蒡子等同用；若热入营血，症见斑疹隐隐、神昏舌绛，常与生地、水牛角等同用。

【用量用法】10~15g，煎服。

【使用注意】不宜久煎。脾胃虚寒或气虚疮疡者慎用。

连翘 Lianqiao
《神农本草经》

为木犀科植物连翘 *Forsythia suspensa*（Thunb）Vahl 的果实。主产于山西、河南、陕西等地。秋季采收初熟带绿的果实，蒸熟晒干，称“青翘”；果实熟透采摘，晒干，习称“老翘”。入药生用。

【性味归经】苦，微寒。归肺、心、胆经。

【功效与主治】清热解毒，消肿散结，疏散风热。用于痈肿疮毒，常与金银花、蒲公英等同用；瘰疬常与玄参、大贝母等同用；喉痹常与黄芩、板蓝根等同用；外感风热或温病初起，常与金银花、牛蒡子等同用；若热入营血，神昏舌绛，常与黄连、生地等同用。连翘有“疮家圣药”之称。

【用量用法】6～15g，煎服。

【使用注意】虚寒阴疽者忌用。青翘的清热解毒力比老翘强，连翘心长于清心热。

板蓝根 Banlangen
《本草纲目》

为十字花科植物菘蓝 *Isatis indigotica* Fort 的干燥根。主产于河北、江苏、陕西、安徽等地。秋季采挖。晒干。切片，生用。

【性味归经】苦，寒。归心、胃经。

【功效与主治】清热解毒，凉血利咽。用于热入营血，温毒发斑，常与金银花、连翘、赤芍、丹皮等同用；大头瘟、腮腺炎、喉痹、烂喉丹痧、丹毒等证，常与黄芩、黄连、连翘、薄荷等同用。

【用量用法】10～15g，煎服。

【使用注意】虚寒证忌用。

蒲公英 Pugongying
《新修本草》

为菊科植物蒲公英 *Taraxacum mongolicum* Hand. Mazz. 碱地蒲公英 *Taraxacum sinicum* kitag. 或同属数种植物的干燥全草。各地均有野生。春至秋季花初开时采收。鲜用或晒干生用。

【性味归经】苦，甘，寒。归肝、胃经。

【功效与主治】清热解毒，利尿通淋。用于乳痈、腮腺炎，可单用大剂量内服、外敷，皆有良效，或配瓜蒌、天花粉、牛蒡子等同用；治疗疮疖肿，可与紫花地丁、野菊花、金银花等同用；治肠痈腹痛，常与大黄、牡丹皮同用；治肺痈吐脓，配龙胆草、冬瓜仁等同用；治热淋，常与车前子、金钱草同用；治湿热黄疸，常配茵陈、栀子等。

【用量用法】10～30g，煎服。外用鲜品捣敷或水煎熏洗患处。

【使用注意】大量易致缓泻。阴疽忌用。

（四）清热凉血药

凡具有清热凉血功效，以凉血清热、养阴生津为主要作用，治疗热入营血证的药物，称清热凉血药。

清热凉血药适用于热入营血的实热证。如温热病热入营血，症见身热、心烦、不眠、神昏谵语、吐血、衄血、发斑舌绛、脉数等。此外，亦可用于其他疾病的出血证。

本类药物既能清热凉血，又能养阴生津，故可用于热病津伤之证。

生地黄 Shengdihuang
《神农本草经》

为玄参科植物地黄 *Rehmannia glutinosa* Liboseh 的块根。主产于河南。秋季采挖，鲜用（鲜地黄），或烘至八成干（生地黄），切片生用或炒炭用。

【性味归经】甘，苦，寒。归心、肝、肾经。

【功效与主治】清热凉血，养阴生津。治温热病，热入营血，身热神昏，口干舌绛，常与金银花、玄参、黄连同用；若热病后期，余热未清，夜热早凉，常与青蒿、鳖甲等同用；治血热妄行的吐血、衄血、崩漏下血等证，常与鲜荷叶、侧柏叶等同用；治热病津伤，食欲不振，舌红口干，常与麦冬、玉竹等同用；若热病津伤便结，常与玄参、麦冬同用；治消渴证及热病伤津，口渴多饮，常与人参、生黄芪、天花粉等同用。

【用量用法】9～15g，水煎服。鲜地黄15～30g。清热养阴宜鲜用或生用；止血宜炒炭。

【使用注意】脾虚有湿，腹满便溏者不宜用。

玄参 Xuanshen
《神农本草经》

为玄参科植物玄参 *Scrophularia ningpoensis* Hemsl. 的根。产于我国长江流域各省。冬季茎叶枯萎时采挖。反复堆晒至内部发黑，干燥。切片生用。

【性味归经】甘，苦，咸，寒。归肺、胃、肾经。

【功效与主治】清热凉血，泻火解毒，软坚散结，滋阴生津。治热入营血证，常与生地、金银花等同用；治喉痹、大头瘟，常与连翘、板蓝根配伍；治瘰疬痰核，常与牡蛎、大贝母同用；治脱疽毒盛期，常与金银花、当归、生甘草同用；治热伤津液，大便秘结，常与生地、麦冬同用。

【用量用法】10～15g，煎服或入丸散。

【使用注意】脾胃虚寒、食少便溏者不宜用。反藜芦。

牡丹皮 Mudanpi
《神农本草经》

为毛茛科植物牡丹 *Paeonia suffruticosa* Andr. 的根皮。主产于安徽、山东等地。秋季采挖。生用或炒用。

【性味归经】苦，辛，微寒。归心、肝、肾经。

【功效与主治】清热凉血，滋阴清热，活血散瘀。治温病热入营血，斑疹吐衄，常与水牛角、生地黄、赤芍同用；治阴虚骨蒸劳热，常与知母、黄柏、熟地黄等同用；若热病后期，余热未清，常配青蒿、鳖甲等；治癥瘕积聚，常与桂枝、茯苓等；治血滞经闭，痛经，外伤瘀肿，常与红花、桃仁、乳香、没药等同用；治血热瘀滞的痈肿疮毒，常与金银花、连翘等同用；治肠痈腹痛，常与大黄、桃仁等同用。

【用量用法】6～12g，煎服。清热凉血生用；散瘀宜酒炒；止血用炒炭。

【使用注意】孕妇及月经过多者慎用。

赤芍 Chishao
《神农本草经》

为芍药科植物芍药 *Paeonia lactiflora* Pall. 或川赤芍 *Paeonia veitchii* Lynch. 的根。主产于内蒙古、四川及东北各地。秋季采挖。切片，生用或炒用。

【性味归经】苦，微寒。归肝经。

【功效与主治】清热凉血，祛瘀止痛。治热入营血，斑疹吐衄，常与牡丹皮、生地等配伍；治痈肿疮毒，可与金银花、黄连等药配伍；治肝热目赤肿痛，常与菊花、木贼、夏枯草等药同用；治经闭痛经，常与当归、丹皮、川芎等配伍；治跌打损伤，常与乳香、没药、桃仁、红花等配伍。

【用量用法】6～15g，煎服。

【使用注意】血虚经闭不宜。反藜芦。

（五）清虚热药

凡具有清除虚热功效，以清虚热、退骨蒸为主要作用，治疗阴虚发热证的药物，称清虚热药。

清虚热药适用于肝肾阴虚所致骨蒸潮热，手足心热，虚烦不眠，舌红少苔，脉细数等证；亦可用于热病后期，余热未清所致夜热早凉，热退无汗，舌质红绛。临床运用常与养阴、凉血等药配用。

素质提升

青蒿素——传统中医药献给世界的礼物

2015年中国女科学家屠呦呦获得诺贝尔医学奖，以表彰她在疟疾治疗研究中取得的成就，由此实现了中国人在自然科学领域诺贝尔奖零的突破。

在漫长的人类文明史中，噩梦般的疟疾肆虐几度改变人类历史进程。1969年屠呦呦团队从系统收集整理历代医籍、本草、民间方药入手，历经380多次失败，利用现代医学和方法进行分析研究、不断改进提取方法，终于在1971年获得青蒿抗疟发掘成功。其发明带动了国际抗疟领域工作的新进展，为当前中国被国际承认的唯一创新药物，当前已经成为国际抗疟（疟疾）首选药。

中医药文化源远流长、博大精深，对人类进步和世界文化的发展都产生了深远的影响。近年来中医药在欧美及世界各国蓬勃发展，中国传统中医药是一个丰富的宝藏，值得我们多加思考，发掘提高。

青蒿 Qinghao
《神农本草经》

为菊科植物黄花蒿 *Artemisia annua* L. 的全草。全国各地多有分布。秋季花盛开时采割。鲜用或阴干切段生用。

【性味归经】苦，辛，寒。归肝、胆、肾经。

【功效与主治】退虚热，解暑，截疟。治温热病后期，阴伤发热，夜热早凉，常与鳖甲、生地等同用；治阴虚骨蒸劳热，日晡潮热，手足心热，常与鳖甲、知母等同用；治暑热外感，常与荷叶、绿豆等配伍；治疟疾，大剂量单用即效，或与草果等药同用；若兼暑湿而见恶心，脘闷，热甚者，常与黄芩、半夏等配伍。

【用量用法】5～10g，截疟20～40g，煎服；或鲜品捣汁服。

【使用注意】不宜久煎。

地骨皮 Digupi
《神农本草经》

为茄科植物枸杞 *Lycium chinense* Mill. 或宁夏枸杞 *Lycium barbarum.* 的根皮。分布于我国南北各地。春秋季采挖。剥取根皮，晒干。切段，生用。

【性味归经】甘，寒。归肺、肝、肾经。

【功效与主治】退虚热，清肺热，凉血热。治阴虚潮热，骨蒸盗汗，常与鳖甲、知母等同用；治肺热咳嗽，常与桑白皮、甘草等同用；治血热妄行而吐衄，尿血等证，常与侧柏叶、白茅根等同用。

【用量用法】9～15g，煎服。

【使用注意】外感风寒发热或脾虚便溏者不宜用。

其他清热药简介见表 10－3。

表 10－3 其他清热药简表

分类	药名	性味归经	功效	主治	用法或用量	功效特点或使用注意
清热泻火药	芦根	甘、寒；归肺、胃经	清热生津，除烦止呕	热病烦渴，胃热呕逆，肺热咳嗽，肺痈吐脓，热淋涩痛，麻疹透发	干品 15～30g，鲜品 30～60g	
	天花粉	甘、微苦、微寒；归肺、胃经	清热生津，清肺润燥，解毒消痈	热病口渴，消渴多饮，肺热燥咳，痈肿疮疡	10～15g	孕妇忌服，反乌头
	淡竹叶	甘、淡、寒；归心、胃、小肠经	清热除烦，通利小便	热病烦渴，口疮尿赤，水肿尿少，黄疸尿赤	10～15g	
	夏枯草	苦、辛、寒；归肝、胆经	清肝火，散郁结	目赤肿痛，头痛眩晕，瘰疬瘿瘤	10～15g；或熬膏服	
清热燥湿药	苦参	苦、寒；归心、肝、胃、大肠、膀胱经	清热燥湿，杀虫利尿	湿热泻痢，黄疸尿赤，带下阴痒，湿疹疥癣，小便不利	3～12g；外用适量	反藜芦
	白鲜皮	苦、寒；归脾、胃经	清热燥湿，祛风解毒	湿热疮毒，湿疹疥癣，黄疸尿赤，湿热痹痛	6～10g；外用适量	
清热解毒药	大青叶	苦、咸、大寒；归心、肺、胃、经	清热解毒，凉血消斑	热入营血，温毒发斑，喉痹口疮，丹毒痈肿	10～15g，鲜品 30～60g；外用适量	
	鱼腥草	辛、微寒；归肺经	清热解毒，消痈排脓，利尿通淋	肺痈吐脓，肺热咳嗽，热毒疮疡，湿热淋证，湿热泻痢	15～30g；外用适量	含挥发油，不宜久煎
	射干	苦、寒；归肺经	清热解毒，祛痰利咽	咽喉肿痛，痰盛咳喘	6～10g	孕妇慎用
	山豆根	苦、寒；归肺、胃经	清热解毒、利咽消肿	热毒蕴结，咽喉肿痛，牙龈肿痛，湿热黄疸，肺热咳嗽，痈肿疮毒	3～6g；外用适量	大苦大寒，有毒，须严格掌握剂量，用量不宜过大，脾胃虚寒者慎用
	白头翁	苦、寒；归大肠经	清热解毒，凉血止痢	热毒血痢，鼻衄血痔，带下阴痒	6～15g；外用适量	治痢专药
	蚤休	苦、微寒、有小毒；归肝经	清热解毒，消肿治痈，凉肝定惊	痈肿疔疮，毒蛇咬伤，小儿惊风，跌打损伤，外伤出血	5～10g；外用适量	孕妇忌服
	白花蛇舌草	微苦、甘、寒；归胃、大肠、小肠经	清热解毒，利湿痛淋	痈肿疮毒，咽喉肿痛，毒蛇咬伤，热淋涩痛	15～60g；外用适量	
清热凉血药	紫草	甘、寒；归心、肝经	凉血活血，解毒透疹	斑疹紫黑，麻疹不透，痈疽疮疡，湿疹阴痒，水火烫伤	3～10g；外用适量熬膏或用油浸液涂擦	外用熬膏或用油浸液涂擦，脾虚便溏者不宜
	水牛角	咸、寒；归心、肝、胃经	清热，凉血，解毒	壮热不退，神昏谵语，吐血衄血	6～15g，锉碎先煎，亦可锉末冲服	锉碎先煎，亦可锉末冲服

续表

分类	药名	性味归经	功效	主治	用法或用量	功效特点或使用注意
清虚热药	银柴胡	甘、微寒；归肝、胃经	清虚热，除疳热	阴虚发热，潮热盗汗，疳积发热	3～10g	
	胡黄连	苦、寒；归心、肝、胃、大肠经	退虚热，除疳热，清湿热	骨蒸潮热，小儿疳热，湿热泻痢，痔疮肿毒	3～10g	

二、清热剂

凡以清热药为主组成，具有清热、泻火、凉血、解毒、滋阴透热作用，治疗里热证的方剂，称为清热剂。清热剂分为五类：清气分热剂，适用于气分热盛为病，以白虎汤为代表方；清热解毒剂，适用于火毒壅盛为病，以黄连解毒汤为代表方；清营凉血剂，适用于热入营血为病，以清营汤为代表方；清脏腑热剂，适用于脏腑热盛为病，以龙胆泻肝汤为代表方；清退虚热剂，适用于虚热内扰为病，以青蒿鳖甲汤为代表方。

清热剂使用首先要辨清热证的虚实真假。清热剂药性多寒凉且易伤阳败胃，故不宜多服久用，以免损伤脾胃。服用清热剂宜食清淡食物和清凉饮料，忌食辛辣油腻黏腻之品。

白虎汤
《伤寒论》

【组成】石膏（打碎）30g，知母12g，甘草6g，粳米9g。

【用法】以水将米煮熟，去米，加入其余三味同煎，分2次服。

【功用】清热泻火，生津止渴。

【主治】主阳明气分热盛证，症见壮热头痛，口干舌燥，烦渴多饮，面赤恶热，大汗出，脉洪大有力或滑数。

【方解】太阳伤寒之邪化热内传阳明经，或温热病邪传入气分，耗伤津液，治当清热生津。方中石膏辛甘大寒善清热除烦，以制阳明内盛之热，并能止渴生津，为君药；热盛伤津，故用知母苦寒清热生津，既助石膏清热，又治已伤之津，为臣药；君臣相配，清热除烦作用增强。甘草、粳米和胃护津，以防寒凉伤中之弊，共为佐使药。

【配伍】若气血两燔，引动肝风，见神昏谵语、抽搐者，加水牛角以凉肝息风；若兼阳明腑实，见谵语、大便秘结、小便短赤者，加大黄、芒硝以泻热攻积；消渴病而见烦渴引饮，加天花粉、芦根、麦冬等以增强清热生津之力。

【现代应用】本方常用于上呼吸道感染、大叶性肺炎、流行性乙型脑炎、伤寒、斑疹伤寒、中暑、小儿麻疹等属于气分热甚盛者。

【方歌】白虎汤中石膏知，甘草粳米四般施。阳明气分四大症，猛虎下山用于斯。

黄连解毒汤
《外台秘要》

【组成】黄连9g，黄芩6g，黄柏6g，栀子9g。

【用法】水煎服。

【功用】泻火解毒。

【主治】三焦火毒热盛证。症见大热烦躁，口燥咽干，错语不眠；或热病吐血、衄血；或热甚发斑，身热下利，湿热黄疸；外科痈疡疔毒，小便黄赤，舌红苔黄，脉数有力。

【方解】热毒壅盛于三焦，波及上下内外，内扰心神则大热烦躁，治当泻火解毒。方中黄连大苦大寒清泄心火，并兼清中焦之火而为君药；黄芩清上焦之火，助黄连清热解毒之力而为臣药；黄柏泻下焦之火为佐药；栀子通泻三焦，导热下行，使火热从下而出为使药。

【配伍】便秘者加大黄以泻下焦实热；吐血、衄血、发斑者，加玄参、生地、丹皮以清热凉血；瘀热发黄者，加茵陈、大黄以清热祛湿退黄。

【现代应用】本方常用于败血症、脓毒血症、肺炎、流行性脑膜炎等热毒壅盛者。

【方歌】黄连解毒汤四味，黄芩黄柏栀子备。躁狂大热呕不眠，吐衄发斑均可为。

常用清热中成药见表10－4。

表10－4　清热中成药

分类	药品名称	处方	剂型规格	功效主治	用法用量
清气分热	牛黄上清胶囊	人工牛黄，薄荷，菊花，荆芥穗，白芷，川芎，栀子，黄连，黄柏，黄芩，大黄，连翘，赤芍，当归，地黄，桔梗，甘草，石膏，冰片	胶囊剂，每粒装0.3g	清热泻火，散风止痛。用于热毒内盛，风火上攻所致的头痛眩晕，目赤耳鸣，咽喉肿痛，口舌生疮，牙龈肿痛，大便燥结	口服。1次3粒，1日2次
清热解毒	牛黄解毒胶囊	人工牛黄，大黄，黄芩，石膏，冰片，雄黄，桔梗，甘草	胶囊剂。①每粒相当于饮片0.78g：每粒装0.3g，每粒装0.4g，每粒装0.5g；②每粒相当于饮片0.52g：每粒装0.3g	清热解毒。用于火热内盛，症见咽喉肿痛，牙龈肿痛，口舌生疮，目赤肿痛	口服。1次2粒〔规格①〕，或1次3粒〔规格②〕。1日2～3次
	板蓝根颗粒	板蓝根	颗粒剂。①每袋装5g（相当于饮片7g）；②每袋装10g（相当于饮片14g）；③每袋装3g（无蔗糖，相当于饮片7g）；④每袋装1g（无蔗糖，相当于饮片7g）	清热解毒，凉血利咽。用于肺胃热盛所致的咽喉肿痛，口咽干燥，腮部肿胀；急性扁桃体炎、腮腺炎见上述证候者	开水冲服。1次5～10g〔规格①、②〕，或1次1～2袋〔规格③、④〕。1日3～4次
清营凉血	犀角地黄丸	地黄，白芍，牡丹皮，侧柏叶，荷叶（炭），白茅根，栀子（姜炙），大黄（炭），犀角（粉），水牛角浓缩粉	蜜丸，每丸重6g	清肝肺热，凉血止咳。用于肺胃积热，肺经火旺，引起咳嗽吐血鼻孔衄血，咽干口渴，烦躁心跳，肠热便血，大便秘结	口服。一次2丸，一日2次
清脏腑热	龙胆泻肝丸	龙胆，柴胡，黄芩，栀子（炒），泽泻，木通，盐车前子，酒当归，地黄，炙甘草	①小蜜丸，每100丸重20g；②大蜜丸每丸重6g	清肝胆，利湿热。用于肝胆湿热，头晕目赤，耳鸣耳聋，耳肿疼痛，胁痛口苦，尿赤涩痛，湿热带下	口服。小蜜丸，1次6～12g（30～60丸）；大蜜丸，1次1～2丸，1日2次
	黄连上清片	黄连，栀子（姜制），连翘，蔓荆子（炒），防风，荆芥穗，白芷，黄芩，菊花，薄荷，大黄（酒炒），黄柏（酒炒），桔梗，川芎，石膏，旋覆花，甘草	①薄膜衣片每片重0.31g；②木糖衣片（片心重0.3g）	散风清热，泻火止痛。用于风热上攻，肺胃热盛所致的头晕目眩，暴发火眼，牙齿疼痛，口舌生疮，咽喉肿痛，耳痛耳鸣，大便秘结，小便短赤	口服。1次6片，1日2次

续表

分类	药品名称	处方	剂型规格	功效主治	用法用量
清退虚热	知柏地黄丸	知母、黄柏、熟地黄、山药、山茱萸（制）、牡丹皮、茯苓、泽泻	大蜜丸，每丸9g	滋阴清热。用于阴虚火旺，潮热盗汗，耳鸣遗精，口干咽燥，小便短赤	口服，一次一丸，一日2次

第五节　泻下药与泻下剂

PPT

一、泻下药

凡具有滑利大肠、通利大便功效，以润肠通便、泻下逐水为主要作用，治疗大便不通、实热内盛的药物，称泻下药。

泻下药的主要作用是通利大便，能清除胃肠积滞及水饮潴留和其他有害物质；或清热泻下，使热毒积滞通过泻下，得到解除；或逐水消肿，使水湿痰饮从二便排出。泻下药主要用于大便不通，肠胃积滞，或实热内盛及水肿停饮的里实证。

根据泻下作用强弱，分为攻下药、润下药、峻下逐水药三类。

使用泻下药须根据病证辨证配伍：实热壅滞者，配清热泻火药；阳虚寒积者，配温阳祛寒药；兼气滞血瘀者，配行气化瘀药；兼津伤血虚者，配生津养血药；兼有表证者应先解表或解表通里同用。作用峻猛或有毒性的泻下药，易伤正气，不可过服，中病即止；凡久病正虚，年老体弱及妇女妊娠、经期、产后均应慎用或禁用。对毒性较强的泻下药，应严格炮制，控制剂量，以免中毒。

（一）攻下药

凡具有泻火通便功效，以泻火解毒、泻下攻积为主要作用，治疗内热壅盛、大便秘结、燥屎坚结证的药物，称攻下药。

攻下药还可用于外感热病高热神昏、谵语发狂；或火热上攻所致头痛、目赤、牙龈肿痛、咽喉肿痛、吐衄、疮疡等症，不论有无便秘，均可运用。

攻下药常与行气药同用，以加强泻下和除胀消满的作用。治疗寒积便秘时，可配伍温里药同用。根据“六腑以通为用”“通则不痛”的原则，以攻下药为主，适当配伍清热解毒、活血化瘀等药，中西医结合治疗多种急腹症，取得较好疗效。

大黄 Daihuang
《神农本草经》

为蓼科植物掌叶大黄 *Rheum palmatum* L.、唐古特大黄 *Rheum tanguticum* Maxim. ex Balf 或药用大黄 *Rheum officinale* Baill. 的干燥根及根茎。主产于青海、甘肃、四川等地。春秋采挖。削去外皮，切片。生用、酒炒、炒炭或蒸熟用。

【性味归经】苦，寒。归脾、胃、大肠、肝、心经。

【功效与主治】泻下攻积，清热泻火，凉血止血，活血祛瘀，利湿退黄。治热结便秘，腹痛拒按，常配芒硝、厚朴、枳实；治热结津伤便秘者，可配生地、玄参、麦冬等药；治里实热结而气血虚者，可与人参、当归同用；治脾阳不足，冷积便秘者，常与附子、干姜配伍；若食积泻痢，大便不爽，可配木香、槟榔等同用。治热毒内盛的吐血衄血、目赤头痛、咽痛牙痛、口舌生疮等症，单用泡服或研末冲服，或配黄芩、黄连等药配伍；治水火烫伤，可单用大黄粉，或与地榆粉用麻油调敷。治疗上消化道出血，用大黄粉内服；瘀血证，如瘀血经闭，产后恶露不下，癥瘕积聚，跌打损伤等，常与桃仁、红花等同用；治湿热黄疸，常配茵陈、栀子等，如茵陈蒿汤；治湿热淋证，可与木通、车前子等同用。

【用量用法】3～12g，煎服。外用适量。生用力猛；熟用力缓；炒炭止血力强；酒制善活血化瘀；止血宜用生大黄研粉。

【使用注意】入煎剂当后下，不宜久煎。孕妇或妇女经期、产后、哺乳期当慎用或忌用。脾胃虚弱者慎用。

芒硝 Mangxiao
《名医别录》

为含硫酸钠的天然矿物芒硝经精制而成的结晶体（$Na_2SO_4 \cdot 10H_2O$）。主产于河北、河南、山东等地。秋冬扫取地面上的土硝，加水加热溶解，过滤，冷却析出结晶，统称朴硝或皮硝，再加水和白萝卜共煮，取滤液冷却析出结晶，细锋如芒者称“芒硝”，似马牙状者称“牙硝”。芒硝经风化或炒后失去结晶水者，名“风化硝”或“玄明粉”。

【性味归经】咸，苦，寒。归胃、大肠经。

【功效与主治】软坚泻下，清热消肿。治胃肠热盛，大便燥结，腹满胀痛等证，常与大黄等相须为用；治咽喉肿痛、口疮，可与冰片、硼酸等药研末外用；治肠痈、乳痈、丹毒、皮肤疮疡等，可与冰片配伍外用。

【用量用法】10～15g，冲入药汁内或开水溶化后服。外用适量。

【使用注意】孕妇忌服。畏三棱。

（二）润下药

凡具有润肠通便功效，以润燥滑肠为主要作用，治疗肠燥便结证的药物，称润下药。

润下药以植物的种仁为多，性平质润，富含油脂，有润燥滑肠的缓泻作用。适用于年老体弱、久病、产后阴虚，津血不足的肠燥便秘证。临床运用时，应根据病证适当配伍理气、补血、滋阴等药，以增强疗效。

火麻仁 Huomaren
《神农本草经》

为桑科植物大麻 *Cannabis sativa* L. 的成熟果实。产于东北、华中，西南等地。秋季果实成熟时采收。晒干，微炒打碎。

【性味归经】甘，平。归脾、大肠经。

【功效与主治】润肠通便。治老人、体虚、产后津血不足的肠燥便秘，常与当归、杏仁、肉苁蓉等同用；治胃肠燥热，脾约便秘，常与大黄、厚朴等同用。

【用量用法】10～15g，煎服。

（三）峻下逐水药

凡具有峻下逐水功效，以泻下逐水为主要作用，治疗水肿、胸腹积水，痰饮喘满等邪实而正气未衰之证的药物，称峻下逐水药。

峻下逐水药近代用于肝硬化腹水、晚期血吸虫病腹水及渗出性胸膜炎等，对改善症状有一定疗效。

本类药多具毒性，必须炮制，控制用量，使用时应中病即止。体虚者慎用，孕妇忌服。常用药物有甘遂、大戟、芫花、巴豆等。

其他泻下药简介见表10－5。

表 10－5　其他泻下药简表

分类	药名	性味归经	功效	主治	用量（g）	备注
攻下药	番泻叶	甘、苦、寒；归大肠经	泻热通便，行水消胀	热结便秘，腹满胀痛，腹水胀满，二便不利	2～6 泡服：1.5～3	孕妇忌用
	芦荟	苦、寒；归肝、胃、大肠经	泻热通便，清泻肝火，杀虫疗疳	热结便秘，腹满胀痛，肝经实火，烦躁易怒，小儿疳积，虫积腹痛	入丸散：1～2	脾胃虚弱者及孕妇忌用
峻下逐水药	甘遂	苦、寒、有毒；归肺、肾、大肠经	泻水逐饮，消肿散结	水肿胀满，胸腹积水，风痰癫痫	入丸散：0.5～1	虚弱者及孕妇忌用，反甘草
	大戟	苦、辛、寒、有毒；归肺、肾、大肠经	泻水逐饮，消肿散结	水肿鼓胀，大便秘结，痰饮积聚，癫痫发狂，痈肿疮毒，瘰疬痰核，胸腹积水	入丸散：0.5～1.5	虚弱者及孕妇忌用，反甘草
	巴豆	辛、热、大毒；归胃、大肠经	泻下冷积，逐水消肿，祛痰利咽，蚀腐疗疮	寒积便秘，宿食积滞，腹水鼓胀，二便不通，喉痹痰阻，梗阻窒闷，脓成未溃，疥癣恶疮	入丸散：0.1～0.3	制成巴豆霜用可减毒，不宜与牵牛同用。服用本品中毒可用绿豆汤解，孕妇忌用

二、泻下剂

凡以泻下药为主组成，具有通导大便、荡涤实热、排除积滞、攻逐水饮等作用，治疗里实证的方剂，称为泻下剂。泻下剂分为四类：寒下剂，适用于里热积滞为病，以大承气汤为代表方；润下剂，适用于肠燥津亏为病，以麻子仁丸为代表方；逐水剂，适用于水饮壅盛为病，以十枣汤为代表方；攻补兼施剂，适用于里实正虚为病，以黄龙汤为代表方。

泻下剂主治里实便秘。泻下剂除润下剂外，均较峻烈，有的还有毒副作用，故年老体弱、孕妇、产后、久病体虚、津伤阴亏、血虚者均应慎用，必要时可根据病情及体质的不同，或先予攻下，后顾其虚，或攻补兼施，虚实兼顾。泻下剂易伤胃气，奏效即止，不可过服。凡重症、急症而必须急下者，可加大剂量煎成汤剂服用；若病情较缓，只需缓下者，药量不宜过大，可制成丸剂服用。服药期间忌食油腻辛辣和不易消化的食物，以防重伤胃气。

大承气汤
（《伤寒论》）

【组成】大黄 12g，厚朴 12g，枳实 9g，芒硝 9g。

【用法】以水 500ml，先煮枳实、厚朴，取 250ml；去渣，下大黄更煮 200ml；去渣，下芒硝微火一二沸，日分服。大便已下，余药勿服。

【功用】峻下热结。

【主治】阳明腑实证。症见大便秘结不通，矢气频作，腹胀满拒按，或高热，或日晡潮热，神昏谵语，苔黄厚而干，或焦黑燥裂，脉沉实有力者；或下利清水秽臭而腹痛不减，按之有硬块，口干舌燥，脉滑数者；或热厥、抽搐、发狂属于里有实热者。

【方解】因邪传阳明入里化热，与肠中燥屎相结，阻塞肠道，腑气不通，治当峻下热结。方中大黄苦寒，泻热祛瘀通便，荡涤肠胃邪热积滞为君药；芒硝咸寒泄热，软坚通便为臣药；枳实、厚朴消痞除满，破气散结，为佐使药。

【配伍】去芒硝（即小承气汤）能轻下热结；无痞满者，本方去枳实、厚朴，加甘草（即调胃承气汤）能和中调胃；本方去枳实、厚朴，加丹皮、桃仁，名为大黄牡丹汤，有泻热破瘀，散结消肿的功能，主治肠痈初起证。

【现代应用】本方常用于急性胆囊炎、胆道蛔虫、蛔虫性肠梗阻、急性水肿性胰腺炎、急性阑尾炎、急性菌痢初起里有实热者。

【方歌】大承气汤主硝黄，配以枳朴泄力强。阳明府实真阴铄，急下承阴是首方。

常见泻下中成药见表 10－6。

表 10－6　泻下中成药

分类	药品名称	处方	剂型规格	功效主治	用法用量
寒下	当归龙荟丸	当归（酒炒），龙胆（酒炒），芦荟，青黛，栀子，黄连（酒炒），黄芩（酒炒），黄柏（盐炒），大黄（酒炒），木香，麝香	水丸，每 500 粒重 31g，每袋 6g 或 18g	泻火通便。用于肝胆火旺、心烦不宁、头晕目眩、耳鸣耳聋、胁肋疼痛、脘腹胀痛、大便秘结	口服。1 次 6g，1 日 2 次
润下	麻仁胶囊	火麻仁，苦杏仁，大黄，枳实（炒），厚朴（姜制），白芍（炒）	胶囊剂，每粒装 0.35g	润肠通便。用于肠热津亏所致的便秘，症见大便干结难下，腹部胀满不舒；习惯性便秘见上述证候者	口服。每次 2～4 粒，早晚各 1 次，或睡前服用。5 天一疗程
	苁蓉通便口服液	肉苁蓉，何首乌，枳实（麸炒），蜂蜜	口服液，每支装 10ml	滋阴补肾，润肠通便。主治中老年人、病后产后等虚性便秘及习惯性便秘	口服。1 次 10～20ml，1 日 1 次。睡前或清晨服用
逐水	舟车丸	牵牛子（炒），大黄，甘遂（醋制），红大戟（醋制），芫花（醋制），青皮（醋制），陈皮，木香，轻粉	水丸，每袋装 3g	行气利水。用于蓄水腹胀，四肢浮肿，胸腹胀满，停饮喘急，大便秘结，小便短少	口服。1 次 3g（1 袋），1 日 1 次
攻补兼施	增液口服液	玄参，山麦冬，地黄	口服液。每支装 10ml	养阴生津，增液润燥。用于高热后，阴津亏损之便秘，兼见口渴咽干，口唇干燥，小便短赤，舌红少津等	口服。1 次 20ml，1 日 3 次。或遵医嘱

第六节　祛湿药与祛湿剂

PPT

一、祛湿药

凡具有渗湿利水功效，以化湿健脾、通利水道、解除痹痛为主要作用，治疗湿邪内盛的药物称祛湿药。

祛湿药具有化湿、利水、通淋之效。适用于湿邪内生，困阻脏腑，症见胸脘痞满，呕恶泄利，水肿癃闭，黄疸等；或湿从外侵，见筋骨痠痛，肢体麻木，甚半身不遂等症。根据祛湿药的不同作用特点，常分为芳香化湿、利水渗湿、清热燥湿（参见清热药）、祛风胜湿等。

本类药物多为辛香温燥或甘淡渗湿之品，易耗伤阴津，故对素体阴虚津亏，病后体弱及孕妇水肿者慎用。

（一）芳香化湿药

凡具有疏畅气机、宣化湿浊、醒脾和胃、消胀除痞功效，以燥湿理气健脾为主要作用，治疗湿阻中焦证的药物，称芳香化湿药。

芳香化湿药多辛香温燥，适用于湿浊内阻中焦，脾失健运所致的脘腹痞满、脘闷吐泻、舌苔白腻，或湿热困脾之口甘多涎等。对湿温、暑温等证，亦可选用。

本类药物易耗气伤阴，故气虚或阴虚血燥，均宜慎用。又因气味芳香，多含挥发油，不宜久煎。

藿香 Huoxiang

《名医别录》

为唇形科植物广藿香 *Pogostemon cablin*（Blanco）Benth. 的干燥地上部分。主产于广东。夏秋季枝叶茂盛时采割，日晒夜闷，反复至干。切段，生用。

【性味归经】辛，微温。归脾、胃、肺经。

【功效与应用】发表解暑，芳香化浊，和中止呕。治湿浊中阻，症见脘腹胀满、纳呆不饥、恶心呕吐等，常与苍术、半夏、厚朴等配用；治夏令外感风寒，内伤暑湿所致恶寒发热、头痛脘痞、腹痛吐泻等症，常与紫苏、厚朴、半夏等同用；治湿温初起，脘痞苔腻，常与杏仁、苡仁、白蔻仁等同用；治湿浊引起的呕吐，单用或配伍半夏同用；若治妊娠呕吐，常配半夏、砂仁同用；湿热者配黄连、竹茹等；脾胃虚弱者，配党参、白术等。

【用量用法】5～10g，鲜者15～30g，煎服。

【使用注意】本品含挥发油，不宜久煎。其叶偏于解表；梗偏于和中；鲜品解暑化湿，辟秽之力较强。夏季可与佩兰煎汤代茶，作清暑饮料。

苍术 Cangzhu

《神农本草经》

为菊科植物茅苍术（南苍术）*Atractylodes lancea*（Thunb.）DC. 或北苍术 *Atractylodes chinensis*（DC.）Koidz，的根茎。主产于江苏、内蒙古等地。春秋季采挖。生用或炒用。

【性味归经】辛，苦，温。归脾、胃经。

【功效与主治】燥湿健脾，祛风散寒。治寒湿困阻中焦之脘腹胀满、食欲不振、恶心呕吐等症，常与陈皮、厚朴等配用；治湿浊带下，常与白术、人参等药同用；治风寒湿痹，对于风湿或寒湿所致的关节肢体疼痛，常与桂枝、防风、秦艽等配用；寒湿俱盛者，可与桂枝、川乌等配用；湿热痹痛，与黄柏配伍；外感风寒挟湿者常与防风、羌活等配用；治夜盲症及眼目昏涩，可单用，或与羊肝、猪肝蒸煮同食。

【用量用法】3～10g，煎服。

【使用注意】阴虚内热，多汗者忌用。

厚朴 Houpo

《神农本草经》

为木兰科植物厚朴 *Magnolia officinalis* Rehd. et Wils. 或凹叶厚朴 *Magnolia officinalis* Rehd. et Wils. var. *biloba* Rehd. et Wils. 的树皮。主产于四川、湖北等地。夏季采取树皮，切丝生用或姜汁制用。

【性味归经】苦，辛，温。归脾、胃、肺、大肠经。

【功效与主治】燥湿健脾，行气平喘。治湿阻中焦，症见胸腹胀满、食少便溏等，常与苍术、陈皮等配用；若湿热内蕴，吐利腹痛者，常与黄连、栀子等同用；治胃肠气滞证，无论是寒凝、食积还是痰湿阻滞引起的脘腹胀满均可使用；治痰湿阻肺之胸闷咳喘，常与苏子、橘皮等同用。

【用量用法】3～10g，煎服或入丸散。

砂仁 Sharen
《药性论》

为姜科植物阳春砂 *Amomum villosum Lour.*、海南砂 *Amomum longiligulare* T. L. Wu 或绿壳砂 *Amomum villosum* Lour. Var. *xanthioides* T. L. Wu et Senjen 的干燥成熟果实。主产于广东、广西、海南等地。夏秋季果实成熟时采收。晒干或低温干燥。打碎，生用。

【性味归经】辛，温。归脾、胃经。

【功效与主治】化湿行气，温中止泻，理气安胎。湿浊中阻或气滞所致脾胃不和之证，常配厚朴、苍术等；若兼脾胃气虚者，配党参、白术、木香等同用；治脾寒泄泻、呕吐，可单用研末吞服，或与干姜、附子等配用；治妊娠中虚气滞而致呕吐、胎动不安者，可与白术、黄芪等同用。

【用量用法】3～6g，煎服。宜后下，或入丸散。

（二）利水渗湿药

凡具有通利水道、渗泄水湿功效，以健脾止泻、利水渗湿为主要作用，治疗水湿内停证的药物，称利水渗湿药。

利水渗湿药性味多平和甘淡，具有利水消肿、利湿退黄、利尿通淋等作用。适用于水肿、小便不利、淋证、痰饮、黄疸、泄泻、湿温、湿痹、带下等病证。应用利水渗湿药时，须根据不同病证，选择适宜的药物配伍。如脾肾阳虚水肿，应配温补脾肾药；湿热盛者，配以清热药；水肿骤起，有表证者，配宣肺发汗药等。此外，行水必先行气，故常与行气药同用。

本类药物能耗伤阴液，凡阴虚津亏者当慎用。

茯苓 fuling
《神农本草经》

为多孔菌科真菌茯苓 *Poria cocos*（schw.）Wolf 的菌核。多寄生于赤松或马尾松的根部。白色为白茯苓，淡红色者为赤茯苓，外皮为茯苓皮，抱松根而生者为茯神。主产于云南、湖北等地。7～9月份采挖，切片或切块后阴干。生用。

【性味归经】甘，淡，平。归心、脾、肾经。

【功效与主治】利水渗湿，健脾宁心。治水肿、小便不利、痰饮，常与猪苓、泽泻等同用；治脾虚停饮所致的心悸、咳嗽等，则与桂枝、白术等同用；治脾肾阳虚水肿，常配附子、白术等。治脾虚倦怠、食少便溏，常与人参、白术同用；治脾虚泄泻，常与人参、白术、山药等同用；治心脾两虚，心悸、失眠、健忘，常与当归、远志等同用。

【用量用法】10～15g，水煎服。利水用茯苓皮；安神用茯神；健脾渗湿用白茯苓。

泽泻 zexie
《神农本草经》

为泽泻科植物泽泻 *Alisma orientalis*（Sam.）Juzep. 的块茎。主产于福建、四川等地。冬季采挖，洗净、撞去粗皮及须根，切片入药。生用、麸炒或盐水炒用。

【性味归经】甘，淡，寒。归肾、膀胱经。

【功效与主治】利水渗湿，健脾泄热。治水湿内停之水肿、小便不利，常与茯苓、白术等同用；治湿盛泄泻，常与茯苓、车前子同用；治痰饮眩晕，则配白术等。治下焦湿热之小便淋浊、带下，常与车前子、龙胆草等同用；治肾阴不足，相火亢盛的遗精、耳鸣、眩晕，常与知母、黄柏、山茱萸配用。

【用量用法】5～10g，煎服。

【使用注意】肾虚滑精者忌用。

薏苡仁 yiyiren
《神农本草经》

为禾本科植物薏苡 *Coix lacryma jobi* L. var. *ma yuen*（Roman.）Stapf. 的成熟种仁。主产于福建、河北等地。秋季果实成熟后采收，晒干，除去外壳及种皮，收集种仁。生用或炒用。

【性味归经】甘，淡，微寒。归脾、胃、肺经。

【功效与主治】利水渗湿，健脾止泻，除痹，清热排脓。治水肿、小便不利、脚气浮肿，常与茯苓、滑石、猪苓等同用；治脾虚泄泻，常与白术、山药、党参同用；治风湿痹痛，经脉拘挛，常与苍术、桂枝、当归等同用；治风湿热痹，配伍栀子、防己等；治湿温初起或暑温夹湿之周身疼痛，常与杏仁、白豆蔻等同用；治肺痈，与苇茎、桃仁、冬瓜仁同用；治肠痈，常与附子、败酱草同用。此外，本品还可治皮肤扁平疣，用本品 30g，水煎服。

【用量用法】10～30g，煎服，健脾止泻多炒用；清热排脓多生用。

车前子 Cheqianzi
《神农本草经》

为车前科植物车前 *Plantago asiatica* L. 或平车前 *Plantago depressa* Willd. 的干燥成熟种子。全国各地均产。夏秋两季采收，晒干。生用或盐水炒用。

【性味归经】甘，寒。归肝、肾、肺经。

【功效与主治】利尿通淋，清肝明目，清肺祛痰，渗湿止泻。治湿热下注，热结膀胱所致小便淋沥涩痛，常与萹蓄、木通、滑石同用；治肝经风热所致的目赤肿痛，常与菊花、龙胆草、草决明同用；肝肾不足的眼花视朦、视力减退，常与熟地黄、菟丝子等同用；治肺热咳嗽痰多，常与杏仁、桔梗、黄芩同用；治暑湿泄泻，与白扁豆、香薷同用；湿胜泄泻，小便不利，与白术、茯苓等配伍。

【用量用法】5～15g，布包煎服。

【使用注意】本品寒滑，肾虚滑精者忌用。

茵陈 yinchen
《神农本草经》

为菊科植物茵陈蒿 *Artemisia capillaris* Thunb. 或滨蒿 *Artemisia scoparia* Waldst，et Kit. 的地上部分。主产于陕西、山西等地。春季幼苗高 6～10cm 时采收，或秋季花蕾长成时采割。春季采收的习称“绵茵陈”，秋季采割的称“茵陈蒿”。除去杂质及老根，晒干。生用。

【性味归经】苦，微寒。归脾、胃、肝、胆经。

【功效与主治】清热祛湿，利胆退黄。治湿热阳黄，色黄鲜明，常与大黄、栀子同用；治寒湿阴黄，色黄晦暗，常与附子、干姜同用；治黄疸湿重于热，小便不利，常与茯苓、白术等同用；治湿疮瘙痒，常配黄柏、土茯苓等煎汤内服或外洗；治胆道蛔虫，常与乌梅、川椒、槟榔同用。

【用量用法】10～30g，煎服。外用适量。

（三）祛风湿药

凡具有祛风除湿功效，以祛风湿、散风寒为主要作用，治疗风湿痹痛的药物，称祛风湿药。

祛风湿药性多温燥，具有祛风、除湿、散寒、通络、止痛或兼补肝肾、强筋骨作用。适用于风湿痹痛，麻木拘挛，腰膝痠痛，下肢痿弱，半身不遂等证。运用时应根据痹证的部位、性质、病程长短，灵活选用配伍。祛风湿药既可煎汤、泡酒内服，又能做成丸散冲剂或硬膏外贴。

本类药物大多辛香温燥，易伤阴耗血，对阴亏血虚者当慎用。

独活 duhuo
《神农本草经》

为伞形科植物重齿毛当归 *Angelica pubecens Maxim. f. biserrata* Shan et Yuan 的根。主产于湖北、四川等地。春秋季采挖。炕干。切片生用。

【性味归经】辛，苦，温。归肾、膀胱经。

【功效与主治】祛风湿，散风寒。治风湿痹痛。常与桑寄生、牛膝、秦艽等同用；治表寒挟湿，症见头痛如裹、身痛肢重，常与羌活、防风等同用。

【用量用法】3～10g，煎服。

【使用注意】阴虚血燥者慎用，内风证忌用。

威灵仙 weilingxian
《新修本草》

为毛茛科植物威灵仙 *Clematis chinensis* Osbeck、棉团铁线莲 *Clematis hexapetala* Pall. 或东北铁线莲 *Clematis manshurica* Rupr 的根及根茎。主产于江苏、安徽、浙江等地。秋季采挖，生用。

【性味归经】辛，咸，温。归膀胱经。

【功效与主治】祛风湿，诸骨鲠喉。治风湿痹痛，麻木瘫痪，可单用研末，黄酒冲服，或与秦艽、桂枝、制川乌等同用；诸骨鲠喉，单用本品45g，加砂糖30g，米醋一汤匙，水煎频服，缓缓咽下。

【用量用法】5～12g，煎服。

【使用注意】本品性走窜，多服易伤正气，体弱及气血虚者慎用。

桑寄生 sangjisheng
《神农本草经》

为桑寄生科植物桑寄生 *Taxillus chinensis*（DC.）Danser. 或槲寄生 *Viscum coloratum*（Komar.）Nakai. 的带叶茎枝。前者主产于广东、广西等地，故称“广寄生”；后者主产于河北、辽宁等地，又称“北寄生”。冬春季采细茎枝，切段。生用或酒炒用。

【性味归经】苦，甘，平。归肝、肾经。

【功效与主治】祛风湿，安胎。肝肾虚弱的风湿痹证，常与独活、牛膝、杜仲等同用；治冲任不固，妊娠漏血，胎动不安，习惯流产等，常与续断、菟丝子、阿胶等同用。

【用量用法】10～15g，煎服。

木瓜 mugua
《名医别录》

为蔷薇科植物贴梗海棠 *Chaenomeles speciosa*（Sweet）Nakai 的近成熟果实。主产于安徽、四川等地。以安徽宣城产的质佳，故有“宣木瓜”之称。夏秋季果实绿黄时采摘，沸水烫后，晒干入药，切片生用。

【性味归经】酸，温。归肝、脾经。

【功效与主治】舒筋活络，化湿和胃。治风湿痹痛，筋脉拘挛，常与威灵仙、川芎、牛膝、苍术等同用；治脚气肿痛，冲心烦闷，常与吴茱萸、槟榔等同用；治湿热内蕴，吐泻转筋，常与蚕砂、黄连等同用。

【用量用法】6~12g，煎服。

其他祛湿药简介见表10-7。

表10-7 其他祛湿药简表

分类	药名	性味归经	功效	主治	用量	备注
祛风湿药	乌梢蛇	甘、平；归肝经	祛风通络，定惊止痉	风湿痹痛，干湿癣证，急慢惊风，痉挛抽搐	5~10g，散剂，每次2~3g	无毒，力小而缓
	汉防己	苦、辛、寒；归膀胱、肾、脾经	祛风湿，止痛，利水消肿	湿热痹证，水肿痰饮	5~10g	
	桑枝	苦、平；归肝经	祛风通络，利关节	风湿痹痛，四肢拘挛，行水消肿，治疗水肿	15~30g	
	络石藤	苦、微寒；归心、肝经	祛风通络，凉血消肿	风湿痹痛，筋脉拘挛，喉痹痈疡	5~15g	
	五加皮	辛、苦、温；归肝、肾经	祛风湿，强筋骨，利尿	风湿痹痛，四肢拘挛，肝肾不足，腰膝软弱，小儿行迟，小便不利，水肿痰饮	5~15g	
芳香化湿药	佩兰	辛、平；归脾、胃、肺经	化湿，解暑	湿滞中焦，外感暑湿，湿温初起	5~10g；鲜品加倍	
	白豆蔻	辛、温；归肺、脾、胃经	化湿行气，温中止呕	湿滞中焦，脾胃气滞，脘腹胀满，不思饮食	3~6g；入散剂为好	入汤剂宜后下
利水渗湿药	猪苓	甘、淡、平；归肾、膀胱经	利水渗湿	小便不利，水肿胀满，泄泻淋浊	5~10g	
	滑石	甘、淡、寒；归胃、膀胱	利水通淋，清解暑热，祛湿敛疮	小便不利，淋沥涩痛，暑湿湿温，湿疮湿疹	10~15g；外用适量	包煎
	川木通	苦、寒；归心、小肠、膀胱经	利尿通淋，通经下乳	热淋涩痛，心烦尿赤，水肿脚气，经闭乳少，湿热痹痛	3~9g	
	瞿麦	苦、寒；归心、小肠、膀胱经	利尿通淋，活血通经	湿热淋证，瘀阻经闭，月经不调	10~15g	孕妇忌服
	萹蓄	苦、微寒；归膀胱经	利尿通淋，杀虫止痒	湿热淋证，虫积腹痛，湿疹阴痒	10~30g，鲜品加倍；外用适量	
	海金沙	甘、寒；归膀胱、小肠经	利尿通淋	各种淋证，小便不利	6~12g	宜布包煎
	石韦	苦、甘、微寒；归肺、膀胱经	利水通淋，清肺止咳	湿热淋证，血淋涩痛，肺热咳嗽，血热出血	5~10g；大剂量：30~60g	
	虎杖	苦、寒；归肝、胆、肺经	利湿退黄，清热解毒，活血祛瘀，祛痰止咳	湿热黄疸，淋浊带下，痈肿疮毒，毒蛇咬伤，血瘀经闭，跌打损伤，肺热咳嗽，热结便秘	10~30g；外用适量	孕妇忌服
	金钱草	甘、淡、寒；归肝、胆、膀胱经	利水通淋，除湿退黄，解毒消肿	湿热黄疸，热淋石淋，痈肿疔肿	30~60g	

二、祛湿剂

凡以祛湿药为主组成，具有化湿利水、通淋泄浊等作用，治疗水湿病证的方剂，称为祛湿剂。祛湿剂分为四类：化湿和胃剂，适用于湿浊内阻脾胃不和为病，以平胃散为代表方；清热祛湿剂，适用于湿热为病，以茵陈蒿汤为代表方；利水渗湿剂，适用于水湿壅盛为病，以五苓散为代表方；祛风胜湿剂，适用于风湿在表为病，以羌活胜湿汤为代表方。

祛湿剂多由芳香温燥或甘淡渗利之药组成，易于耗伤阴津，故素体阴虚津亏、病后体弱，以及孕妇均应慎用。

独活寄生汤
《备急千金要方》

【组成】独活9g，秦艽、防风各6g，细辛、桂心各3g，桑寄生、牛膝、杜仲、人参、茯苓各9g，甘草6g，当归、芍药、干地黄各9g，川芎6g。

【用法】水煎服。

【功用】祛风湿，止痹痛，益肝肾，补气血。

【主治】痹证日久，肝肾不足，气血两虚。感受风寒湿邪，腰膝关节疼痛，屈伸不利，或麻木不仁、畏寒喜温、舌淡苔白、脉细弱。

【方解】本方证为肝肾不足，气血两虚，风寒、湿邪乘虚侵犯经络、肌肉、筋骨、关节而成痹证，方中独活、秦艽 、防风、细辛祛风湿，止痹痛；桂心散寒止痛，温通血脉，可起宣痹止痛的作用，意在祛邪。桑寄生、牛膝、杜仲补肝肾，强筋骨，壮腰膝，兼能祛风湿；人参、茯苓、甘草、当归、芍药、干地黄、川芎为八珍汤去白术，有补益气血的作用，意在扶正。且当归、芍药、川芎又能活血祛风而止痹痛。全方去邪与扶正并用，标本兼治，可使气血充足而风湿除，肝肾强壮而痹痛愈。

【配伍】如寒邪偏重而痛甚者，可加附子以散寒止痛；如顽痹日久不愈，可酌加白花蛇、乌梢蛇、全蝎、蜈蚣等虫类搜风止痛药。本方加黄芪、续断、生姜，去桑寄生，名“三痹汤”（《妇人良方》），其功效、主治与独活寄生汤基本相同，惟补气的作用更强。

【现代应用】本方常用于慢性风湿性关节炎、风湿性坐骨神经痛、腰肌劳损等属于本证者。

【方歌】独活寄生辛桂心，八珍去术杜牛增。防艽痹久伤肝肾，腰肌关节风湿平。

八正散
《太平惠民和剂局方》

【组成】车前子9g，瞿麦9g，萹蓄9g，滑石15g，木通6g，甘草梢3g，栀子9g，煨大黄9g。

【用法】原方为散剂，每用6~9g加灯心草煎服。现在多用饮片，水煎服。

【功用】清热泻火，利水通淋。

【主治】湿热下注膀胱证。症见小便黄赤，淋漓不畅，尿频尿急，尿道刺痛，或癃闭不通，小腹胀满，口燥咽干，舌苔黄腻，脉滑数。

【方解】湿热蕴结下焦，导致小便淋漓涩痛，小腹胀满，治当清热泻火，利水通淋。方中瞿麦、萹蓄、滑石、木通、车前子清热除湿，利水通淋，为方中君药；栀子、大黄苦寒泻火，加强清泻湿热之功为臣药；甘草和中解毒，以防苦寒伤胃，为佐药；灯心草导热下行为使药。

【配伍】热毒较盛者，加银花、野菊花、白花蛇舌草等清热解毒；血淋者，加大小蓟、白茅根、旱莲草凉血止血；砂淋、石淋者，加海金砂、琥珀通淋化石。

【现代应用】本方常用于膀胱炎、尿道炎、急性前列腺炎、急性肾炎、急性肾盂肾炎等湿热蕴结膀胱证者。

【方歌】八正木通与车前，萹蓄大黄栀滑研。灯绒瞿麦甘草梢，诸淋湿热此方先。

常用祛湿中成药见表 10－8。

表 10－8　祛湿中成药

分类	药品名称	处方	剂型规格	功效主治	用法用量
化湿和胃	藿香正气丸	藿香，紫苏，白术，白芷，茯苓，大腹皮，厚朴，半夏，陈皮，桔梗，甘草	浓缩丸，每 8 丸相当于原生药 3 克	解表化湿，理气和中。用于暑湿感冒，头痛身重胸闷，或恶寒发热，脘腹胀痛，呕吐泄泻	口服。一次 8 丸，1 日 3 次
清热祛湿	八正合剂	瞿麦，车前子（炒），萹蓄，大黄，滑石，川木通，栀子，甘草，灯心草	合剂，每瓶 100ml、120ml 或 200ml	清热，利尿，通淋。主治湿热淋证，症见尿频尿急，小便短赤，淋沥涩痛，口燥咽干，舌苔黄腻，脉滑数	口服，1 次 15～20ml，1 日 3 次，用时摇匀
	茵栀黄口服液	茵陈提取物，栀子提取物，黄芩提取物，金银花提取物	每支装 10ml（含黄芩苷 0.4g）	清热解毒，利湿退黄。用于肝胆湿热所致的黄疸，症见面目悉黄，胸胁胀痛，恶心呕吐，小便黄赤；急、慢性肝炎见上述证候者	口服。1 次 10ml，1 日 3 次
利水渗湿	五苓散	茯苓，泽泻，猪苓，肉桂，白术（炒）	散剂，每袋 12g 或 30 g	温阳化气，利湿行水。用于小便不利，水肿腹胀，呕逆泄泻，渴不思饮。本方常用于急慢性肾炎水肿、肝硬化腹水、心源性水肿、急性肠炎、尿潴留、脑积水等属水湿内停者	口服，1 次 6～9g，1 日 2 次
	肾炎康复片	人参，西洋参，山药，黑豆，地黄，杜仲（炒），土茯苓，白花蛇舌草，泽泻，白茅根，丹参，益母草，桔梗	片剂，每片重 0.3g	益气养阴，健脾补肾，清解余毒。用于气阴两虚，脾肾不足，水湿内停所致的体虚浮肿、症见神疲乏力、腰膝酸软、面目四肢浮肿、头晕耳鸣；慢性肾炎、蛋白尿、血尿见上述证候者	口服。每次 8 片，每日 3 次，小儿酌减或遵医嘱
祛风胜湿	风湿骨痛胶囊	制川乌、制草乌、红花、木瓜、乌梅、麻黄、甘草	胶囊，每粒 0.3g	温经散寒，通络止痛。用于寒湿闭阻经络所致的痹病，症见腰脊疼痛，四肢关节冷痛；风湿性关节炎见上述证候者	口服。一次 2～4 粒，1 日 2 次

第七节　温里药与温里剂

PPT

一、温里药

凡具有温散里寒功效，以温补阳气为主要作用，治疗阳虚寒盛的药物，称温里药。

温里药性味辛热，多能温中健运，散寒止痛；或兼温肾助阳，回阳救逆的作用。根据《内经》“寒者温之”的治则，温里药适用于寒邪内侵，阳气受困；或阳气衰微，阴寒内盛引起面色苍白，畏寒肢冷，脘腹冷痛，呕吐呃逆，泄泻下痢，小便清长，舌淡苔白，脉沉细；或大汗亡阳，四肢厥冷，脉微欲绝等阳脱证候。

使用温里药，应随兼证不同进行配伍。如寒凝气滞者，配行气药；寒湿内蕴者，配健脾化湿药；脾肾阳虚者，配温补脾肾药。

本类药物药性燥烈，易伤阴液，当中病即止，忌用于热证、阴虚证及孕妇。

附子 Fuzi
《神农本草经》

为毛茛科植物乌头 *Aconitum carmichaeli* Debx. 的侧生子根加工而成。主产于四川、陕西等地。夏至后采挖，除去须根及泥沙，习称泥附子。然后加工成盐附子、黑附片等。

【性味归经】辛，大热，有毒。归心、肾、脾经。

【功效与主治】回阳救逆，补火助阳，散寒止痛。治亡阳证，冷汗淋漓、四肢厥冷，脉微欲绝，常与干姜、人参、炙甘草配用；治脾肾阳虚，脘腹冷痛，便溏，常与人参、白术、干姜同用；心阳衰微之心悸、胸痹疼痛者，常与桂枝、人参同用；治肾阳不足之尿频，阳痿配肉桂等；治风寒湿痹，周身骨节疼痛，常与桂枝、白术同用。

【用量用法】3～15g，煎服。入汤剂应先煎 30～60 分钟以减弱其毒性。

【使用注意】过量易引起中毒，孕妇、阴虚和热证者均忌用。反半夏、白蔹、白及、贝母、瓜蒌。

肉桂 Rougui
《名医别录》

为樟科植物肉桂 *Cinnamomum cassia* Presl. 的干皮或粗枝。主产于广西、广东等地。8～10 月份采收。采自粗枝或幼树干皮卷成筒状者称官桂；干皮去表皮者称肉桂心。生用。

【性味归经】辛，甘，大热。归肾、脾、心、肝经。

【功效与主治】补火助阳，引火归元，温经通脉，散寒止痛。治肾阳不足，命门火衰，形寒肢冷，阳痿，尿频，常与附子、熟地、山茱萸配伍；治脾肾阳虚，脘腹冷痛、纳呆、便溏，常与附子、干姜同用；治虚阳上浮，下元虚寒，面色浮红、下肢怕冷、尺脉弱，常与山茱萸、五味子、牡蛎同用；治虚寒性痛经、寒疝腹痛，常与当归、小茴香同用；寒痹，常与羌活、秦艽同用。

【用量用法】2～5g，研末冲服 1～2g。入汤剂宜后下。

【使用注意】阴虚火旺、里实热者及孕妇忌用；畏赤石脂。

干姜 Ganjiang
《神农本草经》

为姜科植物姜 *Zingiber officinale* Rosc. 的干燥根茎。主产于四川、贵州等地。冬季采挖，用时切片。生用或炒用。

【性味归经】辛，热。归脾、胃、心、肺经。

【功效与主治】温中散寒，回阳通脉，温肺化饮。治脾胃虚寒，脘腹冷痛，呕吐泄泻，常与人参、炙甘草同用；胃寒痛甚者，与高良姜配伍；治心肾阳虚，与附子同用，加强祛寒作用；治寒饮伏肺，喘咳，痰多清稀，常与麻黄、细辛、五味子同用。

【用量用法】3～10g，煎服。

【使用注意】孕妇、热证及阴虚证者忌用。

其他温里药简介见表 10－9。

表 10-9　其他温里药简表

分类	药名	性味归经	功效	主治	用量	备注
温里药	吴茱萸	辛、苦、热、有小毒；归肝、脾、胃、肾经	散寒止痛，温中止呕，助阳止泻	厥阴头痛，干呕涎沫，中焦虚寒，呕吐泛酸，脾肾阳虚，五更泄泻	1.5～6g	不宜多服久服，阴虚有热忌用
	丁香	辛、温；归脾、胃、肾经	温中止呕，温肾助阳	胃寒呕吐，脘痛呃逆，肾阳不足，阳痿宫寒	1.5～6g	畏郁金
	小茴香	辛、温；归肝、脾、胃、肾经	散寒止痛，理气和中	肝经受寒，脘腹冷痛，胃寒气滞，脘痛呕吐	3～6g	

二、温里剂

凡以温热药为主组成，具有温里助阳、散寒通脉、祛除脏腑经络间寒邪作用，治疗里寒症的方剂，称为温里剂。温里剂分为三类：温中祛寒剂，适用于中焦虚寒为病，以理中丸为代表方；回阳救逆剂，适用于阳气衰微为病，以四逆汤为代表方；温经散寒剂，适用于寒凝经脉为病，以当归四逆汤为代表方。

温里剂运用广泛，但必须明辨寒热真假，明辨寒邪所在部位，注意用量须因人而施，热证阴虚证，真热假寒证忌用。

理中丸
《伤寒论》

【组成】人参 9g，干姜 9g，炙甘草 6g，白术 9g。

【用法】上四味研末，炼蜜为丸，如鸡子黄大，每次服 1 丸，每日 2～3 次，温开水送服。或作汤剂煎服。

【功用】温中散寒，补气健脾。

【主治】脾胃虚寒证。症见脘腹冷痛，喜温喜按，自利不渴，畏寒肢冷，呕吐，腹满食少，舌质淡，苔白，脉沉细。

【方解】脾胃虚寒，健运失调，脾升胃降失常，治当温中散寒补益脾胃。寒则温之，虚则补之，故方中用大辛大热的干姜为君药，以温中散寒，扶阳抑阴；人参补中益气，培补后天之本则气旺阳复而为臣药；白术苦温燥湿健脾而为佐药；炙甘草补中扶正，调和药性为使药。

【配伍】虚甚者，重用人参；寒甚者，重用干姜，并加附子、肉桂增强助阳祛寒之力；阳虚出血者，干姜易炮姜，并加艾叶以温中止血。

【现代应用】本方常用于慢性肠炎、胃肠痉挛性疼痛、胃下垂、慢性结肠炎等属脾胃虚寒证者。

【方歌】理中干姜参术甘，温中健脾治虚寒。中阳不足痛呕利，丸汤两用腹中暖。

常用温里中成药见表 10-10。

表 10-10　温里中成药

分类	药品名称	处方	剂型规格	功效主治	用法用量
温中祛寒	小建中合剂	饴糖，桂枝，白芍，炙甘草，生姜，大枣	合剂，每支 10ml	温中补虚，缓急止痛。用于脾胃虚寒，脘腹疼痛，喜温喜按，嘈杂吞酸，食少；胃及十二指肠溃疡见上述证候者	口服，1 次 20～30ml，1 日 3 次，用时摇匀

续表

分类	药品名称	处方	剂型规格	功效主治	用法用量
温中祛寒	香砂养胃丸	木香，砂仁，白术，陈皮，茯苓，半夏（制），醋香附，枳实（炒），豆蔻（去壳），姜厚朴，广藿香，甘草，生姜，大枣	水丸，每袋9g	温中和胃。用于胃阳不足、湿阻气滞所致的胃痛，痞满，症见胃痛隐隐，脘闷不舒，呕吐酸水，嘈杂不适，不思饮食，四肢倦怠	口服，1次9g，1日2次
	附子理中丸	附子（制），党参，白术（炒），干姜，甘草	水蜜丸或大蜜丸，水蜜丸每8丸相当于原生药3g，大蜜丸每丸重9g	温中健脾。用于脾胃虚寒，脘腹冷痛，呕吐泄泻，手足不温	口服，水蜜丸1次6g，大蜜丸1次1丸，1日2～3次
	良附丸	高良姜，醋香附	水丸，每袋3～6g	温胃理气。用于寒凝气滞，脘痛吐酸，胸腹胀满	口服。1次3～6g，1日2次
	香砂平胃丸	姜厚朴，木香，砂仁，甘草	水丸，每瓶装①6g；②60g	健胃，舒气，止痛。用于胃肠衰弱，消化不良，胸膈满闷，胃痛呕吐	口服。1次6g，1日1～2次
回阳救逆	四逆汤	淡附片，干姜，炙甘草	液体，每支装10ml	温中祛寒，回阳救逆。用于阳虚欲脱，冷汗自出，四肢厥逆，下利清谷，脉微欲绝	口服。1次1～20ml，1日3次；或遵医嘱

第八节　理气药与理气剂

PPT

一、理气药

凡具有行气宽胸、理气止痛功效，以疏畅气机，行气解郁，消除气滞为主要作用，治疗气滞、气逆的药物，称理气药。

理气药辛温芳香，具有行气消胀，顺气宽胸，解郁止痛，破气散结，降气平喘、降逆止呕等功效；适用于气滞、气逆等证。如脾胃气滞的脘腹胀满，恶心呕吐，嗳腐吞酸；肝气郁滞的胁肋胀痛，疝痛，月经不调，乳房胀痛；肺气壅滞的胸闷疼痛，咳嗽气喘等。气滞常由情志郁结、痰饮、食积、瘀血所致，应用时可根据不同病证适当配伍。

本类药物辛散温燥易耗气伤阴，因此，阴虚和气虚者宜慎用。

陈皮 Chenpi

《神农本草经》

为芸香科植物橘 *Citrus reticulata* Blanco. 及其栽培变种的成熟果皮。主产于广东、福建、四川等地。秋季采集，晒干或低温干燥，切丝入药。以陈久者为佳，生用。

【性味归经】苦，辛，温。归肺、脾经。

【功效与主治】理气健脾，燥湿化痰。治脾胃气滞，脘腹胀满、纳差，常与厚朴同用；呕吐、呃逆，常与竹茹同用；治痰湿壅肺，咳嗽痰多色白，常与半夏、茯苓同用；如痰多色黄，则与蛇胆汁配用。

【用量用法】3～9g，煎服。

【使用注意】本品辛温苦燥，内有实热者慎用。阴虚燥咳者不宜用。

枳实 Zhishi
《神农本草经》

为芸香科植物酸橙 *Citrus aurantium* L. 及其栽培变种或甜橙 *Citrus sinensis* Osbeck. 的幼果。主产于四川、福建等地。5～6 月份采收幼果，晒干或低温干燥。生用或麸炒用。

【性味归经】苦，辛，酸，微寒。归脾、胃经。

【功效与主治】破气消积，化痰散痞。治胃肠积滞，脘腹胀闷，饮食不消，大便秘结者，常与山楂、麦芽同用；治痰热结胸，胸脘痞痛，咳痰黄稠，常与黄芩、半夏、瓜蒌同用。

【用量用法】3～10g，大剂量 15g，煎服。

【使用注意】脾胃虚弱及孕妇慎用。

香附 Xiangfu
《名医别录》

为莎草科植物莎草 *Cyperus rotundus* L. 的根茎。主产于山东、湖南等地。秋季采挖，燎去毛根，置沸水中略煮或蒸透后晒干。生用或醋炒用。

【性味归经】辛，微苦，微甘，平。归肝、脾、三焦经。

【功效与主治】疏肝理气，调经止痛。治肝郁气滞，胸胁胀痛，常与柴胡、枳壳同用；寒疝腹痛，常与小茴香、乌药同用；治月经不调、痛经、闭经、行经乳胀，常与柴胡、当归、乌药同用。

【用量用法】6～12g，煎服。

【使用注意】凡气虚无滞，阴虚血热者忌用。

木香 Muxiang
《神农本草经》

为菊科植物木香 *Aucklandia lappa* Decne. 的根。主产于云南、四川等地。秋冬季采挖，生用或煨用。

【性味归经】辛，苦，温。归脾、胃、大肠、三焦、胆经。

【功效与主治】行气止痛，疏肝利胆，调中导滞。治胃肠气滞，脘腹胀满，食少纳呆，常与党参、白术、砂仁同用；湿热泻痢腹痛，可与黄连同用；治水湿停滞所致肝失疏泄、湿热郁蒸引起的胁痛、口苦、黄疸，常与柴胡、郁金、枳壳同用；治里急后重，可配槟榔、枳实同用。

【用量用法】3～10g，生用行气，煨用止泻。

【使用注意】阴虚津亏火旺者慎用。

其他理气药简介见表 10－11。

表 10－11　其他理气药简表

分类	药名	性味归经	功效	主治	用量	备注
理气药	枳壳	辛、苦、微寒；归脾、胃、大肠经	理气除胀	气滞疼痛，胸痹结胸，胃肠积滞，湿热泄痢	3～10g	煎剂宜后下或磨汁冲服
	沉香	辛、苦、微温；归脾、胃、肾经	行气止痛，温中止呕，纳气平喘	寒凝气滞，胸腹胀痛，寒邪犯胃，呕吐清水，下元虚冷，肾不纳气	1.5～4.5g；入丸散：0.5～1g	
	大腹皮	辛、微温；归脾、小肠、大肠、胃经	下气宽中，利水消肿	食积气滞，脘腹胀满，水湿外溢，呕吐食少	5～10g	
	乌药	辛、温；归肾、膀胱经	行气止痛，温肾缩尿	寒凝气滞，胸腹冷痛，膀胱虚冷，脚气肿满	3～9g	脾胃虚弱者不宜

续表

分类	药名	性味归经	功效	主治	用量	备注
理气药	川楝子	苦、寒、小毒；归肝、小肠、膀胱经	疏肝泄热，行气止痛，杀虫	脘腹胀痛，虫积腹痛	3～9g	醋炙疏肝止痛力强
	青皮	苦、辛、温；归肝、胆、胃经	疏肝破气，消积化滞	肝郁气滞，胸胁胀痛，食积气滞，脘腹胀痛	3～10g	

二、理气剂

凡以理气药为主组成，具有疏畅气机，调整脏腑功能，治疗气滞、气逆的方剂，称为理气剂。理气剂分为两类：行气剂，适用于气滞为病，以越鞠丸为代表方；降气剂，适用于气逆为病，以苏子降气汤为代表方。

理气剂使用时首先应辨明病情的虚实，使用疏肝理气剂治肝郁气滞时，要注意精神护理，保持正常心态，才能收到良好效果。治疗脾胃不和、胃肠失和诸证时，应忌食辛辣刺激、寒冷固硬、腥膻油腻、不易消化的食物。理气剂多辛温香燥，易伤津耗气，勿使过剂，孕妇慎用。

逍遥散（丸）

《太平惠民和剂局方》

【组成】柴胡 9g，当归 9g，白芍 9g，白术 9g，茯苓 9g，甘草 6g。

【用法】为粗末，每服 6g，加生姜、薄荷少许同煎服。或为细末，水泛为丸，每次 6～9g，每日 2 次，温开水送下。

【功用】疏肝解郁，养血健脾。

【主治】肝郁血虚之证。症见两胁作痛，胸闷嗳气，头痛目眩，口干咽燥，神疲食少，或见寒热往来，或妇女月经不调，乳房作胀，舌淡红，脉弦细者。

【方解】方中柴胡疏肝解郁，使肝气得以条达为君药；白芍养血敛阴，柔肝平肝，当归养血活血，理血中之气，归、芍为臣药，与柴胡同用能补肝体使肝气不郁；茯苓、白术健脾和中，既可健脾土，又可抑肝之旺，共佐药；加薄荷、生姜少许助肝疏散条达，为佐药；甘草助健脾，调和诸药，为使药。

【配伍】肝郁血虚，郁而化热而见烦躁易怒，或月经不调者，加丹皮、栀子（即丹栀逍遥散）疏肝健脾，凉血清热；肝郁气滞较甚者，加香附、陈皮疏肝解郁；胁痛甚者，加延胡索、郁金、香附解郁止痛；血虚甚者，加熟地以养血。

【现代应用】本方常用于治疗慢性肝炎、胸膜炎、慢性胃炎、神经官能症、慢性乳房结块等肝郁血虚证者。

【方歌】逍遥散用芍归柴，苓术甘草姜薄偕。解郁疏肝脾亦理，丹栀加入热能排。

旋覆代赭汤

《伤寒论》

【组成】旋复花 9g，代赭石 9g，制半夏 9g，生姜 12g，人参 6g，炙甘草 6g，大枣 4 枚。

【用法】水煎服。

【功用】降逆化痰，益气和胃。

【主治】胃虚痰阻证。症见心下痞硬，噫气频作，以及反胃呕吐，吐涎沫，舌苔白滑，脉弦而虚。

【方解】本方证为胃虚痰阻，气逆不降所致。方中旋复花下气消炎，降气除噫，为君药。代赭石质量而成沉降，善镇冲逆，为臣药。制半夏、生姜祛痰散结，降逆和胃，二药合用以增君、臣药降逆化痰之功；人参、炙甘草、大枣健脾益胃，既可扶助已伤之正气，又可防重镇之品伤胃，并为佐药。诸药合用，集祛痰、降逆、补虚于一方，可使痰涎消除，胃气和降，诸证可愈。

【配伍】若胃气不虚可去人参、大枣、炙甘草，痰多者加陈皮、茯苓等，以和胃化痰；胃中虚寒者，改生姜为干姜，或加吴茱萸、丁香等，以温胃降逆。

【现代应用】本方常用于胃神经官能症、急、慢性胃炎、胃下垂、胃扩张、幽门不完全梗阻、胃及十二指肠溃疡等胃虚痰阻、气逆不降证者。

【方歌】仲景旋覆代赭汤，半夏参草枣生姜。噫气频作心下痞，胃虚痰阻用此方。

常用理气中成药见表 10－12。

表 10－12　理气中成药

分类	药品名称	处方	剂型规格	功效主治	用法用量
行气	气滞胃痛颗粒	桑叶，菊花，柴胡，醋延胡索，枳壳，醋香附，白芍，炙甘草	颗粒剂。每袋 5g	疏肝理气，和胃止痛。用于肝郁犯胃证。症见于胸痞胀满，胃脘疼痛情志不舒，舌淡红，苔白，脉弦者	开水冲服。1 次 10g，1 日 3 次
	越鞠丸	醋香附，川芎，炒栀子，苍术（炒），六神曲（炒）	水丸，每袋 18g	理气解郁，宽中除满。用于胸脘痞闷，腹中胀满，饮食停滞，嗳气吞酸	口服，1 次 6～9g，1 日 2 次
	四逆散	柴胡，白芍，枳壳（麸炒），甘草	颗粒剂。每每袋 9g	透解郁热，疏肝理脾。用于肝气郁结所致的胁痛、痢疾，症见脘腹胁痛、热厥手足不温、泻痢下重	四逆散开水冲泡或炖服，1 次 9 克，1 日 2 次
	柴胡舒肝丸	柴胡，炒青皮，陈皮，防风，醋香附，麸炒枳壳，木香，乌药，姜半夏，茯苓，桔梗，姜厚朴，紫苏梗，豆蔻，甘草，炒山楂，炒槟榔，六神曲（炒），酒大黄，酒白芍，当归，醋三棱，醋莪术，黄芩，薄荷	小蜜丸或大蜜丸。①小蜜丸每 100 丸重 20g；②大蜜丸每丸重 10g	疏肝理气，消胀止痛。用于肝气不舒，症见胸胁痞闷，食滞不消，呕吐酸水	口服。小蜜丸 1 次 10g，大蜜丸 1 次 1 丸，1 日 2 次
降气	木香顺气丸	木香，砂仁，醋香附，槟榔，甘草，陈皮，厚朴，枳壳（炒），苍术（炒），青皮（炒），生姜	水丸，每 100 丸重 6g	行气化湿，健脾和胃。用于湿浊中阻，脾胃不和所致的胸膈痞闷，脘腹胀痛，呕吐恶心，嗳气纳呆	口服。1 次 6～9g，1 日 2～3 次
	苏子降气丸	紫苏子，半夏，前胡，厚朴，甘草，当归，生姜，肉桂，大枣，苏叶	水丸，每 13 粒重 1g	降气化痰，温肾纳气。用于上盛下虚，气逆痰壅所致的咳嗽喘息，胸膈痞塞	口服。一次 6 克，一日 1－2 次

（王　丹）

PPT

第九节　消食药与消食剂

一、消食药

凡具有消化食积功效，以消食化积、健脾开胃、和中为主要作用，治疗宿食停留，饮食不消的药物，称消食药。

消食药适用于宿食停留，饮食不消所致之脘腹胀满，嗳腐吞酸，恶心呕吐，不思饮食，大便失常；以及脾胃虚弱、消化不良等症。部分消食药又兼有行气、活血、祛痰等功效。

本类药物多属渐消缓散之品，但有耗气之弊。适用于病情较缓、积滞不甚者。食积者多有兼证，应适当配伍以标本兼顾，使消积而不伤正。气虚而无积滞者需慎用。

山楂 Shanzha
《本草经集注》

为蔷薇科植物山里红 *Crataegus pinnatifida* Bge. var. major N. E. Br. 或山楂 *Crataegus pinnatifida* Bge. 的干燥成熟果实。主产于山东、河北、山西等地。

【性味归经】酸、甘，微温。归脾、胃、肝经。

【功效与主治】消食健胃，行气散瘀，化浊降脂。本品善消肉食积滞，可与莱菔子、神曲等同用。用于气滞血瘀所致胁肋刺痛、血瘀经闭，可与川芎、桃仁、红花等同用；产后瘀阻腹痛、恶露不尽，常与当归、川芎、益母草等同用。现代用本品及其制剂治疗高血压病、冠心病、高脂血症等，有较好疗效。

【用量用法】9～12g。消食炒用，止泻、化瘀炒炭用。

【使用注意】多食耗气、损齿、易饥，空腹及体弱或虚病后或胃酸分泌过多者慎用。

鸡内金 Jineijin
《神农本草经》

为雉科动物家鸡 *Gallus domesticus* Brisson 干燥沙囊内壁。产于全国各地。

【性味归经】甘，平。归脾、胃、小肠、膀胱经。

【功效与主治】健胃消食，涩精止遗，通淋化石。本品善消淀粉类积滞。用于饮食积滞，常与山楂、麦芽、神曲、白术等同用。治肾气不固的遗精滑精，常与芡实、菟丝子、莲须等同用；治遗尿，则常与桑螵蛸、牡蛎、黄芪等同用。治石淋证、胆结石，常配伍金钱草、车前草、海金沙等。

【用量用法】3～10g，煎服。研末服：每次1.5～3g，研末用效果比煎剂好。

【使用注意】脾虚无积滞者慎用。

其他消食药简介见表10－13。

表10－13　其他消食药简表

药名	性味归经	功效	主治	用量（g）	备注
莱菔子	辛、甘、平；归肺、脾、胃经	消食除胀，降气化痰	饮食积滞，脘腹胀满，痰涎壅盛，咳嗽气喘	5～12	消食下气宜炒用
神曲	辛、苦、微温；归脾、胃经	健脾和胃，消食化积	脾胃虚弱，食少纳呆，食积不化，脘腹胀满	6～15	

续表

药名	性味归经	功效	主治	用量（g）	备注
麦芽	甘、平；归脾、胃经	行气消食，健脾开胃，回乳消胀	饮食积滞，脘腹胀满，脾虚食少，食欲不振，乳汁郁积，回乳断奶	10～15	生麦芽健脾和胃，炒麦芽回乳消胀，焦麦芽消食化滞
谷芽	甘、平；归脾、胃经	消食和中，健脾开胃	食滞脘腹，胀满不饥，脾胃虚弱，食欲不振	9～15	炒用消食，生用和中

二、消食剂

凡以消食药为主组成，具有消食健脾、除痞化积等作用，治疗食积停滞证的方剂，称为消食剂。消食剂分为两类：消食化滞剂适用于食积停滞之证，以保和丸为代表方。健脾消食剂适用于脾虚食滞之证，以健脾丸为代表方。

消食剂常配伍理气药，以助化积导滞。消食剂不宜久服，纯虚无实应慎用。

保和丸
《丹溪心法》

【组成】山楂 18g，神曲 6g，半夏 9g，茯苓 9g，陈皮 9g，连翘 6g，莱菔子 6g。

【用法】为细末，制成丸剂，每服 6～9g，日 2～3 次。或水煎服。

【功用】消食和胃，清热化湿。

【主治】食积证。脘腹痞满或胀痛，嗳腐吞酸，恶食呕逆，或大便泄泻，舌苔厚腻，脉滑。

【方解】本方适用于多因饮食不节，暴饮暴食所致食积内停之证，《素问·痹论》说："饮食自倍，脾胃乃伤"。

方中重用山楂为君，消一切饮食积滞，尤长于消肉食油腻之积。神曲消食健脾，善化酒食陈腐之积；莱菔子下气消食，长于消谷面痰气之积，两药共为臣药。以上三药合用，消各种饮食积滞。食滞中脘，阻滞气机，致胃失和降，故以半夏、陈皮、茯苓和胃止呕，健脾理气化湿，和胃止呕；连翘辛苦性寒，既可散结以助消积，又可清食积所生之热，均为佐药。诸药配伍，共奏消食化积，理气和胃之功。

【配伍】如食积较重，腹胀明显者，加枳实、厚朴、木香、槟榔等以增强消食导滞之力；食积化热较甚者，而见苔黄、脉数者，加黄芩、黄连等清热之品；大便秘结等，加大黄以泻下通便；兼脾虚者，加白术、党参、甘草等健脾益气。

【现代运用】本方现常用于治疗急性胃炎、急慢性肠炎、消化不良、婴幼儿腹泻等属食积内停者。

【方歌】保和神曲和山楂，苓夏陈翘莱菔加，消食化滞和胃气，方中亦可用麦芽。

枳实导滞丸
《内外伤辨惑论》

【组成】大黄 9g，枳实 9g，神曲 9g，茯苓 6g，黄芩 6g，黄连 6g，白术 6g，泽泻 6g。

【用法】为丸剂，每服 6g，日 2～3 次。或水煎服。

【功用】消食导滞，清热祛湿。

【主治】湿热食积证。脘腹胀痛，嗳腐吞酸，下痢泄泻，或大便秘结，小便短赤，舌苔黄腻或浊腻，脉沉有力。

【方解】本方适用于湿热食积、内阻肠胃证。方中大黄攻积泻热，使积从大便而下，为君药。枳实行气消积满，为臣药。黄芩、黄连清热燥湿止痢；茯苓、泽泻利水渗湿止泻；白术健脾燥湿，使攻积而不伤正；神曲消食和中，均为佐药。此方用于湿热食滞之泄泻、下痢，属"通因通用"之法。

【配伍】腹胀甚者，加木香、槟榔增强行气消胀之力；纳差者，加山楂、鸡内金等消食之品；腹痛明显者，加芍药、甘草以缓急止痛。

【现代运用】本方常用于胃肠功能紊乱、细菌性痢疾、肠炎、消化不良等属湿热积滞者。

【方歌】枳实导滞首大黄，芩连白术茯苓襄，再入泽泻与神曲，湿热积滞力能攘。

常见消食中成药见表10-14。

表10-14 消食中成药

药品名称	处方	剂型规格	功效主治	用法用量
大山楂丸	山楂，炒麦芽，六神曲（麸炒）	大蜜丸，每丸重9g	开胃消食。用于食积内停所致的食欲不振、消化不良、脘腹胀闷	口服。一次1~2丸，一日1~3次；小儿酌减
香砂养胃丸（浓缩丸）	木香，砂仁，白术，陈皮，茯苓，半夏（制），醋香附，枳实（炒），豆蔻（去壳），姜厚朴，广藿香，甘草，生姜，大枣	每8丸相当于饮片3g	温中和胃。用于胃阳不足、湿阻气滞所致的胃痛、痞满，症见胃痛隐隐、脘闷不舒、呕吐酸水、嘈杂不适、不思饮食、四肢倦怠	口服。一次8丸，一日3次
健胃消食片	太子参，陈皮，山药，炒麦芽，山楂	①每片重0.8g；②每片重0.5g	健胃消食。用于脾胃虚弱所致的食积，症见不思饮食、嗳腐酸臭、脘腹胀满；消化不良见上述证候者	口服或咀嚼。规格①一次3片，一日3次，小儿酌减。规格②成人一次4~6片，儿童2~4岁一次2片，5~8岁一次3片，9~14岁一次4片，一日3次

第十节 理血药与理血剂

PPT

凡具有调理血液功效，以补血、活血、凉血、止血为主要作用，治疗血分证的药物，称理血药。

理血药根据药物功效及主治证候不同，可将其分成补血药、活血药、止血药及凉血药四类，用于治疗血分证之血虚、血瘀、出血、血热。凉血药及补血药分别在清热药及补益药中介绍，这里主要介绍活血药及止血药。

一、理血药

（一）活血化瘀药

凡具有活血化瘀功效，以通畅血行，消除瘀血为主要作用，治疗血瘀证的药物，称活血化瘀药，简称活血药。其中活血化瘀作用峻猛者称破血逐瘀药。

活血药主要适用于瘀血阻滞或血行不畅引起的多种病证，常需与行气药同用，并结合血瘀原因，适当配伍。

本类药物易动血耗血，故对出血证及妇女月经过多或孕妇忌用。

1. 活血止痛药 活血止痛药既入血分，又入气分，活血每兼行气，有良好的止痛效果，主治气血瘀滞所致诸痛及疮痈肿痛等痛证。也可用于其他瘀血病证。

本类药物易耗血动血，故孕妇尤当慎用或忌用。

川芎 Chuanxiong
《神农本草经》

为伞形科植物川芎 *Ligusticumchuanxiong* Hort. 干燥根茎。主产于四川、云南、贵州、广西、湖北等地。

【性味归经】辛，温。归肝、胆、心包经。

【功效与主治】活血行气，祛风止痛。本品为血中之气药，善"上行头目，下调经水，中开郁结，旁通络脉"，为妇科要药；其祛风止痛效果甚佳，用于头痛、风湿痹痛；亦为治疗头痛的要药。用于胸痹心痛，常与丹参、赤芍同用；肝气郁结所致胁肋作痛，常与柴胡、香附同用；瘀血阻滞所致闭经痛经，配当归、白芍等同用。风寒湿痹所致关节冷痛，常与独活、姜黄、附子等同用；头痛属风寒者，常与白芷、藁本同用；属风热者，常与蔓荆子、桑叶等同用。

【用量用法】3～10g，煎服。

【使用注意】阴虚火旺、舌红少津以及妇女月经过多者均不宜使用。

2. 活血调经药 活血调经药主入肝经血分，具有活血散瘀之功，尤善通畅血脉而调经水。主治血行不畅所致的月经不调、痛经、经闭及产后瘀滞腹痛，亦常用于瘀血痛证、癥瘕、跌打损伤、疮痈肿毒。

丹参 Danshen
《神农本草经》

为唇形科植物丹参 *Salvia miltiorrhiza* Bge. 干燥根和根茎。产于全国各地，其中以安徽、山西、河北、四川、江苏等地的为佳。

【性味归经】苦，微寒。归心、肝经。

【功效与主治】活血祛瘀，通经止痛，清心除烦，凉血消痈。用于血滞经闭、痛经及产后瘀滞腹痛，可单用本品研末服。胸痹心痛，常与红花、川芎、赤芍等同用；跌打损伤，瘀血作痛，常与当归、乳香、没药等同用；风湿热痹，常与忍冬藤、赤芍、桑枝等同用。热扰心神所致心烦不寐，常与金银花、麦冬等同用。疮疡痈肿，常与金银花、连翘、白芷、赤芍等同用。

【用量用法】10～15g，煎服。

【使用注意】反藜芦。孕妇慎用。

桃仁 Taoren
《神农本草经》

为蔷薇科植物桃 *Prunus persica*（L.）Batsch. 或山桃 *Prunus davidiana*（Carr.）Franch. 的干燥成熟种子。主产于河北、山西、陕西、甘肃、山东、河南、四川、云南等地。

【性味归经】苦，甘、平。归心、肝、肺、大肠经。

【功效与主治】活血祛瘀，润肠通便，止咳平喘。用于瘀血阻滞所致闭经痛经，常配当归、川芎、红花等同用；瘀血积聚所致癥瘕痞块，常配三棱、莪术、赤芍、牡丹皮、桂枝等同用；跌仆损伤所致瘀血肿痛，常配红花、当归、大黄等同用。津枯血虚所致大便秘结，可与苦杏仁、郁李仁等同用。咳嗽气喘，既可单用煮粥食用，又可与杏仁同用。

【用量用法】5～10g，捣碎入煎。

【使用注意】本品有毒，不可过量。孕妇忌用。便溏者慎用。

红花 Honghua
《新修本草》

为菊科植物红花 *Carthamustinctorius* L. 干燥花。产于全国大部分地区。

【性味归经】辛，温。归心、肝经。

【功效与主治】活血通经，散瘀止痛。血瘀痛经，常与当归、延胡索等配伍；产后瘀滞腹痛，常与牡丹皮、蒲黄等配伍。跌打损伤所致瘀血肿痛，配桃仁、乳香等同用；心脉瘀阻所致胸痹心痛，常与丹参、川芎、桂枝等同用。

【用量用法】3～10g，煎服。

【使用注意】孕妇慎用。

3. 活血疗伤药 活血疗伤药功善活血化瘀，消肿止痛，续筋接骨，止血生肌敛疮，主要适用于跌打损伤等伤科疾患。也可用于其他一般血瘀病证。

本类药物孕妇忌服。

马钱子 Maqianzi
《本草纲目》

为马钱科植物马钱 *Strychnose pierriana* A. W Hill 的成熟种子。主产于印度、越南、缅甸等地。

【性味归经】苦，寒。有大毒。归肝、脾经。

【功效与主治】通络止痛，散结消肿。本品善通络散结消肿，又长于止痛，为伤科疗伤止痛之佳品。用于跌打损伤与乳香、没药等同用，内服或外敷均可；治痈疽疮毒，多作外用。本品亦善能搜筋骨间风湿，止痛力强，为治风湿顽痹之常用药，单用有效，或与羌活、乳香、全蝎等同用，或与甘草同用。

【用量用法】日服0.3～0.6g，内服宜制用，多入丸散。外用适量，研末调涂。

【使用注意】本品有大毒，内服不宜生用及多服久服。外用亦不宜大面积涂敷。孕妇禁用，体虚者忌用。

4. 破血逐瘀药 破血逐瘀药药性峻猛，走而不守，能破血逐瘀、消癥散积，主治瘀血时间长、程度重的癥瘕积聚。亦可用于血瘀经闭、瘀肿疼痛、偏瘫等症。

本类药物大都有毒，易耗气、动血、伤阴，凡出血证，阴血亏虚，气虚体弱者及孕妇，当忌用或慎用。

水蛭 Shuizhi
《神农本草经》

为水蛭科动物蚂蟥 *Whitemania pigra* Whitman 水蛭 *Hirudo nipponia* Whitman 及柳叶蚂蟥 *W. acranulata* Whitman 的干燥体。全国大部分地区均有出产。

【性味归经】咸、苦，平。有小毒。归肝经。

【功效与主治】破血通经，逐瘀消癥。用于跌打损伤，与苏木、自然铜等药同用。经闭、癥瘕，与桃仁、虻虫等药同用。

【用量用法】1～3g，煎服。以入丸散或研末服为宜：0.3～0.5g。

【使用注意】孕妇禁用，月经过多者忌用。

（二）止血药

凡具有止血功效，以制止体内外出血为主要作用，治疗各种出血病证的药物，称止血药。

止血药主要适用于咯血、衄血、吐血、便血、尿血、崩漏、紫癜及外伤出血等病证。根据其功效有凉血止血、收敛止血、化瘀止血及温经止血药之分。

本类药物使用时应根据病因病机和出血部位不同而选择相应的药物以及配伍。使用凉血止血药及收敛止血药时应注意有无瘀阻之证，以免产生留瘀之弊。若出血过多而致气虚欲脱者，应急予大补元气之药，以益气固脱。

1. 凉血止血药 本类药物，药性均寒凉，而入血分，能清血分之热而止血。适用于血热妄行所致的各种出血证，原则上不宜用于虚寒性出血证。

小蓟 Xiaoji
《名医别录》

为菊科植物刺儿菜 *Cirsiumsetosum*（Willd.）MB. 的干燥地上部分。全国各地均产。

【性味归经】甘、苦，凉。归心、肝经。

【功效与主治】凉血止血，散瘀解毒消痈。本品治血热出血证，尤善治尿血，可单味应用，也可配伍大蓟、侧柏叶、生地、滑石、山栀、淡竹叶等。治热毒痈肿初起肿痛，可单用鲜品捣烂敷患处，也可与乳香、没药同用。

【用量用法】5～12g，鲜品可用30～60g，煎服。外用适量。

【使用注意】脾胃虚寒者慎用。

地榆 Diyu
《神农本草经》

为蔷薇科植物地榆 *Sanguisorba officinalis* L. 或长叶地榆 *Sanguisorba officinalis* L. var. longifolia（Bert.）Yüet Li 干燥根。后者习称“绵地榆”。主产于全国各地。

【性味归经】苦、酸、涩，微寒。归肝、大肠经。

【功效与主治】凉血止血，解毒敛疮。本品尤适于下焦血热，治便血、痔血，常配槐花同用，治崩漏，常配生地、黄芩、蒲黄等。治血痢，则配黄连、木香等。亦是治疗烫伤的要药，可单味研末麻油调敷，或配大黄粉、黄连、冰片。治湿疹及皮肤溃烂，可用本品浓煎，纱布浸药外敷，亦可配煅石膏，枯矾研末，撒于患处，或和凡士林调膏外涂。

【用量用法】9～15，煎服。外用适量。生用凉血解毒，炒黄用止血。

【使用注意】对于大面积烧伤，不宜使用地榆制剂外涂，以防中毒。

2. 温经止血药 本类药物药性温热，能温内脏，益脾阳，固冲脉，摄血液，以达温经止血之效。适用于脾不统血，冲任失固之虚寒性出血证。因药性温热，故热盛出血者忌用。

艾叶 Aiye
《名医别录》

为菊科植物艾 *Artemisia argyi* Levl. et Vant. 干燥叶。主产于湖北、安徽、山东、河北。

【性味归经】辛、苦、温；归肝、脾、肾经。

【功效与主治】温经止血，散寒止痛；外用祛湿止痒。本品为温经止血要药，治经带腹痛佳品，尤善治疗下元虚冷，冲任不固所致的崩漏下血，可单用本品，水煎服，或与阿胶、芍药、干地黄等同用。下焦虚寒或寒客胞宫所致的月经不调、经行腹痛、宫寒不孕等证，与香附、吴茱萸、当归等同用。

【用量用法】3～9g，煎服。外用适量，供灸治或熏洗用。散寒止痛生用，止血炒用。

【使用注意】阴虚血热慎用。

3. 化瘀止血药 本类药物既能止血，又能化瘀。能消散瘀血而止血，适用于因瘀血内阻而血不循经之出血证，随证配伍也可用于其他出血证，且有止血而不留瘀的特点。

三七 Sanqi
《本草纲目》

为五加科植物三七 *Panaxnotoginseng*（Burk.）F. H. Chen 的干燥根和根茎。主产于云南、广西等地。

【性味归经】甘、微苦，温。归肝、胃经。

【功效与主治】散瘀止血，消肿定痛。本品为伤科常用良药，止痛、止血效果甚佳，具有“止血不留瘀”的特点。吐血、衄血、便血、尿血、崩漏及产后出血过多等，可单用研末吞服，亦可配伍其他止血药同用。跌打损伤所致瘀肿疼痛，可单味研末，黄酒或白酒吞服；痈疽肿痛、无名肿毒等，可配伍乳香、没药、血竭、儿茶等为末外用。

【用量用法】3～9g，煎服。研粉：1～3g。外用适量。

【使用注意】孕妇忌用。

4. 收敛止血药 本类药物多涩，或质黏，或为炭，故能收敛止血。其性多平，或凉而不寒。适用于虚寒出血和热盛出血。然其有留瘀恋邪之弊，当以出血无瘀者为宜，若有瘀血者慎用。

白及 Baiji
《神农本草经》

为兰科植物白及 *Bletilla striata*（Thunb.）Reichb. f. 干燥块茎。主产于我国长江流域至南部及西南各省，以贵州产量多、质佳。

【性味归经】苦、甘、涩，微寒。归肺、肝、胃经。

【功效与主治】收敛止血，消肿生肌。本品为收敛止血之良药。用于肺热出血，可单味研末服用；肺阴不足之干咳咯血，可与枇杷叶、生地黄等同用；热伤胃络出血，可配乌贼骨或大黄研细末吞服。疮疡初起，未成脓者，常与金银花、皂角刺、天花粉、乳香、贝母等同用；疮痈已溃，久不收口者，常研末外用以祛腐生肌。

【用量用法】6～15g，煎服。研粉吞服3～6g。外用适量。

【使用注意】反乌头。

其他理血药见表10－15，表10－16。

表10－15 其他活血化瘀药简表

分类	药名	性味归经	功效	主治	用量（g）	备注
活血止痛药	延胡索	辛、苦、温；归肝、脾经	活血，行气，止痛	气滞血瘀，跌仆损伤，肝郁气滞，诸种痛证	3～10	孕妇忌用
	郁金	辛、苦、寒；归肝、胆、心、肺经	活血止痛，行气解郁，清心凉血，利胆退黄	气滞血瘀，胸腹胁痛，热病神昏，痰蒙心窍，湿热黄疸，胁肋胀痛	3～10	畏丁香
	乳香	辛、苦、温；归心、肝、脾经	活血止痛，消肿生肌	血瘀气滞，诸种疼痛，疮疡痈疽，疔毒肠痈	3～10	孕妇忌用
	没药	苦、平；归心、肝、脾经	散瘀定痛，消肿生肌	瘀血阻滞，心腹诸痛，疮疡痈疽，疔疮肿毒	3～10	孕妇忌用

续表

分类	药名	性味归经	功效	主治	用量（g）	备注
活血调经药	益母草	苦、辛、微寒；归肝、心、肾经	活血调经，利尿消肿，清热解毒	月经不调，产后瘀痛，瘀水互结，水肿尿少，水肿尿少，皮肤痒疹	10～30	治疗妇女血瘀所致经产诸证之良药，孕妇忌用
	牛膝	苦、酸、平；归肝、肾经	逐瘀通经，补肝肾，强筋骨，利尿通淋，引血下行	痛经闭经，跌打损伤，腰膝酸痛，下肢痿软，牙龈肿痛，口舌生疮，热淋血淋，石淋膏淋	6～12	活血通经、引血下行宜生用，补肝肾、强筋骨宜酒制用，孕妇忌用
	鸡血藤	苦、酸、平；归肝、肾经	活血补血，调经止痛，舒筋活络	月经不调，经闭腹痛，风湿痹痛，麻木瘫痪，血虚萎黄，血不养筋	10～15	
	王不留行	苦、平；归肝、肾经	活血通经，下乳消肿，利尿通淋	经闭痛经，跌打损伤，乳汁不下，乳痈肿痛，小便不利，涩痛淋漓	5～10	孕妇慎用
活血疗伤药	土鳖虫	咸、寒、有小毒；归肝经	破血逐瘀，续筋接骨	血瘀经闭，积聚瘕块，跌打损伤，筋骨折伤	3～10	孕妇忌用
	血竭	甘、咸、平；归心、肝经	活血止痛，化瘀止血，生肌敛疮	跌打损伤，筋骨疼痛，产后瘀滞，痛经经闭，外伤出血，疮疡不敛	1～2	研末，或入丸剂。外用研末或入膏药用
	骨碎补	苦、温；归肝、肾经	疗伤止痛，补肾强骨，外用消风祛斑	跌仆闪挫，筋骨折伤，肾虚腰痛，骨软脚弱，耳鸣耳聋，牙齿松动，外治斑秃白癜风	3～10	阴虚火旺，血虚风燥慎用
破血逐瘀药	莪术	辛、苦、温；归肝、脾、经	行气破血，消积止痛	气滞血瘀，癥瘕积聚，食积不化，脘腹胀痛	3～10	醋制止痛作用加强，孕妇忌用
	三棱	苦、辛、平；归肝、脾经	破血行气，消积止痛	气滞血瘀，癥瘕积聚，食积不化，脘腹胀痛	3～10	醋制止痛作用加强，孕妇忌用
	斑蝥	辛、热、有大毒；归肝、胃、肾经	破血消癥，攻毒蚀疮，散结逐瘀	癥瘕积聚，血瘀经闭，恶疮瘘疮，积年顽癣，瘰疬痈疽，肿硬不破	0.03～0.06	入丸散用，外用研末以酒调敷，孕妇忌用
	穿山甲	咸、微寒；归肝、胃、经	活血消癥，通经下乳，消肿排脓，搜风通络	经闭癥瘕，乳汁不通；痈肿疮毒，风湿痹痛，中风瘫痪，麻木拘挛	3～10	研末吞服，每次1～1.5。痈肿已溃及孕妇忌用

表 10－16 其他止血药简表

分类	药名	性味归经	功效	主治	用量（g）	备注
凉血止血药	大蓟	甘、苦、凉；归心、肝经	凉血止血，散瘀解毒，消痈	血热妄行，咯吐崩漏，热毒痈肿，疮疡肿痛	9～15	
	槐花	苦、微寒；归肝、大肠经	凉血止血，清肝泻火	血热吐衄，便血崩漏，目赤肿痛，头晕头痛	5～10	凉血生用，止血炒用
	侧柏叶	苦、涩、寒；归肺、肝、大肠经	凉血止血，化痰止咳，生发乌发	血热妄行，出血诸证，肺热咳嗽，痰多黏稠	6～12	生用凉血，炒炭止血，外用适量

续表

分类	药名	性味归经	功效	主治	用量（g）	备注
凉血止血药	白茅根	甘、寒；归肺、胃、膀胱经	凉血止血，清热利尿	血热妄行，咯衄尿血，热淋涩痛，水肿尿少	9～30	脾胃虚寒者慎用
温经止血药	炮姜	苦、涩、温；归脾、肝经	温经止血，温中止痛	脾胃虚寒，脾不统血，中焦受寒，脾虚胃寒	3～9	
化瘀止血药	茜草	苦、寒；归肝经	凉血，祛瘀，止血，通经	血热妄行，出血诸证，血瘀经闭，跌打损伤	6～10	止血多炒用，活血祛瘀多生用
	蒲黄	甘、平；归肝、心包经	止血，化瘀，通淋	虚损瘀血，出血诸证，膀胱湿热，血淋涩痛	5～10	包煎。生用行血利尿，炒用止血，外用适量，敷患处
	五灵脂	苦、咸、温；归肝、肾经	活血止痛，化瘀止血	瘀血阻滞，胸腹诸痛，瘀滞出血，血瘀崩漏	3～10	畏人参，孕妇慎用
收敛止血药	仙鹤草	苦、涩、平；归肝、肺、脾经	收敛止血，截疟，止痢，解毒，补虚	寒热虚实，出血诸证，久病泻痢，阴痒带下，劳力过度，脱力劳伤	6～12	外用适量
	藕节	甘、涩、平；归肝、肺、胃经	收敛止血，化瘀	出血诸证	9～15	生用止血散瘀力盛，炒炭收敛止血效佳

二、理血剂

凡以理血药为主组成，具有活血调血或止血的作用，治疗血分病的方剂，称为理血剂。这里主要介绍活血祛瘀与止血两类：活血祛瘀剂，适用于瘀血阻滞病证，以血府逐瘀汤为代表方；止血剂，适用于各种出血证，以小蓟饮子为代表方。

活血祛瘀剂性多破泄，对于月经过多及孕妇当慎用或禁用。止血方属于治标，病情缓解后，宜审因论治。

血府逐瘀汤
《医林改错》

【组成】当归9g，生地黄9g，桃仁12g，红花9g，枳壳6g，赤芍6g，川芎6g，牛膝9g，桔梗6g，柴胡3g，甘草3g。

【用法】水煎服。

【功用】活血祛瘀，行气止痛。

【主治】胸中血瘀，血行不畅。胸痛头痛，痛如针刺而有定处，或呃逆日久不止，或内热烦闷，心悸失眠，急躁易怒，唇暗或两目暗黑，舌暗红或有瘀点、瘀斑，脉涩或弦紧。

【方解】本方是治疗瘀血内阻胸部、气机郁滞所致胸痛、胸闷的常用方剂，系由桃红四物汤合四逆散加桔梗、牛膝而成。方中当归、川芎、赤芍、桃仁、红花活血化瘀；牛膝祛瘀血，通血脉，引瘀血下行，为君药。柴胡、枳壳疏肝理气，桔梗开宣肺气，气行则血行，助君药活血祛瘀；生地黄、当归养血活血，使祛瘀而不伤阴血，同为臣佐药。甘草调和诸药为使药。

【配伍】瘀在胸部，重用赤芍、川芎，佐以柴胡、青皮；瘀在脘腹部，用桃仁、红花，加乳香、没药、乌药、香附；瘀在少腹者，加蒲黄、五灵脂、官桂、小茴香等；瘀阻致肝肿胁痛者，加丹参、郁金、䗪虫、九香虫；瘀积肝脾肿硬者，加三棱、莪术、制大黄或水蛭、䗪虫等；血瘀经闭、痛经者，可用本方去桔梗加香附、益母草、泽兰等以活血调经止痛。

【现代运用】本方常用于冠心病心绞痛、风湿性心脏病、胸部挫伤与肋软骨炎之胸痛，以及脑震荡后遗症之头痛、头晕等。此外，精神抑郁属于瘀阻气滞者，亦有一定疗效。

【方歌】血府当归生地桃，红花牛膝芎赤芍，柴胡枳壳桔甘草，胸中瘀血用之妙。

补阳还五汤
《医林改错》

【组成】生黄芪 120g，当归尾 6g，赤芍 5g，地龙 3g，川芎 3g，桃仁 3g，红花 3g。

【用法】水煎服。

【功用】补气活血，祛瘀通络。

【主治】卒中后遗症之气虚血瘀证。半身不遂，口眼㖞斜，语言謇涩，口角流涎，大便干燥，小便频数，遗尿不禁，苔白，脉缓或细。

【方解】本方证由中风之后，正气亏虚，气虚血滞，脉络瘀阻所致。本方亦是治疗气虚血瘀之卒中后遗症的常用方剂。

方中重用生黄芪为君，大补元气，使气旺则血行，瘀去而络通。配以当归尾活血和血，且有化瘀不伤血之妙，是为臣药。川芎、赤芍、桃仁、红花助归尾以活血祛瘀；地龙通经活络，均为佐使药。诸药协同，使气血畅通，祛瘀通络，诸证自愈。

【配伍】中风偏瘫，偏寒者，加肉桂、巴戟天等温肾散寒；脾虚者，加党参、白术以健脾益气；痰多者，加法半夏、天竺黄以化痰；语言不利者，加菖蒲、远志以开窍化痰；口眼㖞斜者，加白附子、僵蚕、全蝎以祛风化痰通络；偏瘫日久，疗效不显著者，加水蛭、虻虫以破瘀通络；下肢萎软者，加杜仲、牛膝以补益肝肾；头晕头痛者，加菊花、蔓荆子、石决明、代赭石以镇肝息风。

【现代运用】本方常用于脑血管意外，以及其他原因所引起的偏瘫、截瘫，或肢体痿软属气虚血瘀者。

【方歌】补阳还五赤芍芎，归尾通经佐地龙，重用黄芪为主药，血中瘀滞用桃红。

常用理血中成药见表 10－17，表 10－18。

表 10－17　活血中成药

药品名称	处方	剂型规格	功效主治	用法用量
复方丹参片	丹参，三七，冰片	片剂，每片重 0.32g	活血化瘀，理气止痛。用于气滞血瘀所致的胸痹，症见胸闷，心前区刺痛；冠心病心绞痛见上述证候者	口服。1 次 3 片，1 日 3 次
血塞通颗粒	三七总皂苷	颗粒剂。每袋 3g，含三七总皂苷 50mg	活血祛瘀，通脉活络。用于瘀血阻络所致的中风偏瘫，肢体活动不利，口眼㖞斜，胸痹心痛，胸闷气憋；卒中后遗症、视网膜中央静脉阻塞见上述证候者	开水冲服。1 次 1～2 袋，1 日 3 次
元胡止痛片	延胡索（醋制），白芷	片剂，每片 0.3g	理气，活血，止痛。用于气滞血瘀的胃痛，胁痛，头痛及月经痛等	口服。1 次 4～6 片，1 日 3 次，或遵医嘱
速效救心丸	川芎，冰片	滴丸，每粒 40mg	行气活血，祛瘀止痛，增加冠脉血流量，缓解心绞痛。用于气滞血瘀型冠心病、心绞痛	含服，1 次 4～6 粒，1 日 3 次；急性发作时，1 次 10～15 粒

续表

药品名称	处方	剂型规格	功效主治	用法用量
麝香保心丸	人工麝香，人参提取物，肉桂，苏合香，蟾酥，人工牛黄，冰片	微丸，每丸22.5mg	芳香温通，益气强心。用于气滞血瘀所致胸痹。症见心前区疼痛，固定不移；心肌缺血所致的心绞痛、心肌梗死见上述证候者	口服。1次1～2丸，1日3次；或症状发作时服用
人参再造丸	略	大蜜丸。每丸重3g	益气养血，祛风化痰，活血通络。用于气虚血瘀，风痰阻络所致的中风，症见口眼㖞斜，半身不遂，手足麻木，疼痛，拘挛，言语不清	口服。1次1丸，1日2次
消栓通络胶囊	川芎，丹参，黄芪，三七，桂枝，郁金，木香，泽泻，槐花，山楂，冰片	胶囊。每粒0.37g	活血化瘀，温经通络。用于瘀血阻络所致的中风，症见神情呆滞、言语謇涩、手足发凉、肢体疼痛；缺血性中风及高脂血症见上述证候者	口服。1次6粒，1日3次；或遵医嘱
血府逐瘀口服液	柴胡，地黄，红花，麸炒枳壳，川芎，桔梗，当归，赤芍，桃仁，甘草，牛膝	合剂，每支10ml	活血祛瘀，行气止痛。用于气滞血瘀所致的胸痹、头痛日久、痛如针刺而有定处、内热烦闷、心悸失眠、急躁易怒	空腹服。1次20ml，1日3次
冠心苏合丸	苏合香，冰片，乳香（制），檀香，青木香	大蜜丸，每丸0.9g	理气宽胸，止痛。用于心绞痛、胸闷憋气	嚼碎服。1次1丸，1日1～3次或遵医嘱
心可舒片	丹参，葛根，三七，山楂，木香	每片重①0.31g；②0.62g	活血化瘀，行气止痛。用于气滞血瘀引起的胸闷、心悸、头晕、头痛、颈项疼痛；冠心病心绞痛、高脂血症、高血压、心律失常见上述证候者	口服，1次4片［规格①］或2片［规格②］，1日3次，或遵医嘱
消栓口服液	黄芪，当归，赤芍，川芎，红花，桃仁，地龙	合剂，每支10ml	补气活血通络。用于心气虚乏、血瘀阻络所致冠心病心绞痛。症见胸部憋闷，刺痛，绞痛，固定不移，心悸自汗，气短乏力，舌质紫暗或有瘀斑，脉细涩或结代	口服。1次10ml，1日3次
通心络胶囊	人参，水蛭，土鳖虫，赤芍，乳香（制），降香，全蝎，蜈蚣，檀香，冰片，蝉蜕，酸枣仁（炒）	胶囊剂，每粒装0.38g	益气活血，通络止痛。用于冠心病心绞痛属心气虚乏、血瘀络阻证。症见胸部憋闷、刺痛、绞痛，固定不移、心悸自汗、气短乏力、舌质紫暗或有瘀斑、脉细涩或结代	口服。1次2～4粒，1日3次
诺迪康胶囊	圣地红景天	胶囊剂，每粒装0.28g	益气活血，通脉止痛。用于气虚血瘀所致胸痹，症见胸闷、刺痛或隐痛、心悸气短、神疲乏力、少气懒言、头晕目眩；冠心病心绞痛见上述证候者	口服。1次1～2粒，1日3次
稳心颗粒	党参，三七，黄精，琥珀，甘松	颗粒剂，①每袋装9g；②每袋装5g（无蔗糖）	益气养阴，活血化瘀。用于气阴两虚，心脉瘀阻所致的心悸不宁、气短乏力、胸闷胸痛；室性早搏、房性早搏见上述证候者	开水冲服。1次1袋，1日3次，或遵医嘱
地奥心血康胶囊	略	每粒含地奥心血康100mg	活血化瘀，行气止痛，扩张冠脉血管，改善心肌缺血。用于预防和治疗冠心病，心绞痛以及瘀血内阻之胸痹、眩晕、气短、心悸、胸闷或痛	口服。一次1～2粒，一日3次
华佗再造丸	川芎，吴茱萸，冰片	水蜜丸，每瓶80g	活血化瘀，化痰通络，行气止痛。用于痰瘀阻络之中风恢复期和后遗症，症见半身不遂、拘挛麻木、口眼㖞斜、言语不清	口服。一次4～8g，1日2～3次；重症1次8～16g，或遵医嘱

续表

药品名称	处方	剂型规格	功效主治	用法用量
益母草颗粒	益母草	①每袋装15g；②每袋装5g（无蔗糖）	活血调经。用于血瘀所致的月经不调、产后恶露不绝，症见经水量少、淋漓不净、产后出血时间过长；产后子宫复旧不全见上述证候者	开水冲服。一次1袋，一日2次
跌打丸	三七，当归，白芍，赤芍，桃仁，红花，血竭，北刘寄奴，烫骨碎补，续断，苏木，牡丹皮，乳香（制），没药（制），姜黄，醋三棱，防风，甜瓜子，枳实（炒），桔梗，甘草，木通，煅自然铜，土鳖虫	①小蜜丸每10丸重2g；②大蜜丸每丸重3g	活血散瘀，消肿止痛。用于跌打损伤，筋断骨折，瘀血肿痛，闪腰岔气	口服。小蜜丸一次3g，大蜜丸一次1丸，一日2次
大黄䗪虫丸	熟大黄，土鳖虫（炒），水蛭（制），虻虫（去翅足，炒），蛴螬（炒），干漆（煅），桃仁，炒苦杏仁，黄芩，地黄，白芍，甘草	大蜜丸每丸重3g	活血破瘀，通经消癥。用于瘀血内停所致的癥瘕、闭经，症见腹部肿块、肌肤甲错、面色暗黑、潮热羸瘦、经闭不行	口服。一次1~2丸，一日1~2次

表10-18　止血中成药

药品名称	处方	剂型规格	功效主治	用法用量
三七片	三七	片剂，每片含三七：小片0.25g，大片0.5g	散瘀止血，消肿定痛。用于咯血，吐血，衄血，便血，崩漏，外伤出血，胸腹刺痛，跌打肿痛	口服。小片：1次4~12片，大片：1次2~6片，1日3次
三七伤药片	三七，制草乌，雪上一枝蒿，冰片，骨碎补，红花，接骨木，赤芍	片剂，每片重0.3g	舒筋活血，散瘀止痛。用于跌打损伤，风湿瘀阻，关节痹痛；急慢性扭挫伤、神经痛见上述证候者	口服。一次3片，一日3次；或遵医嘱
云南白药	略	每瓶装4g，保险子1粒	化瘀止血，活血止痛，解毒消肿。用于跌打损伤，瘀血肿痛，吐血、咯血、便血、痔血、崩漏下血，手术出血，疮疡肿毒及软组织挫伤，闭合性骨折，支气管扩张及肺结核咯血，溃疡病出血，以及皮肤感染性疾病	刀，枪，跌打诸伤，无论轻重，出血者用温开水送服；瘀血肿痛与未流血者用酒送服；妇科各症，用酒送服；但月经过多，血崩，用温开水送服。毒疮初起，服0.25g，另取药粉用酒调匀，敷患处，如已化脓，只需内服。其他内出血各症均可内服。口服，一次0.25~0.5g，一日4次（2~5岁按1/4剂量服用；5~12岁按1/2剂量服用）。凡遇较重的跌打损伤可先服保险子1粒，轻伤及其他病症不必服
宫血宁胶囊	重楼	每粒装0.13g	凉血止血，清热除湿，化瘀止痛。用于崩漏下血，月经过多，产后或流产后宫缩不良出血及子宫性出血属血热妄行证者，以及慢性盆腔炎之湿热瘀结所致的少腹痛，腰骶痛，带下增多	月经过多或子宫出血期，口服。一次1~2粒，一日3次，血止停服。慢性盆腔炎，口服。一次2粒，一日3次，4周为一疗程

续表

药品名称	处方	剂型规格	功效主治	用法用量
槐角丸	槐角（炒），地榆（炭），防风，黄芩，当归，枳壳（炒）	丸剂，大蜜丸每丸重9g	清肠疏风，凉血止血。用于血热所致的肠风便血、痔疮肿痛，症见先血后便，血色鲜红，大便不畅，腹部胀痛，食少纳呆，舌红苔黄腻，脉濡数；痔疮，便秘、肛裂及其他肛门疾患或结、直肠炎等见上述证候者	口服。1次1丸，1日2次

第十一节　化痰止咳平喘药与化痰止咳平喘剂

PPT

一、化痰止咳平喘药

分为化痰药和止咳平喘药。凡具有祛痰或消痰功效，以温化寒痰或清热化痰为主要作用，治疗各种痰证的药物，称化痰药；凡具有止咳平喘功效，以制止或减轻咳嗽和喘息为主要作用，治疗外感或内伤等所致的咳嗽喘息证的药物，称止咳平喘药。

化痰药主要用于痰多咳嗽、咳痰不爽及病机上与痰有关的癫痫、瘿瘤、瘰疬、阴疽流注和中风痰迷等病证；止咳平喘药主要用于外感、内伤所致肺失宣降的咳嗽气喘等病证。痰、咳、喘三者关系密切，互相影响。故化痰、止咳、平喘三者常配伍同用，以治病求本，标本兼顾。

（一）化痰药

根据药性可分为温化寒痰药和清热化痰药。温化寒痰药药性多温燥，有温肺祛寒、燥湿化痰之功；清热化痰药药性多寒凉，有清化热痰之功，部分药物质润，兼能润燥，部分药物味咸，兼能软坚散结。在应用时，除分清不同痰证而选用不同的化痰药以外，还应根据成痰病因，审因论治。常配伍健脾燥湿药以标本兼顾。配理气药以加强化痰之功。

1. 温化寒痰药　凡具有温化寒痰功效，以温肺化痰或燥湿化痰为主要作用，治疗寒痰、湿痰的药物，称温化寒痰药。温化寒痰药主要适用于寒饮、痰湿犯肺所致的咳嗽痰多，或痰浊蒙蔽清窍的眩晕，肝风夹痰的惊风癫痫，痰阻经络的肢体麻木、阴疽流注、瘿瘤等病证。

本类药物温燥性烈，不宜用于燥痰，或痰中带血，阴虚内热者。

半夏 Banxia
《神农本草经》

为天南星科植物半夏 *Pinellia ternata*（ThunB.）Breit. 干燥块茎。主产于四川、湖北、江苏、安徽等地。

【性味归经】辛、温；有毒。归脾、胃、肺经。

【功效与主治】燥湿化痰，降逆止呕，消痞散结。本品为止呕要药。用于湿痰咳喘，胸脘痞闷，配茯苓、陈皮；寒痰咳嗽，痰多清稀，配细辛、干姜。各种呕吐，如胃寒呕吐配生姜；胃热呕吐配黄连、竹茹；妊娠呕吐配苏梗、砂仁。痰气郁结所致梅核气，常与厚朴、生姜、苏叶等同用；瘿瘤痰核，常与昆布、海藻等同用。

【用量用法】3～9g，煎服，制后用。消痞和胃多用清半夏；降逆止呕多用姜半夏；燥湿止咳多用法半夏；生半夏长于消肿散结，只宜外用。

【使用注意】阴虚燥咳者忌用。反乌头、附子。

制天南星 Zhitiannanxing

《神农本草经》

为天南星科植物天南星 *Arisaema erubescens* (Wall.) Schott. 异叶天南星 *Arisaema heterophyllum* BI. 或东北天南星 *Arisaema amurense* Maxim. 的块茎的炮制加工品。主产于四川、河南等地。未经炮制者为“生南星”；经生姜、白矾制者称“制南星”；经牛、猪或羊胆汁制者称“胆南星”。

【性味归经】苦、辛，温；有毒。归肺、肝、脾经。

【功效与主治】燥湿化痰，祛风止痉，散结消肿。用于湿痰咳喘，胸膈胀闷，常与陈皮、半夏同用；寒痰咳嗽，痰白清稀者，常与半夏、肉桂等同用。风痰诸证，眩晕、中风痰厥、口眼㖞斜、半身不遂、癫痫、破伤风，常配半夏、白附子、全蝎、僵蚕、天麻等同用。治疮疡疖肿，瘰疬痰核，生用醋研浓汁涂患处；毒蛇咬伤，用鲜南星捣敷患处。

【用量用法】3～9g，煎服。

【使用注意】阴虚燥咳及孕妇忌用。服用过量易致中毒。

2. 清化热痰药　凡具有清热化痰功效，以清化热痰为主要作用，治疗痰热证的药物，称清化热痰药。清热化痰药主要适用于热痰、燥痰阻肺，或痰气、痰火互结的瘰疬、瘿瘤、癫痫、惊厥等证。

本类药物寒凉清润，易伤阳助湿，故寒痰、湿痰及脾胃虚寒者忌用。

川贝母 Chuanbeimu

《神农本草经》

为百合科植物川贝 *Fritillaria cirrhosa* D. Don、暗紫贝母 *Fritillaria unibracteata* Hsiao et K. C. Hsia、甘肃贝母 *Fritillaria przewalskii* Maxim.、梭砂贝母 *Fritillaria delavayi* Franch.、太白贝母 *Fritillaria taipaiensis* P. Y. Li 或瓦布贝母 *Fritillaria unibracteata* Hsiao et K. C. Hsiavar. *waburnsis* (S. Y. Tang et S. C. Yue) Z. D. Liu, S. Wang et S. C. Chen 的干燥鳞茎。主产于四川、云南、甘肃等地。

【性味归经】苦、甘，微寒。归肺、心经。

【功效与主治】清热润肺，化痰止咳，散结消痈。用于痰热咳嗽，常与枇杷叶、知母、黄芩、杏仁同用；肺虚久咳，常与沙参、麦冬配伍。肺痈咳唾脓痰，多与鱼腥草、芦根、薏苡仁配伍；疮痈、乳痈，与蒲公英、连翘同用；治瘰疬、痰核，与玄参、牡蛎同用。

【用量用法】3～10g，煎服。研粉冲服，一次 1～2g。

【使用注意】反乌头。

前胡 Qianhu

《名医别录》

为伞形科植物白花前胡 *Peucedanum praeruptorum* Dunn 或紫花前胡 *Peucedanum decursivum* (Miq.) Maxim. 的根。前者主产于四川、浙江、湖南、安徽等地；后者主产于江西、浙江、安徽等地。

【性味归经】苦、辛，微寒。归肺经。

【功效与主治】降气化痰，散风清热。用于咳嗽喘促、胸膈满闷，可与麻黄、枳壳、贝母等同用；肺热咳嗽所致痰黏而黄，常与桑白皮、贝母等同用。外感风热所致咳嗽咽痛，常与桑叶、薄荷、桔梗等同用。

【用量用法】3～10g，煎服。

（二）止咳平喘药

凡具宣肺祛痰、润肺止咳、下气平喘功效，以止咳平喘为主要作用，治疗咳嗽气喘的药物，称止咳平喘药。止咳平喘药主要适用于外感内伤等多种原因所致的咳嗽气喘、痰壅气逆、胸膈痞闷等病症。

本类药物为治标之品，咳喘而邪气盛者，不易单独使用，以免“闭门留寇”。

苦杏仁 Kuxingren
《神农本草经》

为蔷薇科植物山杏 *Prunus armeniaca* L. var. ansu Maxim.、西伯利亚杏 *Prunus sibirica* L.、东北杏 *Prunus mandshurica*（Maxim.）Koehne、或杏 *Prunus armeniaca* L. 的干燥成熟种子。主产于我国东北、华北、西北及长江流域。

【性味归经】苦，微温；有小毒。归肺、大肠经。

【功效与主治】降气止咳平喘，润肠通便。本品善肃降兼宣发肺气而能止咳平喘，为治咳喘之要药，无论外感内伤，凡邪气壅肺、肺气不降之咳喘者，均可随证配伍用之。治风寒咳喘，与麻黄、甘草等同用；风热咳嗽，发热汗出，与桑叶、菊花等药同用；治燥热咳嗽，痰少难咯，与贝母、沙参相配。肠燥便秘配柏子仁、郁李仁等同用。

【用量用法】5～10g，宜打碎入煎，或入丸、散。生品入汤剂宜后下。

【使用注意】阴虚咳喘及大便溏泻者忌用。本品有小毒，用量不宜过大；婴儿慎用。

苏子 Suzi
《本草经集注》

为唇形科植物紫苏 *Perilla frutescens*（L.）Britt. 干燥成熟果实。主产于江苏、安徽、河南等地。

【性味归经】辛，温。归肺经。

【功效与主治】降气化痰，止咳平喘，润肠通便。本品长于降肺气，化痰涎。治痰壅气逆，咳嗽气喘，痰多胸痞，甚则不能平卧之证，配白芥子、莱菔子；上盛下虚之久咳痰喘，与肉桂、厚朴等合用。肠燥便秘配伍火麻仁、瓜蒌仁。

【用量用法】3～10g，煎服。

【使用注意】阴虚喘咳及脾虚便溏者慎用。

桔梗 Jiegeng
《神农本草经》

为桔梗科植物桔梗 *Platycodon grandiflorum*（Jacq.）A. DC. 的干燥根。华北、东北产量大，称“北桔梗”，华东地区产质较佳，称“南桔梗”。

【性味归经】苦、辛，平。归肺经。

【功效与主治】宣肺，利咽，祛痰，排脓。本品为舟楫之剂，能引药上行，常用以为使。用于外感风热或热邪闭肺的咽喉肿痛、声音嘶哑，常与蝉衣、薄荷、牛蒡子同用。咳嗽痰多，无论寒热，俱可使用。如风寒咳嗽，配苏叶、陈皮；风热咳嗽，常与桑叶、菊花同用。肺痈，咳吐脓痰，常配伍鱼腥草、薏苡仁、冬瓜仁等。

【用量用法】3～10g，煎服。

【使用注意】本品性升散，凡气机上逆不宜用，胃、十二指肠溃疡者慎服。用量过大易致恶心呕吐。

葶苈子 Tinglizi
《神农本草经》

为十字花科植物播娘蒿 *Descurainia sophia*（L.）Webb. ex Prantl. 或独行菜 *Lepidiumapetalum* Willd. 的干燥成熟种子。前者称“南葶苈子”，后者称“北葶苈子”。“北葶苈”主产于河北、辽宁等地，“南葶苈”主产于江苏、山东等地。

【性味归经】辛、苦，大寒。归肺、膀胱经。

【功效与主治】泻肺平喘，行水消肿。用于痰涎壅滞，咳嗽喘促的实证，配以大枣治咳喘痰多甚效。水肿实证，胸腹积水，小便不利单用有效，复方中每与防己、椒目、大黄同用；结胸证之胸胁积水，与杏仁、大黄、芒硝配伍。

【用量用法】3～10g，煎服。入汤剂宜包煎。

其他化痰止咳平喘药简介见表10－19。

表10－19 其他化痰止咳平喘药简表

分类	药名	性味归经	功效	主治	用量	备注
温化寒痰药	芥子	辛、温；归肺经	温肺豁痰，利气散结，通络止痛	寒痰湿痰，痰多清稀，痰湿阻滞，关节疼痛	3～9g，外用适量，研末醋调敷或作发泡用	善散“皮里膜外之痰”
	白前	辛、苦、微温；归肺经	降气，消痰止咳	寒邪犯肺，咳嗽痰多，胸满喘急，喉间痰鸣	3～10g	
清化热痰药	瓜蒌	甘、微苦、寒；归肺、胃、大肠经	清热涤痰，宽胸散结，润燥滑肠	肺热咳嗽，痰黏黄稠，胸阳不振，胸痹心痛，阴血不足，肠燥便秘	全瓜蒌9～15g，瓜蒌皮6～10g；瓜蒌仁9～15g	反乌头
	竹茹	甘、微寒；归肺、胃经	清热化痰，除烦止呕	肺热咳嗽，痰黏黄稠，胃热呕吐，妊娠恶阻	5～10g	寒痰咳嗽及胃寒呕吐忌用
	天竺黄	甘、寒；归肺、心经	清热豁痰，凉心定惊	痰热咳喘，痰黄喘促，热病神昏，小儿惊风	3～9g	寒嗽者忌用
	胖大海	甘、寒；归肺、大肠经	清热润肺，利咽开音，润肠通便	肺热声哑，干咳咽痛，热结便秘，头痛目赤	2～3枚，沸水泡服或煎服	
	枇杷叶	苦、微寒；归肺、胃经	清肺止咳，降逆止呕	肺热咳嗽，咳痰黄稠，胃热呕逆，烦热口渴	6～10g	止呕生用，止咳炙用，可治小儿吐乳
止咳平喘药	桑白皮	甘、寒；归肺经	泻肺平喘，利水消肿	肺热咳嗽，喘逆痰多，水肿胀满，喘急尿少	6～12g	利水消肿生用，止咳平喘炙用
	旋复花	苦、辛、咸、微温；归肺、胃、大肠经	降气，消痰行水，止呕	风寒咳嗽，痰饮蓄结，胸膈痞闷，喘咳痰多，呕吐噫气，心下痞硬	3～9g	本品绒毛易致呛咳，宜包煎
	款冬花	辛、微苦、温；归肺经	润肺下气，止咳化痰	新久咳嗽，喘咳痰多，肺阴不足，痨嗽咯血	5～10g	
	紫苑	辛、苦、温；归肺经	润肺下气，消痰止咳	外感风寒，咳痰不爽，外感凉燥，干咳少痰，肺气虚衰，痨嗽咯血	5～10g	外感暴咳生用；肺虚久咳蜜炙用
	百部	甘、苦、微温；归肺经	润肺下气，止咳，杀虫灭虱	新久咳嗽，痨嗽顿咳，头虱体虱，阴道滴虫	3～9g，外用适量，水煎或酒浸	

二、化痰止咳平喘剂

凡以祛痰平喘药为主组成，具有祛痰平喘作用，治疗咳嗽、哮喘的方剂，称为化痰止咳平喘剂。化痰止咳平喘剂临床常用以下四类：燥湿化痰剂，适用于湿痰为病，以二陈汤为代表方；清化热痰剂，适用于热痰为病，以清气化痰丸为代表方；润燥化痰剂，适用于燥痰为病，以贝母瓜蒌散为代表方；温化寒痰剂，适用于寒痰为病，以小青龙汤为代表方。止咳平喘剂，适用于风寒外束，痰热内蕴之证，以定喘汤为代表方。

化痰止咳平喘剂多与理气剂合用，以达气顺痰消。治燥痰咳嗽，勿过于滋腻，以免痰浊不化。治痰嗽咯血，忌用燥烈之品，以免伤阴动血。治麻疹咳嗽，忌温燥收涩，以免影响疹毒透发。

二陈汤

《太平惠民和剂局方》

【组成】制半夏12g，橘红12g，茯苓9g，炙甘草6g（原方尚有生姜、乌梅，生姜可用，乌梅多不用）。

【用法】水煎服。亦作丸剂。

【功用】燥湿化痰，理气和中。

【主治】湿痰咳嗽。痰多色白易咯，胸膈胀满，恶心呕吐，或肢体倦怠，舌苔白腻，脉滑。

【方解】本方为治湿痰之主方。湿痰咳嗽，多由脾不运化，湿聚成痰所致。方中以辛温性燥的半夏为君药，最善燥湿化痰，且能降逆和胃。橘红为臣药，理气燥湿，使脾健湿除，气行痰消。与半夏相伍，行气与燥湿化痰同用，加强祛痰作用。痰由湿聚而成，茯苓健脾渗湿，杜绝生痰之源，脾湿浊不生，痰无由成，是兼顾其本的治法；生姜降逆化痰，既助半夏、橘红行气消痰，又能兼制半夏的毒性；用少许乌梅收敛肺气，与半夏相伍，散中有收，使祛痰不伤正，收敛不留邪，上三味为佐药。使以甘草调和药性，兼可以润肺和中。诸药合用，共奏燥湿化痰，理气和中之效。方中半夏、橘红陈久者良，故方名为“二陈汤”。

【配伍】风痰加南星、竹沥等，以息风化痰；热痰加黄芩、胆星等，以清热化痰；寒痰加干姜、细辛等，以温化痰饮；食痰加莱菔子、神曲等，以消食化痰；气痰加枳实、厚朴等，以理气化痰；皮里膜外之痰加白芥子等，以通络化痰。

【现代运用】本方常用于加减治疗慢性支气管炎、肺气肿、慢性胃炎、妊娠呕吐、神经性呕吐、耳源性眩晕、胃及十二指肠溃疡、脑血管意外等属湿痰壅盛者。

【方歌】二陈汤用半夏陈，益以茯苓甘草均，理气祛痰兼燥湿，湿痰为病此方珍。

定喘汤

《摄生众妙方》

【组成】白果12g，炙麻黄9g，苏子9g，甘草3g，款冬花9g，杏仁9g，桑白皮9g，黄芩9g，半夏9g。

【用法】水煎服。

【功用】宣降肺气平喘，清热化痰。

【主治】风寒外束，痰热内蕴之哮喘。咳喘痰多气急，痰稠色黄，或微恶风寒，舌苔黄腻，脉滑数。

【方解】本方证因素体多痰，又感风寒，导致肺气壅闭，不得宣降，郁而化热所致。方用麻黄宣肺散邪以平喘，白果敛肺定喘而祛痰，共为君药，一散一收，即可加强平喘之功，又可防麻黄耗散肺气。苏子、杏仁、半夏、款冬花降气平喘，止咳祛痰，共为臣药。桑白皮、黄芩清泄肺热，制约温性，共为佐药。甘草调和诸药为使。诸药合用，使肺气宣降，痰热得清，风寒得解，则喘咳痰多诸症自除。

【配伍】无表证者，麻黄用量可减，或用炙麻黄，取其宣肺定喘之功；痰稠难出者，加全瓜蒌、胆南星等以增强清热化痰之力；胸闷较甚者，加枳壳、厚朴以理气宽胸；肺热较甚者，合金荞麦、鱼腥草等以增强清热之效。

【现代运用】本方常用于支气管哮喘、慢性支气管炎等属痰热壅肺者。

【方歌】定喘白果与麻黄，款冬半夏白皮桑，苏杏黄芩兼甘草，风寒痰热喘哮尝。

常用化痰止咳平喘中成药见表10－20。

表10－20 化痰止咳平喘中成药

分类	药品名称	处方	剂型规格	功效主治	用法用量
化痰中成药	二陈丸	陈皮，半夏（制），茯苓，甘草	水丸。并有合剂	燥湿化痰，理气和胃。用于痰湿停滞导致的咳嗽痰多，胸脘胀闷，恶心呕吐	口服，1次9～15g，1日2次
	通宣理肺丸	紫苏叶，前胡，桔梗，苦杏仁，麻黄，甘草，陈皮，半夏（制），茯苓，枳壳（炒），黄芩	水蜜丸。每10丸重1g	解表散寒，宣肺止嗽。用于风寒束表，肺气不宣所致的感冒咳嗽。症见恶寒发热，咳嗽，鼻塞流涕，头痛，无汗，肢体酸痛，舌苔薄白，脉浮	口服。水蜜丸1次7g，大蜜丸1次2丸，1日2～3次
	复方鲜竹沥液	鲜竹沥，鱼腥草，生半夏，生姜，枇杷叶，桔梗，薄荷素油	液体剂	清热化痰，止咳。用于治疗痰热咳嗽，症见痰热咳嗽，痰黄黏稠	口服，1次20ml，1日2～3次
	蛇胆川贝散	蛇胆汁，川贝母	散剂，每瓶装0.3g或0.6g	清肺，止咳，除痰。用于肺热咳嗽、痰多	口服，1次0.3～0.6g，1日2～3次
	急支糖浆	鱼腥草，金荞麦，四季青，麻黄，紫菀，前胡，枳壳，甘草		清热化痰，宣肺止咳。用于热邪壅肺之咳嗽，痰黄稠	口服，1次20～30ml，1日3～4次；小儿酌减
	清肺抑火丸	黄芩，栀子，黄柏，浙贝母，桔梗，前胡，苦参，知母，天花粉，大黄	大蜜丸每丸重9g	清肺止咳，化痰通便。用于痰热阻肺所致的咳嗽，症见咳嗽、痰黄黏稠、口干咽痛、大便干燥	口服，水丸1次6g，大蜜丸1次1丸。1日2～3次
	橘红丸	化橘红，陈皮，半夏（制），茯苓，甘草，桔梗，苦杏仁，紫苏子（炒），紫菀，款冬花，瓜蒌皮，浙贝母，地黄，麦冬，石膏	丸剂，水蜜丸每100丸10g，大蜜丸每丸3g或6g	清肺，化痰，止咳。用于痰热咳嗽，痰多，色黄黏稠，胸闷口干	口服，水蜜丸1次7.2g，小蜜丸1次12g，大蜜丸1次2丸（每丸重6g）或1次4丸（每丸重3g），1日2次
	蜜炼川贝枇杷膏	川贝母，枇杷叶，陈皮，半夏，北沙参，五味子，款冬花，杏仁，桔梗，薄荷脑	糖浆剂。每袋12g或6g（无糖型）或3g（含乳糖）	清热润肺，化痰止咳。用于痰热、肺燥咳嗽。症见痰黄而黏，胸闷，咽喉痛痒，声音沙哑，舌红苔薄黄，脉滑数	口服。1次15ml，1日3次，小儿酌减
	半夏天麻丸	法半夏，天麻，人参，炙黄芪，炒白术，苍术（米泔炙），陈皮，茯苓，泽泻，六神曲（麸炒），炒麦芽，黄柏	每100丸重6g	健脾祛湿，化痰息风。脾虚湿盛、风痰上扰所致的眩晕，头痛，如蒙如裹，胸脘满闷	口服。1次6g（1袋），1日2～3次
	礞石滚痰丸	金礞石（煅），黄芩，熟大黄，沉香	水丸，每袋（瓶）装6g	逐痰降火。痰火扰心所致的癫狂惊悸，或喘咳痰稠、大便秘结	口服，1次6～12g，1日1次
	消瘿丸	昆布，海藻，蛤壳，浙贝母，夏枯草，陈皮，槟榔，桔梗	大蜜丸，每丸重3g	散结消瘿。痰火郁结所致的瘿瘤初起；单纯型地方性甲状腺肿见上述证候者	口服，1次1丸，1日3次，饭前服用；小儿酌减

续表

分类	药品名称	处方	剂型规格	功效主治	用法用量
止咳平喘中成药	强力枇杷露	枇杷叶、罂粟壳、百部、白前、桑白皮、桔梗、薄荷脑	每瓶装180g，240g，300g	养阴敛肺，镇咳祛痰。用于久咳劳嗽、支气管炎	口服。一次20g，一日3次，小儿酌减
	桂龙咳喘宁胶囊	桂枝，龙骨，白芍，生姜，大枣，炙甘草，牡蛎，黄连，法半夏，瓜蒌皮，苦杏仁（炒）	胶囊剂，每袋装0.3g（相当于饮片1g）	止咳化痰，降气平喘。用于外感风寒、痰湿阻肺引起的咳嗽，气喘，痰涎壅盛等症	口服，1次5粒，1日3次
	川贝止咳露	川贝母，枇杷叶，前胡，百部，桔梗，桑白皮，薄荷脑。	糖浆，①每瓶100ml；②每瓶120ml；③每瓶150ml	止嗽祛痰。用于风热咳嗽，痰多上气或燥咳	口服，1次15ml，1日3次
	止嗽定喘口服液	麻黄，苦杏仁，甘草，石膏	口服液，每支10ml	辛凉宣泄，清肺平喘。用于表寒里热，身热口渴，咳嗽痰盛，喘促气逆，胸膈满闷，急性支气管炎见上述证候者	口服，1次10ml，1日2～3次，儿童酌减
	苏子降气丸	紫苏子（炒），厚朴，前胡，甘草，姜半夏，陈皮，沉香，当归	丸剂，每13粒重1g	降气化痰，温肾纳气。用于气逆痰壅，咳嗽喘息，胸膈痞塞	口服，1次6g，1日1～2次
	固本咳喘片	党参，白术（麸炒），茯苓，盐补骨脂，麦冬，醋五味子，炙甘草	片剂，每片重0.4g	益气固表，健脾补肾。用于脾虚痰盛、肾气不固所致的咳嗽，痰多，喘息气促，动则喘剧；慢性支气管炎、肺气肿、支气管哮喘见上述证候者	口服。1次3片，1日3次
	蛤蚧定喘丸	蛤蚧，瓜蒌子，紫菀，麻黄，鳖甲（醋制），黄芩，甘草，麦冬，黄连，百合，紫苏子（炒），石膏，苦杏仁（炒），石膏（煅）	小蜜丸每60丸重9g，大蜜丸每丸重9g	滋阴清肺，止咳定喘。用于虚劳久咳，年老哮喘，气短发热，胸满郁闷，自汗盗汗，不思饮食	口服，水蜜丸1次5～6g，小蜜丸1次9g，大蜜丸1次1丸，1日2次

第十二节　安神药与安神剂

PPT

一、安神药

凡具有安定神志功效，以镇惊安神或养心安神为主要作用，治疗心神不宁的药物，称安神药。

安神药分重镇安神药及养心安神药两类，分别适用于心神受扰及心神失养所致的惊悸怔忡，失眠多梦等病证。部分安神药又可用治热毒疮肿，肝阳眩晕，自汗盗汗，肠燥便秘，痰多咳喘等症。

本类药物多属对症治标之品，部分矿石类药物有毒，应中病即止，不可久服。

（一）重镇安神药

凡具有重镇安神功效，以安神、平惊定志、平肝潜阳为主要作用，治疗心火炽盛、阳气躁动、痰火扰心、肝郁化火及惊吓等证的药物，称重镇安神药。

重镇安神药多为矿石、化石类药物，具有质重沉降之性，主要用于上述所致的心悸、失眠、多梦等心神不宁实证，惊风、癫痫、癫狂、肝阳上亢等亦可选用本类药物。

朱砂 Zhusha
《神农本草经》

为硫化物类矿物辰砂族辰砂，主含硫化汞（HgS）。主产于湖南、贵州等地。

【性味归经】甘，微寒；有毒。归心经。

【功效与主治】清心镇惊，安神，明目，解毒。本品为镇心、清火、安神定志之要药。用于心火亢盛所致烦躁不眠，常与黄连、栀子等同用。用于恶痫初起，常与雄黄、康香等配伍；疮疡溃不长肉，可与珍珠粉、血竭等配伍外用；咽喉肿痛、口舌生疮，可配冰片、硼砂外用。

【用量用法】0.1~0.5g，研末冲服，入丸散剂，不宜入煎剂。外用适量。

【使用注意】本品有毒，内服不可过量或持续服用，以免汞中毒。孕妇及肝肾功能不全者禁服。入药只宜生用，忌火煅。

龙骨 Longgu
《神农本草经》

为古代哺乳类动物象类、三趾马类、犀类、鹿类、牛类等骨骼的化石。主产于山西、内蒙古、河南等地。

【性味归经】甘、涩，平。归心、肝、肾、大肠经。

【功效与主治】镇惊安神，敛汗固精，外用生肌敛疮。用于心悸怔忡、心神不安，常与龟甲、石菖蒲、远志等配伍；肝阳上亢所致头晕目眩，多与生赭石、生白芍等同用；肾虚精关不固所致遗精滑精，常与芡实、牡蛎等同用；表虚自汗、阴虚盗汗，常与浮小麦、五味子等同用。

【用量用法】15~30g，入汤剂宜先煎。外用适量。镇惊安神，敛汗固精多生用。生肌敛疮宜煅用。

【使用注意】湿热积滞者不宜使用，本品宜置干燥容器内。

（二）养心安神药

凡具有养心安神功效，以滋养心肝，补血养阴，交通心肾为主要作用，治疗阴血不足、心脾两虚、心肾不交等证的药物，称养心安神药。

养心安神药多为植物种子、种仁类药物，适用于阴血不足，心脾两虚，心失所养之心悸怔忡，虚烦不眠，健忘多梦等心神不宁虚证。

酸枣仁 Suanzaoren
《神农本草经》

为鼠李科植物酸枣 *Ziziphusjujuba* Mill. var. *spinosa*（Bunge）Hu ex H. F. Chou 的干燥成熟种子。主产于河北、陕西等地。

【性味归经】甘、酸，平。归肝、胆、心经。

【功效与主治】养心补肝，宁心安神，敛汗，生津。本品为养心安神要药。用于阴血不足所致心悸失眠，常与白芍、柏子仁、当归同用。用于体虚自汗、盗汗，常与五味子、山茱萸、黄芪等同用。

【用量用法】10~15g；研末吞服，每次1.5~3g，睡前吞服。本品炒后质脆易碎，便于煎出有效成分，可增强疗效。

柏子仁 Baiziren
《神农本草经》

为柏科植物侧柏 *Platycladusorientalis*（L.）Franco 的干燥成熟种仁。产于全国大部分地区。

【性味归经】甘，平。归心、肾、大肠经。

【功效与主治】养心安神，润肠通便，止汗。用于心阴不足所致虚烦失眠，心悸怔忡，虚汗者，常与五味子、人参等同用；心肾不交所致心烦少寐，健忘梦遗等症，常配伍熟地黄、麦冬等。阴虚血少之肠燥便秘者，常与郁李仁、火麻仁、杏仁等同用。

【用量用法】3～10g，煎服。大便溏者宜用柏子仁霜代替柏子仁。

【使用注意】便溏及多痰者慎用。

其他安神药简介见表10－21。

表10－21 其他安神药简表

分类	药名	性味归经	功效	主治	用量（g）	备注
重镇安神药	磁石	咸、寒、有毒；归心、肝、肾经	镇惊安神，平肝潜阳，聪耳明目，纳气平喘	神不守舍，惊悸失眠，肝火上炎，心神不宁，肝阳上亢，头晕目眩，肾不纳气，气逆作喘	9～30	先煎，平肝安神生用，纳气平喘醋淬后用
	琥珀	甘、平；归心、肝、膀胱经	安神镇惊，活血散瘀，利尿通淋	心神不安，心悸失眠，瘀血阻滞，痛经闭经，小便不利，淋证癃闭	0.5～3	研末冲服，或入丸散，不入煎剂，忌火煅
养心安神药	远志	苦、辛、微温；归心、肾、肺经	安神益智，交通心肾，祛痰消肿	心肾不交，失眠多梦，癫狂痫证，咳嗽痰多，痈疽疮毒，咽喉肿痛	3～10	胃炎及消化性溃疡患者慎用
	合欢皮	甘、平；归心、肝经	解郁安神，活血消肿	心神不安，忧郁失眠，跌扑瘀肿，疮痈肿毒	6～12	外用适量，研末调敷，孕妇慎用
	夜交藤	甘、平；归心、肝经	养心安神，祛风通络	阴虚血少，失眠多梦，血虚身痛，风湿麻木	10～15	
	灵芝	甘、平；归心、肝、肺、肾经	益气安神，止咳平喘	心神失养，失眠健忘，虚劳咳嗽，咳喘痰多	6～12	灵芝多糖有免疫促进作用

二、安神剂

凡以重镇安神或滋养安神药物为主组成，具有安神作用，治疗神志不安证的方剂，称为安神剂。安神剂分为两类：滋阴养血安神剂，适用于思虑过度，心血不足，心神失养；或心阴不足，虚火内扰心神之证，以酸枣仁汤为代表方。重镇安神剂，适用于肝郁化火，扰乱心神之证，以朱砂安神丸为代表方。

重镇安神剂多由金石类药物组成，此类药物易伤胃气，中病即止，不宜久服。某些安神药如朱砂具有一定毒性，久服能引起慢性中毒，亦应注意。

酸枣仁汤
《金匮要略》

【组成】酸枣仁15g，茯苓9g，知母9g，川芎6g，炙甘草6g。

【用法】水煎服。

【功用】养血安神，清热除烦。

【主治】肝血不足，虚热内扰证。虚烦失眠，心悸不安，心烦头晕，咽干口燥，舌红，脉弦细。

【方解】本方证皆由肝血不足、阴虚内热而致。方中酸枣仁甘酸质润，入心肝经，养血补肝，宁心安神，为君药。茯苓宁心安神，知母苦寒质润，滋阴润燥，清热除烦，为臣药。与君药相伍，以助安神除烦之功。川芎辛散，调肝血而疏肝气，与大量之酸枣仁相伍，辛散与酸收并用，补血与行血结合，具有养血调肝之妙，为佐药，甘草调和诸药为使药。

【配伍】若心烦不眠，属肝血不足，阴虚内热较甚者，合二至丸或加生地黄、玄参、白芍等，以养血滋阴清热；兼见盗汗甚者，加五味子、白芍、浮小麦以安神敛汗；心悸较重者，加龙齿、龟甲、珍珠母等以镇惊安神。

【现代运用】本方常用于神经衰弱、心脏神经官能症、围绝经期综合征等属于心肝血虚、虚热内扰者。

【方歌】酸枣仁汤治失眠，茯苓川芎知草煎，养血除烦清内热，服后入梦自安然。

朱砂安神丸
《医学发明》

【组成】朱砂 3g，黄连 4.5g，炙甘草 1.5g，生地黄 1.5g，当归 1.5g。

【用法】上四味为细末，另研朱砂，水飞，为衣，汤浸蒸饼为丸。每服 6g，睡前服。

【功用】镇心安神，泻火养阴。

【主治】心阴不足，心火亢盛证。失眠多梦，惊悸怔忡，心烦神乱，舌红，脉细数。

【方解】本方适用于心火亢盛，灼伤阴血，心失所养，故心烦、失眠、怔忡等症皆为心火有余，阴血不足之证。

方中朱砂甘寒质重，专入心经，寒能清热，重可镇怯，既能重镇安神，又可清心火，治标之中兼能治本，是为君药；黄连苦寒，入心经，清心泻火，以除烦热为臣药；生地黄甘苦寒，以滋阴清热；滋阴清热，当归辛甘温润，以补血，合生地黄滋补阴血以养心，共为佐药；炙甘草和中调药，防朱砂质重碍胃，为使药。合而用之，标本兼治，清中有养，使心火得清，阴血得充，心神得养，则神志安定，是以“安神”名之。

【配伍】兼夹痰热，胸闷苔腻者，加瓜蒌、竹茹等以清热化痰；惊悸失眠较重，加龙骨、牡蛎、磁石等，增强重镇安神之力；心中烦热，懊恼者，加山栀、莲子心，增强清心降火除烦之功。

【现代运用】本方常用于神经衰弱所致的失眠、心悸、健忘，精神忧郁症引起的神志恍惚，以及心脏早搏所致的心悸、怔忡等属于心火亢盛，阴血不足者。

【方歌】朱砂安神东垣方，归草黄连生地黄，怔忡不寐心烦乱，重镇安神可复康。

常用安神中成药见表 10－22。

表 10－22　安神中成药

药品名称	处方	剂型规格	功效主治	用法用量
天王补心丸	丹参，当归，石菖蒲，党参，茯苓，五味子，麦冬，天冬，地黄，玄参，远志（制），酸枣仁（炒），柏子仁，桔梗，甘草，朱砂	丸剂，大蜜丸每丸 9g	滋阴，养血，补心安神。用于心阴不足，心悸健忘，失眠多梦，大便干燥。现代临床常用于神经衰弱、精神分裂症、心脏病、甲状腺功能亢进等病属心经阴亏血少者	口服。水蜜丸 1 次 6g，小蜜丸 1 次 9g，大蜜丸 1 次 1 丸，1 日 2 次
柏子养心丸	柏子仁，党参，炙黄芪，川芎，当归，茯苓，制远志，酸枣仁，肉桂，醋五味子，半夏曲，炙甘草，朱砂	丸剂，大蜜丸每丸 9g	补气，养血，安神。用于心气虚寒，心悸易惊，失眠多梦，健忘。现代临床常用于神经衰弱、围绝经期综合征、精神分裂症等病属心气虚寒者	口服。水蜜丸 1 次 6g，小蜜丸 1 次 9g，大蜜丸 1 次 1 丸，1 日 2 次
养血安神丸	仙鹤草，墨旱莲，鸡血藤，熟地黄，地黄，合欢皮，首乌藤	丸剂，每 100 粒重 12g	滋阴养血，宁心安神。用于阴虚血少所致的头眩心悸、失眠健忘	口服。水蜜丸 1 次 6g，1 日 3 次

续表

药品名称	处方	剂型规格	功效主治	用法用量
枣仁安神胶囊	炒酸枣仁，丹参，醋五味子	胶囊，每粒0.45g	养血安神。用于心血不足所致的失眠、健忘、心烦、头晕	口服。1次5粒，1日1次，临睡前服用
解郁安神颗粒	柴胡，郁金，龙齿，炒酸枣仁，制远志，百合，炒白术，茯苓，炒栀子、石菖蒲，胆南星，姜半夏，当归，炙甘草，大枣，浮小麦	颗粒剂，每袋5g	疏肝解郁，安神定志。用于情志不畅、肝郁气滞所致的失眠、心烦、焦虑、健忘	开水冲服。1次1袋，1日2次

第十三节　平肝息风药与平息内风剂

PPT

一、平肝息风药

凡具有平肝潜阳、息风止痉功效，以平息肝风或潜阳镇静为主要作用，治疗肝阳上亢、肝风内动等证的药物，称平肝息风药。

平肝息风药多为动物药及矿石类药物，分为平肝潜阳药与息风止痉药。主要用于肝阳上亢所致的头痛眩晕、烦躁易怒、惊悸失眠等症；或肝风内动所致的痉挛抽搐、高热神昏、眩晕、惊痫癫狂等症。部分药物兼有镇惊安神、清肝明目、重镇降逆、凉血以及祛风通络等功效。

本类药物有性偏寒凉或性偏温燥之不同，故应注意使用。若脾虚慢惊者，不宜用寒凉之品；阴虚血亏者，忌温燥之品。

（一）平肝潜阳药

凡具有平肝潜阳功效，以平抑肝阳为主要作用，治疗肝阳上亢证的药物，称平肝潜阳药。本类药物多为质重之介类或矿石类药物，性偏寒凉，主入肝经。

牡蛎 Muli

《神农本草经》

为牡蛎科动物长牡蛎 *Ostreagigas Thunberg*、大连湾牡蛎 *Ostrea talienwhanensis* Crosse 或近江牡蛎 *Ostrea rivularis* Gould 的贝壳。主产于广东、辽宁、山东等地。

【性味归经】 咸，微寒。归肝、胆、肾经。

【功效与主治】 重镇安神，潜阳补阴，软坚散结。用于心神不安，惊悸怔忡，失眠多梦等症，常与龙骨相须为用，亦可配伍朱砂、琥珀、酸枣仁等安神之品。阴虚阳亢，头目眩晕，烦躁不安，耳鸣者，常与龙骨、龟甲、白芍等同用。虚风内动四肢抽搐，常与生地黄、龟甲、鳖甲等配伍。痰火郁结之痰核，瘰疬，瘿瘤等，常与浙贝母、玄参等配伍；气滞血瘀之癥瘕积聚，常与鳖甲、丹参、莪术等同用。

【用量用法】 9～30g，宜先煎。收敛固涩宜煅用，其他宜生用。

【使用注意】 虚寒证不宜服用。

（二）息风止痉药

凡具有息风止痉功效，以平息肝风、制止抽搐痉挛为主要作用，治疗肝风内动、惊厥抽搐证的药物，称息风止痉药。本类药物主入肝经，多为虫类药。

钩藤 Gouteng
《名医别录》

为茜草科植物钩藤 *Uncaria rhynchophylla*（Miq.）Miq. ex Havil.、大叶钩藤 *Uncaria macrophylla* Wall.、毛钩藤 *Uncaria hirsuta* Havil.、华钩藤 *Uncaria sinensis*（Oliv.）. Havil. 或无柄果钩藤 *Uncaria sessilifructus* Roxb. 干燥带钩茎枝。主产于广西、广东、湖北、湖南等地。

【性味归经】甘，凉。归肝、心包经。

【功效与主治】息风定惊，清热平肝。本品轻清透达，尤适应于小儿急惊风之证。用于肝热生风所致惊痫抽搐，常与天麻、全蝎、僵蚕等同；肝火上炎致头痛眩晕，常与夏枯草、龙胆草等同用。

【用量用法】3～12g，煎服，宜后下。

天麻 Tianma
《神农本草经》

为兰科植物天麻 *Gastrodia elata* Bl. 的干燥块茎。主产于四川、云南、贵州等省，东北及华北各地亦产。

【性味归经】甘，平。归肝经。

【功效与主治】息风止痉，平抑肝阳，祛风通络。为治肝风内动常用之药，凡肝风内动、惊痫抽搐，不论寒热虚实，皆可配伍应用。治小儿急惊风常与钩藤、全蝎等同用，慢惊风常与人参、白术等同用。肝阳上亢所致头痛眩晕者，常与钩藤、黄芩、牛膝等同用；风痰上扰之眩晕头痛者，常与半夏、白术、茯苓等同用。风寒湿痹及肢体麻木、手足不遂者，常与秦艽、羌活等同用。

【用量用法】3～10g，煎服。

全蝎 Quanxie
《蜀本草》

为钳蝎科动物东亚钳蝎 *Buthus martensii* Karsch 的干燥体。

【性味归经】辛，平；有毒。归肝经。

【功效与主治】息风镇痉，通络止痛，攻毒散结。本品性善走窜，有良好的息风止痉之效，为治痉挛抽搐之要药。风中经络所致口眼㖞斜，常与白附子、白僵蚕等同用。风湿顽痹所致肢节疼痛、筋脉拘挛，常与川乌、白花蛇、没药等同用；顽固性偏正头痛，常配天麻、蜈蚣、川芎、僵蚕等同用。疮疡肿毒、瘰疬痰核等，常配马钱子、半夏、五灵脂同用。

【用量用法】3～6g，煎服。

【使用注意】孕妇禁用。

其他平肝息风药简介见表10－23。

表10－23　其他息风止痉药简表

分类	药名	性味归经	功效	主治	用量（g）	备注
平肝潜阳药	蒺藜	辛、苦、微温、有小毒；归肝经	平肝解郁，活血祛风，明目，止痒	肝阳上亢，头晕目眩，肝郁气滞，胸胁胀痛，风热目疾，风疹瘙痒	6～10	
	珍珠母	咸、寒；归肝、心经	平肝潜阳，安神定惊，明目退翳	肝阳上亢，头晕目眩，目赤肿痛，视物昏花，心神不安，惊悸失眠	10～25	打碎先煎

续表

分类	药名	性味归经	功效	主治	用量	备注
平肝潜阳药	代赭石	苦、寒；归肝、心经	平肝潜阳，重镇降逆，凉血止血	肝阳上亢，头晕目眩，胃气上逆，呕逆喘息，血热吐衄，崩漏血痢	10~30	打碎先煎。降逆平肝生用，止血煅用
	石决明	咸、寒；归肝经	平肝潜阳，清肝明目	肝阳上亢，头晕目眩，肝火上炎，目赤昏花	6~20	打碎先煎
	罗布麻	甘、苦、凉，有毒；归肝经	平肝安神，清热利水	肝阳上亢，头晕目眩，湿热水肿，小便不利	6~12	平肝用叶，水肿用根。不宜大量或长期服用
息风止痉药	羚羊角	咸、寒；归肝心经	平肝息风，清肝明目，散血解毒	肝风内动，惊痫抽搐，肝火上炎，目赤肿痛，温病神昏，热毒发斑	1~3	宜另煎2小时以上。磨汁或研粉服，每次0.3~0.6g
	牛黄	甘、凉；归心、肝经	清心，豁痰开窍，凉肝息风，解毒	热极生风，小儿惊风，痰热阻闭，神昏谵语，恶疮肿毒，口舌生疮	0.15~0.35	多入丸散用。外用适量，研末敷患处
	地龙	咸、寒；归肝、脾、膀胱经	清热定惊通络，平喘利尿	高热神昏，痉挛抽搐，肺热哮喘，喉中痰鸣，风湿热痹，关节肿痛，热结膀胱，小便涩痛	5~10	为治痉挛抽搐之要药
	蜈蚣	辛、温、有毒；归肝经	息风镇痉，通络止痛，攻毒散结	痉挛抽搐，口眼㖞斜，疮疡肿毒，瘰疬痰核，风湿痹痛，顽固头痛	3~5	有毒，用量不宜过大。孕妇禁用。研末服，0.6~1g
	僵蚕	咸、辛、平；归肝、肺经	息风止痉，祛风止痛，化痰散结	肝风夹痰，惊痫抽搐，小儿急惊，破伤风，中风口㖞，目赤咽痛，风疹瘙痒，发颐痄腮	5~10	

二、平息内风剂

凡以息风止痉药为主组成，具有平息内风作用，治疗内风证的方剂，称为平息内风剂。内风是由于脏腑功能失调所致，如热极生风、肝阳化风，阴虚风动等。主要表现为眩晕，震颤，抽搐，口眼㖞斜，语言謇涩，半身不遂，甚或猝然晕倒，不省人事等。息风剂分为三类：镇肝息风剂，适用于肝阳上亢，风阳上旋之证，以镇肝息风汤为代表方；凉肝息风剂，适用于热极生风之证，以羚角钩藤汤为代表方；滋阴息风剂，适用于阴虚生风，虚风内动之证，以三甲复脉汤为代表方。

镇肝息风汤
《医学衷中参西录》

【组成】怀牛膝30g，生赭石30g，生龙骨30g，生牡蛎30g，生龟甲15g，生杭芍15g，玄参15g，天冬15g，川楝子6g，生麦芽6g，茵陈6g，甘草3g。

【用法】水煎服。

【功用】镇肝息风，滋阴潜阳。

【主治】肝肾阴亏，肝阳上亢，肝风内动证。头晕目眩，目胀耳鸣，心中烦热，面色如醉，或肢体渐觉不利，或口角渐形㖞斜，甚或颠仆，昏不识人，移时始醒，或醒后不能复原，脉弦长有力。

【方解】本方适用于肝肾阴亏，肝阳偏亢，阳化风动，气血上逆证。方中怀牛膝引血下行，补益肝肾为君药。代赭石镇肝降逆，龙骨、牡蛎、龟甲、白芍益阴潜阳，镇肝息风，同为臣药。玄参、天冬滋阴清热，以制阳亢；茵陈、川楝子、生麦芽清泄肝热，疏肝理气，以利于肝阳的平降，共为佐药。甘草调和诸药为使药。

【配伍】风阳亢盛者，加钩藤、天麻、羚羊角；肝火较盛，头痛剧烈，眼目胀痛者，加夏枯草、黄芩、钩藤；大便燥结者，加生大黄，通便即止；兼瘀血者，加桃仁、乳香、没药；饮食停滞，胃口不开者，加鸡内金、山楂、神曲。

【现代运用】本方常用于高血压病、脑血栓形成、脑溢血、血管神经性头痛等属于肝肾阴虚，肝风内动者。

【方歌】镇肝息风芍天冬，玄参龙牡赭茵供，麦芽龟膝草川楝，肝风内动显奇功。

常用祛风类中成药见表10－24。

表10－24　祛风类中成药

药品名称	处方	剂型规格	功效主治	用法用量
川芎茶调散	川芎，白芷，羌活，细辛，防风，薄荷，荆芥，甘草	散剂，每袋6g	疏风止痛。用于外感风邪所致的头痛或有恶寒，发热，鼻塞	饭后清茶冲服。1次3～6g，1日2次
正天丸	钩藤，白芍，川芎，当归，地黄，白芷，防风，羌活，桃仁，红花，细辛，独活，麻黄，附片，鸡血藤	水丸，每瓶60g或每袋6g	疏风活血，养血平肝，通络止痛。用于外感风邪、瘀血阻络、血虚失养、肝阳上亢引起的多种头痛，神经性头痛，颈椎病型头痛，经前头痛	饭后服用。1次6g，1日2～3次，15天为1个疗程
天麻钩藤颗粒	天麻，钩藤，石决明，栀子，黄芩，牛膝，盐杜仲，益母草，桑寄生，首乌藤，茯苓	颗粒剂，每袋10g；每袋5g（无蔗糖）	平肝息风，清热安神。用于肝阳上亢所引起的头痛、眩晕、耳鸣、眼花、震颤、失眠；高血压见上述证候者	开水冲服。1次1袋，1日3次，或遵医嘱
脑立清丸	磁石，珍珠，母，赭石，猪胆汁（或猪胆粉），冰片，薄荷脑，清半夏，牛膝，熟酒曲，酒曲	丸剂，每10丸重1.1g	平肝潜阳，醒脑安神。用于肝阳上亢所致的头晕目眩、耳鸣口苦、心烦难寐；高血压见上述证候者	口服。1次10丸，1日2次应用

第十四节　开窍药与开窍剂

PPT

一、开窍药

凡具有开窍醒神功效，以通关开窍、醒脑复神为主要作用，治疗闭证神昏的药物，称开窍药，亦称芳香开窍药。

开窍药主要用治温病热陷心包、痰浊蒙蔽清窍之神昏谵语以及惊风、癫痫、中风等卒然晕厥、痉挛抽搐等症。又可用治湿浊中阻、胸脘冷痛满闷；血瘀、气滞疼痛、经闭癥瘕；湿阻中焦、食少腹胀及目赤咽肿、痈疽疔疮等症。

本类药物辛香走窜，易伤正气，应中病即止，不可久服。其有效成分易于挥发，内服多不宜入煎剂，只入丸剂、散剂服用。

麝香 Shexiang
《神农本草经》

为鹿科动物林麝 *Moschus berezovskii* Flerov、马麝 *Moschus sifanicus* Przewalski 或原麝 *Moschus moschiferus* Linnaeus 成熟雄体香囊中的干燥分泌物。主产于四川、西藏、云南等地。

【性味归经】辛，温。归心、脾经。

【功效与主治】开窍醒神，活血通经，消肿止痛。本品走窜之性甚烈，有很强的开窍通闭、辟秽化浊作用，为醒神回苏之要药。用于各种原因所致的闭证神昏，常与牛黄、冰片、朱砂等配伍。血瘀经闭、跌打损伤，常与桃仁、木香、三棱等配伍；疔疮恶毒，常与蟾酥、牛黄、冰片、珍珠等同用。久病入络的偏正头痛，常与川芎、桃仁、赤芍等同用。

【用量用法】0.03～0.1g，多入丸散用。外用适量。

【使用注意】孕妇禁用。

石菖蒲 Shichangpu
《神农本草经》

为天南星科植物石菖蒲 *Acorus tatarinowii* Schott 干燥根茎。主产于四川、浙江、江苏等地。

【性味归经】辛、苦，温。归心、胃经。

【功效与主治】开窍豁痰，醒神益智，化湿开胃。本品芳香走窜，不但有开窍醒神之功，且兼具化湿、豁痰、辟秽之效，擅治痰湿秽浊之邪蒙蔽清窍所致神志昏乱。用于痰热蒙蔽清窍所致高热神志昏乱者，常与郁金、半夏等同用；痰热癫狂抽搐者，常与黄连、枳实、竹茹等同用。痰湿蒙蔽所致头晕、健忘、耳鸣、耳聋者，常与远志、茯苓、龙齿等同用；若心气不足，记忆减退者，常与人参、五味子、远志等同用。治湿浊中阻所致脘腹胀满、纳呆食少者，常与藿香、厚朴、砂仁等同用。

【用量用法】3～10g，煎服。

其他开窍药简介见表 10－25。

表 10－25　其他开窍药简表

药名	性味归经	功效	主治	用量（g）	备注
苏合香	辛、温；归心、脾经	开窍，辟秽，止痛	中风痰厥，猝然晕倒，胸痹心痛，胸腹冷痛	0.3～1	入丸散
冰片	辛、苦、微寒；归心、脾、肺经	开窍醒神，清热止痛	神昏痉厥，中暑昏迷，中风痰厥，气郁暴厥，咽喉肿痛，口疮齿痛	0.15～0.3	入丸散。外用适量不入煎剂，孕妇禁用
安息香	辛、苦、平；归心、脾经	开窍醒神，行气活血，止痛	闭证神昏，中风痰厥，气郁暴厥，中恶昏迷，气滞血瘀，心腹诸痛	0.6～1.5	入丸散。外用适量不入煎剂

二、开窍剂

凡以芳香开窍药为主组成，具有开窍醒神作用，治疗神昏窍闭证的方剂，称为开窍剂。开窍剂分为两类：凉开剂，适用于邪热内闭证，以安宫牛黄丸为代表方；温开剂，适用于寒邪痰浊闭塞气机证，以苏合香丸为代表方。

开窍剂多芳香辛散，久服则耗气伤阴，故中病即止，不可久服。本类方剂多制成丸、散剂，不宜加热煎煮。临床多用于急救，孕妇慎用。

安宫牛黄丸
《温病条辨》

【组成】牛黄30g，郁金30g，黄连30g，朱砂30g，栀子30g，雄黄30g，黄芩30g，犀角7.5g（水牛角粉30g代），冰片7.5g，麝香7.5g，珍珠15g。

【用法】共研极细末，炼老蜜为丸，每丸3g，金箔为衣，蜡护。每服1丸，日1~2丸，分2~4次服。

【功用】清热解毒，镇惊开窍。

【主治】邪热内陷心包证。高热烦躁，神昏谵语，舌謇肢厥，舌红或绛，脉数。亦治中风昏迷，小儿惊厥，属邪热内闭者。

【方解】方中牛黄苦凉，清心解毒，豁痰开窍；麝香芳香通行十二经，开窍醒神，共为君药；水牛角咸寒清心凉血解毒，黄连、黄芩、栀子苦寒清热泻火解毒，合牛黄、犀角则清解心包热毒之力颇强；郁金、冰片芳香辟秽，化浊通窍，以麝香开窍醒神之功，同为臣药；朱砂、珍珠、金箔镇心安神，雄黄豁痰解毒，均为佐药；以蜂蜜为丸，和胃调中，为使药。本方清热泻火、凉血解毒与芳香开窍并用，但以清热解毒为主，意"使邪火随诸香一齐俱散也"（《温病条辨》）。

【配伍】喉中痰鸣，痰涎壅盛者，可用竹沥水、姜汁送服，增强豁痰开窍之功；高热、惊厥较重者，可合紫雪等同用，增强其清热解毒、息风止痉之功。

【现代运用】本方常用于流行性乙型脑炎、流行性脑脊髓膜炎、中毒性痢疾、尿毒症、肝昏迷、急性脑血管病、肺性脑病、颅脑外伤、小儿高热惊厥以及感染或中毒引起的高热神昏等属热闭心包者。

【方歌】安宫牛黄开窍方，朱郁芩连栀雄黄，牛角珍珠冰麝箔，热闭心包功效良。

常用开窍中成药见表10－26。

表10－26　开窍中成药

药品名称	处方	剂型规格	功效主治	用法用量
醒脑静注射液	麝香，郁金，冰片，栀子	注射剂，10ml	清热解毒，凉血活血，开窍醒脑。用于气血逆乱，脑脉瘀阻所致中风昏迷，偏瘫口㖞；外伤头痛，神志昏迷；酒毒攻心，头痛呕恶，昏迷抽搐。脑栓塞、脑出血急性期、颅脑外伤，急性酒精中毒见上述症候者	肌肉注射，一次2~4ml，一日1~2次。静脉滴注一次10~20ml，用5%~10%葡萄糖注射液或氯化钠注射液250~500ml稀释后滴注
清开灵口服液	胆酸，珍珠母，猪去氧胆酸，栀子，水牛角，板蓝根，黄芩苷，金银花	合剂，每支装10ml	清热解毒，镇静安神。用于外感风热时毒，火毒内盛证。症见高热不退，烦躁不安，咽喉肿痛，舌质红绛，苔黄，脉数	口服。1次20~30ml，1日2次；儿童酌减
紫雪散	黄金，寒水石，石膏，磁石，滑石，玄参，羚羊角（屑）150g 犀角（屑），升麻，沉香，丁香，青木香，甘草（炙）	散剂。每瓶1.5g	清热开窍，息风止痉。用于邪热内陷心包及热盛动风证。症见高热烦躁，神昏谵语，痉厥，斑疹吐衄，口渴唇焦，尿赤便秘，舌红绛，苔干黄，脉数有力或弦，以及小儿热盛惊厥	口服。每次1.5~3g，每日2次；周岁小儿每次0.3g，5岁以内小儿每增1岁，逆增0.3g，每日1次；5岁以上小儿酌情服用
局方至宝散	水牛角，朱砂，雄黄，琥珀，生玳瑁，麝香，龙脑，牛黄，安息香	散剂，每瓶2g，加适量炼蜜制成大蜜丸，每丸重3g	化浊开窍，清热解毒。主治痰热内闭证。症见神昏谵语、身热烦躁、痰盛气粗、舌绛苔黄垢腻、脉滑数，亦治中风、中暑、小儿惊厥属于痰热内闭者	口服。每次1丸，每日1次，小儿减量

续表

药品名称	处方	剂型规格	功效主治	用法用量
万氏牛黄清心丸	牛黄，朱砂，黄连，栀子，郁金，黄芩	大蜜丸。①每丸重1.5g；②每丸重3g	清热解毒，镇惊安神。用于热入心包、热盛动风证，症见高热烦躁、神昏谵语及小儿高热惊厥	口服。1次2丸［规格①］或1次1丸［规格②］，1日2～3次
苏合香丸	苏合香，安息香，冰片，水牛角浓缩粉，麝香，檀香，沉香，丁香，香附，木香，乳香（制），荜茇，白术，诃子肉，朱砂	丸剂，大蜜丸每丸3g	芳香开窍，行气止痛。用于痰迷心窍所致的痰厥昏迷、中风偏瘫、肢体不利，以及中暑、心胃气痛	口服。1次1丸，1日1～2次

第十五节　补虚药与补虚剂

PPT

一、补虚药

凡具有补益功效，以补气血阴阳为主要作用，治疗各种虚证的药物称补益药，亦称补虚药或补养药。根据各种药物功效及其主治的不同，将其分为补气药、补血药、补阴药及补阳药四类。

（一）补气药

凡具有补气功效，以补气为主要作用，治疗气虚证的药物，称补气药。

补气药主要适用于气虚所致神疲乏力，少气懒言，易出虚汗及中气下陷，气虚欲脱，血行无力，气不化津，血失统摄等病证。

应注意的是，不可乱用于邪气实而正不虚者，以免“误补益疾”。湿盛中满者应慎用，必要时当辅以理气除湿之药。

人参 Renshen
《神农本草经》

为五加科植物人参 *Panax ginseng* C. A. Mey. 的干燥根和根茎。栽培品习称“园参”；播种在山林野生状态下自然生长的称“林下山参”，习称“仔海”。野生品习称“山参”。主产于吉林、辽宁、黑龙江等省。

【性味归经】甘、微苦，微温。归脾、肺、心、肾经。

【功效与主治】大补元气，复脉固脱，补脾益肺，生津养血，安神益智。本品重在大补元气，以壮生命之本，为治虚劳内伤第一要药。用于气虚欲脱，脉微欲绝之危证，可单用本品浓煎取汁服，如兼汗出肢冷脉微者，可配伍附子等同用。脾气虚弱，食少便溏，倦怠乏力者，常与白术、茯苓、炙甘草等同用；肺虚咳喘，气短自汗者，常与蛤蚧、五味子等同用；中气下陷，内脏下垂者，常与黄芪、升麻、柴胡等同用。热病伤津，口渴多汗者，常与麦冬、五味子等同用；消渴、多饮、多尿者，常与生地、玄参、山药等同用。气血亏虚，心神不安，失眠多梦，惊悸健忘者，常与酸枣仁、龙眼肉等同用。

【用量用法】3～9g，另煎兑服；也可研粉吞服，一次2g，一日2次。

【使用注意】实证、热证而正气不虚者忌服。反藜芦，畏五灵脂。服人参时不宜吃萝卜或喝茶，否则会影响其补气之力。

黄芪 Huangqi

《神农本草经》

为豆科多年生草本植物蒙古黄芪 *Astragalus membranaceus*（Fisch.）Bge. var. *mongholicus*（Bge.）Hsiao 和膜荚黄芪 *Astragalus membranaceus*（Fisch.）Bge. 的干燥根。产于内蒙古、山西、甘肃、黑龙江等地。

【性味归经】甘，微温。归肺、脾经。

【功效与主治】补气升阳，固表止汗，利水消肿，生津养血，行滞通痹，托毒排脓，敛疮生肌。用于脾肺气虚所致倦怠乏力，食少，便溏者，常与人参、白术等同用；中气下陷，久泻脱肛，内脏下垂者，常与党参、升麻、柴胡等同用；若气虚血亏者，常与熟地、当归等同用；气虚自汗，易患感冒者，常与白术、防风同用；气不摄血，崩漏、便血者，常与人参、龙眼肉、枣仁等同用。气虚水肿，小便不利者，常与白术、防己等同用；慢性肾炎蛋白尿者，常与党参、山药等同用。气虚血瘀中风，半身不遂者，常与当归、川芎、桃仁、红花等同用；气虚血滞，肢体麻木，关节痹痛者，常与桂枝、白芍等同用。气血不足，痈疖脓成不溃者，常与白芷、穿山甲、皂角刺等同用；痈疖久溃不敛者，常与人参、当归、肉桂等同用。

【用量用法】9～30g，煎服。炙黄芪长于补益中气，故补气升阳炙用，固表、利水等当生用。

【使用注意】表实邪盛，内有积滞，阴虚阳亢，疮疡阳证实证，均不宜用。

党参 Dangshen

《增订本草备要》

为桔梗科植物党参 *Codonopsis pilosula*（Franch.）Nannf.、素花党参 *Codonopsis pilosula* Nannf. var. *modesta*（Nannf.）L. T. Shen、川党参 *Codonopsis tangshen* Oliv. 的干燥根。主产于山西、陕西、甘肃、四川等省及东北地区。

【性味归经】甘、平，归脾、肺经。

【功效与主治】健脾益肺，养血生津。用于脾气虚证，常与茯苓、白术、炙甘草等同用；气虚下陷证，常与黄芪、升麻、白术等同用；肺气不足证，可与黄芪、五味子、桑白皮等同用。热伤气津，心烦口渴，常与生石膏、竹叶、麦冬等同用。气血两虚，常与熟地黄、黄芪、当归等同用。

【用量用法】9～30g，煎服。

【使用注意】不宜与藜芦同用。

白术 Baizhu

《神农本草经》

为菊科植物白术 *Atractylodes macrocephala* Koidz. 的干燥根茎。主产于浙江、安徽、湖北等省。

【性味归经】苦、甘，温，归脾、胃经。

【功效与主治】补气健脾，燥湿利水，止汗，安胎。本品为补气健脾第一要药；亦为补气安胎的要药。用于脾气虚证，常与党参、茯苓等同用；脾虚失运，便秘难下者，可与生地黄、升麻、当归等同用。水饮内停之水肿，常与桂枝、茯苓等同用；脾虚湿盛之泄泻，常与陈皮、法半夏、茯苓等同用。表虚汗出，常与黄芪、防风等同用；阴虚盗汗，常与黄芪、石斛、牡蛎、浮小麦等同用；气虚自汗，常与人参、黄芪、茯苓同用。气血亏虚所致滑胎，常与人参、黄芪等同用；肾虚胎元不固，常与桑寄生、杜仲等配伍。

【用量用法】6～12g，煎服。白术燥湿利水宜生用，补气健脾宜炒用，健脾止泻宜炒焦用。

甘草 Gancao
《神农本草经》

为豆科植物甘草 *Glycyrrhiza uralensis* Fisch.、胀果甘草 *Glycyrrhiza inflata* Bat.、光果甘草 *Glycyrrhiza glabra* L. 的干燥根及根茎。主产于内蒙古、甘肃、新疆等省区。

【性味归经】甘，平。归心、肺、脾、胃经。

【功效与主治】补脾益气，清热解毒，祛痰止咳，缓急止痛，调和诸药。用于脾气虚证，常与人参、白术、茯苓等配伍。痈疽疮疡，常与金银花、连翘同用；咽喉肿痛，常与桔梗、射干同用；各种药物、食物中毒，可单用，亦可与绿豆、金银花等同用。风寒咳嗽，常与麻黄、苦杏仁等配伍；风热咳嗽，常与桑叶、菊花等配伍；湿痰咳嗽，常与陈皮、半夏等配伍；肺燥咳嗽，常与桑叶、麦冬等配伍。筋脉失养所致脘腹挛急作痛，常与白芍同用；肢体拘挛转筋，常与木瓜、白芍同用。肝郁胁痛，常与柴胡、白芍、当归等同用。在复方中用甘草，以减轻或缓和药物的偏性和毒性。与附子、干姜同用，能缓和姜、附之温燥；与生石膏、知母同用，能缓和两者之寒凉。

【用量用法】2～10g，煎服。

【使用注意】湿盛胀满、水肿者不宜用。不宜与海藻、京大戟、红大戟、甘遂、芫花同用。久服较大剂量的生甘草，可引起水肿等症。

（二）补血药

凡具有补血功效，以补血为主要作用，治疗血虚证的药物，称补血药。本类药物主要适用于心肝血虚所致面色无华，心悸怔忡，失眠健忘，头晕耳鸣，月经后期，经血量少色淡等病证。

补血药大多滋腻碍胃，凡湿浊中阻，脘腹胀满者不宜服用。脾胃虚弱者，可配伍健脾消食药同用。

熟地黄 Shudihuang
《本草拾遗》

为玄参科植物地黄 *Rehmannia glutinosa* Libosch. 的块根经加黄酒拌蒸至内外色黑、油润，或直接蒸至黑润而成。主产于河南、浙江、陕西、山西、江苏等地。

【性味归经】甘，微温。归肝、肾经。

【功效与主治】补血滋阴，益精填髓。为温补精血之要药。用于血虚诸证，常与当归、白芍、何首乌、阿胶等同用；肝肾阴虚之腰膝痠软，骨蒸潮热，盗汗遗精，内热消渴者，常与山药、山茱萸、生地黄、枸杞子等同用。须发早白、早衰、小儿发育迟缓，常与何首乌、枸杞子、龟胶等同用。

【用量用法】9～15g，煎服。

【使用注意】质黏腻，易阻碍气机，凡气滞痰多，脘腹胀满，食少便溏等忌服。

当归 Danggui
《神农本草经》

为伞形科植物当归 *Angelica sinensis*（Oliv.）Diels 的干燥根。主产于甘肃、陕西、四川、湖北、云南等地。

【性味归经】甘、辛，温。归肝、心、脾经。

【功效与主治】补血活血，调经止血，润肠通便。为补血及妇科要药，有“血中圣药”的之称。用于血虚所致面色苍白、月经不调等，常与熟地黄、黄芪、白芍等同用。治跌打损伤，瘀血肿痛，常与乳香、没药、桃仁等同用；治寒滞经络之痹痛，常与川芎、桂枝、细辛等同用。治血虚津亏所致肠燥便秘，常与肉苁蓉、郁李仁、枳壳同用。

【用量用法】6～12g，煎服。为加强活血作用则酒炒用。通常补血用当归身，活血用当归尾，和血（补血活血）用全当归。

【使用注意】湿盛中满，大便溏泄者忌服。

白芍 Baishao
《神农本草经》

为毛茛科植物芍药 *Paeonia lactiflora* Pall. 的干燥根。产于湖南、广西、贵州、云南、四川和西藏等省区。

【性味归经】苦、酸，微寒。归肝、脾经。

【功效与主治】养血调经，敛阴止汗，柔肝止痛，平抑肝阳。本品为平肝柔肝的要药。用于血虚萎黄，月经不调，痛经，崩漏者，常与当归、川芎、熟地等同用。表虚自汗者，常与桂枝、甘草、生姜同用；治阴虚盗汗者，常与牡蛎、龙骨、生地等同用。肝气不和，胁肋脘腹疼痛，四肢拘挛疼痛者，常与柴胡、木香、白术等同用。肝阳上亢，头痛眩晕者，常与钩藤、菊花、牛膝、石决明等同用。

【用量用法】6～15g，煎服。

【使用注意】反藜芦。

何首乌 Heshouwu
《日华子本草》

为蓼科植物何首乌 *Polygonum multiflorum* Thunb. 的干燥块根。我国大部分地区有出产。

【性味归经】生何首乌苦、甘、涩，微温。归肝、心、肾经。制何首乌苦、甘、涩，微温。归肝、心、肾经。

【功效与主治】生何首乌：解毒，消痈，截疟，润肠通便。用于湿热风毒所致遍身脓窠、黄水淋漓、肌肉溃烂，常与防风、荆芥、金银花、苦参等同用。血虚津亏所致肠燥便秘，常与当归、肉苁蓉等同用。制何首乌：补肝肾，益精血，乌须发，强筋骨，化浊降脂。用于肾精不足之筋骨痿软、腰膝无力，常与桑椹、熟地黄、杜仲等同用。血虚所致头晕心悸，常与熟地黄、当归、白芍等配伍；须发早白，常与枸杞子、菟丝子、当归等同用。

【用量用法】生何首乌3～6g，煎服；制何首乌6～12g，煎服。

【使用注意】大便溏泄及痰湿较重者不宜用。

（三）补阴药

凡具养阴生津功效，以滋养阴液，生津润燥为主要作用，治疗阴虚证的药物，称补阴药，亦称养阴药或滋阴药。

补阴药主要适用于阴液亏虚所致咽干口燥、便秘尿黄及阴虚内热所致五心烦热、潮热盗汗等病证。

本类药物大多甘寒滋腻，凡脾胃虚弱、痰湿内阻、纳呆、便溏者不宜用。

北沙参 Beishashen
《本草汇言》

为伞形科植物珊瑚菜 *Glehnia littoralis* Fr. Schmidt ex Miq. 的干燥根。主产于山东、河北、辽宁、内蒙古等地。

【性味归经】甘、微苦，微寒。归肺、胃经。

【功效与主治】养阴清肺，益胃生津。本品为养阴清热的要药。用于燥热伤肺所致干咳少痰，常与麦冬、天花粉配伍；阴虚痨嗽，常与贝母、知母、麦冬、鳖甲等同用。胃阴不足所致口燥咽干，常与生地黄、麦冬等配伍。

【用量用法】5～12g。

【使用注意】反藜芦。

麦冬 Maidong

《神农本草经》

为百合科植物麦冬 *Ophiopogon japonicus*（L. f）Ker－Gawl. 干燥块根。主产于四川、浙江、江苏等地。

【性味归经】甘、微苦，微寒。归心、肺、胃经。

【功效与主治】养阴生津，润肺清心。本品为治阴虚有热，热病伤阴的要药。用于热病津伤口渴，口干舌燥者，常与生地、石斛、麦冬等同用。肺阴虚燥咳，虚咳痰血者，常与麦冬、川贝母、百合等同用。阴虚火旺所致心烦失眠，常与玄参、柏子仁等同用；邪热扰心所致心烦不寐，神昏谵语，常与水牛角、丹参、黄连等同用。

【用量用法】6～12g，煎服。

【使用注意】风寒咳嗽，虚寒便溏者忌用。

枸杞子 Gouqizi

《神农本草经》

为茄科植物宁夏枸杞 *Lycium barbarum* L. 的干燥成熟果实。主产于宁夏、内蒙古、新疆、陕西、甘肃等地，以宁夏中卫、中宁所产为著名道地产品。

【性味归经】甘，平。归肝、肾经。

【功效与主治】滋补肝肾，益精明目。用于肝肾阴虚，虚劳精亏，腰膝酸痛，眩晕耳鸣，阳痿，遗精者，常与熟地、山茱萸、女贞子等同用。肝血亏虚，目昏不明者，常与菊花、熟地等同用。治内热消渴者，常与生地、山药、黄芪等同用。

【用量用法】6～12g，煎服。

【使用注意】脾虚有湿及便溏者忌用。

百合 Baihe

《神农本草经》

为百合科植物卷丹 *Lilium lancifolium* Thunb.、百合 *Lilium brownii* F. E. Brown var. *viridulum* Baker 或细叶百合 *Lilium pumilum* DC. 的干燥肉质鳞叶。我国各地均产。

【性味归经】甘，寒。归心、肺经。

【功效与主治】养阴润肺，清心安神。用于痰热灼伤肺津所致痰黏不爽，常与贝母、黄芩等用；燥邪伤肺所致干咳少痰，常与百部、桑叶等同用；肺肾阴虚所致痨嗽咯血，常与麦冬、生地黄、贝母等同用；热病伤阴所致虚烦失眠，常与知母、生地黄等同用。

【用量用法】6～12g，煎服。百合清心宜生用，润肺蜜炙用。

【使用注意】风寒咳嗽，中寒便溏者忌服。

（四）补阳药

凡具有温补阳气功效，以补助人体阳气为主要作用，治疗阳虚证的药物，称为补阳药，又称壮阳药或助阳药。

补阳药主要适用于阳气不足所致形寒肢冷、面色㿠白、神疲自汗及阳气欲脱等病证。

本类药物大多药性温燥，易伤阴耗液，凡阴虚火旺者不宜用。

鹿茸 Lurong
《神农本草经》

为鹿科动物梅花鹿 *Cervus nippon* Temminck 或马鹿 *Cervus elaphus* Linnaeus 的雄鹿未骨化密生茸毛的幼角。前者习称“花鹿茸”，后者习称“马鹿茸”。梅花鹿、马鹿是我国主要的茸用鹿。梅花鹿主产于吉林、辽宁；马鹿主产于黑龙江、吉林、青海、新疆、四川等省区。

【性味归经】甘、咸，温。归肾、肝经。

【功效与主治】壮肾阳，益精血，强筋骨，调冲任，托疮毒。本品为肾阳不足，精血亏虚所致诸证之要药，滋补强壮之佳品。用于肾阳不足所致阳痿早泄、宫冷不孕，可单用研末亦可配人参、肉苁蓉、肉桂等同用。肝肾不足所致筋骨痿软，常配熟地黄、杜仲、牛膝同用。用于冲任不固所致崩漏不止、带下清稀，常与当归、阿胶、狗脊、白蔹等同用。阴疽久溃不敛、脓出清稀者，常与黄芪、当归等同用。

【用量用法】1～2g，研末冲服，或入丸散，随方配制。

【使用注意】宜从小量开始，缓缓增加，取“大虚缓补”之义。如骤用大量，易致阳升风动，头晕目赤，或助火动血，而致鼻衄。凡阴虚、内热以及外感热病者，均应忌服。

冬虫夏草 Dongchongxiacao
《增定本草备要》

为麦角菌科真菌冬虫夏草菌 *Cordyceps sinensis*（BerK.）Sacc. 寄生在蝙蝠蛾科昆虫蝙蝠蛾幼虫上的子座及幼虫尸体的复合体。主产于四川、青海、云南等地。

【性味归经】甘，温。归肺、肾经。

【功效与主治】补肾益肺，止血化痰。用于肾阳不足、肾气亏虚之阳痿滑精，腰膝酸软，常与鹿茸、杜仲、淫羊藿配伍；肾不纳气，久咳虚喘，常与补骨脂、蛤蚧、胡桃肉同用。肺虚久咳，常与沙参、阿胶、贝母、三七等同用；肺卫失固之体虚自汗，可用本品与鸡、鸭、鱼、猪肉等同炖服。

【用量用法】3～9g，煎服。或与鸡、鸭、猪肉等炖服。

杜仲 Duzhong
《神农本草经》

为杜仲科植物杜仲 *Eucommia ulmoides* Oliv. 的干燥树皮。主产于湖北、四川、贵州、云南、陕西等省。

【性味归经】甘，温。归肝、肾经。

【功效与主治】补肝肾，强筋骨，安胎。本品为治肝肾不足，腰膝酸软的要药。用于肾阳虚，常与人参、巴戟天等配伍；下元虚冷，常与山茱萸、山药、益智仁等同用。肝肾不足所致腰膝酸痛、肢软无力，可单用酒煎服，或与续断、怀牛膝、熟地黄、胡桃肉等同用。肾虚不固所致胎动不安，常与续断、桑寄生等同用。

【用量用法】6～10g，煎服。

淫羊藿 Yinyanghuo
《神农本草经》

为小檗科植物淫羊藿 *Epimedium brevicornu* Maxim.、箭叶淫羊藿 *Epimedium sagittatum*（Sieb. et Zucc.）Maxim.、柔毛淫羊藿 *Epimedium pubescens* Maxim.、朝鲜淫羊藿 *Eepimedium koreanum* Nakai 干燥叶。我国陕西、甘肃、山西、河南、青海、湖北、四川等地区均有栽培。

【性味归经】 辛、甘，温，归肝、肾经。

【功效与主治】 补肾阳，强筋骨，祛风湿。本品为肾虚阳痿、风湿痹痛要药。用于肾阳不足所致阳痿不举，单味泡酒即可，亦可配仙茅、巴戟天、人参、丁香等同用；妇女宫冷不孕，多与鹿茸、仙茅、当归等同用。肝肾亏虚，腰膝酸软，常与巴戟天、杜仲、熟地黄同用。风寒湿痹，筋脉拘挛，常与威灵仙、川芎、桂枝等同用。

【用量用法】 6～10g，煎服。

【使用注意】 阴虚火旺者不宜服。

其他补虚药简介见表10－27。

表10－27 其他补虚药简表

分类	药名	性味归经	功效	主治	用量（g）	备注
补气药	西洋参	甘、凉；归胃、肺、肾经	补气养阴，清热生津	气阴两虚，乏力咽干，肺虚久咳，津伤口渴	3～6	另煎兑服。反藜芦
	太子参	甘、微苦、平；归脾、肺经	益气健脾，生津润肺	脾虚倦怠，食欲不振，阴津亏虚，肺燥干咳	9～30	反藜芦
	山药	甘、平；归脾、肺、肾经	补脾养胃，益肺生津，补肾涩精	脾气虚弱，胃阴不足，肺虚咳喘，内热消渴，肾虚遗精，尿频带下	15～30	健脾炒用，生津生用
	白扁豆	甘、微温；归脾、胃经	健脾化湿，和中消暑	脾胃虚弱，食欲不振，大便溏泻，白带过多，暑湿吐泻，胸闷腹胀	9～15	炒白扁豆健脾化湿
	刺五加	辛、微苦、温；归脾、肺、心经	益气健脾，补肾安神	脾虚食少，气短乏力，腰膝酸软，失眠健忘	9～27	阴虚内热慎用
	大枣	甘、温；归脾、胃经	补中益气，养血安神	脾胃虚弱，乏力便溏，妇人脏躁，心神不安，制约峻猛和毒药药性	6～15	
补血药	阿胶	甘、平；归肺、肝、肾经	补血滋阴，润燥，止血	各种血虚，诸种出血，阴虚燥咳，肠燥便秘	3～9	烊化兑服
	龙眼肉	甘、温；归心、脾经	补益心脾，养血安神	血虚失眠，心神不宁，心脾两虚，心悸纳差	9～15	
补阴药	明党参	甘、微苦、凉；归肝、脾、肺经	润肺化痰，养阴和胃，平肝，解毒	肺热咳嗽，呕吐反胃，食少口干，目赤眩晕，疔毒疮疡	5～10	脾虚泄泻慎用，反藜芦
	玉竹	甘、微寒；归肺、胃经	养阴润燥，生津止渴	燥热伤肺，干咳少痰，肺胃阴伤，咽干口渴	6～12	痰食内蕴忌用
	黄精	甘、平；归肺、脾、肾经	补气养阴，健脾，润肺，益肾	阴虚肺燥，劳嗽咯血，脾胃虚弱，食少倦怠，肾虚精亏，须发早白	9～15	中寒便溏气滞腹胀者慎用
	石斛	甘、微寒；归胃、肾经	益胃生津，滋阴清热	津伤烦渴，内热消渴，胃阴不足，食少干呕	6～12，鲜品15～30	本品助湿，舌苔厚腻者忌用
	天冬	甘、苦、寒；归肺、肾经	养阴润燥清肺生津	咽干口渴，肠燥便秘，肺燥阴伤，干咳痰黏	6～12	脾虚便溏者忌用

续表

分类	药名	性味归经	功效	主治	用量（g）	备注
补阴药	桑椹	甘、酸、寒；归心、肝、肾经	滋阴补血，生津润燥	须发早白，眩晕耳鸣，津伤口渴，肠燥便秘	10～15	脾胃虚寒及腹泻者忌用
	女贞子	甘、苦、凉；归肝、肾经	滋补肝肾，明目乌发	眩晕耳鸣，腰膝酸软，目暗不明，须发早白	6～12	
	墨旱莲	甘、酸、寒；归肾、肝经	滋补肝肾，凉血止血	肝肾阴虚，须发早白，眩晕耳鸣，腰膝酸软，阴虚血热，出血诸证	6～12	
	鳖甲	咸、寒；归肝、肾经	滋阴潜阳，退热除蒸，软坚散结	阴虚阳亢，虚风内动，阴虚发热，骨蒸盗汗，胸腹痞块，癥瘕积聚，	9～24	滋阴潜阳生用，软坚散结醋炙用，先煎
	龟甲	甘、咸、寒；归肝、肾、心经	滋阴潜阳，益肾强骨，养血补心，固经止崩	阴虚潮热，骨蒸盗汗，虚风内动，头晕目眩，筋骨痿软，心虚健忘，阴虚有热，崩漏经多	10～24	打碎先煎，孕妇忌用
补阳药	海马	甘、温；归肾、肝经	温肾壮阳，散结消肿	肾虚喘促，阳痿早泄，癥瘕积聚，跌仆损伤	3～9	孕妇及阴虚火旺者忌用
	仙茅	辛、热、小毒；归肾、肝、脾经	补肾阳，强筋骨，祛寒湿	阳痿精冷，筋骨痿软，腰膝冷痛，阳虚冷泻	3～10	阴虚火旺者忌用
	巴戟天	甘、辛、微温；归肝、肾经	补肾阳，强筋骨，祛风湿	阳痿早泄，宫冷不孕，腰膝冷痛，筋骨痿软，风湿痹痛，屈伸不利	3～10	本品温而不燥，补而不滞
	补骨脂	辛、苦、温；归肾、肝经	温肾助阳，纳气平喘，温脾止泻，外用消风祛斑	阳痿早泄，腰膝冷痛，脾肾阳虚，五更泄泻，肾不纳气，虚寒咳喘	6～10	
	益智仁	辛、温；归肾、脾经	暖肾固精，缩尿，温脾止泻，摄唾涎	下焦虚寒，阳痿不举，肾虚遗尿，遗精白浊，中寒腹痛，吐泻食少，脾胃虚寒，口多涎唾	3～9	阴虚火旺或因热而遗者忌用
	菟丝子	甘、温；归肝、肾、脾经	补益肝肾，固精缩尿，安胎，明目止泻，外用消风祛斑	阳痿不举，宫冷不孕，筋骨痿软，腰痛脚弱，遗精遗尿，白带白浊，目暗昏花，视物不明，脾虚失运，泄泻食少，冲任不固，胎动下血	6～12	阴虚火旺、大便燥结、小便短赤者忌用
	沙苑子	甘、温；归肝、肾经	补肾助阳，固精缩尿，养肝明目	早泄滑精，白浊带下，目暗不明，眼目昏花	9～15	阴虚火旺者慎用
	肉苁蓉	甘、咸、温；归肾、大肠经	补肾阳，益精血，润肠通便	阳痿早泄，宫冷不孕，腰酸腿软，筋骨无力，津伤血枯，肠燥便秘	6～10	阴虚火旺、腹泻便溏者忌用
	锁阳	甘、温；归脾、肾、大肠经	补肾阳，益精血，润肠通便	精冷不育，阳痿滑精，津亏血虚，阳虚便秘	5～10	脾虚泄泻、实热便秘忌用

续表

分类	药名	性味归经	功效	主治	用量（g）	备注
补阳药	蛤蚧	咸、平；归肺、肾经	补肺益肾，纳气定喘，助阳益精	阳痿不举，遗精滑泄，久咳虚喘，劳嗽咯血	3~9	多入丸散或酒剂
	韭菜子	辛、甘、温；归肝、肾经	温补肝肾，壮阳固精	阳痿遗精，白带白浊，腰膝酸软，步履艰难	3~9	阴虚火旺忌用
	续断	苦、辛、微温；归肝、肾经	补肝肾，强筋骨，续折伤，止崩漏，	阳痿滑泄，遗精遗尿，筋骨痿软，腰膝酸痛，崩漏下血，胎动不安，跌打损伤，筋骨折伤	9~15	崩漏下血宜炒用，风湿热痹忌用
	狗脊	苦、甘、温；归肝、肾经	祛风湿，补肝肾，强腰膝	遗尿遗精，白带白浊，腰膝酸软，下肢无力，风湿痹痛，手足麻木	6~12	阴虚有热，口苦口干者忌用
	胡芦巴	苦、温；归肾经	温肾助阳，祛寒止痛	肾阳不足，下元虚冷，小腹冷痛，寒湿脚气	5~10	阴虚火旺忌用

二、补虚剂

凡以补虚药为主组成，具有补益气血阴阳不足等作用，治疗各种虚证的方剂，称为补虚剂。补虚剂可分为四类：补气剂，适用于肺脾气虚病证，以四君子汤为代表方；补血剂，适用于血虚病证，以四物汤为代表方；补阴剂，适用于阴虚病证，以六味地黄丸为代表方；补阳剂，适用于阳虚病证，以金匮肾气丸为代表方。

补气、补血、补阴、补阳虽各有重点，但气血相依，阴阳互根，因此补气时可少配伍补血药，补血时可加补气药，补阴时可佐以补阳药，补阳时可佐以补阴药。

真实假虚证及正气未虚而邪气亢盛者，均不能使用补虚剂。对虚不受补者，宜先调理脾胃，使之补而不滞。

四君子汤
《太平惠民和剂局方》

【组成】人参，炙甘草，茯苓，白术，各等份。

【用法】水煎服。

【功用】益气健脾。

【主治】脾胃气虚证。面色淡白，语声低微，气短乏力，食少便溏，舌淡苔白，脉虚弱。

【方解】本方证由脾胃气虚，运化乏力所致。饮食劳倦损伤脾胃，则导致气血生化不足。方中人参甘温，益气健脾，为君药。脾虚则易生湿，故以白术健脾燥湿，加强益气助运之力，为臣药。茯苓健脾渗湿，为佐药。苓、术相配，则健脾祛湿之功益著。甘草益气和中，调和诸药，为使药。

【配伍】呕吐者，加半夏、陈皮等以降逆止呕；胸膈痞满者，加枳壳、陈皮等以行气宽胸；畏寒腹痛者，加干姜、附子等以温中散寒；心悸失眠者，加枣仁以宁心安神。

【现代运用】本方常用于慢性胃炎、胃及十二指肠溃疡等属脾气虚者。

【方歌】参术苓草四君汤，益气健脾推此方，食少便溏体羸瘦，甘平益胃效相当。

四物汤
《太平惠民和剂局方》

【组成】熟地黄12g，当归9g，白芍9g，川芎6g。

【用法】水煎服。

【功用】养血调经。

【主治】冲任虚损，血虚血滞证。心悸失眠，头晕目眩，面色无华，月经不调，量少不畅或经闭不行，或经行腹痛，舌淡，口唇、爪甲色淡，脉细或细涩。

【方解】本方为补血调经的主方。方中熟地黄甘温味厚质润，入肝、肾经，长于滋养阴血，补肾填精，为补血要药，故为君药。当归甘辛温，归肝、心、脾经，为补血良药，兼具活血作用，且为养血调经要药，用为臣药。佐以白芍养血益阴；川芎活血行气。四药配伍，共奏补血调血之功。

【配伍】兼气虚者，加人参、黄芪等以补气生血；瘀滞重者，加桃仁、红花、白芍易为赤芍，加强活血祛瘀之力；血虚有寒者，加肉桂、炮姜、吴茱萸等以温通血脉；血虚有热者，加黄芩、丹皮，熟地易为生地，以清热凉血；妊娠胎漏者，加阿胶、艾叶等以止血安胎。

【现代运用】本方常用于妇女月经不调，胎产疾病，荨麻疹以及过敏性紫癜等属营血虚滞者。

【方歌】四物地芍与归芎，血家百病此方宗，妇人经病常应用，临证之时在变通。

六味地黄丸
《小儿药证直诀》

【组成】熟地黄 24g，山茱萸 12g，山药 12g，茯苓 9g，泽泻 9g，牡丹皮 9g。

【用法】共研细末，炼蜜为丸，每服 6g，一日 2 次。或水煎服。

【功用】滋阴补肾。

【主治】肝肾阴虚证。用于肾阴亏损，头晕耳鸣，腰膝酸软，骨蒸潮热，盗汗遗精，消渴。

【方解】肾藏精，为先天之本，肝为藏血之脏，精血互可转化，肝肾阴血不足又常可相互影响。方中重用熟地黄滋阴补肾，填精益髓，为君药。山茱萸补养肝肾，并能涩精，取“肝肾同源”之意；山药补益脾阴，亦能固肾，共为臣药。三药配合，肾肝脾三阴同补，是为“三补”，但熟地黄用量是山茱萸与山药之和，故仍以补肾为主。泽泻利湿而泄肾浊，并能减熟地黄之滋腻；茯苓淡渗脾湿，并助山药之健运，与泽泻共泻肾浊，助真阴得复其位；牡丹皮清泄虚热，以制山茱萸之温涩。三药称为“三泻”，均为佐药。六味合用，三补三泻，其中补药用量重于“泻药”，是以补为主；肝、脾、肾三阴同补，以补肾阴为主，这是本方的配伍特点。

【配伍】阴虚而火盛者，加知母、玄参、黄柏等以加强清热降火之功；兼纳差腹胀者，加焦白术、砂仁、陈皮等以防滞气碍脾。

【现代运用】本方常用于慢性肾炎、高血压、糖尿病、肺结核、肾结核、甲状腺功能亢进、中心性视网膜炎及无排卵性功能性子宫出血、围绝经期综合征等属肾阴虚弱为主者。

【方歌】六味地黄益肾肝，萸山茯苓泽泻丹，腰酸头晕又耳鸣，遗精盗汗潮热安。

常用补虚中成药见表 10－28。

表 10－28　补虚中成药

药品名称	处方	剂型规格	功效主治	用法用量
四君子丸	党参，白术（炒），茯苓，甘草（蜜炙）	水丸，每瓶 100g	益气健脾。用于脾胃气虚、胃纳不佳、食少便溏。现代临床常用于慢性胃炎、胃及十二指肠溃疡、慢性低热属脾胃虚弱者	口服。1 次 3～6g，1 日 3 次
补中益气丸	炙黄芪，党参，炙甘草，白术（炒），当归，升麻，柴胡，陈皮	丸剂，每丸 9g	补中益气，升阳举陷。用于脾胃虚弱，中气下陷证引起的体倦乏力，食少腹胀，久泻，脱肛，子宫脱垂	口服。水丸 1 次 6g，小蜜丸 1 次 9g，大蜜丸 1 次 1 丸，1 日 2～3 次

续表

药品名称	处方	剂型规格	功效主治	用法用量
参苓白术散	人参，茯苓，白术（炒），山药，白扁豆（炒），莲子，薏苡仁（炒），砂仁，桔梗，甘草	散剂，每袋12g	益气健脾，渗湿止泻。主治脾虚湿盛证。症见饮食不化，胸脘痞闷，肠鸣泄泻，四肢乏力，形体消瘦，面色萎黄，舌淡苔白腻，脉虚缓	口服。1次6～9g，1日2～3次
六君子丸	党参，麸炒白术，茯苓，姜半夏，陈皮，炙甘草	每袋重9g	补脾益气，燥湿化痰。脾胃虚弱，食量不多，气虚痰多，腹胀便溏	口服。1次9g，1日2次
人参固本丸	人参，熟地黄，地黄，山茱萸（酒炙），山药，麦冬，天冬，泽泻，牡丹皮，茯苓	每丸重9g	滋阴益气，固本培元。阴虚气弱，虚劳咳嗽，心悸气短，骨蒸潮热，腰酸耳鸣，遗精盗汗，大便干燥	口服。1次1丸，1日2次
香砂六君丸	党参，炒白术，茯苓，陈皮，木香，砂仁，姜半夏，炙甘草	每8丸相当于原生药3g	益气健脾，和胃。脾虚气滞，消化不良，嗳气食少，脘腹胀满，大便溏泄	口服。1次12丸，1日3次
当归补血口服液	黄芪，当归	每支装10ml	补养气血。用于气血两虚证，症见头晕目眩，少气懒言，乏力自汗，舌淡苔白，脉细弱	口服。1次10ml，1日2次
四物合剂	熟地黄，当归，白芍，川芎	合剂，每支10ml，每瓶100ml	补血和血。主治营血虚滞证。症见头晕目眩，心悸失眠，面色无华，妇人月经不调，量少或经闭不行，脐腹作痛，舌淡，脉细弦或细涩	口服。每次10～15ml，1日3次
归脾丸	党参，白术（炒），黄芪（蜜炙），甘草（蜜炙），茯苓，远志（制），酸枣仁（炒），龙眼肉，当归，木香，大枣（去核）	丸剂，大蜜丸每丸9g	益气健脾，养血安神。用于心脾两虚，气短心悸，失眠多梦，头昏头晕，肢倦乏力，食欲不振，崩漏便血	温开水或生姜汤送服。水蜜丸1次6g，小蜜丸1次9g，大蜜丸1次1丸，1日3次
健脾生血颗粒	党参，黄芪，茯苓，炒白术，山药，醋南五味子，山麦冬，醋龟甲，大枣，炒鸡内金，龙骨，煅牡蛎，甘草，硫酸亚铁	每袋装5g	健脾和胃，养血安神。脾胃虚弱及心脾两虚所致的血虚证，症见面色萎黄或淡白，食少纳呆，脘腹胀闷，大便不调，烦躁多汗，倦怠乏力，舌胖色淡，苔薄白，脉细弱。缺铁性贫血见上述证候者	饭后用开水冲服。1岁以内1次2.5g（半袋），1～3岁1次5g（1袋）；3～5岁1次7.5g（1.5袋）；5～12岁1次10g（2袋）；成人1次15g（3袋）；1日3次或遵医嘱。4周为1疗程
八珍颗粒	党参，炒白术，茯苓，炙甘草，当归，炒白芍，川芎，熟地黄	每袋装8g；每袋装3.5g（无蔗糖）	补气益血。气血两虚，面色萎黄，食欲不振，四肢乏力，月经过多	开水冲服。1次1袋，1日2次
人参养荣丸	人参，白术（土炒），茯苓，甘草（蜜炙），当归，熟地黄，白芍（麸炒），黄芪（蜜炙），陈皮，远志（制），肉桂，五味子（酒蒸）	丸剂，大蜜丸每丸9g	温补气血。用于心脾不足，气血两亏，形瘦神疲，食少便溏，病后虚弱	口服。1次1丸，1日1～2次

续表

药品名称	处方	剂型规格	功效主治	用法用量
十全大补丸	党参，白术（炒），茯苓，甘草（蜜炙），当归，川芎，白芍（酒炒），熟地黄，黄芪（蜜炙），肉桂	丸剂，大蜜丸每丸9g	温补气血。用于气血两虚，面色苍白，气短心悸，头晕自汗，体倦乏力，四肢不温，月经量多	口服。水蜜丸1次6g，大蜜丸1次1丸，1日2~3次
生脉饮	人参，麦冬，五味子	口服液，每支10ml	益气复脉，养阴生津。用于气阴两亏，心悸气短，脉微自汗	口服。1次10ml，1日3次
左归丸	熟地黄，山药，枸杞，山茱萸，川牛膝。鹿角胶，龟甲胶，菟丝子	水丸，每袋9g	滋阴补肾，填精益髓。主治真阴不足证。症见头晕目眩，腰酸腿软，遗精滑泄，自汗盗汗，口干舌燥，舌红少苔	口服。1次9g，1日2~3次
消渴丸	葛根，地黄，黄芪，天花粉，玉米须，南五味子，山药，格列本脲	水剂，每10丸重2.5g（含格列本脲2.5mg）	滋肾养阴，益气生津。用于气阴两虚所致的消渴病，症见多饮，多尿，多食，消瘦，体倦乏力，眠差，腰痛；2型糖尿病见上述证候者	口服。1次5~10丸，1日2~3次。饭前用温开水送服
参芪降糖胶囊	人参茎叶皂苷，黄芪，山药，麦冬，五味子，枸杞子，覆盆子，地黄，天花粉，茯苓，泽泻	胶囊剂	益气养阴，健脾补肾。气阴两虚所致的消渴病，症见咽干口燥，倦怠乏力，口渴多饮，多食多尿，消瘦；2型糖尿病见上述证候者	口服。1次3粒，1日3次，1个月为1疗程。治疗前症状较重者，每次用量可达8粒，1日3次
大补阴丸	熟地黄，知母（盐炒），黄柏（盐炒），龟甲（醋炙），猪脊髓	丸剂，大蜜丸每丸9g	滋阴降火。主治阴虚火旺证。症见潮热盗汗、咳嗽咯血、耳鸣遗精。亦用于甲状腺功能亢进、肾结核、肺结核、糖尿病等属阴虚火旺者	口服。水蜜丸1次6g，1日2~3次；大蜜丸1次1丸，1日2次
麦味地黄丸	熟地黄，酒萸肉，山药，麦冬，牡丹皮，茯苓，泽泻，五味子	大蜜丸每丸重9g	滋肾养肺。肺肾阴亏，潮热盗汗，咽干咯血，眩晕耳鸣，腰膝酸软，消渴	口服。大蜜丸1次1丸，1日2次
知柏地黄丸	熟地黄，山茱萸（制），山药，知母，黄柏，茯苓，泽泻，牡丹皮	每8丸相当于原生药3g	滋阴降火。阴虚火旺，潮热盗汗，口干咽痛，耳鸣遗精，小便短赤	口服。1次8丸，1日3次
杞菊地黄丸	熟地黄，酒萸肉，山药，枸杞子，菊花，茯苓，泽泻，牡丹皮	大蜜丸每丸重9g	滋肾养肝。肝肾阴亏，眩晕耳鸣，羞明畏光，迎风流泪，视物昏花	口服。大蜜丸1次1丸，1日2次
玉泉丸	葛根，天花粉，地黄，麦冬，五味子，甘草	每10丸重1.5g	清热养阴，生津止渴。阴虚内热所致的消渴，症见多饮、多食、多尿；2型糖尿病见上述证候者	口服。1次6g，1日4次；7岁以上小儿1次3g，3~7岁小儿1次2g
养胃舒胶囊	黄精（蒸），党参，白术（炒），山药，菟丝子，北沙参，玄参，乌梅，陈皮，山楂，干姜	胶囊剂，每粒装0.4g	益气养阴，健脾和胃，行气导滞。脾胃气阴两虚所致的胃痛，症见胃脘灼热疼痛，痞胀不适，口干口苦，纳少消瘦，手足心热；慢性胃炎见上述证候者	口服。1次3粒，1日2次
济生肾气丸	肉桂，附子（制），牛膝，熟地黄，山茱萸（制），山药，茯苓，泽泻，车前子，牡丹皮	大蜜丸，每丸重9g	温肾化气，利水消肿。肾阳不足，水湿内停所致的肾虚水肿，腰膝酸重，小便不利，痰饮咳喘	口服。大蜜丸1次1丸，1日2~3次

续表

药品名称	处方	剂型规格	功效主治	用法用量
桂附地黄丸	肉桂，附子（制），熟地黄，酒萸肉，山药，茯苓，泽泻，牡丹皮	大蜜丸，每丸重9g	温补肾阳。肾阳不足，腰膝酸冷，肢体浮肿，小便不利或反多，痰饮喘咳，消渴	口服。水蜜丸1次6g，小蜜丸1次9g，大蜜丸1次1丸，1日2次
右归丸	熟地黄，附子（炮附片），肉桂，山药，山茱萸（酒炙），菟丝子，鹿角胶，枸杞子，当归，杜仲（盐炒）	大蜜丸，每丸重9g	温补肾阳，填精止遗。用于肾阳不足，命门火衰，腰膝酸冷，精神不振，怯寒畏冷，阳痿遗精，大便溏薄，尿频而清	口服。1次1丸，1日3次
五子衍宗丸	枸杞子，菟丝子（炒），覆盆子，五味子（蒸），车前子（盐炒）	丸剂，大蜜丸每丸重9g	补肾益精。主治肾虚精亏所致的阳痿不育、遗精早泄、腰痛、尿后余沥	口服。水蜜丸1次6g，小蜜丸1次9g，大蜜丸1次1丸，1日2次
七宝美髯丸	制何首乌，枸杞子（酒蒸），菟丝子（炒），补骨脂（黑芝麻炒），当归，牛膝（酒蒸），茯苓	每100粒重10g	滋补肝肾。肝肾不足所致的须发早白，遗精早泄，头眩耳鸣，腰酸背痛	淡盐汤或温开水送服。1次6g，1日2次

第十六节　固涩药与固涩剂

PPT

一、固涩药

凡具收敛固涩功效，以敛耗散、固滑脱为主要作用，治疗多汗、遗泄滑脱、崩漏带下的药物，称固涩药或收涩药。

本类药物根据其作用特点，分固表止汗、涩肠止泻、涩精缩尿止带三类。

滑脱散失的根本原因是正气虚弱，本类药为治标之品，故运用时应根据具体病因、病机，选择适当的补益药同用，以增强疗效。固涩药有敛邪之弊，故外感实邪未尽，或内有郁热未清者忌用。

（一）收敛止汗药

凡具止汗功效，以收敛止汗为主要作用，治疗汗出不止的药物，称收敛止汗药。本类药物主要适用于卫阳不固、津液外泄的自汗及阴虚内热、迫津外泄的盗汗等病证。实邪所致的汗出，应以祛邪为主，不宜使用止汗药。

麻黄根 Mahuanggen

《名医别录》

为麻黄科植物草麻黄 *Ephedra sinica* Stapf. 或中麻黄 *Ephedra intermedia* Schrenk et C. A. Mey. 的根及根茎。主产于甘肃、内蒙古等地。

【性味归经】甘、微涩，平。归肺经。

【功效与主治】固表止汗。用于表虚自汗，常与黄芪、白术同用；阳虚自汗，常与附子同用；阴虚盗汗，常与熟地黄、山茱萸同用；产后虚汗，常与黄芪、当归同用。

【用量用法】3～9g，煎服。

【使用注意】表邪未解者忌用。

五味子 Wuweizi
《神农本草经》

为木兰科植物五味子 *Schisandra chineisis*（Turcz.）Baill. 的干燥成熟果实。主产于东北、河北和山西等地，前者称为“北五味子”，后者称为“南五味子”。

【性味归经】酸、甘，温。归肺、心、肾经。

【功效与主治】收敛固涩，益气生津，补肾宁心。本品为治疗久咳虚喘之要药。用于阳虚自汗，常与白术、黄芪、浮小麦、麻黄根等同用；肺虚久咳，常与罂粟壳同用；遗精滑精，常与桑螵蛸、龙骨、山茱萸等同用；脾肾虚寒久泻不止，可与吴茱萸、补骨脂、肉豆蔻等同用。阴虚内热，消渴多饮，常与人参、麦冬、知母、天花粉等同用；热病后期，气阴两伤，气短体倦、汗多口渴，常与人参、麦冬等同用。治阴血不足所致心悸失眠，常与酸枣仁、茯神、远志同用。

【用量用法】2～6g，煎服。

【使用注意】凡表邪未解，内有实热，咳嗽初起，麻疹初期，均不宜用。

（二）涩肠止泻药

凡具有止泻功效，以涩肠止泻为主要作用，治疗久泻滑脱的药物，称涩肠止泻药。

本类药物主要适用于久泻久痢、大便清稀、日久不愈、脘冷腹痛、喜温喜按等虚寒病证。若属湿热痢疾，则并非所宜。

肉豆蔻 Roudoukou
《药性论》

为肉豆蔻科植物肉豆蔻 *Myristica fragrans* Houtt. 的成熟种仁。主产于我国广东、广西、云南等地，印尼、印度、新加坡亦产。

【性味归经】辛，温。有小毒。归脾、胃、大肠经。

【功效与主治】温中行气，涩肠止泻。用于寒郁中焦所致脘冷胀痛，常与木香、大枣、半夏等同用。脾肾虚寒所致便溏久泻，常与吴茱萸、补骨脂等同用。

【用量用法】3～10g，煎服。入丸散：每次 0.5～1g。宜煨熟去油后用。

【使用注意】湿热泻痢，胃热疼痛忌用。未经炮制或用量过大，可致中毒。

乌梅 Wumei
《神农本草经》

为蔷薇科植物梅 *Prunus mume*（Sieb.）Sieb. et Zucc. 的干燥近成熟果实。主产于浙江、四川、福建、云南等地。

【性味归经】酸、涩，平。归肝、脾、肺、大肠经。

【功效与主治】敛肺，涩肠，生津，安蛔。本品为安蛔之良药。用于肺虚久咳少痰或干咳无痰，常与罂粟壳、苦杏仁等同用。脾肾阳虚所致久泻不止，常与肉豆蔻、人参、诃子等同用。阴虚内热烦渴，常与天花粉、麦冬、人参等同用。用于蛔厥腹痛，常与花椒、干姜、川楝子等同用。

【用量用法】6～12g，煎服。

【使用注意】外有表邪或内有实热积滞者均不宜服。

（三）涩精缩尿止带药

凡具有固摄肾精功效，以固精、缩尿、止带为主要作用，主治肾与膀胱不固所致的遗精滑精、遗尿尿频、带下清稀量多以及崩漏等证的药物，称涩精缩尿止带药。

本类药物常与补肾药配伍同用，以标本兼治。某些药物兼有补虚之功，亦常用于其他相应的多种虚证。外邪内侵、湿热下注所致遗精尿频不宜用。

山茱萸 Shanzhuyu

《神农本草经》

为山茱萸科植物山茱萸 *Cornus officinalis* Sieb. et Zucc. 的干燥成熟果肉。主产于浙江、安徽、河南、山西等地。

【性味归经】酸、涩，微温。归肝、肾经。

【功效与主治】补益肝肾，收涩固脱。本品为平补阴阳、固精止遗之要药，亦为防止元气虚脱的要药。用于肝肾不足，腰膝酸软，常与熟地黄、杜仲、淫羊藿同用。遗精滑精、遗尿尿频，常与补骨脂、桑螵蛸等同用；崩漏下血、月经过多，常与当归、白芍等同用；大汗虚脱，常与人参、附子同用。

【用量用法】6～12g，煎服。

【使用注意】素有湿热而致小便淋涩者，不宜应用。

桑螵蛸 Sangpiaoxiao

《神农本草经》

为螳螂科昆虫大刀螂 *Paratenodera sinensis* Saussure、小刀螂 *Statilia maculata*（Thunberg）或巨斧螳螂 *Hierodulapatellifera*（Serville）的卵鞘。主产于广西、云南、湖北、安徽、河北、河南、江苏、浙江、山东等地。

【性味归经】甘、咸，微温。归肝、肾经。

【功效与主治】固精缩尿，补肾助阳。用于肾虚遗精、滑精、白浊，常与龙骨、山茱萸、五味子、沙苑子等同用；膀胱虚冷之遗尿尿频，可与山茱萸、菟丝子、人参等同用。用于肾阳不足之阳痿，常与鹿茸、肉苁蓉、菟丝子等同用。

【用量用法】5～10g，煎服。

金樱子 Jinyingzi

《蜀本草》

为蔷薇科植物金樱子 *Rosa laevigata* Michx. 的成熟果实。主产于广东、四川、湖南、江西、浙江、重庆、云南、贵州、河北等地。

【性味归经】甘、酸、涩，平。归肾、膀胱、大肠经。

【功效与主治】固精缩尿，固崩止带，涩肠止泻。用于肾气不固之遗精滑精，常与菟丝子、补骨脂同用；膀胱失约之遗尿尿频，常与桑螵蛸、益智仁、山药等同用。用于脾虚久泻，常与党参、白术、山药、芡实等同用。

【用量用法】6～12g，煎服。

海螵蛸 Haipiaoxiao

《神农本草经》

为乌贼科动物无针乌贼 *Sepiella maindroni* de Rochebrune 或金乌贼 *Sepia esculenta* Hoyle 的内壳，亦称“乌贼骨”。主产于浙江、江苏、广东、福建、山东、辽宁等地。

【性味归经】咸、涩，微温。归肝、肾、脾、胃经。

【功效与主治】收敛止血，涩精止带，制酸止痛，收湿敛疮。妇女崩漏下血，可配伍茜草、棕炭、五倍子等同用；治肺胃出血，常与白及等分为末服；单用研末外敷，可止创伤出血。治遗精，当配伍山萸肉、菟丝子、沙苑子等益肾固精药同用；治妇女赤白带下，可配伍白芷、血余炭同用。胃痛吐酸多与贝母同用。治湿疮湿疹，可与黄柏、青黛等研末外敷；治溃疡多脓，可单用研末外敷，也可配伍煅石膏、煅龙骨、枯矾、白芷、红升、冰片同用，共研细末，撒敷患处。

【用量用法】6～12g，煎服。外用适量。

【使用注意】本品收敛除湿，伤阴助热，阴虚多热者慎用。

其他固涩药简介见表10－29。

表10－29　其他固涩药简表

分类	药名	性味归经	功效	主治	用量（g）	备注
固表止汗药	糯稻根须	甘、凉；归心、肝、肺经	收敛止汗，退热除蒸	表虚自汗，阴虚盗汗，虚热不退，骨蒸潮热	15～30	
	浮小麦	甘、凉；归肺、心经	收敛止汗，退热除蒸	气虚自汗，阴虚盗汗，阴虚发热，骨蒸劳热	15～30	
涩肠止泻药	诃子	苦、酸、涩、平；归肺、大肠经	涩肠止泻，敛肺止咳，降火利咽	脾虚久泻，肠风下血，肺虚咳喘，咽痛音哑	3～10	涩肠止泻煨用，敛肺利咽生用
	赤石脂	甘、酸、涩、温；归脾、胃、大肠经	涩肠，止血，生肌敛疮	大便稀溏，久泻不愈，崩漏下血，便血痔血，疮疡溃烂，久不收口	9～12	湿热泻痢忌用，孕妇慎用，畏官桂
	罂粟壳	酸、涩、平；归肺、大肠、肾经	敛肺，涩肠，止痛	脾虚失运，久泻不止，肺虚久咳，痰少声弱，心胃脘腹及筋骨诸痛	3～6	易致中毒成瘾，不可过量久服
涩精缩尿止带药	覆盆子	甘、酸、温；归肾、膀胱经	益肾固精缩尿，养肝明目	遗尿尿频，遗精滑精，阳痿不举，筋骨痿软，肝血不足，视物不清	6～12	
	莲子	甘、涩、平；归脾、肾、心经。	补脾止泻，止带，益肾涩精，养心安神	脾虚久泻，食欲不振，脾肾两虚，带下清稀，肾虚不固，遗精滑精，交通心肾，清心除烦	6～15	治心肾不交之虚烦者不宜去心
	芡实	甘、涩、平；归脾、肾经	益肾固精，补脾止泻，祛湿止带	肾虚遗精，小便不禁，脾虚泄泻，久泻不愈，下元虚冷，白带清稀	9～15	
	椿皮	苦、涩、寒；归肝、肾、大肠经	清热燥湿，收涩止带，止泻，止血	赤白带下，崩漏便血，湿热泻痢，久泻久痢	6～9	本品收敛兼清湿热，脾胃虚寒慎用

二、固涩剂

凡以固涩药为主组成，具有收敛固涩作用，以治疗气、血、津、精散失滑脱之证的方剂，称为固涩剂。固涩剂分为四类：敛汗固表剂，适用于气虚卫外不固，阴液不能内守而致的自汗、盗汗，以玉屏风散为代表方；涩精止遗剂，适用于肾虚失藏，精关不固的遗精滑泄，以金锁固精丸为代表方；涩肠固脱剂，适用于久泻、久痢、内脏虚寒的滑脱证，以四神丸为代表方；收敛止带剂，适用于妇女带脉不固的赤白带下，以清带汤为代表方。

凡外邪未去者，不能使用固涩剂。由实邪所致的热病多汗、火扰精室、热痢初起、食滞泄泻、实热崩带等，亦均非本剂所宜。

玉屏风散
《医方类聚》

【组成】炙黄芪 12g，白术 12g，防风 6g。

【用法】水煎服。

【功用】益气固表止汗。

【主治】表虚自汗。汗出恶风，面色淡白，舌淡苔薄白，脉浮虚。亦治体虚腠理不固，易于感冒。

【方解】本方适用于卫气虚弱，不能固表之自汗证。方中黄芪甘温，补益脾肺之气，固表止汗，为君药。白术健脾益气为臣药。佐以防风走表祛风。全方有益气固表，扶正祛邪之功。因其功用有似御风的屏障，而又珍贵如玉，故名玉屏风。

【配伍】汗多者，加浮小麦、牡蛎、麻黄根等以加强固表止汗之效；表虚外感风寒，头痛鼻塞，汗出恶风，脉缓者，可与桂枝汤合用，以益气固表，调和营卫。

【现代运用】本方常用于治疗或预防小儿及成人反复发作的上呼吸道感染，肾小球肾炎易于因伤风感冒而诱致病情反复者，过敏性鼻炎、慢性荨麻疹、支气管哮喘等每因外受风邪而致反复发作的过敏性疾病，以及手术后、产后、小儿等因表虚腠理不固而致之自汗证。

【方歌】玉屏风散最有灵，黄芪白术与防风，表虚汗多易感冒，药物虽少效相成。

四神丸
《证治准绳》

【组成】补骨脂 120，肉豆蔻 6g，五味子 60g，吴茱萸 30g。

【用法】为细末，水适量，姜枣同煎，待枣煮烂，取枣肉，合药末捣为丸。每服 6～9g，空腹温水送下，一日 2～3 次。亦可水煎服。

【功用】温肾暖脾，涩肠止泻。

【主治】脾肾虚寒证。五更泄泻，不思饮食，食不消化，或久泻不愈，腹痛喜温，腰酸肢冷，神疲乏力，舌淡苔薄白，脉沉迟无力。

【方解】五更即当黎明之前，是阴气盛极，阳气萌发之际。肾阳虚衰者，阳气当至不至，阴气极而下行，故为泄泻。肾阳虚脾亦不暖，运化失健，故不思饮食。久泻不愈，有寒有热，今腹痛腰酸肢冷，是为寒证。

方中重用补骨脂辛苦性温，补命门之火以温养脾土，为君药；肉豆蔻温暖脾胃，涩肠止泻，与补骨脂相伍，既可增温肾暖脾之力，又能涩肠止泻，为臣药；吴茱萸温脾暖胃以散阴寒；五味子酸温，固肾涩肠，合吴茱萸以助君、臣药温涩止泻之力，为佐药。生姜暖胃散寒，大枣补脾养胃，为使药。诸药协用，则肾温脾暖，大肠固而运化复，泄泻自愈。

【配伍】泻下如水，加罂粟壳、诃子以收敛固涩；久泻脱肛，加黄芪、升麻以升阳益气；腰酸肢冷较甚，加附子、肉桂以温阳补肾；气滞作胀，加木香、小茴香之类调理气机。

【现代运用】本方常用于慢性结肠炎、肠结核、肠道易激综合征等属脾肾虚寒者。

【方歌】四神故纸与吴萸，肉蔻五味四般须，大枣生姜同煮烂，五更肾泄最相宜。

常用固涩中成药见表 10－30。

表10-30　固涩中成药

药品名称	处方	剂型规格	功效主治	用法用量
缩泉丸	山药，益智仁（盐炒），乌药	水丸。每粒0.3g	温肾祛寒，缩尿止遗。用于下元虚冷之小便频数及小儿遗尿	口服。成人1次6粒，五岁以上儿童1次3粒，1日3次
金锁固精丸	沙苑子（炒），芡实（蒸），莲须，龙骨（煅），牡蛎（煅）	包衣浓缩丸。每15丸相当于原药材3g	补肾涩精。用于肾虚失藏，精室不固之遗精证。症见遗精滑泄，神疲乏力，腰痛耳鸣，舌淡苔白，脉细弱	淡盐汤或开水送服。每日1~2次，每次9g
固本益肠片	党参，炒白术，补骨脂，麸炒山药，黄芪，炮姜，酒当归，炒白芍，醋延胡索，煨木香，地榆炭，煅石脂，儿茶，炙甘草	薄膜衣片。每片重0.62g（大片）	健脾温肾，涩肠止泻。用于脾肾阳虚所致的泄泻，症见腹痛绵绵、大便清稀或有黏液及黏液血便、食少腹胀、腰酸乏力、形寒肢冷、舌淡苔白、脉虚；慢性肠炎见上述证候者	口服。1次小片8片，大片4片，1日3次

[附] 中药贴敷法

一、中药贴敷的作用及适应证

中药贴敷疗法是以中医整体观念和辨证论治为指导，选用相应中草药，制作成散、膏、酊、丸等制剂，通过涂抹、粘贴、固定等方法施于人体皮肤、孔窍、腧穴或病变部位，利用药物的透皮吸收或箍集作用，以达到平衡阴阳、调理气血、收湿敛疮、防邪扩散等养生、治疗作用。是常用的中医外治方法之一。

中药贴敷疗法避免了药物对胃肠的刺激以及对肝肾功能的损害，除少数有毒药物之外，一般无毒副作用及危险性，且操作简便，取材丰富，适用范围十分广泛。临床可用于内、外、妇、儿、骨伤、肛肠五官、皮肤等各科疾病，如感冒、咳嗽、哮喘、胃痛、呕吐、呃逆、泄泻、头痛、失眠、眩晕、面瘫、乳癖、体表溃疡、脓肿、腰痛、痹症、癃闭、痔疮、痛经、月经不调、崩漏、小儿疳积、小儿厌食、惊风、腮腺炎、口疮、鼻渊、湿疹、银屑病等诸多病症，另外，还可应用于防病及养生保健。

二、中药贴敷的常用剂型

1. 散剂　将配方药物炮制后加工成细末。也可用时加基质调为糊剂使用。

2. 膏剂　有软膏、硬膏、浸膏。软膏是将药物粉末与基质加工成半固体制剂，涂抹或贴敷后可逐渐软化，缓慢吸收。硬膏是将药物在麻油等油类内浸泡、熬制，经收膏工艺后制成固态药膏，在使用时经加热后可熔化。浸膏是将药物粉碎熬制浓缩成稠厚膏状。

3. 丸剂　将药物粉碎加蜂蜜、凡士林等赋形剂，制作成与贴敷部位大小合适的球形剂。也可根据需要制成饼状。或将一些刺激性强，但用量较少的药物研成极细粉末制成不同形状的固体制剂，称为锭剂，如紫金锭。

4. 酊剂　将药物浸泡于白酒或酒精中，取浸出液涂抹。

5. 混剂　将新鲜药物直接捣烂成糊状。

三、中药贴敷的常用方法

1. 贴敷法　将制剂涂抹于纱布或药布上，贴敷于患部或穴位。取穴以脏腑经络学说为基础，通过辩证选取，力求少而精。

2. 涂敷法　将药物或制剂加介质调匀后涂抹于患部或穴位，外用纱布覆盖或包扎。或将洗剂、酊剂等直接涂抹于局部。

3. 箍围法　利用具有箍围、敛疮、解毒、散肿等作用的药物，在疮疡初起时敷满整个病变部位，使其疮疡消散；而毒已积聚或破溃余肿者，则将药剂敷于病变周围，使疮毒局限，疮疡缩小。

4. 发疱法　选用皮肤刺激性较强的药物，贴于局部使其充血、起疱，以达到治疗作用。

5. 热敷法 将药物加热或以辅料辅助加热后，敷于患部或穴位。

6. 其他敷药法 如湿敷法、冰敷法、点眼法、扑粉法、吹耳法等。

四、中药贴敷的注意事项

1. 严格掌握贴敷时间，贴敷时间视药物特性和病人反应，一般刺激性小的药物，可间隔1～3天换药，刺激性强的药物，应缩短贴敷时间，以免造成皮肤溃疡等不良反应。有胶布过敏者应使用无敏胶布或用绷带固定。

2. 所选贴敷部位应少而精，一般每次不超过4个。贴敷时应远离黏膜，以免疼痛或水肿。

3. 对需要热敷或发热类敷贴，要掌握好温度，避免烫伤。

4. 久病体弱者使用药物不宜过大，以免引起呕吐、眩晕等不良反应。

5. 对于含有有毒成分的中药制剂，应严格掌握其适应证及剂量，如出现不良反应，应立即停药并及时处理。

6. 贴敷后固定应松紧适宜，既要牢靠，以免脱落，同时不应过紧，以免引起肢体血运障碍。

五、中药贴敷的禁忌证

1. 对于局部皮肤有感染或破损者，不宜敷贴。而对于针对性的采用贴敷方法治疗感染病灶、溃疡、窦道、结核病灶者，应注意无菌操作。

2. 头面部、关节不应使用刺激性强的药物，此外，可遗留色素沉着的药物也不应在颜面部应用。小儿皮肤也不宜采用刺激性强的药物，贴敷时间也不宜过久。

3. 孕妇应避免麝香等辛散强烈及行气活血药物；对其腹部、腰骶部也不宜进行发疱贴敷，以免流产。

4. 有严重过敏及出血倾向者禁用。

目标检测

答案解析

一、选择题

1. 确定道地药材的关键因素是（ ）
   A. 品种　B. 产地　C. 加工
   D. 采制　E. 疗效

2. 下列不属于十八反内容的是（ ）
   A. 甘草反甘遂　B. 乌头反白薇　C. 海藻反甘遂
   D. 细辛反藜芦　E. 藜芦反丹参

3. 下列不是配伍目的的是（ ）
   A. 增强药物作用　B. 降低药物协同作用　C. 扩大药物治疗范围
   D. 减低药物毒副作用　E. 控制多功用单味中药作用的发挥方向

4. 麻黄治疗风寒表实无汗，常与其相须为用的药物是（ ）
   A. 荆芥　B. 防风　C. 桂枝
   D. 细辛　E. 香薷

5. 伤科常用良药，具有“止血不留瘀”特点的是（ ）
   A. 三七　B. 桃仁　C. 艾叶
   D. 血竭　E. 马钱子

6. 下列为温补精血之要药，可用于血虚诸证的是（ ）

A. 熟地黄　B. 当归　C. 菟丝子

D. 何首乌　E. 阿胶

7. 下列为治疗肾虚阳痿、风湿痹痛要药是（ ）

A. 杜仲　B. 续断　C. 鹿茸

D. 淫羊藿　E. 菟丝子

8. 下列能托毒生肌的药物是（ ）

A. 黄芪　B. 太子参　C. 白术

D. 西洋参　E. 大枣

二、思考题

1. 简述“十九畏歌”内容。

2. 简述中药煎服方法。

（段启龙）

书网融合……

本章小结　微课 1　微课 2　微课 3

微课 4　微课 5　微课 6　题库

第十一章　经络与腧穴

学习目标

1. 通过本章学习，重点掌握经络的概念、经络系统的组成；腧穴的概念、治疗作用、定位方法；常用腧穴的定位及主治。

2. 学会运用腧穴定位方法对常用腧穴进行准确的体表定位，具有运用腧穴的定位、主治进行选穴疗病的能力。

情境导入

情境描述　患者，女，37 岁。近 3 年来反复发作胃脘部隐痛不适，痛处喜按，空腹痛甚，纳后痛减，伴胃脘灼热，似饥而不欲食，咽干口燥，大便干结，舌红少津，脉弦细。

讨论　1. 针刺治疗选穴应以哪条经脉为主？

2. 该患者具体应选哪些腧穴？如何定位及操作？

第一节　经　络

微课 1

PPT

经络是经脉和络脉的总称，是人体运行气血、联络脏腑形体官窍、沟通上下内外的通道。经，有路径之意，指经脉，是经络系统的主干，多循行于深部，有一定的循行路径。络，有网络之意，指络脉，是经脉的分支，深部和浅部皆有，呈纵横交错状网罗全身。

经络学说是研究人体经络系统的生理功能、病理变化及其与脏腑相互关系的学说，是中医理论的重要组成部分，是针灸、推拿等学科的理论基础。

一、经络系统的组成

经络系统由经脉和络脉组成。经脉包括十二经脉、奇经八脉，以及附属于十二经脉的十二经别、十二经筋和十二皮部。络脉包括十五络脉和难以计数的孙络、浮络等。

十二经脉又称为“十二正经”，即手、足三阴经和手、足三阳经，在体内属络于脏腑，在体表左右对称地分布于头面、躯干和四肢，纵贯全身，是经络系统的主体。奇经八脉，即任脉、督脉、冲脉、带脉、阴跷脉、阳跷脉、阴维脉、阳维脉，合称为“奇经八脉”，奇经主要具有统率、联络和调节十二经脉的作用。十二经别，是从十二经脉分出的较大的分支，分别起于四肢，循行于体腔内脏腑深部，上出于颈项浅部。其中，阳经之经别从本经别出循行体内后，仍回到本经；阴经之经别从本经别出循行于体内，与相表里的阳经相合，起到加强十二经脉中表里两经联系的作用。十二经别还可通达某些正经未循行到的形体部位和器官，以补正经之不足。十二经筋是十二经脉之气“结、聚、散、络”于筋肉、关节的体系，其主要作用是联缀四肢百骸，主司关节运动，以保持人体正常的运动功能。十二皮部是十二经脉的功能活动在体表一定的皮肤部位的反映区，也是经络之气的散布所在，是机体卫外的屏障。

十五络脉，又称“十五别络”，是较大的络脉，即十二正经、任脉、督脉各别出一支，再加上脾之大络，共计十五支。十五络脉的主要功能是加强互为表里的两条经脉在体表的联系。络脉中循行于浅表部位的称为“浮络”，络脉中最细小的分支称为“孙络”，它们遍布全身，难以计数，主要功能为输布气血以濡养全身组织。经络系统的组成（表 11－1）。

表 11－1　经络系统简表

- 经络系统
  - 经脉系统
    - 十二经脉（正经）——气血运行的主要通道，与脏腑有直接的络属关系
      - 手三阴经
        - 手太阴肺经
        - 手厥阴心包经
        - 手少阴心经
      - 手三阳经
        - 手阳明大肠经
        - 手少阳三焦经
        - 手太阳小肠经
      - 足三阴经
        - 足太阴脾经
        - 足厥阴肝经
        - 足少阴肾经
      - 足三阳经
        - 足阳明胃经
        - 足少阳胆经
        - 足太阳膀胱经
    - 十二经脉的附属部分
      - 十二经别——从十二经脉别出的经脉。有加强十二经脉中表里两经联系的作用
      - 十二经筋——十二经脉之气结、聚、散、络于筋肉、关节的体系。有联缀四肢百骸、主司关节运动的作用
      - 十二皮部——十二经脉功能活动反映于体表的部位。有保卫人体、抗御外邪和反应病证的作用
    - 奇经八脉——包括任脉、督脉、冲脉、带脉、阴跷脉、阳跷脉、阴维脉、阳维脉。有统率、联络和调节十二经脉的作用
  - 络脉系统
    - 十五络脉——从十二经脉及任脉、督脉各分出一支别络，再加上脾之大络。有加强表里两经在体表的联系和渗灌气血的作用
    - 浮络——浮现于体表的络脉
    - 孙络——细小的络脉

二、十二经脉

（一）十二经脉的命名

十二经脉的名称由手足、阴阳和脏腑三部分组成，命名分别依据该经脉循行于上肢或下肢、所联系内脏的阴阳属性以及所属的脏腑三个方面来确定的。循行于上肢的经脉，在经脉名称之前冠以“手”字；循行于下肢的经脉，在经脉名称之前冠以“足”字。循行于肢体内侧面的经脉为阴经，循行于肢体外侧面的经脉为阳经。一阴一阳衍化为三阴三阳，即肢体内侧面的前、中、后，分别称为太阴、厥阴、少阴；肢体外侧面的前、中、后分别称为阳明、少阳、太阳。在脏腑之中，脏为阴，腑为阳，故每一阴经分别隶属于一脏，每一阳经分别隶属于一腑，各经都以脏腑命名。

（二）十二经脉的表里关系

手足三阴经、三阳经，通过经别和别络互相沟通，组合成六对“表里相合”的关系。即手阳明大肠经与手太阴肺经互为表里；手少阳三焦经与手厥阴心包经互为表里；手太阳小肠经与手少阴心经互为表里；足阳明胃经与足太阴脾经互为表里；足少阳胆经与足厥阴肝经互为表里；足太阳膀胱经与足少阴肾经互为表里。在循行路线上，互为表里关系的两条经脉，分别循行于四肢内外两侧的相对位置，均在四肢末端交接。十二经脉的表里关系，不仅加强了互为表里两条经脉生理上的联系，且在病理上相互影响，治疗上相互为用。

（三）十二经脉的走向和交接规律

手三阴经从胸走手，交于手三阳经；手三阳经从手走头，交于足三阳经；足三阳经从头走足，交于足三阴经；足三阴经从足走腹、胸，交于手三阴经（图 11－1）。

交接规律：相表里的阴经与阳经在四肢部交接；同名的手足阳经在头面部交接，故有“头为诸阳之会”之说；手足阴经在胸部交接（图 11－1）。

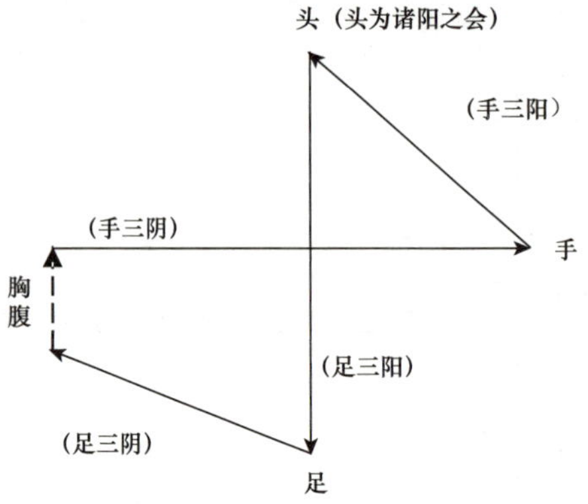

图 11－1　十二经脉走向和交接规律示意图

（四）十二经脉在体表的分布规律

十二经脉在体表左右对称地分布于头面、躯干和四肢部。

1. 头面部　手足阳明经循行于额面部；手足少阳经循行于头侧部；手足太阳经循行于面颊、头顶和头后部。

2. 躯干部　手三阳经循行于肩胛部；足三阳经则阳明经循行于前（胸腹面），太阳经循行于后（背面），少阳经循行于侧面；手三阴经均从腋下走出；足三阴经均循行于腹面。循行于胸腹面的经脉，自内向外的顺序为：足少阴经、足阳明经、足太阴经、足厥阴经。

3. 四肢部　阴经分布于四肢内侧面，其中太阴经分布于内侧面前缘，厥阴经分布于内侧面中线，少阴经分布于内侧面后缘；阳经分布于四肢外侧面，其中阳明经分布于外侧面前缘，少阳经分布于外侧面中线，太阳经分布于四肢外侧面后缘（表 11－2）。

表 11－2　十二经脉名称分类表

	阴经（属脏）	阳经（属腑）	循行部位（阴经循行于内侧面，阳经循行于外侧面）	
手	太阴肺经	阳明大肠经	上肢	前缘
	厥阴心包经	少阳三焦经		中线
	少阴心经	太阳小肠经		后缘
足	太阴脾经*	阳明胃经	下肢	前缘
	厥阴肝经*	少阳胆经		中线
	少阴肾经	太阳膀胱经		后缘

注：* 在内踝高点八寸以下，肝经走在前缘，脾经走在中线，至内踝上八寸处两经交叉后，脾经在前缘，肝经在中线。

（五）十二经脉的流注次序

十二经脉中的气血运行是循环贯注的。即从手太阴肺经开始，依次传至足厥阴肝经，再传至手太阴肺经，重新开始循环。十二经脉之间由此连贯起来，构成“如环无端”的气血循环流注系统。十二经脉流注次序详见图 11－2。

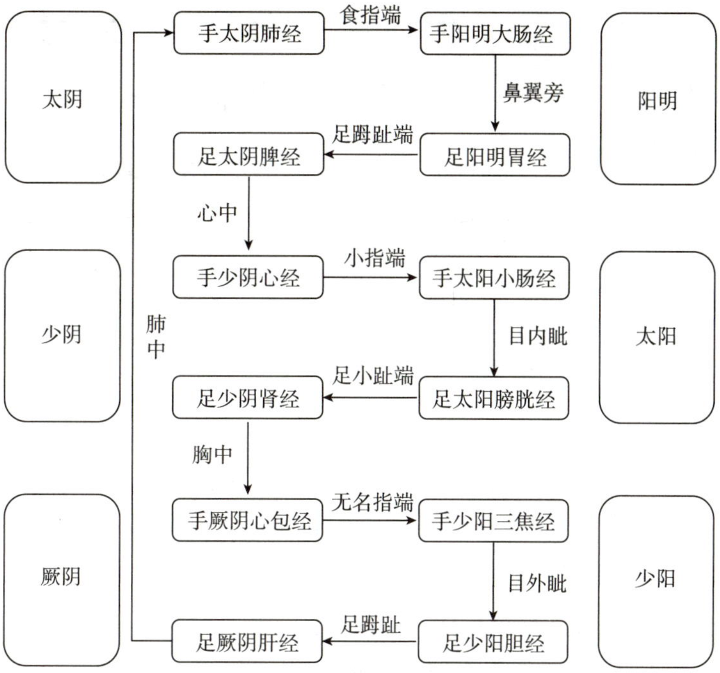

图 11－2　十二经脉流注次序

三、奇经八脉

（一）奇经八脉的概念

奇经八脉是任脉、督脉、冲脉、带脉、阴跷脉、阳跷脉、阴维脉、阳维脉的总称。“奇经”是别道奇行的经脉，共八条，它们与十二正经不同，既不直属脏腑，又无表里相配，且分布又不像十二经脉那样规律，而是纵横交叉于十二经脉之间。

（二）奇经八脉的主要循行部位和功能

在奇经八脉之中，任、督、冲三脉均起于胞中，同出于会阴，而后分别循行于人体的前后正中线和腹部两侧，称为“一源三歧”。其中任脉总任一身阴经，称为“阴脉之海”，督脉总督一身阳经，称为“阳脉之海”，冲脉能调节十二经脉的气血，故称为“十二经之海”，亦称“血海”。因任、督二脉均有专穴，故常与十二经脉并称“十四经”。奇经八脉纵横交错的循行分布于十二经脉之间，沟通了十二经脉之间的联系，起到统摄有关经脉气血、协调阴阳的作用，对十二经脉气血有着蓄积和渗灌的调节作用（表 11－3）。

表 11－3　奇经八脉的循行概况和主要功能

名称	循行概况	主要功能
任脉	胸腹部正中，上抵颏部	总任一身阴经，调节全身阴经经气“阴脉之海”
督脉	腰背正中，上至头面	总督一身阳经，调节全身阳经经气“阳脉之海”
冲脉	与足少阴肾经挟脐上行，环绕口唇，至目眶下，且与任脉、督脉、足阳明胃经等有联系	调节十二经脉的气血“十二经脉之海”“血海”
带脉	起于胁下，围腰一周，犹如束带	约束纵行躯干的诸条经脉“诸脉皆属于带”
阴维脉	起于小腿内侧，沿腿股内侧上行，与六阴经相联系，至咽喉与任脉会合	调节六阴经经气

续表

名称	循行概况	主要功能
阳维脉	起于足跗外侧，沿股膝外侧上行，与六阳经相联系，至项后与督脉会合	调节六阳经经气
阴跷脉	起于足跟内侧，随足少阴肾经上行，至目内眦与阳跷脉会合	司眼睑开合，调节肢体运动
阳跷脉	起于足跟外侧，伴足太阳膀胱经上行，至目内眦与阴跷脉会合，沿足太阳经上额，于项后会于足少阳经	司眼睑开合，调节肢体运动

四、经络的生理功能及经络学说的应用

（一）经络的生理功能

1. 联系脏腑，沟通内外 经络纵横交错，出表入里，通上达下，内达脏腑，外达肌腠，联系人体各个脏腑，沟通人体五脏六腑、四肢百骸、五官九窍、皮肉筋骨，使人体构成了一个有机整体。

2. 通行气血，营养全身 气血是人体生命活动的物质基础，而经络是气血运行的通道，经络能使气血通达全身，以发挥其营养组织器官的作用，从而维持人体各脏腑组织器官的正常生理活动。

3. 传导感应 经络系统对于针刺及其他某些刺激有感觉传递和通导作用。当体表受到刺激时，如针刺等，这些刺激就可以通过经络传导至脏腑，最终达到调整脏腑功能的目的。

4. 调节机体平衡 经络能协调阴阳，使人体机能活动保持相对的平衡状态。当人体发生疾病，出现阴阳失调时，即可运用针灸等治法，激发经络的调节作用，以“泻其有余，补其不足，阴阳平复”（《灵枢·刺节真邪篇》）。

（二）经络学说的应用

经络学说广泛应用于临床，可用以说明人体的病理变化，亦可指导疾病的诊断、治疗及预防。

1. 说明病理变化 正常情况下，人体脏腑之间的相互沟通，彼此联系，是通过经络的传导作用而实现的。但在疾病的情况下，经络也可以称为传注病邪的途径。外邪侵犯人体，常以经络为通道，从皮毛腠理向内传至五脏六腑。脏腑之间又因经络的沟通联系而使病变相互传变，如足厥阴肝经挟胃、注肺中，所以肝病可犯胃、犯肺；互为表里的两条经脉，更因相互络属于对方脏腑，而出现相表里的一脏一腑在病理上常相互影响，如心火可下移至小肠；大肠实热，腑气不通，可使肺气不利而出现喘咳胸闷等症。

2. 指导疾病的诊断 经络是脏腑病变反映于外的途径，临床上可运用“以表知里”的思维方法诊察疾病。应用经络学说诊断疾病，主要体现在通过经络的循行部位，判断病位的经络脏腑所在。

（1）根据经络的特异联系作为诊断的依据 经络有一定的循行部位和络属脏腑，可以反映所属脏腑的病证。如心火上炎引起的舌尖赤痛；肝火上炎引起的两目红赤；肾虚可致耳聋、足跟痛等。

（2）根据经络循行部位作为病候诊断的依据 根据经络循行的部位及所属脏腑的规律，对疾病症状和体征所出现的部位进行分析，可以判断它和哪些经络脏腑有关，如两胁疼痛，多为肝胆疾病；缺盆中痛，常是肺的病变。又如头痛一症，如痛在前额，多与阳明经有关；如痛在两侧，多与少阳经有关；如痛在后头部及项部，多与太阳经有关；如痛在巅顶，多与厥阴经有关。

（3）根据经络所属穴位异常反应作为诊断疾病依据 人体发生疾病时，常在体表的某些穴位或部位出现病理性反应，或表现为压痛，或呈现出结节状、条索状的反应物，或局部出现色泽变化等，这些都有助于疾病的诊断。如胃肠疾病患者常在足三里、上巨虚等穴位上出现压痛；肺病患者常在肺俞、中

府等穴位上有压痛，或出现结节；肠痈可在阑尾穴上出现压痛等。

3. 指导疾病的治疗　经络学说广泛地指导临床各科的治疗，对针灸、推拿和药物治疗，都具有较大的意义。针灸与推拿治疗常采用“循经取穴”的方法治疗某一脏腑的病变。如胃病取胃经的足三里穴，肝病取肝经的期门穴等。耳针疗法、针刺麻醉等都是在经络理论的指导下创立和发展起来的。在药物治疗方面，以经络为基础，根据某些药物对某一脏腑经络具有特殊选择性作用，而产生的“药物归经”的理论，对临床用药有很大的指导作用。如头痛的治疗，属太阳经头痛者，可选用羌活；属阳明经头痛者，可选用白芷；属少阳经头痛者，可选用柴胡；属厥阴经头痛者，可选用藁本等。这样，就可以针对病位，优选药物，以提高疗效。

4. 指导疾病的预防　临床可以通过调理经络达到调整脏腑气血、预防疾病的目的。如常灸足三里穴，可以强身、防病、益寿；灸风门穴可以预防感冒；灸足三里、悬钟穴可预防中风等。

第二节　腧　穴

微课 2　微课 3

PPT

腧穴是人体脏腑经络之气输注于体表的特殊部位，也是针灸推拿以及其他一些外治法施术的部位。腧穴通过经络与脏腑密切联系，脏腑的生理、病理变化可以反映到腧穴，同样对腧穴给予各种适当的刺激，也可以调整脏腑的生理功能并影响到脏腑病理变化。

一、腧穴的分类

腧穴可分为经穴、奇穴和阿是穴三类。

1. 经穴　是指分布在十二经脉和任督二脉循行路线上的腧穴，亦称为“十四经穴”，简称“经穴”。经穴有明确的固定位置和专用名称，是腧穴的主要组成部分，目前公认的经穴有 362 个。

2. 奇穴　是指有固定位置，又有专用名称，但未归入十四经系统的一些腧穴，也称“经外奇穴”“经外穴”。

3. 阿是穴　是指既无固定位置，又无专用名称，而是在人体病患处以压痛点或其他反应点为穴，又称“天应穴”“不定穴”。

二、腧穴的治疗作用

1. 近治作用　所有腧穴都能治疗该穴所在部位及邻近组织、器官等局部病证。如眼区的睛明、承泣、攒竹等穴均能治疗眼疾；耳区的翳风、听宫、听会等穴位均能治疗耳疾；膝关节周围的足三里、梁丘、阳陵泉等穴位均能治疗膝关节病变；阿是穴均能治疗所在部位局部的病痛等。腧穴的近治作用是腧穴最基本的治疗作用。

2. 远治作用　在十四经腧穴中，尤其是十二经脉在四肢肘膝关节以下的腧穴，不仅能治疗局部病证，而且还能治疗距离腧穴较远、本经经脉循行部位的组织、器官、脏腑的病证。如列缺穴不仅能治疗手腕部局部病证，还能治疗本经经脉循行处头项部的病证。

3. 特殊作用　指某些腧穴所具有的双重良性调整作用和相对特异性作用。如“天枢穴”能够通便、止泻。对便秘者有通便作用，对腹泻者有止泻作用；“内关穴”在心动过速时可减慢心率；心动过缓时，又可提高心率；特异性如大椎退热，至阴矫正胎位，少泽穴通乳等。

三、腧穴的定位方法

在针灸临床中，强调取穴准确，因为治疗效果与腧穴定位是否准确有着密切的关系。临床上，常用的腧穴定位方法有体表解剖标志定位法、“骨度”分寸定位法、指寸定位法、简便定位法四种。

（一）体表解剖标志定位法

体表解剖标志定位法是指以解剖学的各种体表标志为依据来确定腧穴位置的方法。可分为固定标志定位法和活动标志定位法两种。

1. 固定标志定位法 固定标志，是指不受人体活动的影响而固定不移的标志，如人体的毛发、指甲、五官、乳头、肚脐，及各部位由骨骼和肌肉形成的凹陷和隆起等，根据这些标志进行腧穴定位的方法，为固定标志定位法。例如口角外侧定地仓；脐下 3 寸定关元；两眉之间定印堂；第 7 颈椎棘突下定大椎等。

2. 活动标志定位法 活动标志，是指利用关节、肌肉、皮肤随活动而出现的凹陷、突起或皱纹等，根据这些标志进行腧穴定位的方法，为活动标志定位法。。例如张口在耳屏前凹陷处定听宫；屈肘在肘横纹桡侧端凹陷处定曲池等。

（二）骨度分寸定位法 微课 4

骨度分寸定位法是指以体表骨节为主要标志，折量全身各部的长度和宽度，定出分寸，依此作为腧穴定位的方法。详细的骨度分寸（图 11－3，表 11－4）。

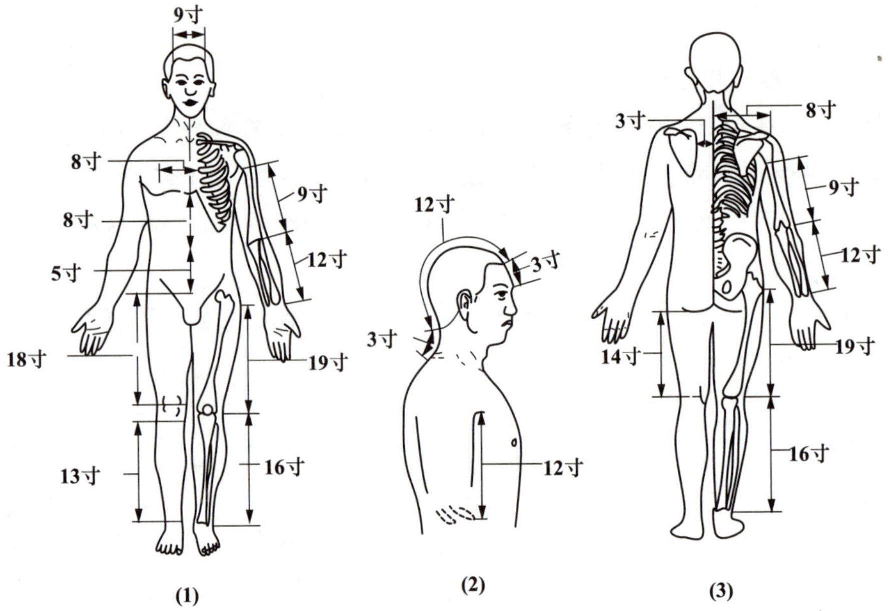

图 11－3 常用骨度分寸示意图

表 11－4 骨度折量寸表

部位	起止部位	折量寸	度量法	说明
头面部	前发际正中至后发际正中	12 寸	直寸	用于度量头部腧穴的纵向距离
	眉间（印堂）至前发际正中	3 寸	直寸	用于度量前额腧穴的纵向距离
	第七颈棘突下（大椎）至后发际	3 寸	直寸	用于度量颈部腧穴的纵向距离
	两眉间至第七颈椎棘突下（大椎）	18 寸	直寸	用于度量头颈部腧穴的纵向距离
	耳后两乳突之间	9 寸	横寸	用于度量颈部及头部腧穴的横向距离

续表

部位	起止部位	折量寸	度量法	说明
胸腹胁部	胸骨上切迹（天突）至胸剑联合中点（岐骨）	9 寸	直寸	用于度量胸部腧穴的纵向距离
	胸剑联合中点（岐骨）至脐中	8 寸	直寸	用于度量上腹部腧穴的纵向距离
	脐中至耻骨联合上缘	5 寸	直寸	用于度量下腹部腧穴的纵向距离
	两乳头之间	8 寸	横寸	用于度量胸部腧穴的横向距离
	腋窝顶端至第十一肋游离端	12 寸	直寸	用于度量胁肋部腧穴的纵向距离
背腰部	肩胛骨内缘至后正中线	3 寸	横寸	用于度量背腰部腧穴的横向取穴距离
	肩峰缘至后正线	8 寸	横寸	用于度量肩背部腧穴的横向距离
上肢部	腋前、后纹头至肘横纹（平肘尖）	9 寸	直寸	用于度量上臂部腧穴的纵向距离
	肘横纹至腕掌或背侧横纹	12 寸	直寸	用于度量前臂部腧穴的纵向距离
下肢部	耻骨联合上缘至股骨内上髁上缘	18 寸	直寸	用于度量大腿部内侧三阴经腧穴的纵向距离
	胫骨内侧髁下方至内踝尖	13 寸	直寸	用于度量胫部三阴经腧穴的纵向距离
	股骨大转子至腘窝横纹	19 寸	直寸	用于度量大腿部三阴经腧穴的纵向距离
	腘窝横纹至外踝尖	16 寸	直寸	用于度量胫部三阳经腧穴的纵向距离

（三）手指同身寸定位法

手指同身寸定位法是指依据患者本人手指所规定的分寸以量取腧穴的方法（图 11－4）。

1. 中指同身寸定位法 以患者中指中节桡侧两端横纹头之间的距离作为 1 寸。

2. 拇指同身寸定位法 以患者拇指的指间关节的宽度作为 1 寸。

3. 横指同身寸定位法 又称“一夫法”，是将患者食指、中指、无名指和小指并拢，以中指中节横纹为准，其四指的宽度作为 3 寸。

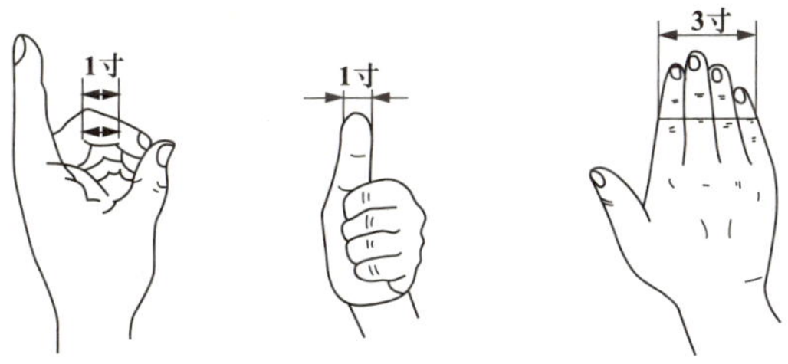

图 11－4 指寸示意图

（四）简便定位法

简便定位法是指应用一种简便易行的腧穴定位方法，这些方法都是在长期的临床实践中总结出来的。如两耳尖直上联线与头部正中线之交点处取百会；两虎口平直交叉，食指尖下取列缺等。

素质提升

诸穴命名，皆有深意

中国传统文化是中医学说生长的土壤，经络腧穴的名称亦富含中国古典文化的色彩。《千金翼方·卷二十八》云：“凡诸孔穴，名不徒设，皆有深意”。腧穴名称多运用比喻、象形等修辞手法，还融合了古代星象文化、阴阳五行、天文、地理等思想。如公孙穴的名称，根据《史记·五帝本纪》记载：“黄帝姓公孙，发迹中原，以土德而王。五脏中脾属土，其色黄。”故《子午流注说难》云："以土德旺者曰黄帝，黄帝姓公孙，名轩辕。公孙穴，乃脾土别络，人体五藏，脾居中央，中央黄色，入通于脾，以土德旺，此别络穴，别于太阴土位，络于阳明燥金之位，土以生金，亦犹以土德旺之后裔，由流溯源，赐其姓也，故名。"

中医学作为在五千多年文明发展中孕育出的中华优秀传统文化，具有深厚的理论背景和文化内涵，我们更应该坚定专业自信和文化自信，"传承精华，守正创新"，努力学习医术，造福人民。

四、十四经循行与常用腧穴

（一）手太阴肺经

1. 经脉循行 起于中焦，下络大肠，返回沿胃上口，通过横膈，属于肺，由肺与喉咙相接处横出腋下（中府），沿上臂内侧前缘，行手少阴、厥阴经之前，下行肘窝中，沿前臂内侧前缘，入寸口，经过鱼际，沿其边缘，出拇指桡侧端（少商）。起于中府，止于少商。

手腕后方的支脉：从腕后桡骨茎突上分出，走向食指桡侧端（商阳），交手阳明大肠经（图11－5）。

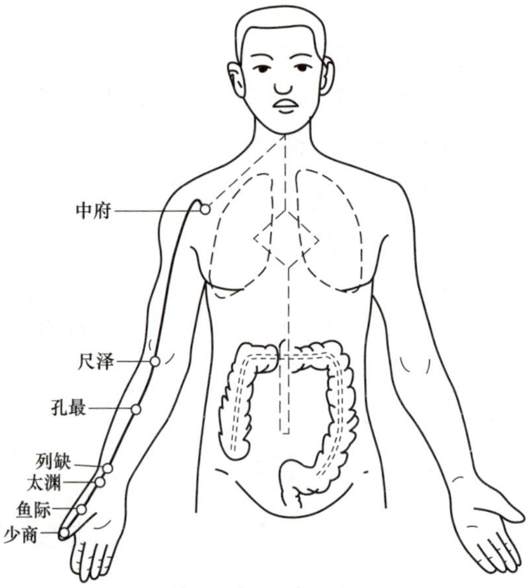

图11－5 手太阴肺经循行及其常用腧穴分布示意图

2. 主治概要 本经腧穴主治喉、胸、肺部病证，以及本经循行部位的病证。本经共11穴，左右共22穴。

3. 常用腧穴 手太阴肺经其他常用腧穴如表11－5所示；手太阴肺经循行及腧穴定位如图11－5所示。

表11－5 手太阴肺经其他常用腧穴

穴名	定位	主治	操作
中府	在胸前壁的外上方，第1肋间隙外侧，距前正中线6寸	咳嗽，气喘，胸痛，肩背痛等	外侧斜刺0.5～0.8寸。不可向内侧深刺，以免伤及肺脏
尺泽*	在肘横纹中，肱二头肌腱桡侧凹陷处	咳嗽，咯血，胸闷气喘，咽喉肿痛，急性吐泻，小儿惊风，肘臂挛痛等	直刺0.8～1.2寸，或点刺放血；可灸

续表

穴名	定位	主治	操作
列缺*	在前臂桡侧缘，桡骨茎突上方，腕横纹上1.5寸。当肱桡肌与拇长展肌腱之间	咳嗽，气喘，头痛，项强，咽喉肿痛，牙痛，口眼㖞斜，手腕痠痛等	向上斜刺0.3～0.5寸；可灸
太渊	在腕掌横纹桡侧，桡动脉搏动处	咳嗽，气喘，咯血，胸痛，咽喉肿痛，腕痛无力等	避开桡动脉，直刺0.3～0.5寸；可灸
少商	在手拇指末节桡侧，距指甲角0.1寸	咽喉肿痛，鼻衄，感冒，中风昏迷，癫狂，小儿惊风等	直刺0.1寸，或用三棱针点刺出血；可灸

（二）手阳明大肠经

1. 经脉循行 起于食指桡侧端（商阳），沿食指内侧向上，通过第1、第2掌骨之间（合谷），向上进入两筋（拇长伸肌腱和拇短伸肌腱）之间，沿前臂外侧面前缘，至肘外侧，再沿上臂外侧前缘，上走肩端，经肩峰前缘交会于第七颈椎棘突下，进入锁骨上窝，下络于肺，通过横膈，属于大肠。起于商阳，止于迎香。

缺盆部支脉：从锁骨上窝出走颈部，经过面颊入下齿龈，回绕至上唇，交叉于人中，左脉向右，右脉向左，至鼻孔两侧（迎香），交足阳明胃经（图11－6）。

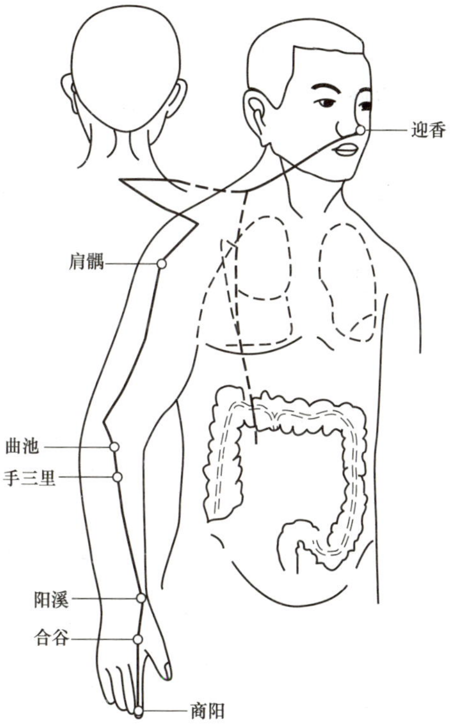

图11－6 手阳明大肠经循行及其常用腧穴分布示意图

2. 主治概要 本经腧穴主治热性病证、头面、五官、咽喉、胃肠病证，以及本经循行部位的病证。本经共20穴，左右共40穴。

3. 常用腧穴 手阳明大肠经常用腧穴如表11－6所示；手阳明大肠经循行及腧穴定位如图11－6所示。

表 11－6　手阳明大肠经常用腧穴

穴名	定位	主治	操作
合谷*	半握拳，在手背第1、第2掌骨之间，当第2掌骨桡侧中点处	感冒，发热，头痛，咽喉肿痛，失音，牙痛，面肿，鼻衄，目赤肿痛，耳鸣耳聋，牙关紧闭，晕厥，口眼㖞斜，上肢瘫痪，多汗，腹痛，吐泻，便秘，痛经，难产，风疹等	直刺0.5～1寸；可灸。孕妇慎用
阳溪	在腕背横纹桡侧，手拇指上翘，当拇长伸肌腱和拇短伸肌腱的凹陷处	头痛，牙痛，耳鸣，目赤，腕臂疼痛等	直刺0.5～0.8寸；可灸
手三里*	上肢背面桡侧，当阳溪与曲池穴连线上，肘横纹下2寸	上肢瘫痪，肘臂疼痛，腹胀腹痛，腹泻，牙痛，颊肿，失音等	直刺0.5～0.8寸；可灸
曲池*	在肘横纹外侧端，屈肘时当尺泽与肱骨外上髁连线中点	发热，吐泻，眩晕，咽喉肿痛，牙痛，风疹，湿疹，上肢麻木、瘫痪、疼痛等	直刺1～1.5寸；可灸
肩髃	手臂外展至水平位，当肩峰前下凹陷处	肩臂疼痛，上肢麻木、瘫痪，手臂挛急等	直刺或向下斜刺0.8～1.5寸；可灸
迎香	在鼻翼外缘中点旁，当鼻唇沟中	鼻塞，鼻渊，鼻衄，口眼㖞斜，面肿等	直刺或向上斜刺0.2～0.5寸；不宜灸

（三）足阳明胃经

1. 经脉循行　起于鼻翼旁（迎香），夹鼻上行到鼻根部，入目内眦，与足太阳膀胱经脉交会于睛明穴，下沿鼻柱外侧，入上齿中，回出绕唇，向下交会于承浆穴，再沿下颌角上行，经耳前及发际抵前额。起于承泣，止于厉兑。

面部支脉：从下颌部下行，沿喉咙入锁骨上窝，下过横膈，属于胃，络于脾。

胸腹部直行支脉：由锁骨上窝分出，经过乳头，下行腹部，挟脐旁到达腹股沟处。

胃下口部支脉：从胃口分出，沿腹壁内下行到腹股沟处，与循行于体表的经脉相会，由此沿大腿外侧前缘及胫骨外侧到足背部，走向第2趾外侧端。

胫部支脉：从膝下3寸处分出，至足中趾外侧端。

足背支脉：从足背（冲阳）分出，进入足大趾内侧端（隐白），交足太阴脾经（图11－7）。

2. 主治概要　本经腧穴主治胃肠病和头面、目、鼻、口齿病和神志病，以及经脉循行部位的其他病证。本经共45穴，左右共90穴。

3. 常用腧穴　足阳明胃经常用腧穴如表11－7所示；足阳明胃经循行及腧穴定位如图11－7所示。

表 11－7　足阳明胃经常用腧穴

穴名	定位	主治	操作
地仓*	在面部口角外侧，上直对瞳孔	口角㖞斜，唇缓不收，流涎，牙痛，颊肿等	向颊车方向平刺0.5～1.5寸；可灸
颊车*	在下颌角前上方一横指（中指），当咀嚼时咬肌隆起，按之凹陷处	牙痛，颊肿，口噤不语，口眼㖞斜，腮腺炎，面痛，面肌挛急等	直刺0.3～0.5寸，或向地仓平刺1～1.5寸；可灸
下关*	在耳前方，当颧弓与下颌切迹所形成的凹陷处	耳鸣耳聋，牙痛，牙关开合不利，口噤，口眼㖞斜等	直刺0.5～1.2寸；可灸
头维	在额角发迹上0.5寸，头正中线旁开4.5寸处	头痛，眩晕，目痛，流泪，视物不清等	向后平刺0.5～0.8寸；不可灸

续表

穴名	定位	主治	操作
天枢*	在腹中部，脐中旁开2寸处	腹痛，腹胀，泄泻，痢疾，便秘，肠痈，痛经，月经不调等	直刺0.8~1.2寸；可灸
犊鼻	屈膝，当髌骨与髌韧带外侧凹陷中	膝痛，膝部屈伸不利，下肢麻痹，脚气等	向后内方斜刺0.8~1.5寸；可灸
足三里*	在小腿前外侧，犊鼻穴下3寸，距胫骨前缘一横指处	胃痛，腹痛，腹胀，呕吐，泄泻，痢疾，便秘，疳疾，黄疸，下肢不遂、瘫痪，膝胫痠痛，头晕耳鸣，心悸气短，失眠多梦，体虚羸瘦，癫狂，晕厥，乳痈，产后血晕，遗尿，水肿等。本穴为全身保健要穴	直刺1~2寸；可灸
丰隆	在小腿前外侧，当外踝尖上8寸，距胫骨前缘2横指处	痰多，咳嗽，哮喘，头痛眩晕，呕吐痰涎，癫狂痫证，便秘，下肢不遂等	直刺1~1.5寸；可灸
内庭	在足背第2、第3趾间缝纹端处	齿痛，喉痹，鼻衄，腹痛，腹胀，痢疾，泄泻，足背肿痛，趾跖关节痛等	直刺0.3~0.5寸；可灸

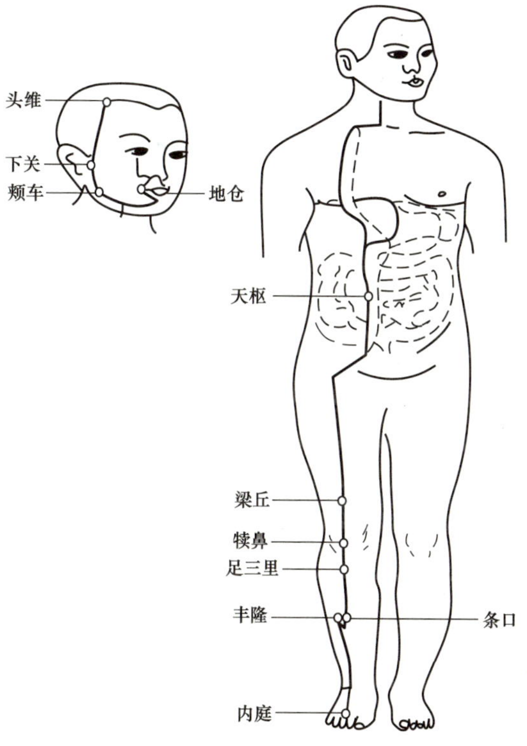

图11－7　足阳明胃经循行及其常用腧穴分布示意图

（四）足太阴脾经

1. 经脉循行　起于足大趾内侧端（隐白），沿大趾内侧赤白肉际，上行至内踝前，沿小腿内侧正中上行，至内踝尖上8寸交出于足厥阴经之前，经膝股内侧前缘进入腹中，属于脾，络于胃，上膈挟咽，连舌根，散舌下。起于隐白，止于大包。

胃部支脉：从胃分出，向上过膈，注于心中，交手少阴心经（图11－8）。

2. 主治概要　本经腧穴主治脾胃病证，妇科病证，前阴小便病证，以及本经循行部位病证。本经共21穴，左右共42穴。

3. 常用腧穴　足太阴脾经常用腧穴如表11－8所示；足太阴脾经循行及腧穴定位如图11－8所示。

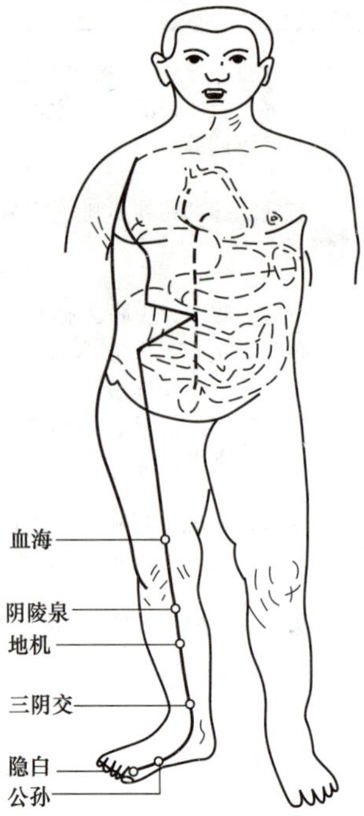

图 11-8　足太阴脾经循行及其常用腧穴分布示意图

表 11-8　足太阴脾经常用腧穴

穴名	定位	主治	操作
隐白	在足踇趾末节内侧，距趾甲角 0.1 寸	月经过多，崩漏，尿血，便血，鼻衄，癫狂，腹胀，多梦，惊风等	浅刺 0.1～0.2 寸，或用三棱针点刺出血；可灸
公孙	第 1 跖骨小头下方，赤白肉际处	胃脘痛，呕吐，泄泻，痢疾，腹痛等	直刺 0.5～0.8 寸；可灸
三阴交*	在小腿内侧，内踝尖上 3 寸，胫骨内侧缘后方处	腹胀，肠鸣，泄泻，月经不调，崩漏，带下，痛经，闭经，不孕，难产，阴挺，阳痿，遗精，早泄，外阴瘙痒，遗尿，小便不利，失眠多梦，下肢痿痹等	直刺 1～1.5 寸；可灸。孕妇慎用
阴陵泉*	在胫骨内侧髁后下方凹陷处	腹胀，水肿，小便不利或失禁，膝痛，泄泻，黄疸等	直刺 1～2 寸；可灸
血海	屈膝，在大腿内侧，髌底内侧端上 2 寸，当股四头肌内侧头的隆起处	月经不调，崩漏，痛经，闭经，带下，小便淋涩不畅，风疹，膝骨疼痛等	直刺 0.8～1.2 寸；可灸

（五）手少阴心经

1. 经脉循行　起于心中，出属“心系”（心与其他脏腑相连系的组织），向下通过横膈，络于小肠。起于极泉，止于少冲。

“心系”向上的脉：上行挟咽，连于目系。

“心系”直行的脉：从心抵肺，向下浅出腋窝，沿上臂内侧后缘下行过肘窝（极泉），经前臂内侧后缘入掌，经四、五掌骨之间，沿小指桡侧出其端（少冲），交手太阳小肠经（图 11-9）。

2. 主治概要　本经主治心、胸、神志病证，以及本经脉循行部位的病证。本经共 9 穴，左右共 18 穴。

3. 常用腧穴　手少阴心经常用腧穴如表 11-9 所示；手少阴心经循行及腧穴定位如图 11-9 所示。

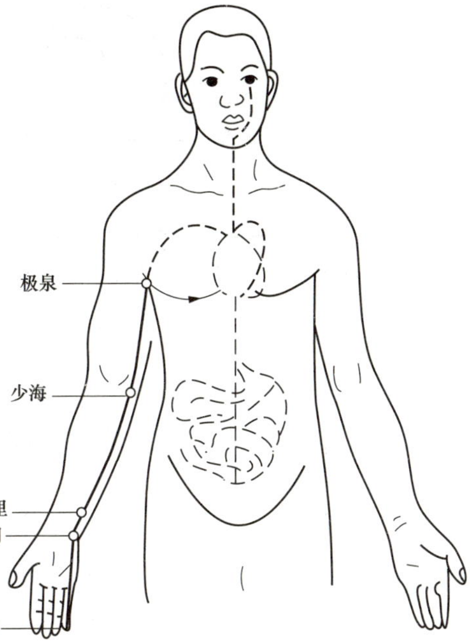

图 11－9　手少阴心经循行及其常用腧穴分布示意图

表 11－9　手少阴心经常用腧穴

穴名	定位	主治	操作
极泉	上臂外展，腋窝正中，腋动脉搏动处	心痛，胁肋痛，肘臂冷痛，咽干，上肢不遂等	避开动脉直刺 0.3～0.5 寸；可灸
少海*	屈肘，在肘横纹内侧端与肱骨内上髁连线的中点处	心痛，失眠，肘臂痠痛，屈伸不利，颈痛肢麻，头晕目眩等	直刺 0.5～1 寸；可灸
神门*	在腕掌横纹尺侧端，当尺侧腕屈肌腱的桡侧凹陷处	失眠健忘，心烦，心悸，心痛，癫痫，癔证等	直刺 0.2～0.5 寸；可灸
少冲	小指末节桡侧距指甲角 0.1 寸	心悸，心痛，胁肋痛，癫狂，热病，晕厥等	浅刺 0.1～0.2 寸，或用三棱针点刺出血；可灸

（六）手太阳小肠经

1. 经脉循行　起于小指尺侧端（少泽），循手背外侧至腕，出尺骨茎突，沿上肢外侧面后缘，至尺骨鹰嘴与肱骨内上髁之间，上达肩部，绕肩胛，交会于大椎穴，入锁骨上窝，下络于心，沿食管，过横膈，抵胃部，属于小肠。起于少泽，止于听宫。

缺盆部支脉：从锁骨窝上行，循颈达面颊，至目外眦，转入耳中（听宫）。

颊部支脉：从颊部分出，至目内眦（睛明），交足太阳膀胱经（图 11－10）。

2. 主治概要　本经腧穴主治头颈、耳目、咽喉病证，热性病证，神志病证，以及本经循行部位的病症。本经共 19 穴，左右共 38 穴。

3. 常用腧穴　手太阳小肠经常用腧穴如表 11－10 所示；手太阳小肠经循行及腧穴定位如图 11－10 所示。

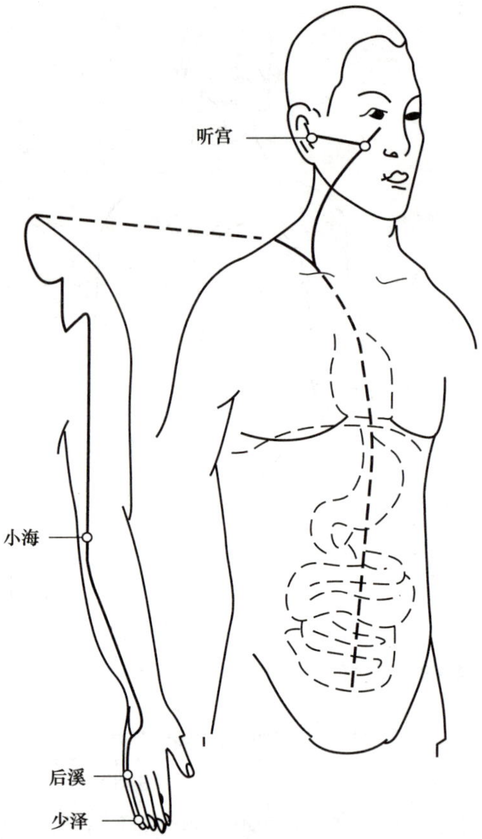

图 11-10　手太阳小肠经循行及其常用腧穴分布示意图

表 11-10　手太阳小肠经常用腧穴

穴名	定位	主治	操作
少泽*	在小指末节尺侧，距指甲角0.1寸	热病，神昏，头痛，耳鸣耳聋，咽喉肿痛，目翳，乳汁少，乳痈等	浅刺0.1寸，或三棱针点刺放血；可灸
后溪	在手掌尺侧，微握拳，当小指本节（第5掌指关节）后的远侧掌横纹头赤白肉际处	头项强痛，肩背腰痛，耳鸣耳聋，目赤生翳，落枕，癔症，癫痫，手指挛痛等	直刺0.5~0.8寸；可灸
小海	屈肘，当尺骨鹰嘴与肱骨内上髁之间的凹陷处	肘臂疼痛，颈肩背痛，头痛，颊肿，耳鸣耳聋，癫痫等	0.3~0.5寸；可灸
听宫*	在面部，耳屏前，下颌骨髁状突的后方，张口时呈凹陷处	耳鸣，耳聋，聤耳，牙痛，头痛，癫狂等	张口，直刺0.5~1寸；可灸

（七）足太阳膀胱经

1. 经脉循行　起于目内眦（睛明），上额，交会于头顶（百会）。起于睛明，止于至阴。

巅顶部支脉：从头顶分出到耳上角。

巅顶部直行支脉：从头顶入颅络脑，复出项部，分开下行。一支交会于大椎穴，沿肩胛内侧，挟脊柱（正中旁开1.5寸），达腰部，入内络于肾，属于膀胱。

腰部支脉：从腰部挟脊柱下行，过臀部进入腘窝中。

后项部支脉：从项分出，沿肩胛内缘下行，过臀部，沿大腿后外侧至腘中，与腰部下行的支脉会合，由此向下，通过腓肠肌，经外踝后，沿足背外侧缘到足小趾外侧端（至阴），交足少阴肾经（图

11－11)。

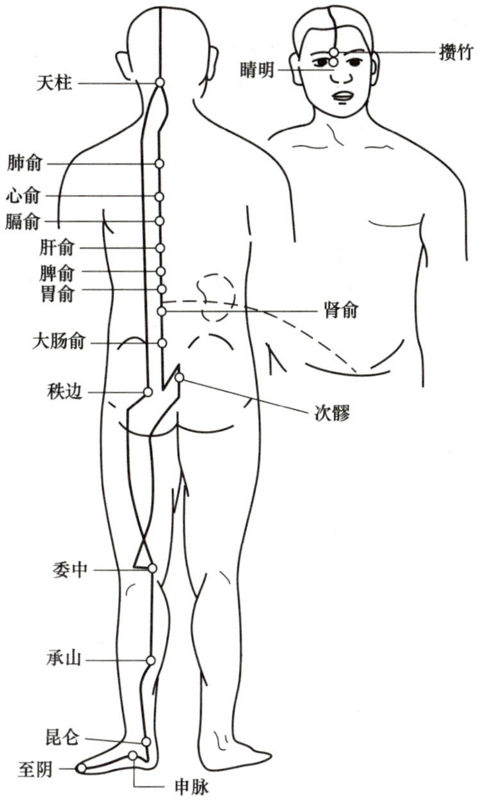

图 11－11 足太阳膀胱经循行及其常用腧穴分布示意图

2. 主治概要 本经腧穴主治头目、项背、腰腿部病证，和与背部十二俞穴相应的脏腑病证，热性病证，以及本经循行部位的病症。本经共 67 穴，左右共 134 穴。

3. 常用腧穴 足太阳膀胱经常用腧穴如表 11－11 所示；足太阳膀胱经循行及腧穴定位如图 11－11 所示。

表 11－11 足太阳膀胱经常用腧穴

穴名	定位	主治	操作
睛明*	在目内眦角上方凹陷处	目赤肿痛，视物不清，雀盲，流泪等各种目疾	嘱患者闭目，医者左手食指将眼球推向外侧固定，针沿眼眶缘缓慢直刺 0.3～0.5 寸，不提插行针，出针按压针孔 1～2 分钟，以防出血；禁灸
攒竹	在头面部，当眉头陷中，眶上切迹处	头痛目眩，眉棱骨痛，口眼㖞斜，目赤肿痛等	向外沿眉弓平刺 0.5～0.8 寸；不宜灸
肺俞*	在第 3 胸椎棘突下，旁开 1.5 寸	咳嗽，气喘，喉痹，胸闷，背痛，咯血，潮热盗汗，感冒，鼻塞等	斜刺 0.5～0.8 寸；可灸
心俞	在第 5 胸椎棘突下，旁开 1.5 寸	心悸怔忡，心绞痛，心烦失眠，癫狂，癔症，胸背疼痛等	斜刺 0.5～0.8 寸；可灸
肝俞	在第 9 胸椎棘突下，旁开 1.5 寸	胁痛，黄疸，肝胆病，吐血，胃痛，眼疾，癫狂，痫证，腰背疼痛等	斜刺 0.5～0.8 寸；可灸
脾俞*	在第 11 胸椎棘突下，旁开 1.5 寸	食少腹胀，胃痛呕吐，泄泻，痢疾，黄疸，水肿，血虚体弱，背痛等	斜刺 0.5～0.8 寸；可灸

续表

穴名	定位	主治	操作
胃俞	在第12胸椎棘突下，旁开1.5寸	胃痛，胁腹胀痛，胸脘痞满，纳食不化，恶心呕吐，泛酸，胃下垂等	斜刺0.5~1寸；可灸
肾俞*	在第2腰椎棘突下，旁开1.5寸	腰痛，阳痿，遗精，早泄，不育，不孕，水肿，月经不调，痛经，带下，遗尿，小便不利，耳聋耳鸣，肾虚气喘等	直刺0.5~1寸；可灸
委中*	在腘横纹中央，当股二头肌腱与半腱肌腱的中央处	腰背疼痛，腰腿扭伤，小腿挛急，下肢瘫痪，痹证，腹痛，急性吐泻，高热抽搐，中风昏迷，膝痛等	直刺1~1.5寸，可用三棱针点刺腘静脉放血；可灸
承山	用力伸足，当腓肠肌肌腹下出现"人"字凹陷处	腰背痛，小腿挛急疼痛，下肢瘫痪，腹痛，疝气，痔疾，脱肛，便秘等	直刺1~2寸；可灸
昆仑	在外踝尖与跟腱之间的凹陷处	头痛，项强，目眩，鼻衄，难产，惊痫，腰痛，足跟疼痛等	直刺0.5~0.8寸；可灸。孕妇慎用
至阴	在足小趾末节外侧，距趾甲角0.1寸	胎位不正，难产，胞衣不下，头痛，鼻塞，鼻衄，目赤等	浅刺0.1寸；胎位不正用灸法

（八）足少阴肾经

1. 经脉循行 起于足小趾下，斜行足心（涌泉），出舟骨粗隆之下，沿内踝后，进入足跟，上行小腿内侧后缘，至腘内侧，经大腿内侧后缘，入脊柱（长强），属于肾，络于膀胱。起于涌泉，止于俞府。

直行支脉：从肾向上通过肝，过横膈，入肺中，循喉咙上夹舌本；其支者从肺出来络心，注入心中，与手厥阴心包经相交接（图11-12）。

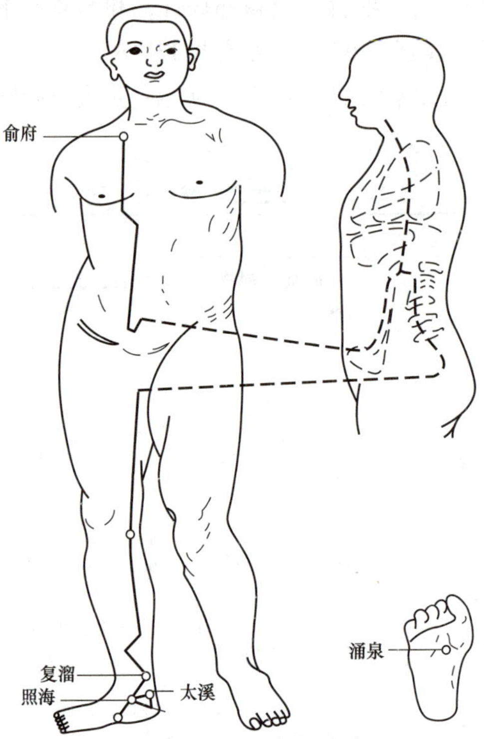

图11-12 足少阴肾经循行及其常用腧穴分布示意图

2. 主治概要　本经腧穴主治前阴、妇科、咽喉、肺、肾、神志方面病证，以及本经循行部位的病证。本经共27穴，左右共54穴。

3. 常用腧穴　足少阴肾经常用腧穴如表11－12所示；足少阴肾经循行及腧穴定位如图11－12所示。

表11－12　足少阴肾经常用腧穴

穴名	定位	主治	操作
涌泉*	在足底部，卷足时足前部凹陷处，约在足底第2、第3趾趾缝纹头端与足跟连线的前1/3与后2/3交点上	晕厥，小儿惊风，癫证，癔症，足心热，头顶痛等	直刺0.5~1寸；可灸
太溪*	在内踝尖与跟腱之间的凹陷处	咳喘，胸痛，咯血，头痛眩晕，耳聋耳鸣，咽痛，牙痛，月经不调，阳痿，遗精，尿频，腰痛，踝痛，足跟疼痛等	直刺0.5~1寸；可灸
照海	内踝尖下方凹陷处	小便频数，癃闭，月经不调，带下，阴痒，咽干咽痛，梅核气，失眠，便秘等	直刺0.5~0.8寸；可灸
复溜	小腿内侧，太溪穴直上2寸，跟腱的前方	水肿，腹胀，盗汗，肠鸣，泄泻，足痿，腰脊强痛等	直刺0.5~1寸；可灸
俞府	在锁骨下缘，前正中线旁开2寸	咳嗽，气喘，胸胁胀满，呕吐等	斜刺或平刺0.3~0.5寸；可灸

（九）手厥阴心包经

1. 经脉循行　起于胸中，属于心包，向下过膈，从胸至腹历络上、中、下三焦。起于天池，止于中冲。

胸部支脉：从胸分出，至腋下（天池），沿上臂内侧中线入肘窝，行前臂两筋之间，入掌中，出中指末端（中冲）。

掌中支脉：从掌中分出，走向无名指端，交手少阳三焦经（图11－13）。

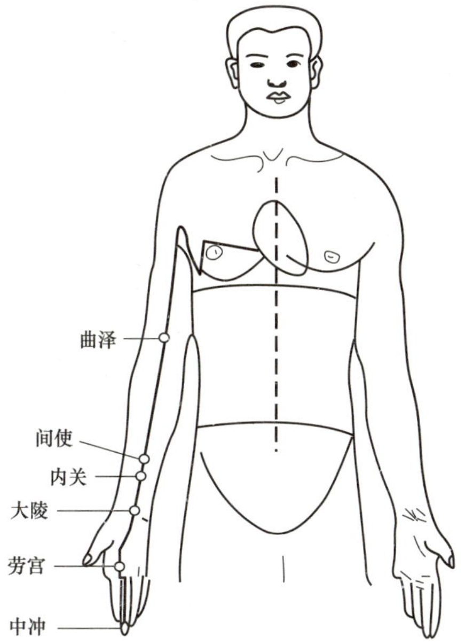

图11－13　手厥阴心包经循行及其常用腧穴分布示意图

2. 主治概要　本经腧穴主治心、胸、胃、神志病证，以及本经循行部位的病证。本经共9穴，左右共18穴。

3. 常用腧穴 手厥阴心包经常用腧穴如表11－13所示；手厥阴心包经循行及腧穴定位如图11－13所示。

表11－13 手厥阴心包经常用腧穴

穴名	定位	主治	操作
曲泽*	在肘横纹中，当肱二头肌腱尺侧缘	心痛，心悸，胃痛，呕吐，泄泻，热病，肘臂疼痛等	直刺0.8～1寸；可灸
间使	在腕横纹上3寸，当掌长肌腱与桡侧腕屈肌腱之间	心痛，心悸，癫狂，痫证，胃痛，呕吐，热病，疟疾，肘臂痛等	直刺0.5～1寸；可灸
内关*	在腕横纹上2寸，当掌长肌腱与桡侧腕屈肌腱之间	心悸，心痛，胸闷胸痛，胃痛，恶心呕吐，呃逆，失眠多梦，眩晕头痛，热病，癫狂，癔症，中风偏瘫，肘臂疼痛等	直刺0.5～1寸；可灸
劳宫	掌心第二、三掌骨之间，握拳屈指时中指尖处	中风昏迷，中暑，心痛，癫狂，痫证，口疮，口臭，鹅掌风等	直刺0.3～0.5寸；可灸
中冲	手中指末节尖端中央	中风昏迷，中暑，晕厥，小儿惊风，舌强，心烦，心痛等	浅刺0.1寸；或点刺出血

（十）手少阳三焦经

1. 经脉循行 起于无名指尺侧端（关冲），经手背第四、五掌骨间，沿前臂外侧桡、尺骨之间，上过肘尖，再沿上臂外侧达肩，入锁骨上窝，布于胸中，络于心包，下过横膈，从胸至腹，历属上、中、下三焦。起于关冲，止于丝竹空。

胸中支脉：从胸向上，出锁骨上窝，行颈外侧，沿耳后直上，达额角，再屈而下行面颊，至目眶下。

耳部支脉：从耳后入耳中，出走耳前，至目外眦（丝竹空），交足少阳胆经（图11－14）。

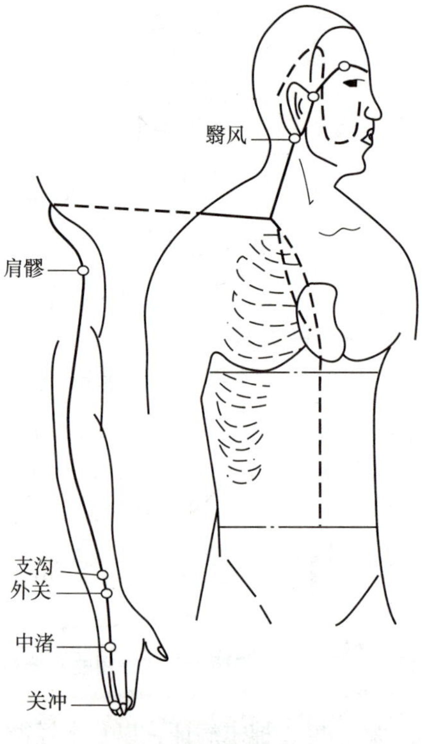

图11－14 手少阳三焦经循行及其常用腧穴分布示意图

2. 主治概要　本经腧穴主治头面、耳目、咽喉、胸胁病证，热性病证，以及本经循行部位的病证。本经共 23 穴，左右共 46 穴。

3. 常用腧穴　手少阳三焦经常用腧穴如表 11－14 所示；手少阳三焦经循行及腧穴定位如图 11－14 所示。

表 11－14　手少阳三焦经常用腧穴

穴名	定位	主治	操作
关冲	第 4 指尺侧，指甲角旁约 0.1 寸	头痛，目赤，耳鸣，舌强，中暑，晕厥等	浅刺 0.1 寸；或点刺出血
中渚	轻握拳，在手背第四、五掌骨小头后凹陷处	耳鸣耳聋，头痛项强，咽喉肿痛，手指屈伸不利，肩背疼痛等	直刺 0.3～0.5 寸；可灸
外关*	在腕背横纹上 2 寸，当桡骨与尺骨之间	热病，头痛，颊痛，目赤肿痛，耳鸣耳聋，胸胁疼痛，肩痛，上肢痹痛，麻木不遂等	直刺 0.5～1 寸；可灸
支沟*	在腕背横纹上 3 寸，当桡骨与尺骨之间	胁痛，便秘，热病，失音，耳鸣耳聋等	直刺 0.5～1 寸；可灸
肩髎	在上臂外展时肩峰后下方凹陷处	肩重不举，肩臂疼痛，屈伸不利，风疹等	向肩关节直刺 0.8～1.2 寸；可灸
翳风*	在耳垂后方，当乳突与下颌角之间的凹陷处	耳鸣耳聋，面瘫，头痛，颊肿，牙痛，牙关紧闭，聍耳等	直刺 0.8～1.2 寸；可灸

（十一）足少阳胆经

1. 经脉循行　起于目外眦（瞳子髎），上达头角，下行耳后，再折上额角，向后沿颈下行到肩，交会于大椎，进入锁骨上窝。起于瞳子髎，止于足窍阴。

耳部直行支脉：从耳后入耳中，出耳前，至目外眦后方。

目部支脉：从目外眦，下走面颊，与手少阳经会于眼眶下，经颊车，循颈入锁骨上窝，与前面的经脉相会，然后下入胸中，通过横膈，络于肝，属于胆，沿胁内，出于腹股沟，绕毛际，入髋关节处（环跳）。

缺盆部直行支脉：从锁骨上窝下行腋下，沿胸侧，过胁肋，下会前脉于髋关节处，下沿大腿外侧，至膝关节外缘，下行腓骨前，至腓骨下端，出外髁前，沿足背入第四趾外侧端（足窍阴）。

足背部支脉：从足背分出，沿第 1、第 2 跖骨之间，至足大趾外侧端，回贯趾甲，布于趾甲后丛毛中，交足厥阴肝经（图 11－15）。

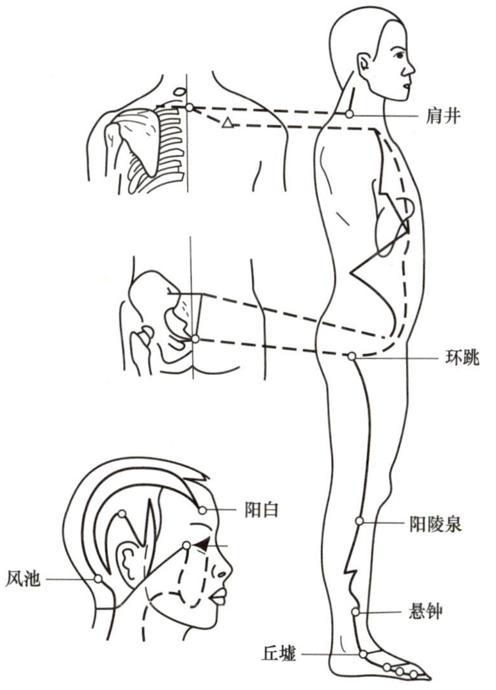

图 11－15　足少阳胆经循行及其常用腧穴分布示意图

2. 主治概要　本经腧穴主治头、耳、目、咽喉病证，肝胆病证，热性病证，神志病证，以及本经循行部位的病证。本经共 19 穴，左右共 38 穴。

3. 常用腧穴　足少阳胆经常用腧穴如表 11－15 所示；足少阳胆经循行及腧穴定位如图 11－15 所示。

表 11－15　足少阳胆经常用腧穴

穴名	定位	主治	操作
阳白	目正视，瞳孔直上，眉上1寸处	头痛，目眩，目赤肿痛，视物模糊，眼睑瞤动，雀盲，面瘫等	平刺0.3～0.5寸；可灸
风池*	在枕骨下，当胸锁乳突肌与斜方肌上端之间的凹陷处	颈项强痛，头痛眩晕，感冒，发热，鼻塞，目赤，耳聋耳鸣，癫痫等	针尖微下，向鼻尖方向斜刺0.8～1.2寸，深部为延髓，必须严格掌握针刺角度与深度
肩井*	在肩上，当大椎穴与肩峰端连线的中点处	肩背疼痛，手臂不举，中风瘫痪，落枕，难产，乳汁不下，乳痈等	直刺0.5～0.8寸，深部为肺尖，不可深刺；可灸
环跳*	在股外侧部，侧卧屈股，当股骨大转子最高（凸）点与骶管裂孔连线的外1/3与中1/3交点处	腰胯疼痛，下肢痹痛，半身不遂，瘫痪等	直刺2～3寸；可灸
阳陵泉*	在腓骨小头前下方凹陷处	胁痛，呕吐，口苦，黄疸，膝痛，下肢痿痹，半身不遂，小儿惊风等	直刺1～1.5寸；可灸
悬钟	在外踝尖上3寸，腓骨前缘处	颈项强痛，胸胁胀满，咽喉肿痛，半身不遂，下肢痿痹，痔疾，踝痛等	直刺0.5～1寸；可灸
丘墟	足外踝前下方，当趾长伸肌腱的外侧凹陷处	下肢痿痹，踝痛，足内翻，颈项痛，目赤肿痛，胸胁胀痛，疟疾等	直刺0.5～0.8寸；可灸

（十二）足厥阴肝经

1. 经脉循行　起于足大趾丛毛中（大敦），沿足背，过内踝前，上行胫骨内缘，至踝上八寸处交出足太阴脾经之后，上至膝内缘，沿大腿内侧上行，绕阴器，抵小腹，挟胃旁，属于肝，络于胆，过横膈，布胸胁（期门），循喉至咽，上连目系，上额，至巅顶，与督脉会合。起于大敦，止于期门。

目部支脉：从目下行面颊部，环绕唇内。

肝部支脉：从肝分出，通过横膈，上注于肺，交手太阴肺经。（图 11－16）

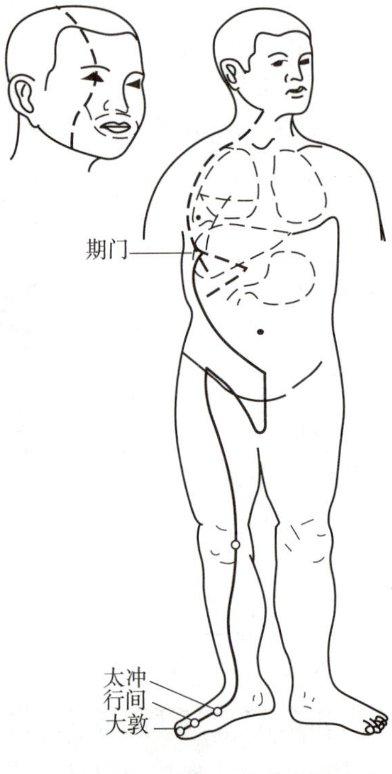

图 11－16　足厥阴肝经循行及其常用腧穴分布示意图

2. 主治概要　本经腧穴主治头目、胸胁、腹部、前阴、妇科、肝胆病证，以及本经循行部位的病证。本经共14穴，左右共28穴。

3. 常用腧穴　足厥阴肝经常用腧穴如表11－16所示；足厥阴肝经循行及腧穴定位如图11－16所示。

表11－16　足厥阴肝经常用腧穴

穴名	定位	主治	操作
大敦	足大趾外侧，距趾甲角0.1寸	疝气，少腹痛，月经不调，崩漏，阴中痛，遗尿，癃闭，癫痫等	浅刺0.1寸；或点刺出血
太冲*	在足背第1、第2跖骨结合部前的凹陷处	头痛眩晕，目赤肿痛，咽痛，胁痛，黄疸，癫狂，惊风，遗尿，癃闭，月经不调，痛经，下肢痿痹等	直刺0.5～0.8寸；可灸
行间	足背部第1、第2趾间，趾蹼缘后方赤白肉际处	头痛，目赤肿痛，口眼㖞斜，中风，癫痫，月经不调，痛经，闭经，崩漏，带下，遗尿，癃闭，阴中痛，胸胁胀痛，足跗肿痛，疝气等	直刺0.5～0.8寸；可灸
期门*	在乳头直下，当第6肋间隙处	胸胁疼痛，腹胀，呕吐，咳喘，乳痈等	斜刺或平刺0.5～0.8寸；可灸

（十三）督脉

1. 经脉循行　起于胞宫，下出会阴，向后经尾骨端（长强）沿脊柱内上行，至项后入颅内，络脑，上行巅顶，沿头正中线，至前额，达鼻柱，止于上唇系带（龈交）处（图11－17）。起于长强，止于龈交。

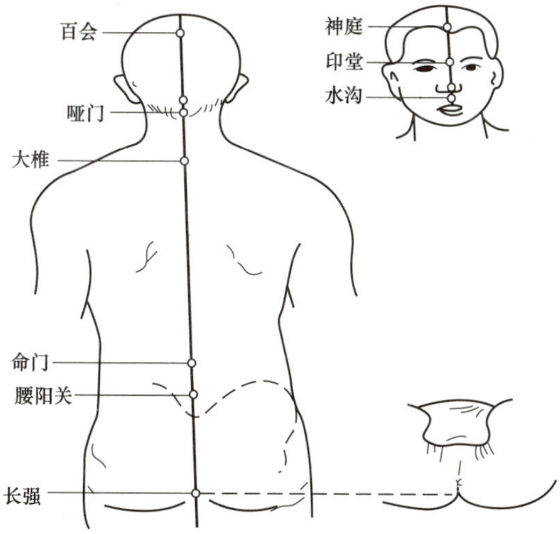

图11－17　督脉循行及其常用腧穴分布示意图

2. 主治概要　本经腧穴主治腰背、头项部病证，神志、生殖方面病证，以及热性病证和相应的内脏病证。本经共29穴。

3. 常用腧穴　督脉常用腧穴如表11－17所示；督脉循行及腧穴定位如图11－17所示。

表11－17　督脉常用腧穴

穴名	定位	主治	操作
长强	尾骨尖端与肛门连线的中点处	痔疮，脱肛，泄泻，便血，便秘，癫狂，痫证，腰脊痛等	紧靠尾骨前面斜刺0.8～1寸，不宜直刺，以免伤及直肠；可灸

续表

穴名	定位	主治	操作
腰阳关	第4腰椎棘突下	腰痛，月经不调，带下，阳痿，遗精，下肢痿痹等	向上斜刺0.5~1寸；可灸
命门*	在第2腰椎棘突下	阳痿，遗精，月经不调，带下，腰痛，尿频，泄泻等	直刺0.5~1寸；可灸
大椎*	在第7颈椎棘突下	热病，感冒，咳喘，头项肩背疼痛，骨蒸盗汗，癫痫等	向上斜刺0.5~1寸；可灸
哑门	后发际正中直上0.5寸，第1颈椎下	暴喑，舌强不语，癫痫，癔症，头痛项强等	直刺或向下斜刺0.5~1寸，不可向上斜刺或深刺
百会*	在头部，当前发际正中直上5寸	晕厥，中风失语，头痛头晕，失眠健忘，癫狂，脱肛，阴挺等	平刺0.5~0.8寸；可灸
水沟*	在鼻下人中沟上1/3与下2/3交点处	晕厥，昏迷，中暑，小儿惊风，牙关紧闭，口角㖞斜，癫狂，痫证等。为急救要穴	向上斜刺0.3~0.5寸，或用指甲按掐；不灸

（十四）任脉

1. 经脉循行 起于胞中，下出会阴部（会阴），前行阴阜，沿前正中线，上经腹、胸到达咽喉，上行环唇（承浆），沿面颊分行，至目眶下（图11-18）。起于会阴，止于承浆。

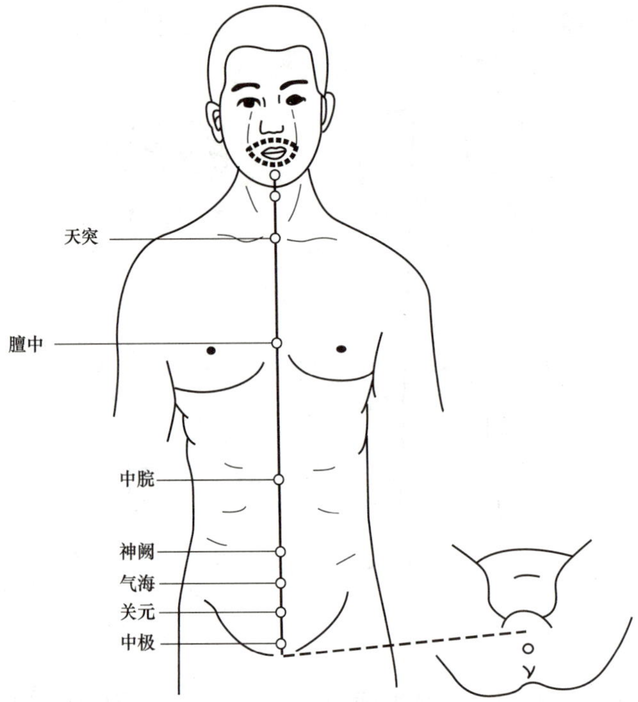

图11-18 任脉循行及其常用腧穴分布示意图

2. 主治概要 本经腧穴主治胸腹、头面部病证，以及相应的内脏器官病证，某些腧穴具有强壮保健作用。本经共24穴。

3. 常用腧穴 任脉常用腧穴如表11-18所示；任脉循行及腧穴定位如图11-18所示。

表 11－18 任脉常用腧穴

穴名	定位	主治	操作
中极	下腹前正中线，脐下 4 寸处	遗尿，癃闭，小便不利，月经不调，痛经，不孕，崩漏，带下，阴挺，遗精，阳痿等	直刺 0.5～1 寸；可灸。孕妇慎用
关元*	在下腹前正中线，脐下 3 寸处	腹痛，久泻久痢，尿频，尿闭，遗尿，遗精，阳痿，月经不调，痛经，经闭，不孕，崩漏，带下，中风虚脱，脾胃虚寒，虚劳体弱等。为固本强身之保健要穴	直刺 1～1.5 寸；可灸
气海*	在下腹前正中线，脐下 1.5 寸处	腹痛，腹胀，泄泻，便秘，遗尿，遗精，月经不调，经闭，不孕，带下，身体虚弱，中风虚脱等。为保健要穴	直刺 1～1.5 寸；可灸
神阙*	在脐窝正中处	中风虚脱，四肢厥冷，绕脐腹痛，肠鸣泄泻，脱肛，水肿鼓胀等	宜灸；禁针
中脘*	在上腹前正中线，脐上 4 寸处	胃脘疼痛，恶心呕吐，嗳气吞酸，食少腹胀，肠鸣泄泻，黄疸等	直刺 1～1.5 寸；可灸
膻中	胸前正中线，平第四肋间隙处	咳嗽，气喘，胸闷，胸痛，心悸，呕吐，噎膈，乳少，乳痈等	平刺 0.3～0.5 寸；可灸
天突	前正中线上，胸骨上窝中央	咳嗽，气喘，胸痛，咽喉肿痛，暴喑，梅核气，噎膈等	先直刺 0.5 寸，然后将针尖朝向下方，沿胸骨柄后缘、气管前缘慢慢向下刺入 0.5～1 寸；可灸

五、经外奇穴

常用经外奇穴如表 11－19 所示，其定位如图 11－19 至 11－24 所示。

表 11－19 常用经外奇穴

穴名	定位	主治	操作
四神聪	在巅顶，当百会前后左右各 1 寸处	头痛头晕，失眠多梦，健忘，癫痫等	平刺 0.5～0.8 寸；可灸
太阳*	在眉梢与目外眦之间向后约 1 寸凹陷处	头痛，头晕，目赤肿痛，牙痛，感冒等	直刺或向下斜刺 0.3～0.5 寸，或三棱针点刺放血；禁灸
定喘	在第七颈椎棘突下，旁开 0.5 寸	哮喘，咳嗽，肩背疼痛，落枕，风疹等	向椎体方向斜刺 0.5～1 寸，可灸
夹脊*	自第一胸椎至第五腰椎棘突下，旁开 0.5 寸	胸、腹、腰、背部疾患，和相应的脏腑病证	斜刺 0.3～0.5 寸，或用梅花针叩刺；可灸
四缝*	第 2、3、4、5、指掌面，近端指关节横纹中，左右共 8 穴	小儿疳积，百日咳	点刺出血，或挤出少量黄白色透明样黏液
十宣*	手十指尖端，距指甲约 0.1 寸，左右共 10 穴	胁痛，急慢性胆囊炎，胆石症，胆道蛔虫症，下肢痿痹等	直刺 1～1.5 寸；可灸
胆囊	在阳陵泉穴直下 2 寸处	胁痛，急慢性胆囊炎，胆石症，胆道蛔虫症，下肢痿痹等	直刺 1～1.5 寸；可灸
阑尾	在足三里穴直下 2 寸处	腹痛，急慢性阑尾炎，消化不良，下肢痿痹等	直刺 1～1.5 寸；可灸

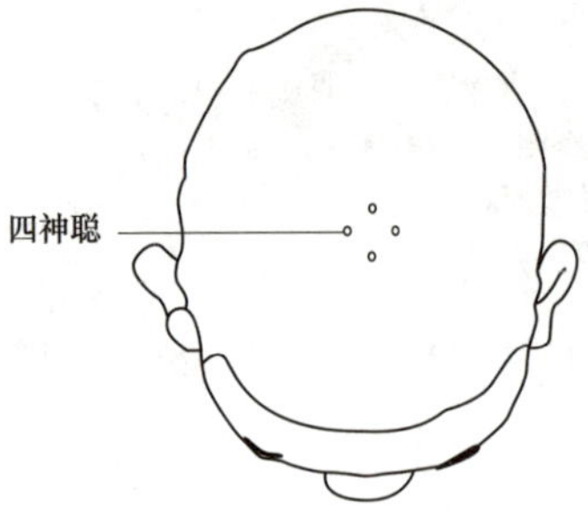

图 11-19　四神聪穴示意图

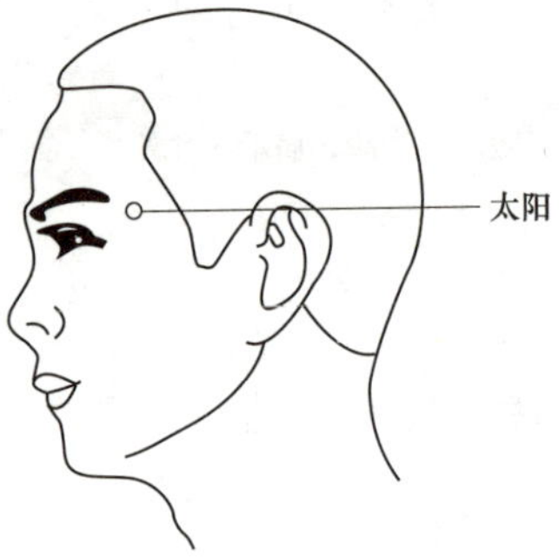

图 11-20　太阳穴示意图

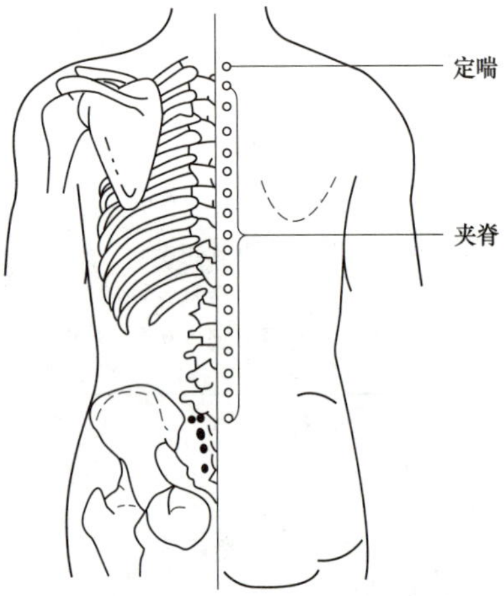

图 11-21　定喘、夹脊穴示意图

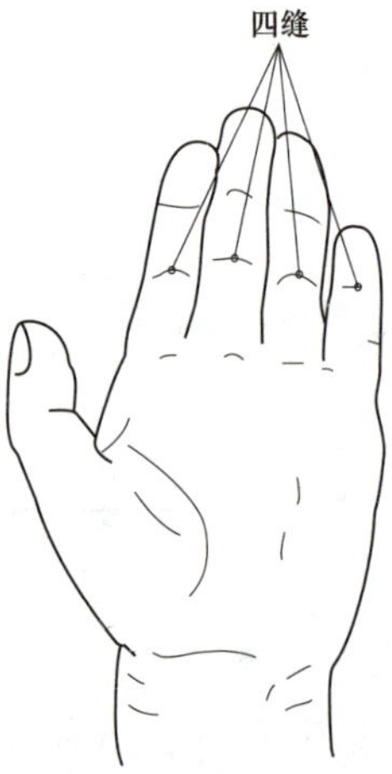

图 11-22　四缝穴示意图

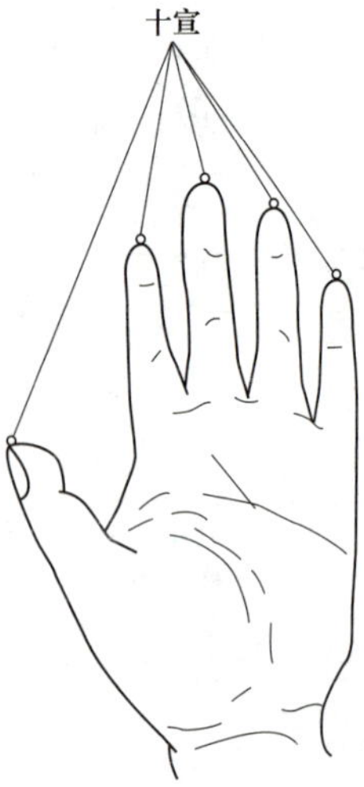

图 11-23　十宣穴示意图

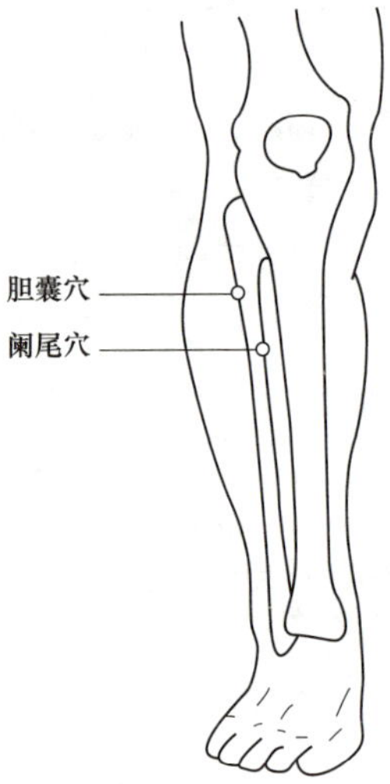

图 11-24　胆囊、阑尾穴示意图

目标检测

答案解析

一、选择题

1. 与手阳明大肠经互为表里的经脉是（　）
   A. 手太阴肺经　B. 手少阴心经　C. 足厥阴肝经
   D. 足少阴肾经　E. 足太阴脾经
2. 在十二经脉中，互为表里的阴经与阳经的交接部位是（　）
   A. 头面部　B. 上肢部　C. 下肢部
   D. 胸部　E. 四肢末端
3. 被称为“血海”的是（　）
   A. 任脉　B. 阳维脉　C. 督脉
   D. 冲脉　E. 阴维脉
4. 行于下肢外侧面前缘的经脉是（　）
   A. 足少阳胆经　B. 足少阴肾经　C. 足厥阴肝经
   D. 足阳明胃经　E. 足太阴脾经
5. 十五络脉指十二经脉之络，加（　）
   A. 阴维络、阳维络、脾之大络　B. 阴跷络、阳跷络、脾之大络
   C. 任脉络、督脉络、冲脉络　D. 任脉络、督脉络、脾之大络
   E. 任脉络、督脉络、胃之大络
6. “一夫法”是指（　）
   A. 手指同身寸定位法　B. 中指同身寸定位法　C. 拇指同身寸定位法
   D. 横指同身寸法　E. 简便取穴法
7. 口角外侧定地仓穴，属于（　）
   A. 固定标志定位法　B. 活动标志定位法　C. 手指同身寸定位法
   D. 骨度分寸定位法　E. 横指同身寸定位法
8. 百会穴的刺法是（　）
   A. 平刺　B. 斜刺　C. 直刺
   D. 向眉心刺　E. 向口角刺

二、思考题

1. 简述十二经脉的表里关系。
2. 手指同身寸定位法有哪些？

（孙　杰）

书网融合……

本章小结　微课 1　微课 2　微课 3　微课 4　题库

第十二章 针灸与推拿

学习目标

1. 通过本章学习，重点掌握针刺疗法、艾灸疗法、拔罐疗法、刮痧疗法、耳穴压豆疗法和推拿疗法的概念、作用与适应证以及操作方法。

2. 学会针刺、艾灸、拔罐、刮痧、耳穴压豆和推拿的操作，具备处理相应操作中出现的异常情况的能力；具有仁爱之心，精益求精的精神。

情境导入

情境描述 杨继洲，名济时，字以行，三衢人，明代著名针灸学家，是中国古代针灸三圣之一，著有《针灸大成》，其一生行医，为广大人民解决疾苦，留下了很多针灸治疗疾病的宝贵经验。曾有一名患者，患痢疾，咳嗽，发热，吐血不止，生命垂危。杨继洲为其诊治疾病，发现胸部尚有余温，脐中有一块拳头大的肿块，遂针刺和艾灸气海穴，灸五十壮之后，患者苏醒，脐中肿块也散开，疼痛随即消失。

讨论 1. 请思考针灸治病的方法有哪些？针灸治病的作用原理是什么？

2. 请思考在气海穴施灸有何功效？施灸过程中需要注意什么？

第一节 针刺疗法

PPT

一、毫针的结构和规格

目前临床上使用毫针多为不锈钢制成，具有耐高热、防锈、不易被化学物品腐蚀、经久耐用的优点。

毫针结构一般分为针尖、针体、针根、针柄、针尾五部分。针尖是针体尖端锋锐部分，又称针芒，是毫针刺入腧穴的关键部位；针体是针尖至针柄之间的主体部分，又称针身，是毫针刺入腧穴内相应深度的主要部分；针根是针体与针柄连接的部分，是观察针体刺入腧穴深度和提插幅度的外在标志；针柄是针根至针尾的部分，是医者持针、行针和实施手法操作的主要部分；针尾是针柄的末端部分。

毫针的长短、粗细规格以针身的直径和长度来区分。临床上以长短为1～3寸（25～75mm）和粗细为28～30号（0.32～0.38mm）最为常用（表12－1，表12－2）。短毫针主要用于耳穴和肌肉浅薄部位的腧穴作浅刺之用，长毫针多用于肌肉丰厚部位的腧穴作深刺和某些腧穴作横向透刺之用。毫针的粗细与针刺的强度有关。

表12－1 毫针长度规格表

规格（寸）	0.5	1	1.5	2	2.5	3	3.5	4	4.5	5
长度（mm）	15	25	40	50	65	75	90	100	115	125

表 12－2　毫针粗细规格表

号数	26	27	28	29	30	31	32	33	34	35
直径（mm）	0.45	0.42	0.38	0.34	0.32	0.30	0.28	0.26	0.24	0.22

二、毫针刺法练习

为了医者能顺利进针，熟练进行各种手法操作，减轻进针疼痛，提高治疗效果，毫针针刺练习是非常必要的，尤其是初学者。针刺练习主要是进行指力和手法的锻炼。毫针针刺练习有纸垫练针法（图12－1）、棉团练针法（图12－2）和人体练针法。首先在纸垫和棉团上进行进针、出针、捻转、提插等练习。通过纸垫、棉团的练针，具有了一定的指力和掌握了手法后，可以在自己身上进行试针练习，以亲身体会指力，进针、手法与得气的关系，以及持针手指和受刺部位的感觉等。

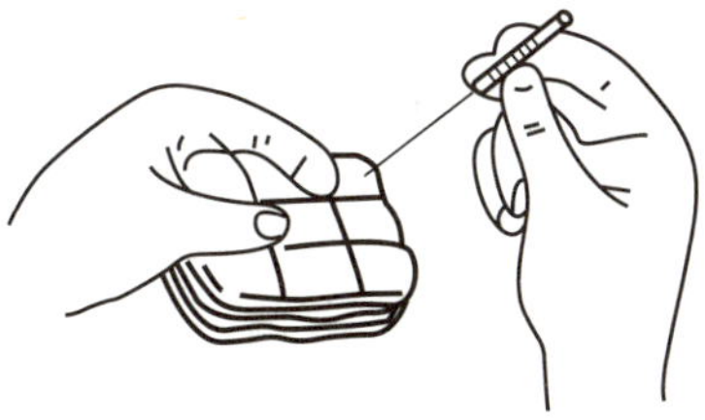

图 12－1　纸垫练针法

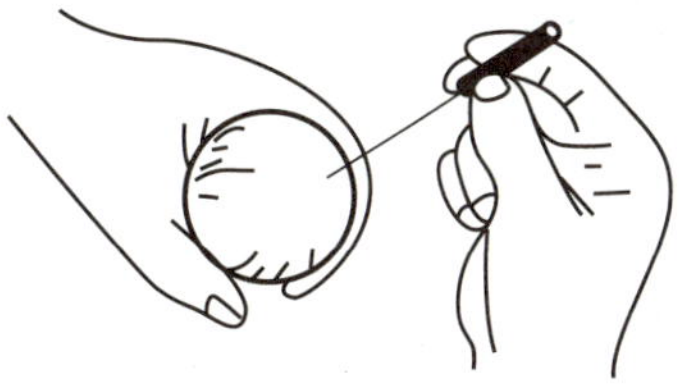

图 12－2　棉团练针法

三、针刺前的准备

针刺前医者积极做好患者的思想工作，选择合适的毫针，给患者安排合适的体位，并进行必要的消毒，对于避免针刺异常情况的发生具有积极意义。

（一）针具的选择

针具的选择，应根据患者的性别、年龄、形体的肥瘦、体质的强弱、病情的虚实、病变部位的表里深浅和腧穴所在的部位，选择长短、粗细适宜的针具。《灵枢·官针》云："九针之宜，各有所为，长短大小，各有所施也。"男性、体壮、形肥、病位较深者，应选粗且略长的毫针。反之，女性、体弱、形瘦、病位较浅者，应选用较短、较细的针具。一般是皮薄肉少之处和针刺较浅的腧穴，选针宜短且针身宜细；皮厚肉多且针刺宜深的腧穴，宜选用针身稍长、稍粗的毫针。临床上选针时常以将针刺入腧穴应至之深度，而针身还应露在皮肤上稍许为宜。另外，临床中选用针具还应仔细检查针具的质量。

（二）体位的选择

针刺时患者体位的选择对腧穴的正确定位、针刺的施术操作、持久的留针以及防止晕针、滞针、弯针等都有很大意义。针刺中以既有利于腧穴的定位，又便于针灸的施术操作和较长时间的留针为原则。

临床上针刺的常用体位有卧位和坐位。其中，仰卧位适宜于取头、面、胸、腹部腧穴和上下肢部分腧穴；侧卧位适宜取身体侧面腧穴和上、下肢部分腧穴；俯卧位适宜于头、项、脊背、腰骶部腧穴和下肢背侧及上肢部分腧穴；仰靠坐位适宜于取前头、颜面、颈前及上下肢部位的腧穴；俯伏坐位适宜于取后头和项、背部的腧穴；侧伏坐位适宜于取头部的一侧、面颊及耳前后等部位的腧穴。

临床上除上述常用体位外，对某些腧穴则应根据腧穴的不同要求采取不同的体位。同时，也应注意根据处方所取腧穴的位置，尽可能用一种体位针刺取穴。对初诊、精神紧张或年老、体弱、病重的患者，有条件时，应尽量采取卧位。

（三）消毒

针刺操作时要有严格的无菌观念，切实做好消毒工作，以防发生感染。消毒范围包括针具器械、医者的双手、施术部位和治疗室等。其中，针具器械消毒以高压蒸汽灭菌法为佳。

四、针刺的操作方法

（一）进针法

进针法，又称刺针法、下针法、入针法、内针法，是指运用各种手法将针刺入腧穴的方法。临床中，将持针的手称之为“刺手”，主要用拇指、食指和中指挟持针柄，其状如持毛笔，其主要作用是掌握针具及施行各种手法操作。将辅助进针的手称之为“押手”，其主要作用是固定腧穴皮肤，使毫针能准确刺入腧穴，减轻进针时的疼痛，协助调节和控制针感。常用的进针方法有以下几种。

1. 单手进针法 用刺手拇、食指持针，中指端紧靠穴位，指腹抵住针体中部，当拇、食指向下用力时，中指也随之屈曲，将针刺入，直至所需求的深度。此法多用于较短的毫针。

2. 双手进针法 即刺手与押手互相配合将毫针刺入穴位的操作方法。

（1）指切进针法 又称爪切进针法，用押手拇指或食指端切按在腧穴位置的旁边，刺手持针，紧靠押手指甲面将针刺入腧穴（图 12－3）。此法适用于短针的进针。

（2）夹持进针法 用押手的拇、食二指夹持消毒干棉球，用以夹住针身下端，露出针尖，将针尖固定在所刺腧穴的皮肤表面位置，刺手握住针柄，刺手和押手同时用力将针刺入腧穴（图 12－4）。此法适用于长针的进针。

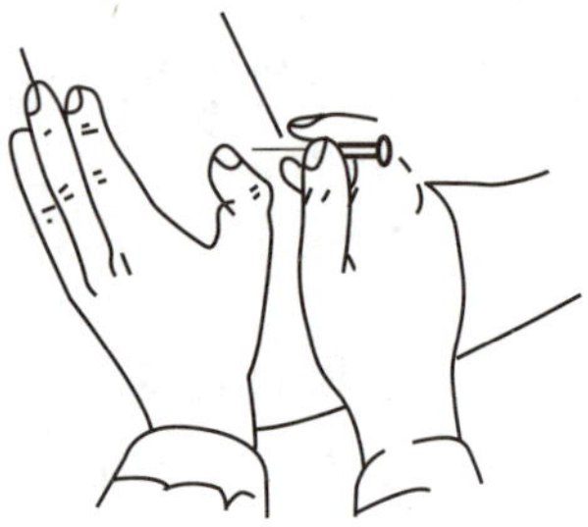

图 12－3 指切进针法

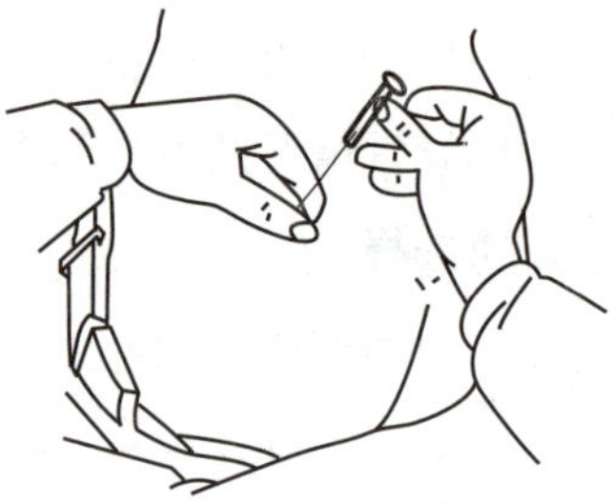

图 12－4 夹持进针法

（3）舒张进针法 用押手的拇、食二指将针刺入腧穴部位的皮肤向两侧撑开，使皮肤绷紧，刺手持针，使针从押手拇、食二指的中间刺入（图 12－5）。此法多用于皮肤松弛部位的腧穴。

（4）提捏进针法 用押手的拇、食二指将针刺入腧穴部位的皮肤提起，刺手持针，从提起皮肤的上端将针刺入（图 12－6）。此法多用于皮肉浅薄部位的腧穴。

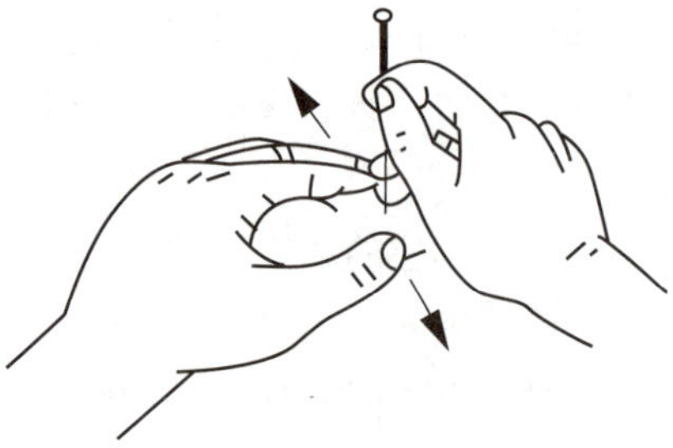

图 12－5 舒张进针法

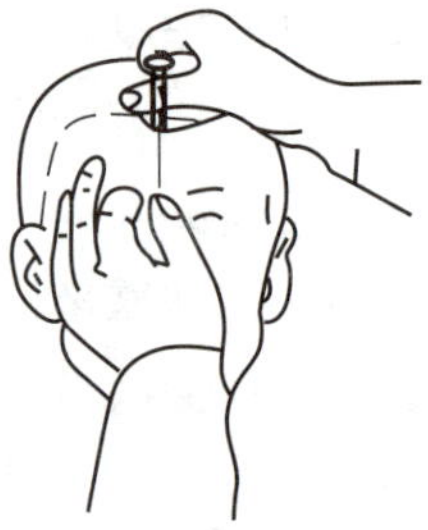

图 12－6 提捏进针法

（二）针刺角度、方向与深度

在针刺操作过程中，掌握正确的针刺角度、方向和深度，是增强针感、提高疗效、防止意外的关键。临床上针刺同一腧穴，由于针刺的角度、方向、深度的不同，所产生针感的强弱、感传的方向和治疗效果常有明显的差异。临床中要根据施术腧穴所在的具体位置、患者体质、病情需要和针刺手法等实际情况灵活掌握。

1. 针刺的角度 是指进针时针身与所刺部位皮肤表面所形成的夹角。针刺角度的大小应根据腧穴所在的位置和医者针刺时所要达到的目的。一般分为直刺、斜刺和平刺三种角度（图 12－7）。

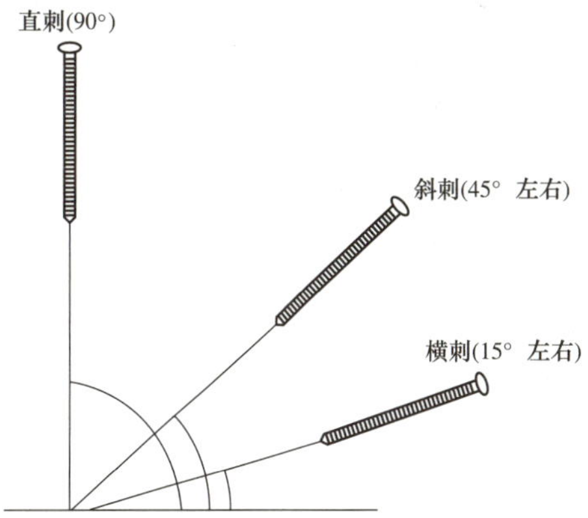

图 12－7 针刺角度

（1）直刺 即针身与皮肤表面呈 90°垂直刺入。本法适用于人体大部分腧穴，尤其是肌肉较丰厚部位的腧穴，如四肢、腹部、腰部的腧穴。

（2）斜刺 即针身与皮肤表面呈 45°左右倾斜刺入。本法适用于肌肉浅薄处或内有重要脏器，或不宜直刺、深刺的腧穴，或为避开血管及瘢痕部位，如胸、背部的腧穴。

（3）平刺 又称横刺、沿皮刺，即针身与皮肤表面呈 15°左右或沿皮以更小的角度刺入。本法适用于皮薄肉少部位的腧穴，如头部的腧穴等。

2. 针刺方向 即进针时针尖对准的方向，其一般依据经脉循行的方向、腧穴所在的部位特点和治疗所要求达到的组织而定。

（1）依经脉循行方向 即根据针刺补泻的需要，为了达到“迎随补泻”的目的，在针刺过程中针尖的方向要结合经脉的循行方向，即“顺经为补，逆经为泻”。

（2）依腧穴部位 即根据针刺腧穴所在部位的特点，为了保证针刺安全，某些腧穴必须朝向某一特定的方向或部位。如针刺哑门穴时，针尖应朝向下颌方向徐徐刺入；针刺廉泉穴时，针尖应朝向舌根方向徐徐刺入。

（3）依病情 即根据患者病情治疗的需要，为使针刺感应达到病变所在的部位，针刺时针尖应朝向病变所在部位，达到“气至病所”的目的。

3. 针刺的深度 即将针身刺入人体内的深浅。临床中腧穴针刺深度以既有针感又不伤及重要脏器为原则。同时在临床中，还需根据患者的体质、年龄、病情、部位、经脉循行及不同时令等方面灵活掌握。

（三）得气

得气，也称“针感”，是指毫针刺入腧穴后所产生的经气感应。得气与否以及迟速，不仅关系针刺的治疗效果，而且可以借此窥测疾病的预后。《灵枢·九针十二原》云：“刺之要，气至而有效。”临床上一般是得气迅速时，疗效较好；得气较慢时效果就差；若不得气时，就可能无治疗效果。《金针赋》云：“气速效速，气迟效迟。”

针下是否得气，可以从两个方面分析判断。一方面是患者对针刺的感觉和反应，另一方面是医者对刺手指下的感觉。当针刺腧穴得气时，患者的针刺部位有酸胀、麻重等自觉反应，有时出现热、凉、痒、痛、抽搐、蚁行等感觉，或呈现沿着一定的方向和部位传导和扩散现象。医者的刺手亦能体会到针下沉紧、涩滞或针体颤动等反应。若针刺后未得气，患者则无任何特殊感觉或反应，医者刺手亦感觉到针下空松、虚滑。《标幽赋》云：“轻滑慢而未来，沉涩紧而已至……气之至也，如鱼吞钩饵之浮沉；

气未至也，如闲处幽堂之深邃。”

得气主要因素取决于两个方面。一是患者体质的强弱和病情的轻重及针刺部位。一般而言，患者体质强壮、经气旺盛、血气充盈者得气迅速，反之则得气迟缓，甚或不得气；敏感者反应强，迟钝者反应弱。指趾末端多痛，四肢与肌肉丰厚处多酸、麻、胀重，或向上下传导，或向远端扩散，腹部多为沉压感，腰部多为酸胀感。二是医者取穴及针刺方向、角度与深度和施术手法。医者取穴准确时则易于得气，反之则不易得气。另外，还应注意针刺的方向、角度和深度。若仍不能得气，可采用行针催气，或留针候气，或用温针灸，或加艾灸等方法，以助经气来复，促使得气。

（四）行针

毫针进针后，为了使患者产生针刺感应，或进一步调整针感的强弱，以及使针感向某一方向扩散、传导而采取的操作方法，称为“行针”，亦称“运针”，行针手法包括基本手法和辅助手法两类。

1. 基本手法 行针的基本手法临床常用的有提插法和捻转法两种。两种基本手法临床施术时既可单独应用，又可配合应用。

（1）提插法 即将针刺入腧穴一定深度后，施以上提下插的操作手法（图 12－8）。使针由浅层向下刺入深层的操作谓之插，使针从深层向上引退至浅层的谓之提，如此反复地上下呈纵向运动的行针手法，即为提插法。对于提插幅度的大小、层次的变化、频率的快慢和操作时间的长短，应根据患者的体质、病情、腧穴部位和针刺目的等灵活掌握。提插法操作时的指力一定要均匀一致，幅度不宜过大，一般以 3～5 分为宜，频率不宜过快，每分钟 60 次左右，保持针身垂直，不改变针刺角度、方向和深度。通常认为行针时提插的幅度大，频率快，刺激量就大；反之，提插的幅度小，频率慢，刺激量就小。

（2）捻转法 即将针刺入腧穴一定深度后，施向前向后捻转动作的操作手法（图 12－9）。捻转角度的大小、频率的快慢、时间的长短等，需根据患者的体质、病情、腧穴的部位、针刺目的等具体情况而定。捻转法操作时，指力要均匀，角度要适当，一般应掌握在 180～360°，不能单向捻针，否则针身易被肌纤维等缠绕，引起局部疼痛和导致滞针而使出针困难。一般认为捻转角度大，频率快，其刺激量就大；捻转角度小，频率慢，其刺激量则小。

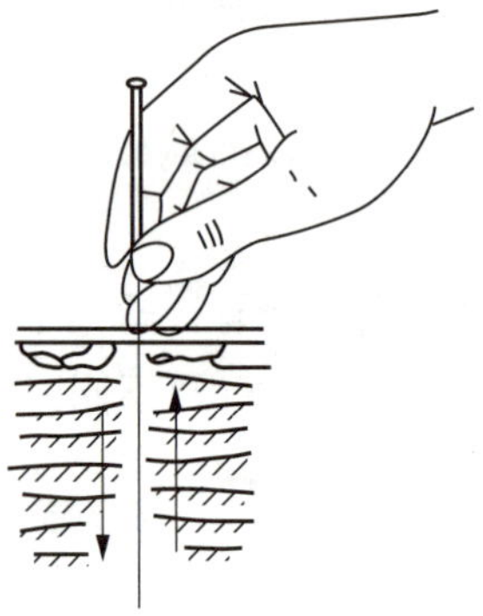

图 12－8 提插法

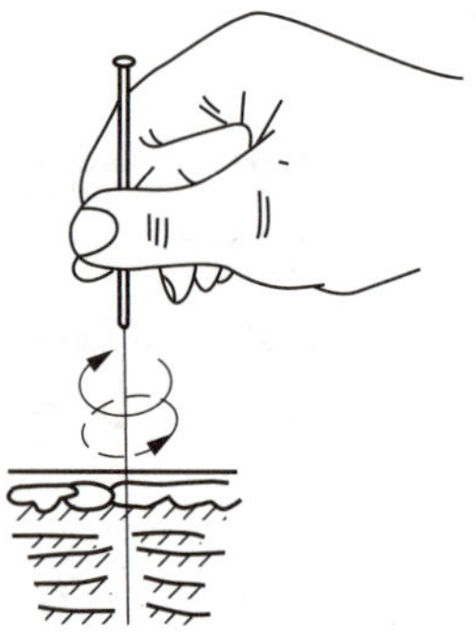

图 12－9 捻转法

2. 辅助手法 是行针基本手法的补充，是为了促使得气和加强针刺感应的操作手法。临床常用的行针辅助手法有以下几种。

（1）循法 即医者用手指顺着经脉的循行径路，在腧穴的上下部轻柔的循按。针刺不得气时，可以用循法催气。

（2）弹法 针刺后在留针过程中，以手指轻弹针尾或针柄，使针体微微振动，以加强针感，助气运行。

（3）刮法 毫针刺入一定深度后，经气未至，以拇指或食指的指腹抵住针尾，用拇指、食指或中指指甲，由下而上或由上而下频频刮动针柄，促使得气。

（4）摇法　毫针刺入一定深度后，手持针柄，将针轻轻摇动，以行经气。

（5）飞法　针后不得气者，用刺手拇、食指执持针柄，细细捻搓数次，然后张开两指，一搓一放，反复数次，状如飞鸟展翅，故称飞法。

（6）震颤法　针刺入一定深度后，刺手持针柄，用小幅度、快频率的提插、捻转手法，使针身轻微震颤。

毫针行针手法以提插、捻转为基本操作方法，并根据临证情况，选用相应的辅助手法。如刮法、弹法，可应用于一些不宜施行大角度捻转的腧穴；飞法可应用于某些肌肉丰厚部位的腧穴；摇法、震颤法可用于较为浅表部位的腧穴。通过行气基本手法和辅助手法的施用，主要促使针后气至或加强针刺感应，以疏通经络、调和气血，达到防治疾病的目的。

（五）针刺补泻

补法是指能鼓舞正气，使低下的功能恢复正常的方法。泻法是指能疏泄病邪，使亢进的功能恢复正常的方法。针刺补泻就是通过针刺腧穴，采用适当的手法，以激发经气，最终实现扶正祛邪恢复机体的状态。针刺补泻的效果主要取决于以下3个因素。

1. 机体功能状态　在不同的病理状态下，针刺可以产生不同的调整作用。当机体处于虚弱状态而呈虚证时，针刺可以起到扶正补虚的作用。当机体处于邪盛状态而呈实证时，针刺可以起到祛邪泻实的作用。针刺当时的机体功能状态是产生针刺补泻效果的主要因素。

2. 所取腧穴特性　腧穴的主治功用，不仅具有普遍性，而且具有相对特异性。人体不少腧穴能鼓舞人体正气，促使功能旺盛，具有强壮作用，适宜于补虚，如关元、气海、命门、膏肓等穴。很多腧穴能疏泄病邪，抑制人体功能亢进，具有祛邪作用，适宜于泻实，如人中、委中、十二井、十宣等穴。

3. 针刺补泻手法　补泻手法是对机体不同虚实状态进行治疗的主要手段，也是取得不同效果的重要环节，补泻手法操作是否准确得当，会直接影响到针刺补泻效果。古今针灸医家在长期的医疗实践中创造和总结了许多针刺补泻手法，现将临床常用的几种单式补泻手法介绍如下（表12-3）。

表12-3　单式补泻手法表

单式补泻手法名称	补法	泻法
捻转补泻	角度小，用力轻，频率慢，操作时间短，以左转为主	角度大，用力重，频率快，操作时间长，以右转为主
提插补泻	重插轻提，提插幅度小，频率慢，操作时间短	轻插重提，提插幅度大，频率快，操作时间长
疾徐补泻	进针时徐徐刺入，少捻转，疾速出针	进针时疾速刺入，多捻转，徐徐出针
迎随补泻	针尖随着经脉循行去的方向刺入	针尖迎着经脉循行来的方向刺入
呼吸补泻	患者呼气时进针，吸气时出针	患者吸气时进针，呼气时出针
开阖补泻	出针后迅速按压针孔	出针时摇大针孔而不立即按压
平补平泻	进针得气后均匀的提插、捻转后即可出针	

（六）留针与出针

1. 留针　将针刺入腧穴施术后，使针留置腧穴内称为留针。其目的是为了加强针刺的作用和便于继续行针施术。在临床上留针与否或留针时间的长短，应根据患者具体病情而定。一般针刺得气后留针10～20分钟。如阴证、寒证、里证，病程长而邪气深入，身体强壮者，宜久留针，对特殊病症，如慢性、顽固性、疼痛性或痉挛性病症，也可适当延长留针时间，以增强、巩固疗效；阳证、热证、表证，病程短而邪气浅在，身体虚弱者或小儿，宜少留针，甚至不留针。

2. 出针　又称起针、退针。在施行针刺手法或留针、达到预定针刺目的和治疗要求后，即可出针。

一般是以押手拇指、食指轻轻按压于针刺部位，刺手持针作轻微的小幅度捻转，随势将针缓慢提至皮下，然后将针取出。出针后，除特殊需要外，都要用消毒棉球轻压针孔片刻，以防出血或针孔疼痛。当出针后，要仔细查看针孔是否出血，检查核对针数有否遗漏等。

五、针刺异常情况的处理和预防

针刺治疗虽然比较安全，但如操作不慎，疏忽大意，或犯刺禁，或针刺手法不当，或对人体解剖部位缺乏全面的了解，也会出现一些不应有的异常情况，常见的异常情况有以下几种。

（一）晕针

晕针是在针刺过程中患者发生的晕厥现象。

1. 原因　患者体质虚弱，或精神紧张，或过度疲劳、饥饿、大汗、大泻、大出血之后或体位不当，或医者在针刺时手法过重。

2. 临床表现　患者在针刺过程中，突然出现头晕目眩，面色苍白，恶心欲吐，心慌气短，出冷汗，四肢发冷，血压下降，脉象沉细，严重者神志昏迷，仆倒在地，唇甲青紫，二便失禁，脉微细欲绝。

3. 处理　立即停止针刺，将针全部取出，使患者平卧，注意保暖，轻者仰卧片刻，给饮温开水或糖水后，即可恢复正常。重者在上述处理基础上，可刺水沟、素髎、内关、涌泉、足三里等穴，灸百会、关元、气海等穴，即可恢复。若仍不省人事，呼吸细微，脉细弱者，可配合其他急救措施。

4. 预防　对于晕针重在预防。给患者尽量采用卧位。选穴宜少，手法要轻。对初次接受针刺治疗或精神过度紧张，身体虚弱者，应先做好解释，消除对针刺的顾虑，同时选择舒适持久的体位。若饥饿、过度疲劳、大渴时，应待患者进食、休息、饮水后再予针刺。医者在针刺治疗过程中，要精神专一，随时注意观察患者表情的变化，询问患者的感受，一旦有晕针先兆，及早采取处理措施。

（二）滞针

滞针是指在行针时或留针后医者感觉针下涩滞，捻转、提插、出针均感困难而患者则感觉痛剧的现象。

1. 原因　患者精神紧张，或当针刺入腧穴后，患者局部肌肉强烈收缩；或行针手法不当，向单一方向捻针太过，以致肌肉组织缠绕针体而成滞针。若留针时间过长，有时也可出现滞针。

2. 临床表现　针在体内，捻转不动，提插、出针均感困难，若勉强捻转、提插时，则患者痛不可忍。

3. 处理　若患者精神紧张，局部肌肉过度收缩时，可稍延长留针时间，缓解患者紧张状态，或于滞针腧穴附近进行循按，或弹针柄，或在附近再刺一针，以缓解肌肉的紧张。若因单向捻针而致者，可向相反方向将针捻回，使缠绕的肌纤维回释，即可消除滞针。

4. 预防　对精神紧张者，应先做好解释工作，消除患者不必要的顾虑。注意行针的操作手法不宜刺激过大，避免单向捻转。

（三）弯针

弯针是指进针时或将针刺入腧穴后，针身在体内弯曲的现象。

1. 原因　医生进针手法不熟练，用力过猛、过速，以致针尖碰到坚硬组织器官或患者在针刺过程中移动体位，或因针柄受到某种外力压迫、碰击等。

2. 临床表现　针柄改变了进针或留针时的方向和角度，提插、捻转及出针均感困难，患者感觉疼痛。

3. 处理　出现弯针后，不得再行提插、捻转等手法。如针柄轻微弯曲，应慢慢将针取出。若弯曲角度过大时，应顺着弯曲方向将针取出。若因患者移动体位所致，应让患者慢慢恢复原来体位，局部肌肉放松后，再将针缓缓取出，不可强行拔针，以免出现断针。

4. 预防 医者进针手法要熟练，指力要均匀，要避免进针过速、过猛。选择适当体位，在留针过程中，嘱患者不要随意变动体位，注意保护针刺部位，避免针柄受到外物硬碰和压迫。

（四）断针

断针又称折针，是指针体折断在人体内的现象。

1. 原因 多由于针具质量欠佳；或针身、针根有损伤剥蚀，针刺前失于检查；或针刺时将针身全部刺入腧穴，行针时强力提插、捻转，肌肉猛烈收缩；或留针时患者随意变更体位；或弯针、滞针未能进行及时的正确处理等。

2. 临床表现 行针时或出针后发现针身折断，其断端部分针身尚露于皮肤外，或断端全部没入皮肤之下。

3. 处理 医者必须从容镇静，嘱患者保持原有体位，以防断针向肌肉深部陷入。如残端部分针身显露于体外时，可用手指或镊子将针取出。如断端与皮肤相平或稍凹陷于体内者，可用拇、食二指垂直向下挤压针孔两旁，使断针暴露体外，持镊子将针取出。若断针完全深入皮下或肌肉深层时，应在X线下定位，手术取出。

4. 预防 为了防止断针，应认真仔细地检查针具，避免过猛、过强的行针。在行针或留针时，应嘱患者不要随意更换体位。针刺时不宜将针身全部刺入腧穴，应留部分针身在体外。在针刺操作过程中，如发现弯针时，应立即出针，切不可强行刺入、行针。

（五）血肿

血肿是指针刺部位出现的皮下出血而引起的肿痛的现象。

1. 原因 针尖弯曲带钩，使皮肉受损，或刺伤血管所致。

2. 临床表现 出针后，针刺部位肿胀疼痛，局部皮肤呈现青紫色。

3. 处理 若微量的皮下出血而局部小块青紫时，一般不必处理，可自行消退。若局部肿胀疼痛较剧，青紫面积大而且影响到活动时，先冷敷止血后，24小时后再行热敷，或在局部轻轻揉按，以促使局部瘀血消散吸收。

4. 预防 仔细检查针具，熟悉人体解剖部位，避开血管针刺，出针时立即用消毒干棉球揉按压迫针孔。

六、针刺的注意事项

1. 小儿囟门未合时，头项部的腧穴不宜针刺。

2. 妇女妊娠时腹部不宜针刺。其中，妊娠三个月者，不宜针刺小腹部的腧穴。妊娠三个月以上者，腹部、腰骶部腧穴不宜针刺。妇女妊娠时，三阴交、合谷、昆仑、膈俞等活血的腧穴应禁刺。

3. 针刺眼区和项部的风府、哑门等穴以及脊椎部的腧穴，要注意掌握一定的角度，不宜大幅度的提插、捻转操作和长时间的留针。

4. 对胸、胁、腰、背脏腑所居之处的腧穴，不宜直刺、深刺。医者在进行针刺过程中精神必须高度集中，为患者选择适当的体位，严格掌握进针的深度、角度，以防止事故的发生。

5. 皮肤有感染、溃疡、瘢痕或肿瘤的部位，不宜针刺。

6. 自发性出血或损伤后出血不止的患者，不宜针刺。

7. 对尿潴留患者在针刺腹部的腧穴时，也应掌握适当的针刺方向、角度、深度等，以免误伤膀胱等器官出现意外的事故。

[附] 三棱针法和皮肤针法

一、三棱针法

三棱针法是用三棱针刺破人体的一定部位，放出少量血液，达到治疗疾病目的方法，古人称之为“刺血络”或“刺络”，现代称为“放血疗法”。

(一) 三棱针法的作用及适应证

三棱针法具有通经活络、开窍泻热、消肿止痛等作用。其适应范围较为广泛，包括各种实证、热证、瘀血、疼痛等，如高热、中暑、中风闭证、咽喉肿痛、目赤肿痛、顽癣、疖证、痔疮、头痛、顽痹、扭挫伤、丹毒指（趾）麻木等。

(二) 三棱针法的用具

三棱针是一种长约6cm，针柄稍粗呈圆柱形，针身呈三棱状，尖端三面有刃，针尖锋利，采用不锈钢制成的一种常用的放血工具。

(三) 三棱针法的操作方法

三棱针的操作方法一般分为点刺法、散刺法、刺络法和挑刺法四种。

1. 点刺法 是将三棱针快速刺入腧穴或部位放出少量血液或挤出少量黏液的方法。针刺前，在针刺部位上下用左手拇、食指向针刺处推按，使血液积聚于针刺部位，常规消毒后，押手拇、食指捏紧被刺部位，刺手持针，用拇、食两指捏住针柄，中指指腹紧靠针身下端，针尖露出3～5mm。对准已消毒的部位，刺入3～5mm深，随即迅速出针，再轻轻挤压针孔周围，出血少许，然后用消毒干棉球按压针孔止血。本法常用于指、趾末端的十宣、十二井穴和耳尖及头面部的印堂、太阳等穴。

2. 散刺法 又叫豹纹刺，是对病变局部周围进行点刺的一种方法。根据病变部位大小的不同，可刺10～20针以上，由病变外缘环形向中心点刺，以促使瘀血或水肿得以排除，达到祛瘀生新，通经活络的目的。本法常用于局部瘀血、血肿或水肿、顽癣等。

3. 刺络法 先用带子或橡皮管，结扎在针刺部位近心端，以使血络怒张显现。其他部位则不方便结扎，为使血络充盈，也可轻轻拍打血络处，然后迅速消毒。针刺时押手拇指压在被针刺部位下端，刺手持三棱针对准针刺部位的静脉，刺入脉中（2～3mm），立即将针退出，使其流出少量血液，也可轻轻按压静脉上端，以助瘀血外出，出血停后，再用消毒棉球按压针孔，松开橡皮管。此法常用于肘窝、腘窝等处的浅表经脉或曲泽、委中等穴，治疗急性吐泻、中暑、发热、腰扭伤等。

4. 挑刺法 用押手按压施术部位两侧，或捏起皮肤，使皮肤固定，刺手持针迅速刺入皮肤1～2mm，随即将针身倾斜挑破皮肤，使之出少量血液或少量黏液。也可刺入3～5mm左右深，将针身倾斜并使针尖轻轻挑起，挑断皮下部分纤维组织，然后出针，用无菌敷料覆盖创口。此法常用于阳性反应点、胸背、腰骶等处腧穴，治疗肩周炎、胃痛、颈椎综合征、失眠、支气管哮喘、血管神经性头痛等。

(四) 三棱针法的注意事项

1. 对患者要做必要的解释工作，消除思想顾虑。

2. 严格消毒，防止感染。

3. 为患者选择舒适体位，谨防晕针。点刺时手法宜轻、稳、准、快，不可用力过猛，防止刺入过深，创伤过大，损害其他组织。一般出血不宜过多，切勿伤及动脉。

4. 每日或隔日治疗1次，1～3次为1疗程，一般每次出血量以数滴至3～5ml为宜。

（五）三棱针法的禁忌证

体质虚弱者、孕妇、产后及有出血倾向者，不宜使用本法。

二、皮肤针法

皮肤针法是一种运用皮肤针叩刺人体一定部位或穴位，激发经络功能，调整脏腑气血，以达到防治疾病目的的方法。皮肤针法源于古代的“半刺”“毛刺”“扬刺”等刺法。

（一）皮肤针法的作用及适应证

皮肤针法具有疏通经络、调整脏腑、调和气血的作用。其适应范围很广，可应用于临床各种病证，如头痛、失眠、近视、视神经萎缩、急性扁桃体炎、感冒、咳嗽、慢性肠胃病、便秘、皮神经炎、斑秃、痛经、腰痛和痿证等。

（二）皮肤针法的用具

皮肤针是以多支短针组成，用来叩刺人体一定部位或腧穴的一种针具。皮肤针的针头呈小锤形，针柄一般长 15～19cm，分为软柄和硬柄，一端附有莲蓬状的针盘，针盘下面散嵌着不锈钢短针。根据所嵌不锈钢短针的数目不同，分别称为梅花针（五支针）、七星针（七支针）和罗汉针（十八支针）等。

（三）皮肤针法的操作方法

操作时为患者选取适宜体位，充分暴露待操作部位或腧穴，操作部位皮肤常规消毒后，针头对准皮肤叩击，运用腕部的弹力，使针尖叩刺皮肤后，立即弹起，如此反复叩击，叩刺后用无菌干棉球或棉签擦拭。

叩击时针尖与皮肤必须垂直，弹刺要准确，强度要均匀，可根据病情选择不同的刺激部位或刺激强度。皮肤针的叩刺部位，一般可分循经叩刺、穴位叩刺和局部叩刺三种。

叩刺强度分为轻度、中度和重度三种。轻度：用力稍小，皮肤仅现潮红、充血为度，适用于头面部、老弱妇女患者，以及病属虚证、久病者。重度：用力较大，以皮肤有明显潮红，并有微出血为度，适用于压痛点、背部、臀部、年轻体壮患者，以及病属实证、新病者。中度：介于轻刺与重刺之间，以局部有较明显潮红，但不出血为度，适用于一般部位，以及一般患者。

叩刺治疗，每日或隔日 1 次，10 次为 1 疗程，疗程间可间隔 3～5 日。

（四）皮肤针法的注意事项

1. 针具要经常检查，注意针尖有无毛钩，针面是否平齐。
2. 叩刺时动作要轻捷，正直无偏斜，以免造成患者疼痛。
3. 叩刺局部和穴位，若手法重而出血者，应进行清洁和消毒，注意防止感染。

（五）皮肤针法的禁忌证

1. 急性传染性疾病和急腹症，局部皮肤有创伤、溃疡、瘢痕者不宜使用本法。
2. 孕妇、产后及有出血倾向者慎用本法。

第二节　艾灸疗法

PPT

艾灸疗法，又称为灸法，是指用艾叶等为主要成分加工后，点燃后在穴位或患处留置或熏灼，借助热力以及药物的作用，通过经络腧穴的作用，达到防治疾病目的的一种外治方法。灸法和刺法都是临床常用的中医外治法，常配合使用，可加强疗效。

知识链接

鲍姑灸疗疾患，造福人民群众

鲍姑，名潜光，晋代名医葛洪的妻子，中国古代四大女名医之一，医术精良，精通灸法，是我国医学史上第一位女灸学家。

鲍姑不仅医术精湛，而且医德高尚，一生行医、采药，足迹遍及广州所辖南海郡的番禺、博罗等县。据《南海县志》等记载，鲍姑为了治疗当地患者的赘瘤和赘疣等难治疾病，总结前人经验，就地取材，以当地盛产的红脚艾作灸材，制成艾绒条，取一点用火点燃，熏于人身，赘疣便全部脱落，人们尊称她为“女仙”“鲍仙姑”。她采用越秀山脚下的红脚艾进行灸疗治疾，后人称此艾为“鲍姑艾”，赞颂她“越井岗头云作岭，枣花帘子隔嶙峋。我来乞取三年艾，一灼应回万古春。”人们为了纪念她对医学事业的重大贡献在三元宫内修建了鲍姑祠。

鲍姑运用灸法解除患者痛苦，充分体现了“医者仁心”，也赢得了人们的尊重和爱戴。

一、艾灸的作用及适应证

1. 疏风解表，驱散寒邪 常用于治疗外感风寒表证及中焦虚寒呕吐、腹痛、泄泻等。

2. 温经通络，活血逐痹 常用于治疗寒凝血滞，经络麻痹引起的各种风寒湿痹、寒疝腹痛、痛经等。

3. 回阳固脱，升阳举陷 常用于治疗阳气虚脱之证，如休克、脱证等；还可用于治疗气虚下陷的脏器下垂之证，如胃下垂、子宫脱垂、脱肛等。

4. 消瘀散结，拔毒泄寒 常用于治疗外科各种疮疡痈肿、瘰疬、臁疮、乳痈等证，也可用于疮疡久溃不愈，有促进疮口愈合、去腐生肌的作用。

5. 保健防病，延年益寿 艾灸可激发人体的正气，增强机体抗病能力，特别是中老年人群，长期坚持艾灸不仅可以预防常见疾病，还可以延缓衰老，达到延年益寿的目的。

二、艾灸的用具

1. 艾草 艾草，多年生草本或成半灌木状，植株有浓烈香气。茎呈褐色或灰黄褐色，叶片质厚，附有灰白色短绒毛。艾叶晒干捣碎加工可得艾绒，制艾条供艾灸用。全草可入药，药性温、苦、辛、微甘，有温经、散寒、止血、去湿、安胎等作用。

2. 艾绒 艾绒是选用干燥的艾叶除去杂质加工后，制成的纯净细软的绒状物。艾绒作为施灸材料具有明显的优势：一是便于搓捏成想要的形状，且便于燃烧；二是燃烧时热力温和，能透达皮肤。

3. 艾条 艾条是用棉纸包裹艾绒制成的圆柱形长卷，可根据内含药物的情况分为纯艾条（清艾条）和药艾条。药艾条主要包括普通药艾条、太乙针、雷火针等。

4. 艾炷 艾炷是以艾绒为材料制成的圆锥形小体。根据需要分为大、中、小三种型号，大艾炷的炷底直径和高均1cm，如蚕豆大；中艾炷的炷底直径和高均0.5cm，如黄豆大；小艾炷的炷底直径和高均0.3cm，如麦粒大。可临床应自行调节。施灸时，每燃尽一个艾炷，称为一壮。

三、艾灸的操作方法

（一）艾条灸 微课1

艾条灸是运用特制的艾条在腧穴或局部进行熏烤的施灸方式，分为悬起灸和实按灸两类。

1. 悬起灸 将点燃的艾条悬于施灸部位，距离皮肤一定距离，灸至皮肤有温热感而无灼痛感。常见的操作方法分为温和灸、雀啄灸和回旋灸。

（1）温和灸 艾条点燃后，对准穴位或施灸部位2～3cm处，进行熏烤，使局部产生温热感而无灼痛感为佳，一般每处灸约5分钟，以皮肤红润为度。临床可根据患者的实际情况调整施灸时间。本法适用于一切灸法适用的疾患。

（2）雀啄灸 将艾条点燃的一端对准穴位或施灸部位，像鸟雀啄食一样进行一上一下地熏灸。本法适用于患部面积较小的疾患。

（3）回旋灸 将艾条点燃的一端在保持穴位或施灸部位上方一定距离，进行左右方向或反复旋转地熏灸。本法适用于患部面积较大的疾患。

2. 实按灸 常使用药艾条。操作前，在施灸部位垫上数层布或纸，将药艾条点燃的一端趁热按到施灸部位上，使热力透达深部组织。

（二）艾炷灸

1. 直接灸 又称“着肤灸”，是将艾炷直接放置在皮肤上点燃的施灸方法（图12－10）。根据施灸程度的不同分为瘢痕灸和无瘢痕灸。

（1）瘢痕灸 也称“化脓灸”，是将艾柱直接放在穴位上施灸，使皮肤溃破、化脓，结痂愈合后留下永久性瘢痕。本法较多用于哮喘、慢性支气管炎、慢性胃肠道疾病等顽固或疑难病症。

（2）无瘢痕灸 施灸时以温熨为主，使局部皮肤红润或轻微烫伤，不起疱化脓，不留瘢痕。本法常见病都可应用。

2. 间接灸 也称“隔物灸”，是在艾炷和皮肤间隔一层物品的艾灸方法（图12－11）。临床常用的间接灸有隔姜灸、隔蒜灸、隔盐灸、隔附子饼灸等。

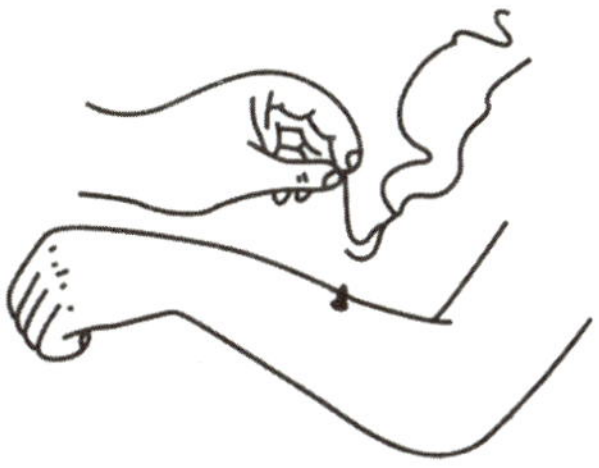

图12－10 直接灸

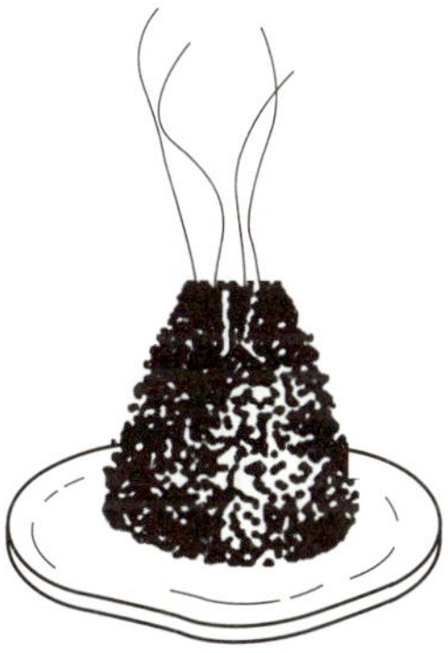

图12－11 间接灸

（1）隔姜灸 将鲜姜切成0.2～0.3cm厚的薄片，姜片中间刺出数孔，然后将其置于相应腧穴或患处，再把艾炷放在姜片上点燃施灸。若患者感到灼热不能忍受时，可将姜片提起片刻，再放下继续灸。艾炷燃尽后可换新艾炷继续灸，灸完所规定的壮数，以使皮肤红润而不起泡为度。本法对感冒、泄泻、呕吐、腹痛、痛经、面瘫等疾病的寒证尤为适用。

（2）隔蒜灸 选用较大的鲜独头蒜，切成0.2～0.3cm厚的薄片，中间刺出数孔，置于相应腧穴或患处，然后将艾炷放在蒜片上点燃施灸。若患者感到灼热不能忍受时，可将蒜片提起片刻，再放下继续灸。艾炷燃尽后可换新艾炷继续灸，直至灸完规定的壮数。本法可用于未溃破的化脓性肿块，如乳痈、瘰疬、疖肿等。

（3）隔盐灸 适用于脐部施灸。取干燥纯净的食盐填敷于脐部，将脐窝填平，上置艾炷施灸。也可以在食盐上放置姜片后，再放置艾炷施灸。本法可治疗急性腹痛、泄泻、痢疾及阳气虚脱证。

(4）隔附子饼灸　将附子研成细末，以黄酒调和制成厚约0.4cm的饼，中间用针刺数个孔，上置艾炷放于穴位或患处上施灸。一般每穴灸5～10壮。本法可治疗肾阳虚衰等各类阳虚病证。

（三）温针灸

温针灸是将艾灸与针刺结合的一种治疗方法。即在得气留针过程中，将少量艾绒搓捏成团，或截取2cm艾卷一段置于针尾并点燃，待燃尽，再取出针。通过针体将艾绒燃烧时的热力传入穴位，达到温通经脉，行气活血的目的。本法适用于关节痹痛，肌肤不仁等病证。操作过程中，可在施术部位之下方垫放厚硬纸片，防止艾灰或艾火掉落烫伤患者的皮肤或引起其他物品燃烧（图12－12）。

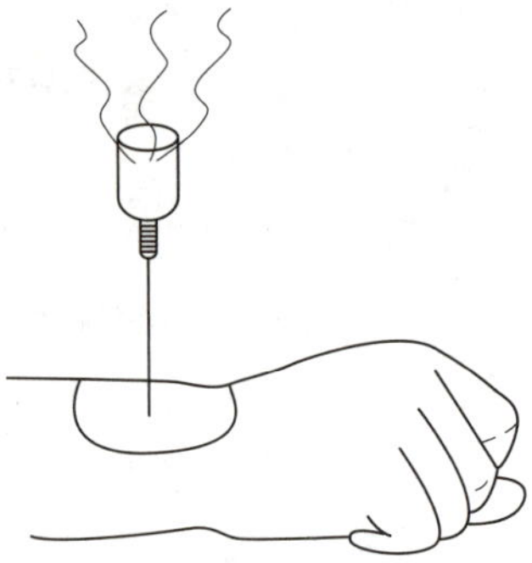

图12－12　温针灸

四、艾灸的注意事项

1. 施灸时患者应选取舒适体位，以便施灸操作。
2. 施灸时顺序应先上后下；先腰背部，后腹部；先头面部，再四肢部。
3. 若施灸过程中，不慎烧伤皮肤，局部出现小水疱，嘱患者勿擦破水疱，任其吸收，一般数日即可愈合。如水疱较大，可用消毒毫针刺破水疱，放出水液，再适当外涂烫伤油等，保持创面洁净。
4. 施灸结束后要确保艾条等施灸燃烧物彻底熄灭，防止复燃。
5. 发生晕灸应参考晕针尽早处理。

五、艾灸的禁忌证

1. 颜面、心脏部位、关节肌腱部位，不要直接灸，以防形成瘢痕，影响美观或关节活动。
2. 妊娠期妇女的腰骶部、小腹部，禁用瘢痕灸，其他艾灸法操作时应特别注意时间和灸量。
3. 过劳、过饥、过饱、醉酒、大汗、情绪不稳者不宜灸。
4. 高热、阴虚火旺、昏迷者不宜灸。
5. 无自制能力或肢体感觉麻木者不宜灸。

（张训浩）

第三节　拔罐疗法

PPT

一、拔罐的作用及适应证

拔罐疗法，又称“角法”，距今已有几千年的历史，早在湖南马王堆汉墓出土的医学文献《五十二病方》中，就有相关记载。拔罐疗法以罐为工具，利用燃烧、抽气等方法造成罐内负压，使之吸附于腧穴或体表，通过负压、温热等作用而产生良性刺激，达到通经活络、行气活血、消肿止痛、散寒祛风等功效，从而调整机体功能，防治疾病。因拔罐具有无痛无创等特点，故现今使用颇为广泛。拔罐疗法常可用于治疗以下疾病。

1. 内科疾病　感冒、慢性支气管炎、哮喘、头痛、三叉神经痛、面神经麻痹、急慢性胃肠炎、消化不良、泄泻、腹痛、便秘等。

2. 骨关节疾病　落枕、颈椎病、肩周病、肋间神经痛、肋软骨炎、类风湿关节炎、膝关节炎等。

3. 妇科疾病　围绝经期综合征、月经不调、痛经、闭经、带下病、产后缺乳、附件炎、慢性盆腔炎、不孕症、子宫脱垂等。

4. 儿科疾病 哮喘、疳积、遗尿等。

5. 皮肤科疾病 神经性皮炎、带状疱疹、皮肤瘙痒、荨麻疹、痤疮等。

二、拔罐的用具

原始的罐具为兽角，后逐渐发展为竹罐、陶罐、金属罐、玻璃罐、橡胶罐等，常用的罐具有竹罐、玻璃罐、抽气罐等。

1. 竹罐 竹罐是采用直径 3 ~ 5cm 坚固完好毛竹，制成 6 ~ 10cm 长的竹管，留一端作底，另一端作罐口，用刀刮去青皮及内膜，制成厚度 5 ~ 7mm 圆筒，用砂纸磨光，保证罐口光滑平整。优点是取材方便、制作简单、轻便耐用、便于携带、经济实惠、不易破碎。缺点是易坏裂缝漏气，且不宜用于刺血拔罐。

2. 玻璃 玻璃罐由耐热玻璃加工制成，呈小口大肚的球状，根据需要可分为不同型号。其优点是罐口光滑，罐体透明，便于观察罐内皮肤充血情况，特别适用于走罐、刺络拔罐及留针拔罐。缺点是传热快，易破碎。

3. 抽气罐 抽气罐利用机械抽气原理使有机玻璃或透明树脂材料制成的罐体内形成负压，吸附于选定的部位。其优点是不会烫伤皮肤，操作简便，罐内负压大小可调节。缺点无火罐的温热刺激效应。

三、拔罐的操作方法

（一）罐的吸附方法

1. 火罐法 借燃烧时火焰的热力，排去罐内空气，使之形成负压而吸着于皮肤上，称火罐法。

（1）闪火法 用止血钳等夹住 95% 乙醇棉球，一手持罐，罐口朝下，点燃棉球后在罐内壁旋转数圈后随即退出，及时将罐扣在施术部位上。此法临床最为常用。操作时避免罐口沾上 95% 乙醇，造成患者皮肤的烫伤。

（2）投火法 将薄纸卷或酒精棉球点燃后，投入罐内，然后迅速将罐扣在施术部位。为避免罐内的燃烧物烫伤皮肤，此法一般用于身体侧面横向拔罐。

（3）滴酒法 向罐内壁滴入几滴 95% 乙醇，将罐子旋转，使乙醇均匀地附着在内壁上，用火点燃后，迅速将罐扣在选定的部位上。注意乙醇不可滴过多，以免点燃后烫伤皮肤。

2. 煮罐法 选用完好无损的竹罐置于锅内，加水煮沸 2 分钟，用镊子将罐夹出，罐口朝下倒到罐内水液，迅速用毛巾捂好罐口，迅速将罐扣在应拔部位。也可在清水放入将配制好的疏风活血通络的中草药，煮至适当浓度，再把竹罐放入药液同煮，此为药罐，临床可治疗风寒湿痹等病证。

3. 抽气法 先将备好的抽气罐紧扣在需拔罐的部位上，用抽气筒将罐内的空气抽出，使之产生所需负压吸在所拔部位。本法适用于任何部位拔罐。

（二）拔罐的应用方法

1. 留罐法 拔罐后将罐留置 5 ~ 15 分钟。罐大吸拔力强的应适当减少留罐时间，夏季及肌肤浅薄处，不宜留罐时间过长，以免损伤皮肤。

2. 闪罐法 将罐拔上即刻取下，再吸拔，再取下，如此反复吸拔多次，直至皮肤潮红。本法多用于局部皮肤麻木或功能减退的病证。

3. 走罐法 又称推罐，选用罐口光整的玻璃罐，先在走罐所经皮肤和罐口涂抹一层滑润介质，吸拔住罐后，手握住罐体，稍用力在皮肤表面慢慢来回推拉。本法一般适用于面积较大，肌肉丰厚处，如腰背、大腿等部位（图 12－13）。

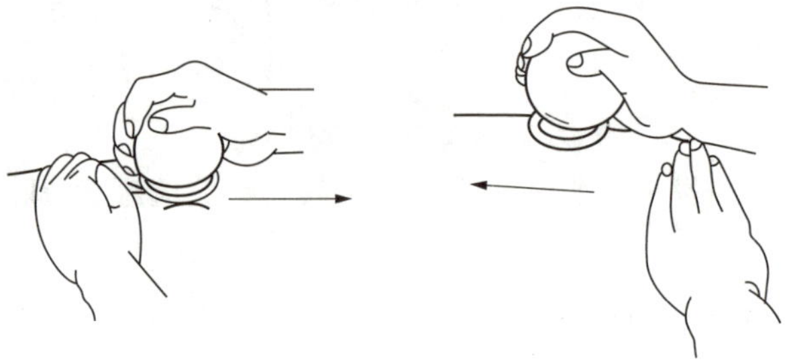

图 12－13　走罐法

4. 针罐法

（1）留针拔罐在毫针针刺后，以毫针为中心拔罐，留置后再起罐取针（图 12－14）。

（2）刺络拔罐　先用三棱针或皮肤针等在病变局部挑刺或点刺出血，然后加拔火罐。操作时应注意避开大血管，起罐后用消毒棉球擦净血液，挑刺部位可用创可贴贴护。本法适用各种急慢性软组织损伤、神经性皮炎、丹毒、皮肤瘙痒、哮喘等。

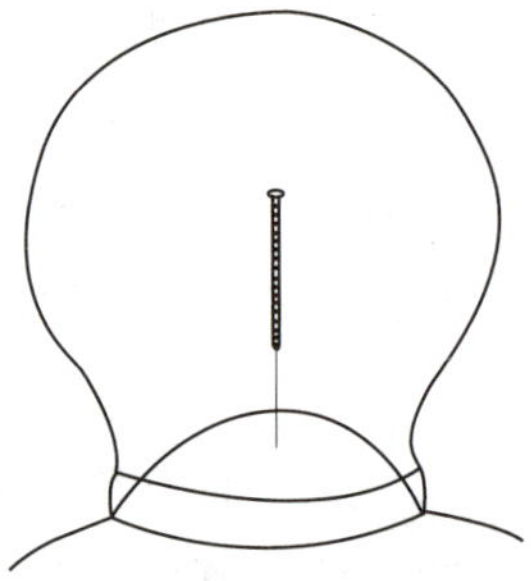

图 12－14　留针拔罐

（三）起罐的方法

一般在起罐时一手握住罐体腰部并稍作倾斜，另一手拇指或食指在罐口边缘轻轻将皮肤按压，使罐口与皮肤间产生一定空隙，空气进入罐内，即可将罐取下。抽气罐起罐时提起抽气罐上的塞帽，使空气进入罐内，即可将罐取下（图 12－15）。

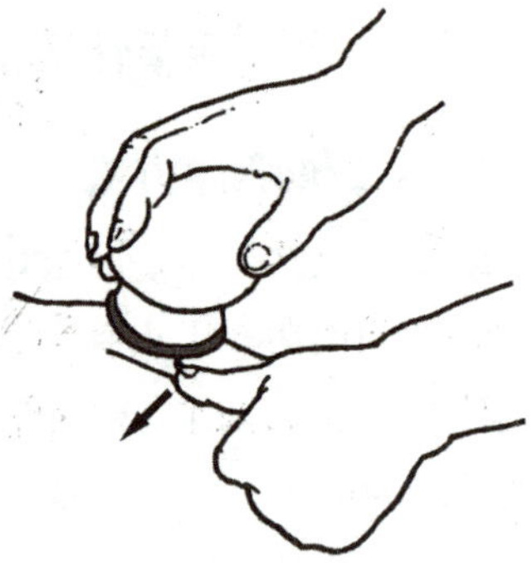

图 12－15　起罐

四、拔罐的注意事项

1. 拔罐时要选择肌肉丰厚处，关节凹凸不平、毛发较多的部位不适宜拔罐。

2. 根据部位选用适当大小的罐具，拔罐前应检查罐具是否有开裂、破损。

3. 拔罐时室温应保持温暖，避开风口，以防患者受凉。

4. 拔罐前患者宜选择舒适体位，避免移动，以防罐具脱落。

5. 在使用多罐时，罐具排列时距离不宜太近，以防皮肤因罐具牵拉而产生疼痛。

6. 在走罐时，避免在骨突出关节处强行推拉致皮肤破损，或罐具漏气脱落。

7. 避免同一部位连续几天进行拔罐治疗，需等罐印消退后再进行下一次拔罐，应注意变换拔罐的位置，避免局部反复刺激，损伤皮肤，若出现水疱或皮肤破损按常规消毒处理。

8. 拔罐过程中注意观察患者是否有头晕、胸闷、恶心、肢体发软、冷汗淋漓甚至瞬间意识丧失等晕罐症状，若出现则应立即起罐，使患者成头低脚高卧位，必要时可饮用温开水或温糖水，或掐水沟穴等。密切关注血压、心率，严重时按晕厥处理。

9. 一般情况下，拔罐结束 8 小时后可以洗澡。

五、拔罐的禁忌证

1. 凝血功能不好，有自发性出血倾向或损伤后出血不止的患者，如白血病、血友病患者不宜拔罐。

2. 皮肤过敏或有皮肤传染性疾病，以及皮肤有肿块或局部破损溃烂、外伤骨折、静脉曲张、水肿处不宜拔罐。

3. 妊娠期和月经期妇女的腹部、腰骶部不宜拔罐，拔其他部位时，手法也应轻柔。

4. 急性重症、重度心脏病患者，不宜拔罐。

5. 五官部位、前后二阴，不宜拔罐。

6. 重度神经疾病、全身抽搐痉挛、躁狂、无法配合者，不宜拔罐。

7. 醉酒、过饥、过饱、过劳者，不宜拔罐。

第四节　刮痧疗法

微课 2

PPT

一、刮痧的作用及适应证

刮痧疗法以中医经络腧穴理论为基础，运用特制的刮具配合相应的手法，在体表进行刮拭，使刮痧局部出现红色或紫色粟粒状痧痕，通过对十二皮部的良性刺激以达到疏通经络、活血行气、防治疾病的作用。

刮痧疗法临床应用十分广泛，适用于内、外、妇、儿、五官等各类疾病，还可以用于防治疾病和保健强身。

1. 内科疾病　感冒、头痛、咳嗽、哮喘、呕吐、腹泻、急慢性胃炎、高血压、眩晕、糖尿病、胆囊炎、失眠、神经衰弱等。

2. 外科疾病　急性腰扭伤、腰痛、软组织疼痛、坐骨神经痛、肩周炎、落枕、风湿性关节炎、类风湿关节炎等。

3. 儿科疾病　营养不良、食欲不振、生长发育迟缓、小儿感冒发热、腹泻等。

4. 五官科疾病　牙痛、鼻炎、咽喉肿痛、视力减退、耳聋、耳鸣、失音等。

5. 妇科疾病　月经不调、痛经、闭经、乳腺增生、产后病等。

6. 皮肤科疾病　皮肤瘙痒症、荨麻疹、痤疮、湿疹等。

二、刮痧的用具

1. 刮痧器　具刮痧器具的选择多样，如刮痧板、硬币、瓷质汤匙、竹片等。较常用的为刮痧板，制作材料可选用水牛角、玉石。无论选用何种材质、形状的刮痧板，都要求刮具边缘光滑圆钝。

2. 刮痧介质　刮痧介质是减少刮痧时刮具与皮肤间的摩擦力，避免皮肤损伤，选用的润滑或兼有一定药理作用的介质，如红花油、紫草油、植物油（如麻油、橄榄油等）、药酒、凡士林、润肤霜、扶他林乳膏及水等，可根据临床需要进行选择。

三、刮痧的操作方法

1. 刮法　刮痧板的长边横放入中，紧贴掌心，大拇指和其余四指微曲，分别握住刮痧板的两边。刮痧板与皮肤表面一般呈45°左右，用力多次向同一方向刮拭，用力要均匀，且保证一定的刮拭长度。此法是临床最常用的刮痧方法。

2. 角推法 使用刮痧板或让刮痧板的厚边棱角接触皮肤，稍用力做单方向直线刮拭。此法适宜用于经络循行部位。

3. 点按法 手握刮痧板，用刮痧板其中一个棱角为着力点直接点压穴位，与皮肤呈90°夹角，向下用力，由轻至重，反复多次。本法适宜用于肌肉丰满处的穴位。

4. 拍打法 一手拇指、食指分别位于刮痧板短边一侧的两面，在腕关节的自然屈伸，用刮板一端的平面拍打体表。此法多用于四肢、肘窝或腘窝部，本法可用于治疗四肢麻木。

刮痧时要求用力均匀、一般采用腕力，同时要根据患者的病情和反应调整刮拭的力量，轻刮为补，重刮为泻。

四、刮痧的注意事项

（一）术前注意事项

1. 刮痧时皮肤暴露，且皮肤毛孔开泄，若遇风寒之邪，邪气可通过毛孔直接入里，或引发新的疾病。所以刮痧前应选择空气相对流通的场所，避免有穿堂风，室温较低时应尽量减少暴露部位，并注意保暖。

2. 对初次接受刮痧治疗者，应作好说明解释工作，以消除患者顾虑。

3. 选择舒适的体位以便配合治疗。

4. 认真检查刮具，以免刮伤患者，并且施术者双手和刮具都应消毒。

（二）术中注意事项

1. 刮拭手法应均匀用力，以患者能忍受为度，达到出痧为止。

2. 老年人、幼儿刮拭手法应轻。

3. 不必为追求出痧而使用重手法，通常血瘀证出痧较多，热证、实证出痧多，寒证、虚证出痧少。

4. 刮拭过程中注意询问和观察患者，如遇晕刮，应立即停止刮痧，使患者平卧，饮用温水。

5. 刮痧的基本顺序一般由上向下，由内向外，单向刮拭，保证一定的刮拭长度。

（三）术后注意事项

1. 刮痧治疗中会消耗机体部分津液，所以施术后宜饮一杯温水，补充机体水分。

2. 治疗刮痧后，为避免风寒之邪侵袭，待到皮肤毛孔闭合恢复原状后，方可洗浴，一般3小时左右。洗浴过程中，应注意保暖。

3. 刮痧部位未退痧之前，不宜在原处再次刮拭出痧。

五、刮痧的禁忌证

1. 皮肤局部破溃、有不明原因包块或患有皮肤传染病的患者，不宜在病灶局部直接刮拭。

2. 有严重疾病，如心力衰竭、呼吸衰竭、肾功能衰竭者不宜刮痧。

3. 妊娠期和月经期妇女的下腹部、腰骶部及三阴交不宜刮痧。

4. 有出血倾向性疾病，如血友病、紫癜、白血病等患者，不宜使用刮痧。

5. 有体表外伤、下肢静脉曲张、肿块、大血管处、骨折者不宜刮痧。

6. 外科手术瘢痕处应在2个月后方可局部刮痧，恶性肿瘤患者术后，瘢痕局部处慎刮。

6. 抽搐、痉挛、醉酒、过饥、过饱者等不宜刮痧。

7. 小儿囟门未闭合禁刮头部。

第五节 耳穴压豆疗法

PPT

耳穴是耳廓表面的腧穴，是与人体脏腑经络、组织器官、躯干四肢相互沟通的特殊部位，耳穴既是疾病的反应点，也是防治疾病的刺激部位。迄今为止，采用耳穴治疗的疾病已达200余种，涉及内、外、妇、儿、五官、皮肤、骨伤等临床各科。为促进耳穴研究和发展，便于国际学术交流，世界卫生组织委托中国将耳穴进行归纳整理，我国于1992年和2008年两次颁布并实施了《耳穴名称与定位》的国家标准。

耳穴压豆法，是用胶布将药豆准确的粘贴于耳穴处，给予适度的揉、按、捏、压，使其产生酸、麻、胀、痛等刺激感应，以达到防治疾病目的的一种外治疗法。

一、耳廓与耳穴

1. 耳廓表面解剖 见图12－16。

耳轮：耳廓卷曲的游离部分。

耳轮结节：耳轮后上部的膨大部分。

耳轮尾：耳轮向下移行于耳垂的部分。

耳轮脚：耳轮深入到耳甲的部分。

对耳轮：与耳轮相对呈“Y”字形的隆起部，由对耳轮体、对耳轮上脚和对耳轮下脚三部分组成。

对耳轮体：对耳轮下部呈上下走向的主体部分。

对耳轮上脚：对耳轮向上分支的部分。

对耳轮下脚：对耳轮向前分支的部分。

三角窝：对耳轮上、下脚与相应耳轮之间的三角形凹窝。

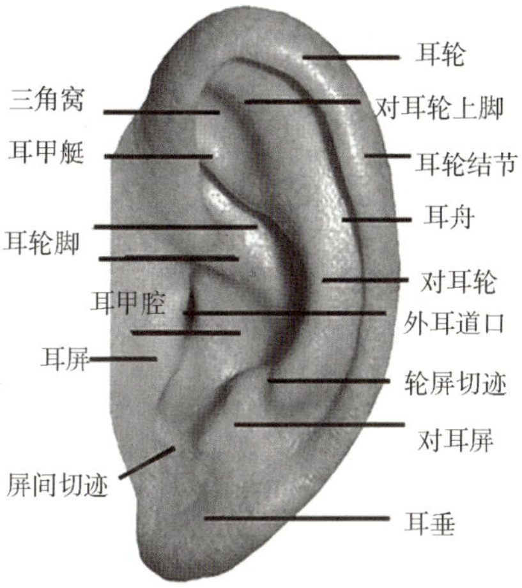

图12－16 耳廓表面解剖

耳舟：耳轮与对耳轮之间的凹沟，又叫“舟状沟”。

耳屏：指耳廓前面瓣状隆起。

屏上切迹：耳屏与耳轮之间的凹陷处。

对耳屏：耳垂上方，与耳屏相对的瓣状隆起。

屏间切迹：耳屏与对耳屏之间的凹陷处。

屏轮切迹：对耳屏与对耳轮之间凹陷处。

耳垂：耳廓最下部，无软骨的部分。

耳甲腔：耳轮脚以下的耳甲部。

耳甲艇：耳轮脚以上的耳甲部。

外耳门：在耳甲前方的孔窍。

2. 耳穴的分布、定位及主治 耳穴在耳廓上的分布有一定的规律。与头面相对应的穴位在耳垂；与上肢相对应的穴位在耳舟；与躯干和下肢相对应的穴位在对耳轮体部和对耳轮上、下脚；与内脏相对应的穴位集中在耳甲；与消化道相对应的穴位在耳轮脚周围呈环形排列，如一倒置胎儿（图12－17，图12－18，表12－4）。

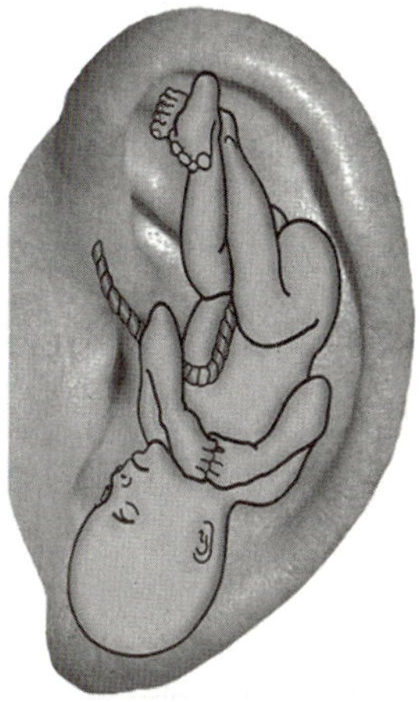
图12－17 耳穴分布规律图

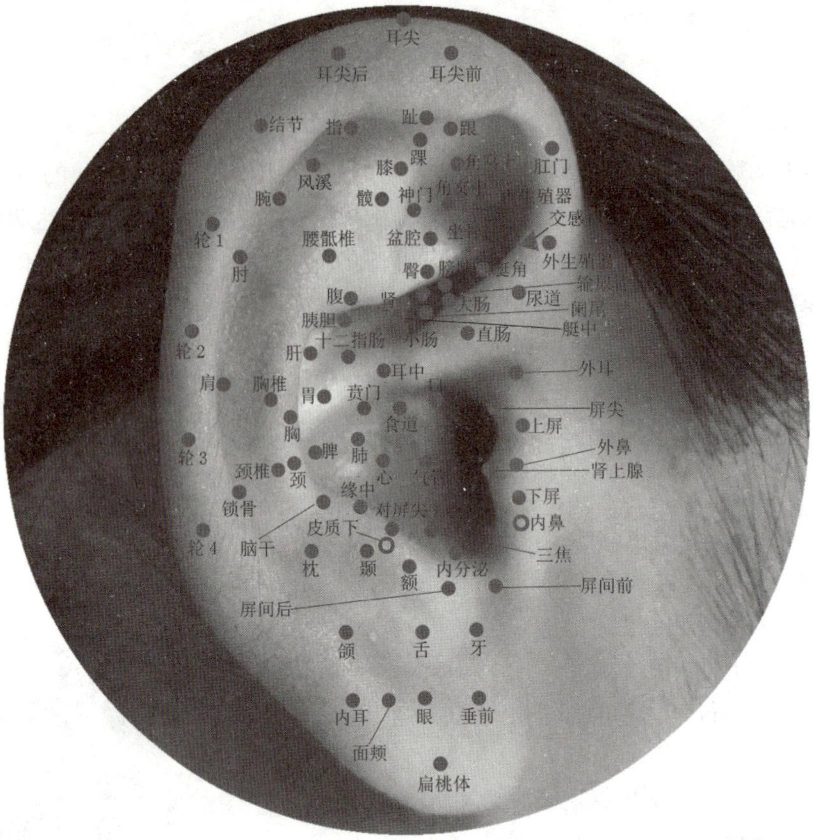

图12－18 耳穴定位图

表12－4 常用耳穴定位和主治表

分部	穴名	解剖部位	主治作用
耳轮脚	膈（耳中）	在耳轮脚上	呃逆、黄疸
耳轮	耳尖	将耳轮向耳屏对折时，耳廓上的尖端处	退热、降血压、消炎、急性结膜炎
对耳轮下脚	交感	在对耳轮下脚与耳轮内侧交界处	消化、循环系统疾病
三角窝	神门	在三角窝内靠对耳轮上脚的下、中1/3交界处	镇静、安神、消炎、止痛
耳屏	肾上腺	在耳屏下部外侧缘	低血压、休克、晕厥、无脉症，咳嗽、气喘
屏间切迹	目1	在屏间切迹前下方	青光眼
耳轮脚周围	目2	在屏间切迹后下方	近视眼
	内分泌	在屏间切迹底部	生殖系统疾病、妇科病
	胃	在耳轮脚消失处	胃痛、呃逆、呕吐、消化不良
耳甲艇	肾	在对耳轮下脚的下缘，小肠穴直上方	泌尿生殖、妇产疾病、腰痛、耳鸣
	胰（胆）	在肝穴与肾穴之间，左耳为胰穴，右耳为胆穴	胰腺炎、糖尿病、胆道疾病
	肝	在胃穴和十二指肠穴的后方	肝炎、眼病
	脾	在左耳肝穴的下部分（此区右耳仍为肝穴）	消化系统疾病、血液病
耳甲腔	口	在耳甲腔中，紧靠外耳道口的后壁	面神经麻痹
	心	在耳甲腔中心最凹陷处	心血管系统疾病
	肺	在心穴的上下周围	呼吸系统疾病、皮肤病
	三焦	在口、内分泌、皮质下和肺穴之间	便秘、利尿消肿

续表

分部	穴名	解剖部位	主治作用
耳垂	上拔牙麻醉点	拔牙麻醉、牙痛在耳垂1区的外下角	
	下拔牙麻醉点	在耳垂4区的中央	
	上颌	在耳垂3区正中处	牙痛、下颌关节炎
	下颌	在耳垂3区上的横线中点	
	眼	在耳垂5区的中央	眼病
	面颊部	在耳垂5、6区交接线之周围	面神经麻痹、三叉神经痛
	扁桃体	在耳垂8区正中	扁桃体炎

二、耳穴压豆的作用及适应证

1. 耳穴压豆的作用　耳穴压豆通过刺激耳部穴位，起到通络止痛，活血理气，调节神经及内分泌等作用，可用于预防保健及治疗疾病。此法能持续刺激穴位，安全、副作用少，目前广泛应用于临床。

2. 耳穴压豆的适应证

（1）各种疼痛性病证　如偏头痛、三叉神经痛、肋间神经痛等神经性疼痛；扭伤、挫伤、落枕等外伤性疼痛；各种外科手术所产生的伤口痛；胆绞痛、肾绞痛、胃痛等内脏痛。

（2）各种炎症性病证　如急性结膜炎、牙周炎、咽喉炎、扁桃体炎、支气管炎、风湿性关节炎、面神经炎等。

（3）功能紊乱性病证　如心律不齐、高血压、多汗症、胃肠功能紊乱、月经不调、神经衰弱、癔症等。

（4）过敏与变态反应性疾病　如过敏性鼻炎、支气管哮喘、过敏性结肠炎、荨麻疹等。

（5）内分泌代谢性疾病　如单纯性肥胖症、甲状腺功能亢进症、围绝经期综合征等。

（6）其他　如用于手术麻醉，预防感冒、晕车、晕船，戒烟、戒毒等。

三、耳穴压豆的用具

耳穴压豆所选材料就地取材，如王不留行籽、油菜籽、小米、绿豆、白芥子等以及磁珠。临床多用王不留行籽，因其表面光滑，大小和硬度适宜。应用前用沸水烫洗2分钟，晒干装瓶备用。

四、耳穴压豆的操作方法

将王不留行籽贴附在0.6cm×0.6cm大小胶布中央，用镊子夹住，敷贴在选用的耳穴上。每日自行按压3~5次，每次每穴按压30~60秒，以耳穴发热、胀痛为宜，2~4日更换1次，双耳交替，刺激强度视患者情况而定，一般儿童、孕妇、年老体弱、神经衰弱者用轻刺激法，急性疼痛性病症用强刺激法。

五、耳穴压豆的注意事项

1. 使用中防止胶布潮湿或污染，以免脱落或引起皮肤炎症。
2. 个别患者胶布过敏，可用黏合纸代之，敷贴部位出现红色粟粒样丘疹并伴有痒感，宜改用他法。

六、耳穴压豆的禁忌证

1. 有严重心脏疾病者不宜采用。

2. 耳廓皮肤有炎症或冻伤者不宜采用。

3. 妊娠妇女、有习惯性流产史者慎用。

（符再立）

第六节　推拿疗法

PPT

推拿是在中医理论指导下，运用各种手法作用于人体特定部位或穴位来防治疾病的一种外治方法，古称“按摩”“按跷”“乔摩”“案杌”等，有着悠久的历史，具有操作简便、适应证广、疗效显著、经济安全等优点。

一、推拿的作用及适应证

（一）推拿的作用

1. 疏通经络，调和气血　推拿手法作用于体表的经络穴位上，引起局部经络反应，起到激发和调整经气的作用，并通过经络影响所连属的脏腑、组织、肢体的功能活动，以调节机体的生理、病理状态，达到百脉疏通，五脏安和，使人体恢复正常生理功能。推拿其广泛用于临床各科疾病，尤其是疼痛性病证的治疗。如搓摩胁肋可疏肝理气，缓解胁肋胀痛；掐按合谷穴可治牙痛；按揉角孙穴可治偏头痛等。

2. 理筋整复，舒筋缓急　中医学中的“筋”是指与骨相连的肌筋组织，类似于现代医学的肌肉、肌腱、筋膜、韧带、关节囊等软组织。推拿的理筋作用是指通过手法使损伤的软组织抚顺理直，恢复到原来的正常位置。舒筋作用是指通过手法使痉挛的肌肉组织得到放松，从而减轻或消除痉挛性疼痛。推拿通过手法在病变局部和远隔部位操作，能使损伤得到修复，错缝或脱位得到复位，椎间盘突出物得到还纳、变位，滑脱畸形得到矫正，从而发挥理筋整复、舒筋缓急的作用，恢复人体正常的生理功能。

3. 滑利关节，松解粘连　软组织损伤后，局部出血、充血、水肿等机化而产生粘连常引起长期疼痛和关节功能受限。推拿是以动为主的一种疗法，其可以调节肌肉的收缩和舒张，调节组织间的压力，改善损伤组织周围的血液循环，滑利关节、松解粘连，促进组织对炎症代谢产物的吸收，以促进水肿、血肿的吸收、消散，从而使关节恢复正常的活动功能。推拿中运动关节类的很多手法，能使嵌顿解除，恢复关节正常活动。

4. 调整脏腑，平衡阴阳　推拿的调整脏腑，平衡阴阳作用是以疏通经络、调和气血为前提的。推拿通过手法刺激穴位，并通过经络传导，调整人体阴阳和脏腑功能，达到治疗疾病的目的。如一指禅推法施于肺俞、定喘穴能调理肺气而止哮喘；按揉脾俞、胃俞、足三里等穴可调理脾胃，缓解胃肠痉挛而止腹痛；用手法刺激内关穴可治疗心律失常；擦命门穴能温补肾阳；点按太冲穴能平肝潜阳。

（二）推拿适应证

推拿适用范围非常广泛，不仅应用于骨伤、内、妇、儿、五官等科疾病的治疗，而且运用于保健和美容，尤其对于伤科疾病效果较好。

1. 伤科疾病　各种软组织病变、腰痛、颈椎病、落枕、漏肩风等。

2. 儿科疾病　发热、腹泻、呕吐、便秘、痢疾、疳积、咳嗽、遗尿、尿闭、夜啼、惊风、肌性斜颈与小儿麻痹症等。

3. 内科疾病 头痛、失眠、胃下垂、便秘、呃逆、癃闭、心绞痛与糖尿病等。

4. 妇科疾病 痛经、闭经、月经不调、盆腔炎与产后耻骨联合分离症等。

5. 外科疾病 乳痈初期、褥疮和手术后肠粘连等。

6. 五官科疾病 近视眼、鼻炎、声门闭合不全、耳鸣耳聋、咽喉痛等。

二、推拿用具、介质及体位准备

1. 推拿用具 常用的推拿用具有推拿床、推拿凳、推拿巾、推拿枕和推拿介质等。

2. 推拿介质 推拿介质是指推拿时，为了减少对皮肤的摩擦损伤，或者为了借助某些药物的辅助治疗作用，在施术部位的皮肤上涂的液体、膏剂或洒些粉末等物质，亦称推拿递质，其具有润滑皮肤，减轻刺激，便于手法操作，提高推拿效果的作用。目前，推拿临床中运用的介质种类颇多，常用的介质有滑石粉、爽身粉、葱姜汁、白酒、冬青膏、薄荷水、凉水、井水、红花油及外用药酒等。

3. 推拿体位 在推拿操作中，为了达到更好的推拿效果，受术者与术者均需要选择一个最佳体位。推拿体位选择以受术者以舒适、安全、放松，术者操作发力自如、操作方便为原则。

受术者的体位一般有仰卧位、俯卧位、侧卧位、端坐位和俯坐位等。术者操作一般取站立位，有时取坐位。

三、推拿手法的总体要求 微课3

根据手法的主要作用部位和功能特点，推拿手法分为松解类手法和整复类手法。

（一）松解类手法的技术要求

1. 持久 指手法能够严格按照规定的技术要求与操作规范，持续操作一定的时间，保持动作的连贯性。

2. 有力 指手法在应用时，有一定力量和技巧力。使用力量的大小，要因人而异，要根据患者的年龄、性别、体质、施治部位、病证虚实等情况适当灵活掌握，既保证疗效，又避免发生不良反应。同时也需要一定的巧力和技巧力。

3. 均匀 指手法的操作必须具有一定的节律性。操作的动作速度要均匀，不可时快时慢；操作的力量要均匀，不可忽轻忽重；操作的动作幅度要均匀，不可忽大忽小。

4. 柔和 指手法操作时，既要有一定的力量，又要舒适自然，应做到重而不滞，轻而不浮，刚柔相济。要求用力平稳，讲究技巧性，动作变换自然流畅。

5. 深透 指手法的刺激不能局限于体表，而要达到组织深处的筋脉、骨肉，功力也应达于脏腑，使手法的效应能传之于内。

在临床实际运用中，持久、有力、均匀、柔和、深透这五个方面是密切相关，相辅相成，互相渗透的。

（二）整复类手法的技术要求

1. 稳 手法操作要平稳自然，因势利导，避免生硬粗暴，是对整复类手法安全性方面的操作要求。

2. 准 手法选择要有针对性，定位准确，使应力更好地集中于要整复的关节部位，是对整复类手法有效性方面的操作要求。

3. 巧 手法施术时要使用技巧力，不可使用蛮力、暴力，是对整复类手法施力方面的操作要求。

4. 快 手法用力时要疾发疾收，即用所谓的“寸劲”。该要求是对整复类手法发力方面的操作要求。

推拿手法是一种技术难度大、技巧性高的操作技术，只有通过刻苦训练，细心体会，才能逐步掌握，娴熟运用，做到“一旦临证，机触于外，巧生于内，手随心转，法从手出”（《医宗金鉴·正骨心法要旨》）。

四、推拿的常用手法

手法是推拿防治疾病的主要手段，是推拿的一种特殊操作技能。推拿手法是指术者运用手或肢体其他部位或工具按照特定的技术要求在受术者身体上操作的方法。

1. 一指禅推法 是指用拇指指端或螺纹面着力，通过腕部的往返摆动，使手法产生的力通过拇指持续不断地作用于施术部位或穴位的一种手法，分为一指禅指峰推法、一指禅偏峰推法和一指禅屈指推法。

【操作方法】 拇指指端或螺纹面自然着力，其余手指自然屈曲或平伸，沉肩、垂肘、悬腕，前臂主动运动，带动腕关节有节律地左右摆动，使所产生的功力通过拇指着力部位轻重交替、持续不断地作用于施术部位或穴位上（图12－19）。手法动作频率为每分钟120～160次。

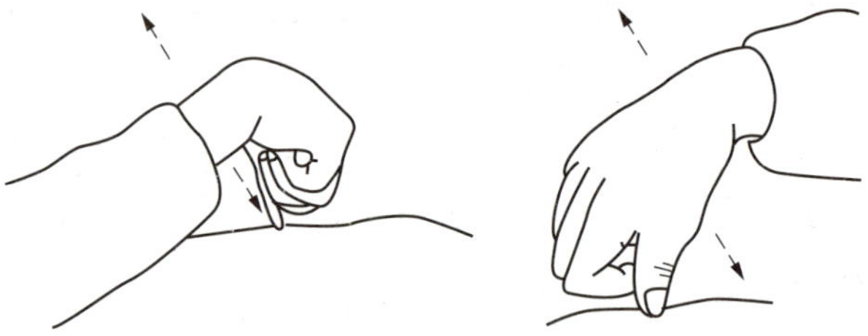
图12－19　一指禅推法

操作时可定点操作，亦可移动，定点操作要吸定不滑，亦不可拙力下压，移动时要在吸定的基础上做到缓慢、均速、均压，即紧推慢移。操作时，努力做到蓄力于掌，发力于指，刚柔相济，形神俱备，以求气力并存之效，做到沉肩、垂肘、悬腕、指实掌虚。

【临床应用】 本法具有调和营卫、疏通经络、舒筋活血、通调脏腑、消积导滞等作用，主要用于全身各经络、穴位及各种线状与点状部位。本法适应证广泛，可用于内伤、外感及经络形体疾病，如胃肠疾病、头痛、肢体关节疼痛等。

2. 㨰法 是指用手背等部位着力，通过前臂旋转摆动及腕关节屈伸旋转，使着力部对所施部位进行滚动性刺激的一种手法，分为掌背㨰法、小鱼际㨰法、掌指关节㨰法、指间关节㨰法等。

【操作方法】 术者站位，体态自然、舒展，上身前倾，肩部放松，着力后，前臂侧立位，与施力面呈一定斜角，腕关节处于侧立、伸直或微屈位，前臂主动向前外侧推旋摆动，带动腕关节做屈曲外旋—回位—屈曲外旋的反复运动，使着力部对所施部位产生滚动性压力刺激（图12－20）。手法频率为每分钟120～160次。

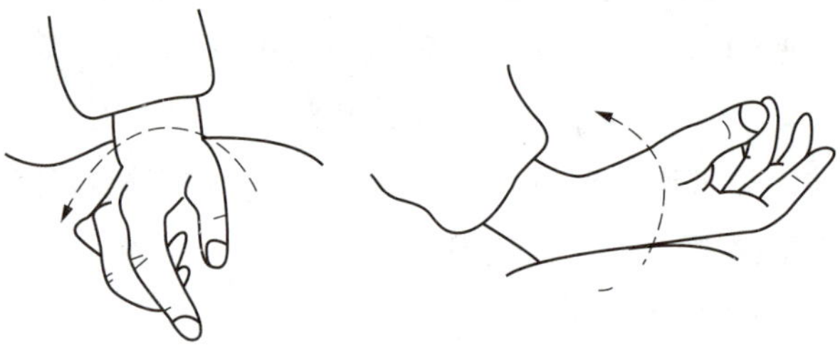
图12－20　㨰法

掌背㨰以第五掌指关节背侧为主要着力部进行操作；小鱼际㨰以小鱼际为主要着力部进行操作；掌指关节㨰以小指、无名指、中指三指掌指关节背侧为主要着力部位进行操作；拳㨰以食指、中指、无名指、小指四指的第一节指背为主要着力部位进行操作。

操作时不要拖动或空转，应尽量避免掌指关节骨突部与所施部位的骨突处猛烈撞击。操作要柔和，不要生硬。控制好腕关节的屈伸运动，避免出现折刀样的突变动作。

【临床应用】 本法具有舒筋通络、活血化瘀、解痉止痛、祛风散寒等作用，主要用于颈项、肩背、四肢等部位，广泛应用于伤科、内科、妇科多种疾病的治疗。

3. 揉法 指用肢体某部位着力，吸定于体表施术部位上，做环旋揉动的一种手法。根据所用部位不同，可将其分为指揉法和掌揉法等；指揉法又可分为拇指揉法、中指揉法和三指揉法；掌揉可分为全掌揉法、掌根揉法（图 12－21）、大鱼际揉法和小鱼际揉法。

【操作方法】 术者体态自然、舒展，用肢体某部位吸定在所施部位上做环旋揉动，或上下或左右揉动。

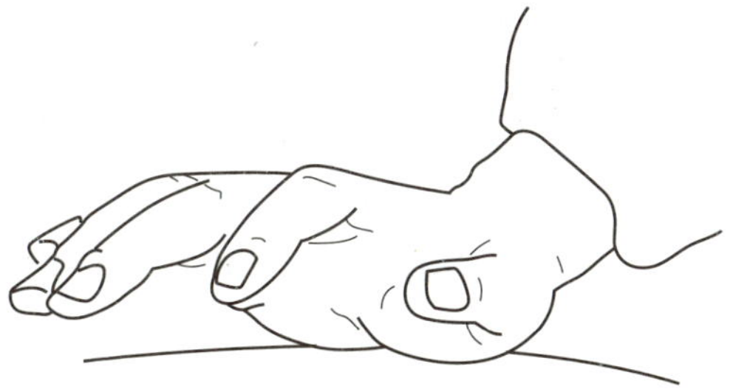

图 12－21 掌根揉法

操作时用力要轻柔缓和，动作协调有节律，幅度从小到大，带动皮下组织一起运动，频率为每分钟 120～160 次。可定点揉动，亦可边揉边移动，动作要灵活而有节律性。注意掌握用力轻重和频率。

【临床应用】 本法具有宽胸理气、健脾和胃、活血散瘀、消肿止痛、温经通络等作用，适用于全身各部。大鱼际揉法适用于头面、胸胁部；掌根揉法多用于腰背、臀及四肢肌肉丰厚处；掌揉法常用于脘腹部；中指揉法和拇指揉法用于全身各部经穴，小儿推拿常用；三指揉法常用于小儿颈部。本法常用于治疗头痛、失眠、脘腹胀痛以及腰背、四肢软组织损伤等。

4. 摩法 是指用指面或掌面等部位着力，对所施部位进行摩动刺激的一种手法，可分为指摩法和掌摩法。

【操作方法】 指摩时，用食指、中指、无名指和小指四指指面着力（图 12－22）。掌摩时，用手掌着力（图 12－23）。操作时作环形或直线摩动，摩动的压力、速度要均匀，适当。操作时，着力面与皮肤之间发生摩擦，不要带动皮下组织。就环摩而言，一般认为顺摩为泻、逆摩为补，急摩为泻、缓摩为补。

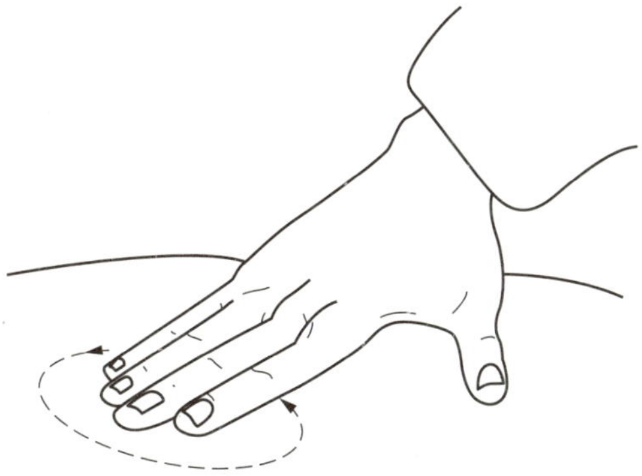

图 12－22 指摩法

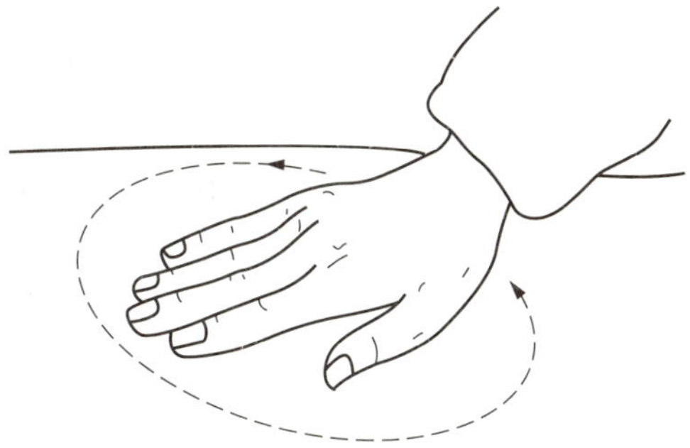

图 12－23 掌摩法

【临床应用】 本法具有疏肝理气、健脾助运、消积导滞及调节肠胃功能等作用，主要适用于胸胁、脘腹部及头面部，常用于治疗中焦虚寒、便秘、泄泻等。

5. 擦法 是指用手掌等部位着力，在所施部位作快速的直线往返运动，使之摩擦生热的一种手法，分为指擦法和掌擦法。掌擦法又可分为全掌擦法、大鱼际擦法和小鱼际擦法（图 12－24）。

【操作方法】 术者用手指掌面、全掌、大鱼际或小鱼际着力，在所施部位作快速的直线往返运动，

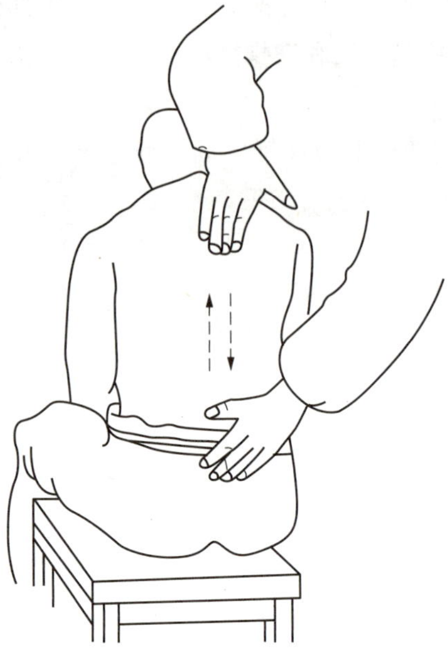

图 12－24 小鱼际擦法

使之产生摩擦刺激。擦动的距离要尽量拉长，紧贴所施部位，压力要适度，动作要连续，以透热为度。

操作时，直接接触皮肤，不要隔衣而擦。注意保护皮肤，防止擦破，可使用润滑剂以保护皮肤，增强手法效应。

【临床应用】本法具有温经止痛、消肿散结、行气活血等作用。主要用于全身各部位。掌擦法适用在面积较大的胸腹腰背部操作；小鱼际擦法适用于肩背、腰骶及脊柱两侧；大鱼际擦法适用于在四肢部，尤以上肢为常用；指擦法适用于头面、颈项、肋间部。常用于治疗感受风寒、风湿痹痛等和推拿操作结束手法。

6. 推法 是指用指、掌、拳、肘等部位着力，对所施部位进行单方向缓慢的直线推动的一种手法，分为指推法、掌推法、拳推法、肘推法等。

【操作方法】术者用指、掌、拳、肘等部位着力于体表进行缓慢直线单方向推动。推法操作时，着力部要紧贴体表，速度宜缓慢均匀，压力要平稳适中，一般要顺肌纤维方向推，可使用滑石粉等推拿介质，防止推破皮肤（图 12－25）。

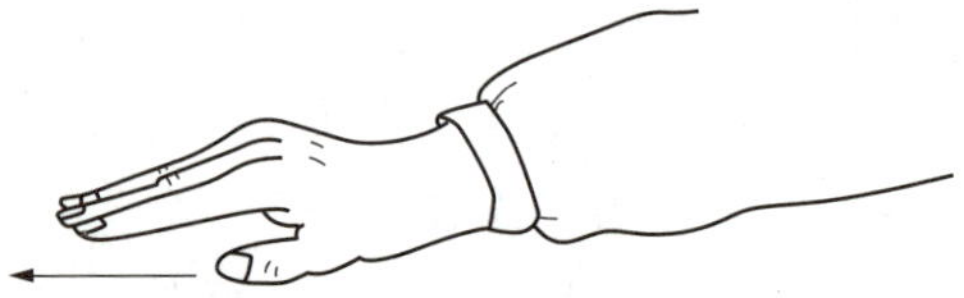

图 12－25 掌推法

【临床应用】本法具有舒经活络、行气活血等作用，适用全身各部位。拇指推法适用于头面、颈项和四肢部位；三指推法适用于胸、腹部位；掌推法适用于胸、腹、背、腰和四肢部位；拳推法适用脊柱两侧、背、腰、四肢部位；肘推法适用于脊柱两侧、背、腰、臀及下肢肌肉丰厚部位。常用于风湿痹痛、肩背肌肉酸痛、腰腿痛、感觉麻木迟钝、软组织损伤、局部肿痛、肌紧张痉挛等。

7. 搓法 是指用双手掌面夹持施术部位或以单手、双手掌面着力于施术部位，做交替搓动或往返搓动的一种手法。

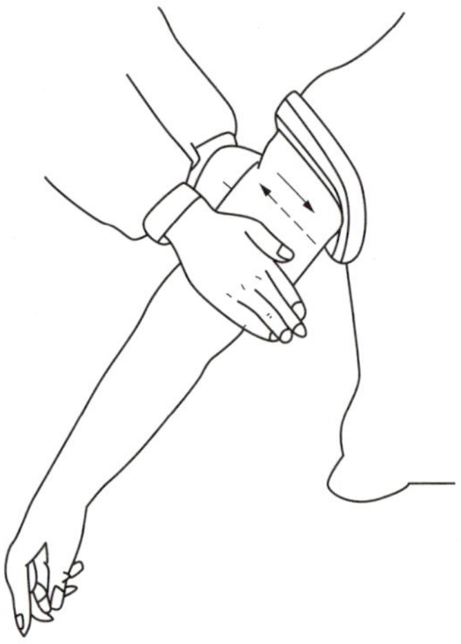

图 12－26 搓法

【操作方法】术者用双手掌面夹住上肢或下肢进行搓动，同时上下移动。操作时动作要协调、连贯，搓的速度应快，上下移动的速度宜慢，要使被搓后的肢体有较强的舒松感（图 12－26）。操作时双手用力要对称，施力不可过重，夹搓时如夹得太紧，会造成手法呆滞。或以单手或双手掌面着力于施术部位，以肘关节为支点，前臂部主动施力，做较快的推去拉回的搓动。

【临床应用】本法具有调和气血、理顺组织、舒筋通络、解痉止痛及疏肝理气等作用，主要用于四肢、胁肋部及背腰部。常用于肢体酸痛、关节活动不利、肝气郁结等。临床常与抖法联合使用，作为四肢部治疗的结束手法。

8. 捻法 是指用拇指和食指相对捏住施术部位做对称的快速捻动的一种手法。

【操作方法】术者用拇指螺纹面与食指的中、末节螺纹面或食指桡侧缘相对捏住施术部位，拇指、食指主动运动，稍用力做对称性快速捏揉搓捻动作（图 12－27）。可边捻边移，捻动的速度宜快，移动要慢。捻动时动作要灵活连贯，不要僵硬、呆滞。

【临床应用】本法具有理筋通络、滑利关节、消肿止痛、活血祛风等作用，主要用于手指和足趾。常用于指（趾）间关节疼痛、肿胀、屈伸不利等。

9. 按法 是用指或掌着力，对所施部位施以按压的一种手法，分为指按法和掌按法等。

【操作方法】操作时，可进行节奏性“按压—松压—按压”的操作，按压至所需力度后，要稍停片刻。应用本法时，要掌握好施力轻重，稳而持续，气力透达，并以受术者能忍受为度。开始时用力须由轻而重，结束时再由重而轻，要逐渐减力，不可突然终止压力，暴起暴落。

指按法要求术者以拇指螺纹面着力，余四指张开，固定于一侧以支撑助力，拇指主动施力，垂直下压。掌按法要求术者以单手或双手掌面（或双手重叠），全掌或掌根着力，以肩关节为支点，借助身体上半部的重量，通过上臂、前臂传至手掌，垂直向下按压（图 12－28）。

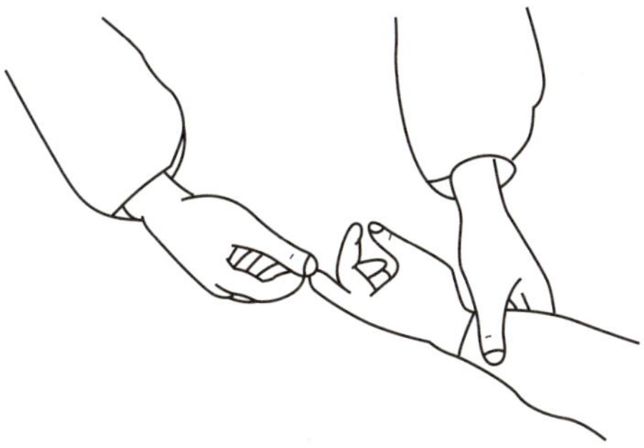

图 12－27 捻法

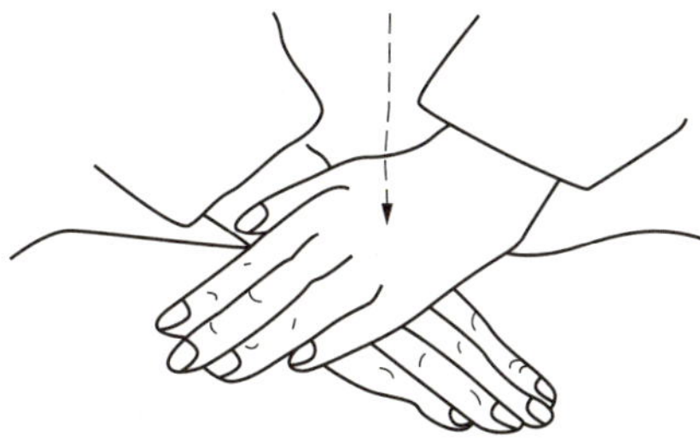

图 12－28 掌按法

【临床应用】本法具有开通闭塞、解痉止痛、舒筋活血、理筋整骨及矫正脊柱畸形的作用，常用于胸腹、背腰、下肢后侧及穴位，与揉法复合成按揉法。常用于头痛、腰背痛、下肢痛、风寒感冒等。

10. 拿法 是指用拇指与其余四指着力于施术部位，对称用力进行捏提的一种手法，其可分为三指拿法和五指拿法。

【操作方法】术者以拇指和其余四指的指面相对用力，捏住所施部位肌肤并逐渐收紧、提起，进行轻重交替、连续不断的捏提并施以揉动（图 12－29）。操作时腕关节要放松，使动作灵活，富有节奏感，拇指与其余手指的指面着力，指端不能内扣。

【临床应用】本法具有疏经通络、行气活血和解痉止痛等作用，主要用于颈项、肩背、四肢及腹部，常用于颈椎病、四肢酸痛、头痛恶寒等。

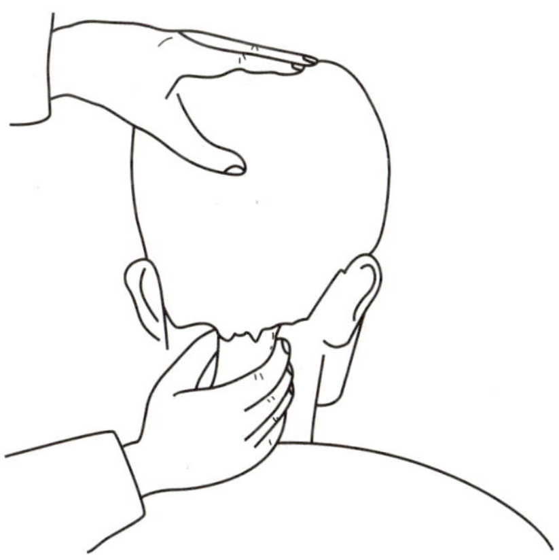

图 12－29 拿法

11. 抖法 是指以双手或单手握住并着力于受术者肢体远端，做小幅度高频率的连续抖动的一种手法。

【操作方法】抖上肢：受术者站位或坐位，令其上肢放松。术者双手握其腕部，两前臂微用力，做连续小幅度高频率的上下抖动，使抖动波传递到肩部。或术者以一手按其肩部，另一手握其腕部，做连续小幅度的上下抖动，并边抖边使肩关节前后方向活动（图 12－30）。

抖下肢：受术者仰卧位，下肢放松。术者双手分别握住受术者一侧或两则踝部，将下肢抬起（离开床面约 30cm），然后用力做连续的上下抖动，使其下肢及髋部产生抖动舒松感。

抖腰法：受术者俯卧位，两手拉住床头或由助手固定其两腋部。以两手握住其两足踝部，两臂伸直，身体后仰，与助手相对用力，牵引其腰部，待其腰部放松后，身体前倾，以准备抖动，其后随身体起立之势，瞬间用力，做 1～3 次较大幅度的抖动，使抖动之力作用于腰部，使其产生较大幅度的波浪

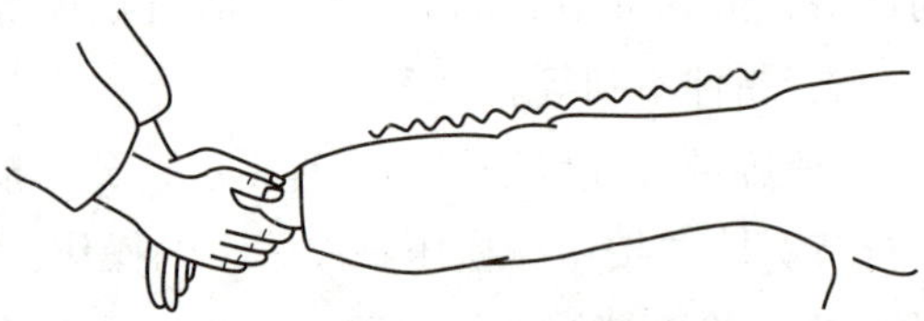

图 12－30　抖法

状运动。

被抖动的肢体要自然伸直，肌肉和关节处于最佳松弛状态，抖动波应从肢体的远端传向近端。抖动的幅度要小，一般控制在 2～3cm 以内。抖动的频率要快，上肢抖动频率，每分钟 250 次左右，下肢抖动频率宜稍慢，每分钟 100 次左右即可。受术者腰部活动受限，疼痛较重，肌肉不能放松者及肩、肘、腕有习惯性脱位者禁用。

【临床应用】本法具有舒筋活络、滑利关节等作用，主要用于四肢及腰部，常在搓法之后使用，是治疗操作的结束手法，主要用于颈椎病、肩周炎等颈、肩、腰及四肢疼痛性疾病。

12. 拍法　是指用虚掌或特制拍子拍打体表的手法。

【操作方法】术者五指并拢，掌指关节微曲，形成虚掌。腕关节放松，前臂主动运动，上下挥臂，有节奏地用虚掌拍击施术部位。可单手操作，亦可双手操作（图 12－31）。

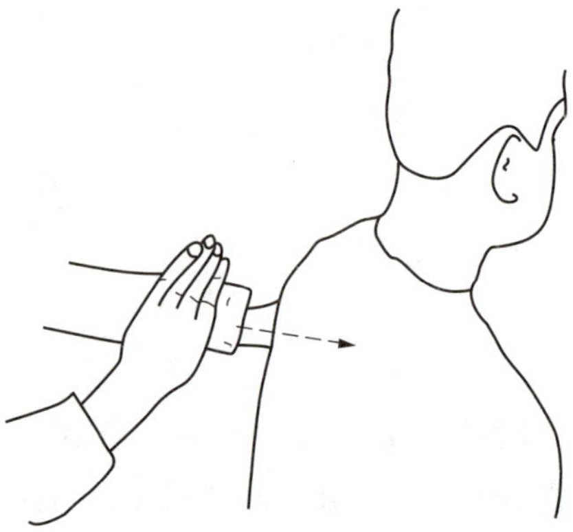

图 12－31　拍法

拍击时，动作要平稳，有节奏，要使整个掌指周边同时接触体表，声音清脆而无疼痛。掌握好力度，不同部位用不同的力度。直接拍打皮肤时，以皮肤轻度充血、发红为度。要掌握好适应证，对结核、肿瘤、冠心病等禁用拍法。

【临床应用】本法具有疏经通络，宣通气血等作用，主要用于肩背、腰骶与下肢后侧，常作为推拿结束手法和保健手法使用，常用于治疗各种风湿痹痛、筋伤劳损、肌肉萎缩、感觉减退、胸闷胸痛及头晕头沉等。

13. 击法　是指用拳背、掌根、掌侧小鱼际、指尖等部位击打施术部位的一种手法，包括指击法、掌根击法、侧击法、拳击法和桑枝棒击法等。

【操作方法】术者肩、肘、腕关节放松，用拳背、掌根、掌侧小鱼际、指尖等部位击打体表。其中，拳击法要求术者手握空拳，腕伸直，前臂主动施力，以拳背节律性平击施术部位；掌根击法要求术者手指伸直，腕关节背伸，前臂主动施力，以掌根节律性击打施术部位（图 12－32）；侧击法要求术者掌指部伸直，前臂部主动施力，以小鱼际部节律性击打施术部位；指击法要求术者手五指微屈，分开成爪形，腕关节放松，前臂主动运动，用指端节律性击打施术部位；棒击法要求术者用柔软而有弹性的桑枝棒有节律地击打施术部位。

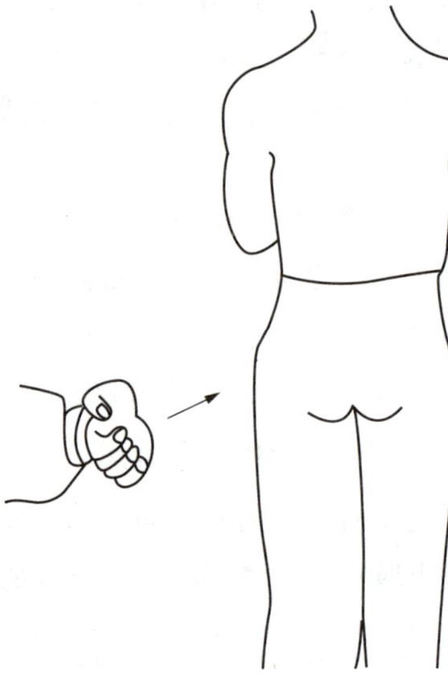

图 12－32　掌根击法

击打动作要连续有节奏，快慢适中。击打时要有反弹感，即击后迅速弹起，不要停顿或拖拉。击打时，要掌握好力度，力量适中，收发自如，避免暴力击打。

【临床应用】本法具有疏经通络、行气活血等作用，主要用于头、肩背、腰骶、臀、四肢等部，主要用于颈腰椎疾患引起的肢体酸痛、麻木、风湿痹痛、疲劳酸痛等。

14. 拨法　是指用拇指端等部位着力，对操作部位筋腱、肌肉等条索状组织进行横向拨动的手法。

【操作方法】术者拇指伸直，以指端着力于施术部位，其余四指置于相应部位以助力，拇指适当用力下压至一定深度，待有酸胀感时，再做与肌纤维或肌腱、韧带、经络成垂直方向拨动（图12－33）。若单手之力不足，亦可双拇指重叠或用肘关节进行操作。拨动时不能在皮肤表面有摩擦移动。用力要由轻到重，实而不浮。

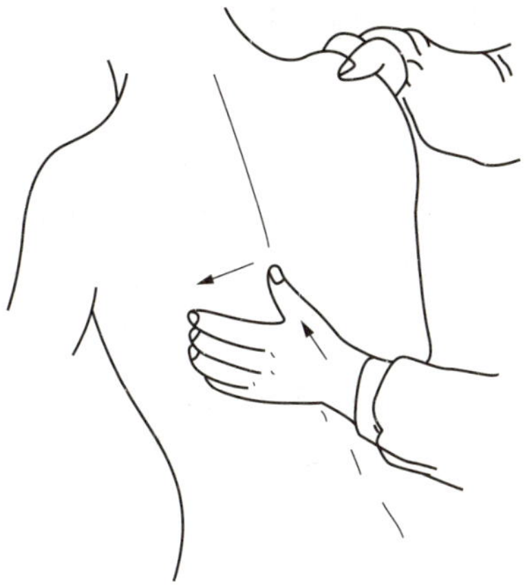

图12－33　拨法

【临床应用】本法具有解痉止痛、松解粘连、调理筋膜等作用，主要用于四肢部、颈项部、肩背部、腰部、臀部等部位的肌肉、肌腱、韧带、病理性条索状组织。常用于落枕、肩周炎、腰肌劳损等。

15. 捏脊法　是指由捏法、捻法、提法、推法等多种手法复合而成的一种复合手法，为儿科常用手法。

【操作方法】本法操作有两种术式。一种是拇指前位捏脊法。双手半握空拳状，腕关节略背伸，以食指、中指、无名指和小指的背侧置于脊柱两侧，拇指伸直前按，并对准食指中节处。以拇指的螺纹面和食指的桡侧缘将皮肤捏起，并进行提捻，然后向前推行移动。在向前移动捏脊的过程中，两拇指要交替前按，同时前臂要主动用力，推动食指桡侧缘前行，两者互为配合，从而交替捏提捻动前行（图12－34）。另一种是拇指后位捏脊法。两手拇指伸直，两指端分置于脊柱两侧，指面向前，两手食指、中指前按，腕关节微屈。以两手拇指与食指、中指螺纹面将皮肤捏起，并轻轻提捻，然后向前推行移动。在向前移动的捏脊过程中，两手拇指要前推，而食指、中指则需交替前按，两者相互配合，从而交替捏提捻动前行。

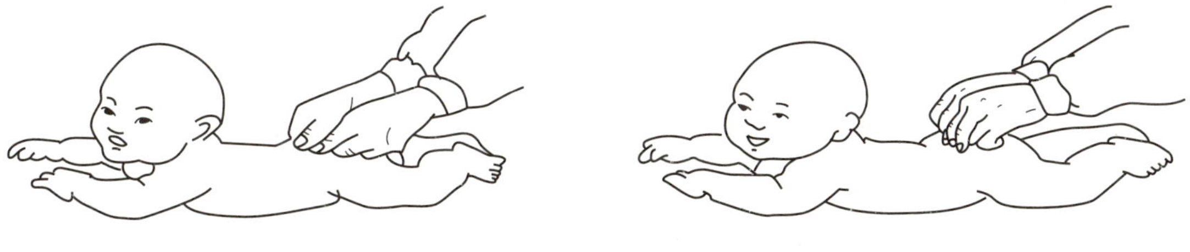

(1)　　(2)

图12－34　捏脊法

捏脊法每次操作一般均从龟尾穴开始，沿脊柱两侧向上终止于大椎穴，可连续操作3～5遍。为了加强手法效应，常采用“捏三提一”即每捏捻3次，便停止前行，用力向上提一次。

【临床应用】本法具有调整阴阳、疏通经络、促进气血运行、健脾和胃、改善脏腑功能、提高机体免疫力等作用，用于脊柱两侧，主要应用于小儿疳积以及小儿腹泻、小儿便秘等。

五、推拿的注意事项

1. 操作过程要认真、严肃、注意力集中，随时观察受术者对手法的反应，如有不适，应及时进行调整，以防发生意外事故。

2. 要经常修剪指甲，不佩戴饰品，以免操作时伤及患者的皮肤。

3. 治疗室要光线充足，通风保暖。

4. 除少数直接接触患者皮肤的手法（如擦法、推法等）外，治疗时要用按摩巾覆盖治疗部位。小儿推拿多使用介质，以保护患儿的皮肤。

5. 对于过饥过饱、酒后、暴怒及剧烈运动后的患者，一般不予立即施以推拿治疗。

6. 推拿的一个疗程以 10～15 次为宜，疗程间宜休息 2～3 日。

六、推拿禁忌证

1. 各种皮肤破损病证，如烫伤与烧伤的破损皮肤局部，不宜使用推拿。

2. 有血液病或出血倾向的受术者，如紫癜、咯血、便血、尿血等，不宜使用推拿。

3. 外伤出血、骨折早期、截瘫初期等禁用推拿。

4. 某些感染性疾病，如骨髓炎、化脓性关节炎、各种脓肿、败血症或脓毒血症等禁用推拿。

5. 各种传染性疾病慎用推拿。

6. 各种恶性肿瘤禁用推拿。

7. 胃、十二指肠等急性穿孔引起的急腹症禁用推拿。

8. 严重的心、脑、肺、肾等器质性疾病慎用推拿。

9. 经期的女子或孕妇的腰骶部和腹部禁用推拿。

10. 过于疲劳和饮酒过量者、不能安静的精神病患者及年老体弱、久病体虚、过饥过饱、醉酒者禁用或慎用推拿。

[附] 常见疾病的针灸治疗

表 12－5　常见疾病的针灸治疗

病名	基本处方	加减	手法
卒中后遗症	百会、水沟、极泉、内关、尺泽、委中、足三里、三阴交	口角㖞斜加颊车、地仓	针刺为主，平补平泻
		头晕加风池、天柱	
		上肢屈伸不利加肩髃、曲池、合谷	
		下肢屈伸不利加风市、环跳、阳陵泉、阴陵泉	
		便秘加天枢、支沟	
		尿失禁、尿潴留加曲骨、中极	
头痛	百会、风池、太阳、印堂、列缺、足三里	阳明头痛加头维、内庭	针刺为主，外感及实证用泻法，或平补平泻，内伤虚证用补法
		少阳头痛加外关、足临泣	
		太阳头痛加后溪、昆仑	
		厥阴头痛加内关、太冲	
		风寒头痛加肺俞、风门	
		风热头痛加曲池、大椎	
		风湿头痛加阴陵泉、三阴交	
		肝阳头痛加太溪、太冲	
		痰浊头痛加中脘、丰隆	
		瘀血头痛加膈俞、血海、三阴交	
		血虚头痛加脾俞、足三里	
		肾虚头痛加太溪、肾俞	

续表

<table>
<tr><th>病名</th><th>基本处方</th><th>加减</th><th>手法</th></tr>
<tr><td rowspan="4">眩晕</td><td rowspan="4">百会、风池、头维、太阳、悬钟</td><td>风阳上扰加行间、太冲、太溪</td><td>只针不灸，泻法</td></tr>
<tr><td>痰浊上蒙加中脘、内关、丰隆</td><td>针灸并用，平补平泻</td></tr>
<tr><td>气血两虚加足三里、气海、血海</td><td>针灸并用，补法</td></tr>
<tr><td>肝肾阴虚加太溪、肝俞、肾俞</td><td>以针为主，平补平泻</td></tr>
<tr><td rowspan="5">失眠</td><td rowspan="5">神门、百会、内关、安眠</td><td>肝火旺者加太冲、行间；</td><td rowspan="2">只针不灸，泻法</td></tr>
<tr><td>痰热内扰加丰隆、内庭</td></tr>
<tr><td>阴虚火旺加太溪、涌泉</td><td>平补平泻</td></tr>
<tr><td>脾两虚加心俞、脾俞、三阴交</td><td rowspan="2">针灸并用，补法</td></tr>
<tr><td>心胆气虚加心俞、胆俞、丘墟</td></tr>
<tr><td rowspan="4">面瘫</td><td rowspan="4">阳白、四白、颧髎、地仓、颊车、翳风、合谷</td><td>抬眉困难加攒竹</td><td rowspan="4">针灸并用，平补平泻</td></tr>
<tr><td>鼻唇沟变浅加迎香</td></tr>
<tr><td>颏唇沟㖞斜加承浆</td></tr>
<tr><td>人中沟㖞斜加水沟</td></tr>
<tr><td rowspan="6">胃痛</td><td rowspan="6">中脘、足三里、内关、公孙</td><td>脾胃虚寒加脾俞、胃俞、气海</td><td rowspan="2">中脘、气海足三里等可艾灸或隔姜灸，或加拔火罐</td></tr>
<tr><td>寒邪犯胃加神阙、梁丘</td></tr>
<tr><td>胃阴不足加三阴交、太溪、胃俞</td><td rowspan="4">针刺补虚泻实</td></tr>
<tr><td>饮食停滞加梁门、建里</td></tr>
<tr><td>肝气犯胃加太冲、期门</td></tr>
<tr><td>瘀血停滞加膈俞、阿是穴</td></tr>
<tr><td rowspan="6">泄泻</td><td rowspan="6">天枢、大肠俞、上巨虚、足三里、三阴交</td><td>寒湿型加脾俞、阴陵泉</td><td rowspan="3">针灸并用，补虚泻实</td></tr>
<tr><td>脾气虚若型加脾俞、气海</td></tr>
<tr><td>肾阳虚型加肾俞、关元、命门</td></tr>
<tr><td>肠腑湿热型加曲池、合谷、下巨虚</td><td rowspan="3">只针不灸，泻法</td></tr>
<tr><td>食滞型泄泻加中脘、建里</td></tr>
<tr><td>肝郁气滞型泄泻加太冲、合谷</td></tr>
<tr><td rowspan="4">癃闭</td><td rowspan="4">关元、三阴交、阴陵泉、膀胱俞</td><td>湿热下注型加行间、中极</td><td rowspan="3">针刺为主，泻法</td></tr>
<tr><td>肝郁气滞型加太冲、支沟</td></tr>
<tr><td>瘀浊阻塞型加血海、膈俞</td></tr>
<tr><td>肾气不足型加肾俞、太溪</td><td>针灸并用，补法</td></tr>
<tr><td rowspan="6">颈椎病</td><td rowspan="6">颈椎夹脊、大椎、大杼、天柱、阿是穴</td><td>风寒痹阻型加风府、风门</td><td rowspan="6">针灸并用，平补平泻或泻法</td></tr>
<tr><td>血瘀型加膈俞、合谷、太冲</td></tr>
<tr><td>肝肾亏虚型加肝俞、肾俞、足三里</td></tr>
<tr><td>上肢及手部疼痛、发麻者加曲池、臂臑、手三里、外关、合谷</td></tr>
<tr><td>头晕目眩者加风池、百会、太阳</td></tr>
<tr><td>恶心欲吐者加内关</td></tr>
<tr><td rowspan="3">肩关节周围炎</td><td rowspan="3">肩髃、肩前、肩贞、阳陵泉、阿是穴</td><td>肩前中府穴处疼痛，后伸疼痛加剧者配阴陵泉、尺泽</td><td rowspan="3">针灸并用，平补平泻或泻法，局部畏寒可加灸</td></tr>
<tr><td>肩外侧疼痛，三角肌压痛，外展疼痛加剧者配手三里、外关</td></tr>
<tr><td>肩后侧疼痛为主，肩内收时疼痛加剧者配大杼、后溪</td></tr>
</table>

续表

病名	基本处方	加减	手法
腰痛	委中、腰阳关、肾俞、大肠俞、阿是穴	寒湿腰痛可配合温针灸或艾灸腰俞	针灸并用，泻法
		瘀血腰痛加膈俞	
		肾虚腰痛可加灸命门	针灸并用，补法
坐骨神经痛	环跳、委中、阳陵泉、昆仑、阿是穴	足太阳型加秩边、殷门、承山	针刺用泻法，可加灸
		足少阳型加丘墟、悬钟	
		寒湿证加命门、腰阳关	
		血瘀证加血海、三阴交	
		气血不足证加足三里、三阴交	
带状疱疹	支沟、阴陵泉、行间、皮损局部、夹脊穴	颜面部加阳白、颧髎、太阳	针灸并用，泻法
		胸胁部加大包、期门	
		腰腹部加章门、带脉	
痛经	关元、中极、三阴交、地机、十七椎（虚证用关元，实证用中极）	寒湿凝滞型痛经加灸水道、归来	针灸并用，泻法
		气滞血瘀型痛经加太冲、合谷、次髎	
		气血亏虚型痛经加足三里、血海、脾俞、胃俞	针灸并用，补法
产后乳少	膻中、少泽、乳根、足三里	气血两亏型加脾俞、胃俞、气海、血海	针灸并用，补法
		肝郁气滞型加期门、内关、太冲	只针不灸，泻法
牙痛	颊车、下关、合谷、二间、内庭	风火外袭加风池、翳风	只针不灸，泻法
		胃火炽盛加厉兑、曲池	
		虚火上炎加太溪、照海	平补平泻
		上牙痛加太阳、颧髎	
		下牙痛加用承浆、大迎	

目标检测

答案解析

一、选择题

1. 皮肉浅薄部位的进针一般采用（　）

A. 单手进针　　B. 指切进针　　C. 夹持进针

D. 提捏进针　　E. 舒张进针

2. 欲“气至病所”而采取行针手法时其针刺方向（　）

A. 依体质定方向　　B. 依病痛部位定方向　　C. 依腧穴定方向

D. 依循行定方向　　E. 依所要求达到的组织结构定方向

3. 隔姜灸多用于治疗（　）

A. 肺痨　　B. 疮疡　　C. 急性腹痛

D. 中风　　E. 风寒感冒

4. 下列不属于拔罐法的作用是（　）

A. 温经通络　　B. 散寒除湿　　C. 行气活血

D. 补益气血　　E. 消肿止痛

5. 若背部疼痛且范围较大，应选的拔罐方式是（　）
A. 走罐法　　B. 针罐法　　C. 闪罐法
D. 煮罐法　　E. 刺络拔罐

6. 刮痧后可（　）
A. 洗冷水澡　　B. 吹凉风　　C. 喝杯温开水
D. 大量运动　　E. 脱去衣物

7. 耳穴“肾上腺”的主治病症是（　）
A. 休克、低血压、咳嗽　　B. 胃肠痉挛、心绞痛、胆绞痛
C. 盆腔炎、附件炎　　D. 失眠、高血压、戒断综合征
E. 发热、高血压、急性结膜炎

8. 下列不属于松解类手法的操作要求是（　）
A. 持久　　B. 有力　　C. 均匀
D. 稳　　E. 深透

9. 横擦肾俞、命门、腰阳关等穴，所具有的功效是（　）
A. 疏通经络　　B. 活血祛瘀　　C. 滋补肝肾
D. 健脾和胃　　E. 温补肾阳

二、思考题

简述晕针的原因、临床表现以及处理措施。

（张训浩）

书网融合……

本章小结　　微课 1　　微课 2　　微课 3　　题库

第十三章　常见病证辨治

学习目标

1. 通过本章学习，重点掌握感冒等常见病证的诊断、病因病机、辨证要点、证型分类、治疗原则及主要代表方。

2. 学会感冒等常见病证的鉴别要点、四诊合参、病史采集等要领，具有鉴别常见病证不同证型的能力；能理论联系实际，对这些病证进行辨证论治及健康宣教。

情境导入

情境描述　据《三国志·华佗传》记载，有倪寻、李延两位官员因为头痛、发热一起去找华佗看病。华佗通过望闻问切后，给倪寻开具了泻下药方，给李延却开了解表发散药方。两人不解，为何彼此病情、症状基本一样，但处方用药却完全不一致？华佗解释道：倪寻的病是由饮食过多引起的外实证，所以应该用下法祛邪；而李延的病是由外感风寒所致的内实证，理应发汗祛邪。果不其然，服药后第二天，两人的病症都好了。

讨论　1. 倪寻、李延均为头痛、发热病症，为何治法不同而均获效？

2. 中医对各种常见疾病如何进行辨证论治？

第一节　感　冒

PPT

感冒是由于外感风邪或时行病毒导致卫表失和，肺失宣降引起的以恶寒、发热、鼻塞、喷嚏、流涕、头身疼痛、脉浮等为主要表现的一种常见的外感病证。

感冒一年四季均可发生，但以冬、春季节多发。其中感受当时之邪，病情较轻者，称为“伤风”或普通感冒；感受非时之邪，病情较重，症候类似，易于传变，在一个时期内广泛流行者，称为时行感冒。

西医学的普通感冒、流行性感冒及上呼吸道感染，可参考本节辨证论治。

一、病因病机

感冒是外感六淫所致，以风邪为主因。感冒的病位在肌表肺卫，病机为卫表失和，肺失宣降（图13－1）。

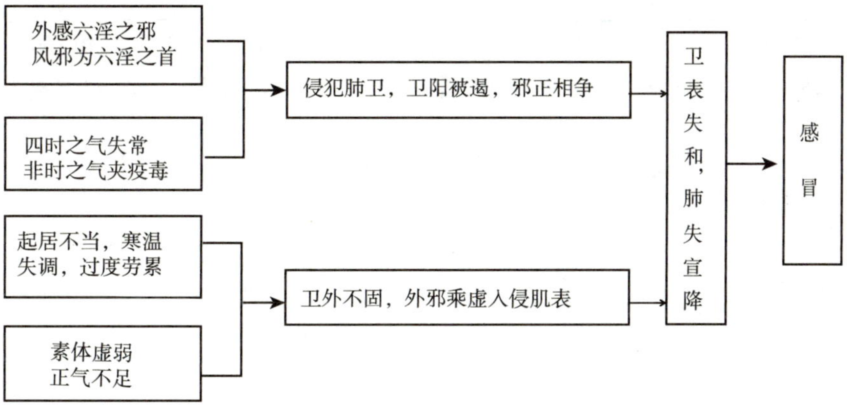

图 13－1　感冒病因病机示意图

二、辨证要点

1. 辨风寒感冒、风热感冒、暑湿感冒　见表 13－1。

表 13－1　风寒感冒、风热感冒、暑湿感冒辨证要点简表

感冒证型	恶寒	发热	有无汗出	咽部症状	口渴否	舌苔	脉象
风寒感冒	重	轻	无汗	咽痒	口不渴	薄白	浮紧
风热感冒	轻	重	有汗	咽痛	口渴欲饮	薄黄	浮数
暑湿感冒	轻	重	少汗	咽痛	渴不多饮	黄腻	濡数

2. 辨虚实感冒　见表 13－2。

表 13－2　虚实感冒的辨证要点简表

虚实感冒	多发人群	体质	证候	病程
实证感冒	青壮年	素体强壮	外感证，无里虚证	较短
虚证感冒	老年人	体弱多病	虚实夹杂	较长

三、治则治法

感冒治疗应以解表达邪为主要治疗原则。风寒证治宜辛温解表、宣肺散寒；风热证治宜辛凉解表、疏散风热；暑湿证治宜清暑祛湿解表。虚证感冒治宜扶正祛邪，标本兼顾。气虚感冒治宜益气解表；阴虚感冒治宜滋阴解表。

四、辨证论治

感冒辨证论治要点见表 13－3。

表 13－3　感冒辨证论治简表

证型	主症	兼症	舌苔、脉象	治法	代表方
风寒感冒	恶寒重，发热轻，无汗，鼻塞，流清涕，咽痒，头痛，肢体酸痛	咳嗽声重，咳痰清稀，口不渴。轻者可无发热，微恶寒	舌淡红苔薄白，脉浮数	辛温解表，宣肺散寒	荆防败毒散

续表

证型	主症	兼症	舌苔、脉象	治法	代表方
风热感冒	恶寒轻，发热重，汗出，鼻塞，流黄涕，咽喉红肿疼痛	咳嗽，痰黄，口干渴，头胀痛	舌淡红苔薄白，脉浮紧	辛凉解表，疏散风热	银翘散
暑湿感冒	身热不扬，微恶风寒，汗出而热不解，鼻流浊涕，渴不多饮，头身困重而痛	胸闷脘痞，呕恶纳差，眩晕心烦，倦怠乏力，咳嗽痰黏，小便短赤，大便溏滞	舌苔薄黄而腻，脉濡数	清暑祛湿解表	新加香薷饮
气虚感冒	恶寒发热，或热势不高，鼻塞，头痛，无汗	神疲乏力，气短懒言，稍有不慎反复发作，咳嗽，痰白，咳痰无力	舌淡苔薄白，脉浮无力	益气解表	参苏饮
阴虚感冒	身热，微恶风寒，无汗或微汗，头痛头晕，心烦口渴	干咳少痰，手足心热，心烦失眠	舌红少苔，脉细数	滋阴解表	加减葳蕤汤

五、临证心得

1. 注意辨证用药 中药治疗感冒辨证得当，对证下药，可起到立竿见影之效，否则病不得治，反而加重。

2. 辅助发汗法 《素问．阴阳应象大论》云：“其在皮者，汗而发之”。感冒患者多无汗或少汗，尤其风寒外束肌表出现发热者，宜嘱患者适当多饮温水，多温热水泡脚，以加强发汗解表，达到汗出邪散热解，起到事半功倍的效果。

3. 发汗应适度 感冒不可发其大汗，应以微微汗出为宜，否则大汗淋漓，气随津脱，无力抗邪，病必不除。汗出时注意避免风寒，否则汗出时肌表腠理不密，卫外不固，外邪再侵，疾病难愈。

4. 区分感冒与鼻鼽 鼻鼽与感冒的喷嚏、鼻塞、流涕症状相似，但是鼻鼽以反复发作性鼻塞、鼻痒、喷嚏、鼻流清涕为特征，可长期发作，寒冷、刺激性气味常引其发作，且无明显恶寒、发热症状和全身不适，据此可区分，故不能把鼻鼽当感冒来治疗。

第二节　咳　嗽

PPT

咳嗽是指由于六淫之邪袭肺或者脏腑功能失调，内伤及肺，导致肺失宣降、肺气上逆引起的以咳嗽、咳痰为主要临床表现的一类病证。

有声无痰谓之“咳”，有痰无声谓之“嗽”，一般为痰声并见，难以截然分开，故以“咳嗽”并称。咳嗽可以是独立性的证候，也可以是多种肺系疾病的一种症状。

西医学的上呼吸道感染、急慢性支气管炎、肺部感染、支气管扩张等疾病所表现以咳嗽为主要临床表现时，可参考本节辨证论治。

一、病因病机

咳嗽分外感和内伤，主要病位在肺，涉及肝、脾，久而及肾。正如《黄帝内经》云：“五脏六腑皆令人咳，非独肺也。”咳嗽主要病机为邪犯于肺，肺气上逆所致（图 13－2）。

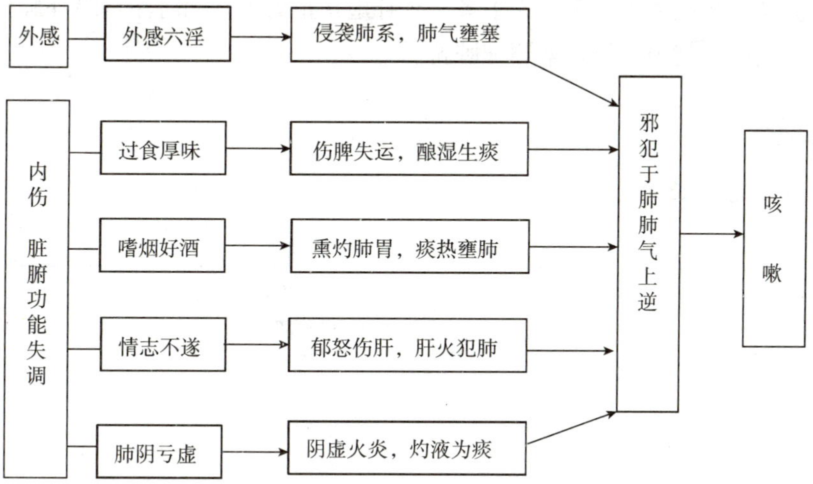

图 13－2　咳嗽病因病机示意图

二、辨证要点

1. 辨外感内伤　见表 13－4。

表 13－4　辨外感和内伤咳嗽要点简表

咳嗽类型	新久发病	起病形式	病程	伴随症状
外感咳嗽	多为新病	起病较急	较短	伴有恶寒、发热 、头痛等肺卫表证
内伤咳嗽	多为久病	反复发作	较长	伴有他脏病症

2. 辨证候虚实　见表 13－5。

表 13－5　辨咳嗽证候虚实要点简表

证候虚实	病势	病程	咳嗽声音
实证	急	短	咳嗽声音高亢
虚证	缓	长	咳嗽声音低弱

3. 辨痰色、质、量　见表 13－6。

表 13－6　辨痰色、质、量要点简表

证型	痰色	痰质或量
燥热、阴虚	白或痰中带血	痰少，干咳无痰
痰湿	白	多
痰热	黄	黏稠
风寒	白	清稀

三、治则治法

咳嗽治疗应分清外感内伤和证候虚实。明代医家张景岳最早把咳嗽分为外感和内伤。外感咳嗽，多为实证，外邪侵袭而致肺气不利，肺失宣降，逆而为咳。治法多以祛邪利肺、止咳化痰为主，按病邪性质可分为风寒、风热、风燥论治。内伤咳嗽，多属邪实正虚，治应祛邪扶正，并按照标实的主次酌情兼顾。邪实为主者，宜祛邪止咳为先。正虚为主者，宜补虚扶正为主。同时注重除补肺化痰外，兼顾肝脾肾虚的不同，分别以调肝、健脾、补肾来调理脏腑。

四、辨证论治

咳嗽辨证论治要点见表13－7。

表13－7 咳嗽辨证论治简表

外感内伤	证型	主症	兼症	舌苔、脉象	治法	代表方
外感咳嗽	风寒袭肺	咳嗽声重，痰白清稀，咽痒气急	鼻塞，流清涕，恶寒发热，头痛，全身酸痛	苔薄白，脉浮紧	疏风散寒，宣肺止咳	三拗汤止嗽散
	风热犯肺	咳嗽频剧，咳痰色黄，气粗，咽痛	鼻流黄涕，发热恶风，头痛，汗出，咳时声音嘶哑	苔薄黄，脉浮数	疏散风热，宣肺止咳	桑菊饮
	风燥伤肺	咳嗽少痰，或干咳无痰，痰少而黏，咽干鼻燥	温燥者：咽喉干痛，微寒身热，头痛	苔薄黄而干，脉浮数	清燥润肺，宣肺止咳	桑杏汤
			凉燥者：恶寒发热，头痛无汗	苔薄白而干，脉浮数	温肺润燥，宣肺止咳	杏苏散
内伤咳嗽	痰湿蕴肺	咳嗽，咳声重浊，痰多色白而黏，痰出咳缓	胸闷脘痞，纳呆，身重倦怠	苔白腻，脉濡滑	燥湿化痰，理气止咳	二陈汤三子养亲汤
	痰热壅肺	咳嗽，痰多色黄，或痰质黏稠，咳痰不爽，或咳痰有腥臭味	胸胁胀满，痰中带血，气促，喉中痰鸣，身热面赤，口渴欲饮	苔黄腻，脉滑数	清热化痰，清肺止咳	清金化痰汤
	肝火犯肺	气逆暴咳，痰少质黏，咳引胸痛，可随情绪波动而加重	胸胁胀痛，急躁易怒，口干口苦	苔薄黄少津，脉弦数	清肺泻肝，顺气降火	黛蛤散泻白散
	肺阴亏虚	干咳，咳声短促，痰少而黏，或痰中夹血	咽喉干燥，或伴午后潮热，颧红盗汗，五心烦热，消瘦	舌红少苔，脉细数	养阴润肺，清热止咳	沙参麦冬汤

五、临证心得

1. 外感咳嗽早期忌用收涩止咳药 外感咳嗽是因外邪侵袭肺卫所致，治疗宜祛邪解表，宣肺止咳。早期忌用收涩敛肺之药，如罂粟壳、诃子，否则病情缠绵难愈。

2. 忌单纯见咳止咳 有时咳嗽是一种祛邪外出的保护性反应，治疗上决不能见咳止咳。对于咳声重浊、痰黏稠难出者，应加用宣肺化痰促咳，加强痰液的排出。

3. 辨证与辨病相结合 西医学的支气管炎、支气管扩张、肺结核、化脓性肺炎、肺癌等引起的咳嗽，治疗方案和预后转归不同，故应中医辨证与西医辨病有机结合，合理中西医结合治疗，才能达到最佳的治疗效果。

4. 五脏六腑皆令人咳，非独肺也 不要单一认为咳嗽仅为肺系疾病造成，其他脏器的疾病也可引起咳嗽，如心衰、肝癌、反流性食管炎等，故对于咳嗽反复不愈的患者应排查是否系其他脏腑病变导致的咳嗽。因此反复咳嗽不愈的患者除了行肺部的相关检查，还应行其他脏器相关检查，以免误诊、漏诊。

5. 辨清变异性哮喘　对于反复干咳不愈患者要考虑变异性哮喘可能。变异性哮喘主要表现咳嗽反复发作 1 个月以上，干咳或咳嗽少痰，夜间或清晨咳嗽加重，伴有气逆气促，此病证若以哮喘论治疗效更好。

PPT

第三节　胃　痛

胃痛，又称胃脘痛，是指由于外邪犯胃，饮食不化，情志失调，脾胃虚弱等导致胃气阻滞，胃失和降，引起上腹部近歧骨处疼痛为主要表现的一类病证。

西医学的急性胃炎、慢性胃炎、十二肠溃疡、功能性消化不良、胃黏膜损伤等疾病所表现以剑突下疼痛为主要临床表现时，可参考本节辨证论治。

一、病因病机

“胃脘痛”之名最早记载于《内经》。胃为阳土，喜润恶燥，为五脏六腑之大源，主受纳，腐熟水谷，以降为和。胃痛的病位在胃，与肝、脾关系极为密切，基本病机是胃气阻滞、胃失和降，不通则痛（图 13－3）。

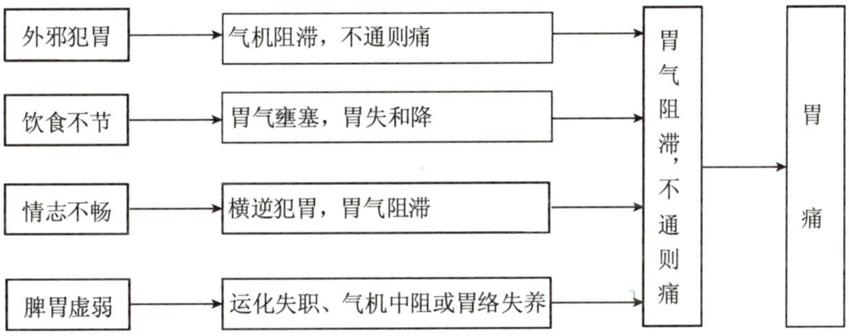

图 13－3　胃痛病因病机示意图

二、辨证要点

1. 辨虚实　见表 13－8。

表 13－8　胃痛虚实辨证要点简表

虚实证	疼痛程度	痛处	按压	脉象
实证	剧烈	固定不移	拒按	脉盛
虚证	徐缓	痛处不定	喜按	脉虚

2. 辨寒热　见表 13－9。

表 13－9　胃痛寒热辨证要点简表

寒热证	疼痛感觉	遇寒热情况
寒证	冷痛	遇寒加重，得温痛减
热证	灼痛	遇热加重，得寒痛减

3. 辨气血 见表13-10。

表13-10 辨胃痛在气在血要点简表

气血	疼痛性质	部位	病程	伴随症状
在气	胀痛	游走不定，攻窜作痛	初病	伴有嗳气
在血	痛如针刺或刀割	固定不移，或扪有积块	久病	伴有吐血、黑便

4. 辨脏腑 见表13-11。

表13-11 胃痛脏腑辨证要点简表

脏腑	发病形势	部位性质	诱因	伴随症状	大便	脉象
胃	初发	胃脘胀痛、闷痛，痛无休止	外感，伤食	嗳气	不爽	脉滑
脾	久病	胃脘隐痛	饥时为甚，劳倦则重	面色萎黄，神疲乏力	溏稀	脉缓
肝	反复发作	胃脘胀痛连及胁肋，走窜不定	情志不遂	太息为快	不畅	脉弦

三、治则治法

"通则不痛"，胃痛治疗以理气和胃止痛为总的治疗原则，但在具体治疗时审证求因，辨证施治。胃寒者散寒，食滞者消食，气滞者理气，湿热者清热，血瘀者活血，阴虚者养阴，阳虚者温阳。邪盛以祛邪为急，正虚以扶正为先，虚实夹杂者，则当祛邪扶正并举。

四、辨证论治

胃痛辨证论治要点见表13-12。

表13-12 胃痛辨证论治简表

虚实	证型	主症	兼症	舌苔、脉象	治法	代表方
实证	寒邪客胃	胃痛暴作，恶寒喜暖，得温痛减，遇寒加重	口淡不渴，或喜热饮	舌淡苔薄白，脉弦紧	温胃散寒，行气止痛	香苏散合良附丸
	饮食伤胃	胃脘胀满疼痛，拒按，嗳腐吞酸，呕吐酸腐物，吐后痛减	不思饮食，大便不爽，得矢气及便后稍舒	舌苔厚腻，脉滑	消食导滞，和胃止痛	保和丸
	湿热中阻	胃脘疼痛，痛势急迫，脘闷灼热	口干口苦，纳呆恶心，小便黄，大便不畅	舌红苔黄腻，脉滑数	清化湿热，理气止痛	清中汤
	肝气犯胃	胃脘胀痛，痛连两胁，情志不舒痛发或痛甚，嗳气矢气则痛缓	胸闷，喜叹息，大便不畅	苔薄白，脉弦	疏肝解郁，理气止痛	柴胡疏肝散
	瘀血停胃	胃脘刺痛，或如刀割，痛有定处拒按，入夜尤甚	呕血黑便	舌紫暗或有瘀斑，脉涩	化瘀通络，理气和胃	失笑散合丹参饮
虚证	胃阴亏虚	胃脘隐隐灼痛，似饥不欲食	口干咽燥，五心烦热，消瘦乏力，口渴思饮	舌红少津，脉细数	养阴益胃，和中止痛	一贯煎合芍药甘草汤
	脾胃虚寒	胃痛隐隐，喜温喜按，空腹痛甚，得食痛减，劳累或受凉后发作或加重	泛吐清水，神疲肢倦，纳呆，手足不温，便溏	舌淡苔白，脉虚弱	温中健脾，和胃止痛	黄芪建中汤

五、临证心得

1. 分清胃痛与心痛　两者疼痛位置非常接近，容易混淆。除根据疼痛部位，胃痛一般起病缓慢，主要表现为胀痛、隐痛，多伴有嗳气、呃逆、呕吐、泛酸、腹胀等胃系症状；心痛一般起病较急，主要表现为刺痛、剧痛、闷痛，或痛引肩背，多伴有胸憋闷、心悸、气短等心系症状。

2. 行气药物的应用　胃痛的主要病机胃气阻滞，不通则痛。临证对于气滞者胃痛可用陈皮、砂仁、云木香、枳实行气和胃，对于阴虚而兼有气滞胃痛可用香橼皮、绿萼梅、佛手理气而不伤阴。

3. 施行胃镜检查，判断病变性质　胃痛的患者如果多次发作，建议行胃镜检查以了解有否息肉、肿瘤或其他病变的可能，从而判断病变性质。

4. 重视健脾养胃　慢性胃炎病程长，因实致虚，虚实夹杂，病久多虚，以虚为本，慢性胃痛虚证多以脾气亏虚、胃阴亏虚两种。脾虚证加用黄芪、党参健脾益气，胃阴亏虚加麦冬、石斛养阴益胃。

5. 注重饮食生活调理　胃痛患者宜清淡饮食，饮食规律，避免过饥过饱，少吃辛辣、刺激性食物，少吃油腻、过烫或生冷食物。保持平和舒畅心态，避免紧张、焦虑或易怒情绪。生活起居规律。

第四节　泄　泻

PPT

泄泻是指由于感受外邪，饮食所伤，情志失调，体虚劳倦等导致脾失健运，传导失司，水湿清浊不分，以排便次数增多，粪质稀薄或完谷不化，甚则泻如水样为主要表现的一类病证。本病一年四季均可发生，夏秋两季多发。

西医学的急慢性胃肠炎、肠易激综合征、肠吸收不良综合征、肠癌术后或放疗后、肠结核、或其他脏脏器疾病影响消化吸收功能等疾病所表现以腹泻为主要临床表现时，可参考本节辨证论治。

一、病因病机

泄泻的病变在脾胃与大小肠，主要在脾，脾虚湿盛为其主要病机。病理性质有虚实之分，一般而言，急性泄泻多以湿盛为主，多因感受湿邪、或食滞生湿，脾为湿困所致，病属实证。久泻多属虚证，多为脾虚肾虚，肾虚不能温煦，脾失健运，水湿内生（图 13－4）。

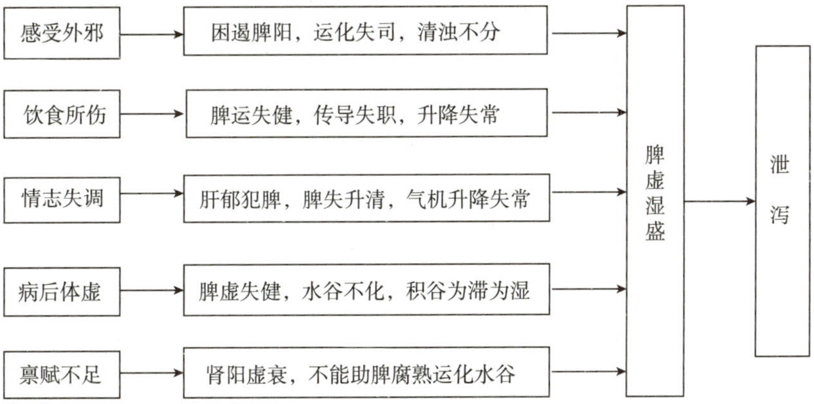

图 13－4　泄泻病因病机示意图

二、辨证要点

1. 辨虚实 见表13－13。

表13－13 泄泻虚实辨证要点简表

虚实	病势	性质	按	有无泻后痛减	有无神疲肢冷
实证	急性暴泻	痛势急迫	拒按	有	无
虚证	慢性久泻	痛势不甚	喜按喜揉	无	有

2. 辨寒热 见表13－14。

表13－14 泄泻寒热辨证要点简表

寒热	大便性状
热证	大便黄褐而臭，泻下急迫，肛门灼热
寒证	大便清稀，或完谷不化

3. 辨大便性状特征 见表13－15。

表13－15 泄泻大便性状辨证要点简表

证候	大便性状
寒湿证	泄泻清稀，甚如水样
湿热证	泻下急迫，粪色黄褐，气味臭秽
食滞证	粪便臭如败卵
肝气乘脾证	泄泻肠鸣，矢气频发
脾虚证	大便时溏时稀
肾阳虚证	大便稀溏，完谷不化

三、治则治法

泄泻治疗以运脾化湿为原则。急性泄泻以湿盛为主，治以化湿为主，同时根据不同邪气而采用相应的祛邪方法，寒湿者宜散寒化湿，湿热者宜清化湿热，食滞者宜消食导滞。久泻以脾虚为主，治以健脾为主，肝气乘脾者宜抑肝扶脾，脾胃虚弱者宜健脾益气，脾肾阳虚者宜温肾健脾。李中梓在《医宗必读》提倡“淡渗、升提、清凉、疏利、甘缓、酸收、燥脾、温肾、固涩”的治泻九法，值得借鉴。

四、辨证论治

泄泻辨证论治要点见表13－16。

表13－16 泄泻辨证论治简表

证型	主症	兼症	舌苔、脉象	治法	代表方
寒湿泄泻	泻下质稀，甚至如水样，腹痛肠鸣	脘痞食少，恶寒发热，鼻塞头痛，全身酸痛	苔白或白腻，脉濡缓	芳香化湿，解表散寒	藿香正气散
湿热泄泻	泻下急迫，势如水注，泻而不爽，粪色黄褐而臭	肛门灼热，烦热口渴，小便短赤	舌红苔黄腻，脉濡数	清热燥湿，分利止泻	葛根芩连汤
食滞泄泻	泻下粪便臭如败卵，脘腹胀满，泻后痛减	嗳腐酸臭，不思饮食	苔垢浊或厚腻，脉滑	消食导滞，和中止泻	保和丸

续表

证型	主症	兼症	舌苔、脉象	治法	代表方
肝气乘脾	腹痛即泻，肠鸣攻窜作痛，矢气频发，每因情志不畅或紧张诱发	平素多有胸胁胀闷，嗳气食少	苔薄白或薄腻，脉弦	抑肝扶脾	痛泻要方
脾胃虚弱	大便时溏时稀，反复发作，稍进油腻食物，大便次数增多	脘腹痞满不舒，面色萎黄，神疲乏力，饮食减少	舌淡苔白，脉细弱	健脾益气，化湿止泻	参苓白术散
肾阳虚衰	黎明之前，脐腹作痛，肠鸣即泻，完谷不化，泻后则安	腹部喜暖，腰膝酸软，形寒肢冷	舌淡苔白，脉沉细	温肾健脾，固涩止泻	四神丸

五、临证心得

1. 暴泻不可骤然固涩 暴泻虽急重，万不可急于求成而骤然固涩止泻。因暴泻多因外邪夹湿，湿盛伤脾，此时若骤然固涩，必致湿邪难去，疾病难愈，甚至加重。

2. 久泻不可分利太过 久泻多为脾虚湿滞，虚实夹杂，此时有水湿，乃久积而成，湿性缠绵难愈，非瞬息之间可以改变，若分利太过，不但水湿难去，反而劫耗人体阴液，只可芳香化之或苦温燥之。

3. 临证应辨证祛湿 泄泻以湿为患，治疗祛湿为要，但临证需辨证祛湿。祛湿之法可有燥湿、化湿、渗湿、利湿之不同。燥湿分为苦寒燥湿和苦温燥湿，苦寒燥湿用于湿热证，可选用黄连、黄芩等，苦温燥湿用于寒湿证，如苍术、厚朴等；化湿指芳香化湿，如藿香、佩兰、白豆蔻等；渗湿是淡渗利湿，如茯苓，滑石等；利湿是分利水湿，如泽泻、车前子等。

4. 慢性泄泻加用健脾消食药物 慢性泄泻患者多脾胃虚弱，脾虚失健，胃纳失常，故临证若出现脾胃虚弱症状时加用党参、黄芪、淮山药健脾益气，加用焦山楂、焦麦芽、神曲、鸡内金消食化滞可以促进脾气旺盛，胃纳正常，泄泻减轻或缓解。

第五节 便 秘

微课1

PPT

便秘是指由于饮食不节，情志失调，年老体弱等导致大肠传导失常，以大便秘结，排便周期延长，或周期不长，但粪质干结，排便艰难，或粪质不硬，虽有便意，但便出不畅为主要表现的一类病证。便秘可发生于任何年龄，但以中老年多见。

西医学的功能性便秘、药物性便秘、肠易激综合征、肠炎恢复期、直肠及肛门疾病内分泌或代谢性疾病引起的便秘，可参考本节辨证论治。

一、病因病机

便秘病变部位在大肠，与肺、脾胃、肝、肾等脏腑的功能失调有关，基本病机为大肠传导失常。便秘的病性可概括寒、热、虚、实四个方面（图13－5）。

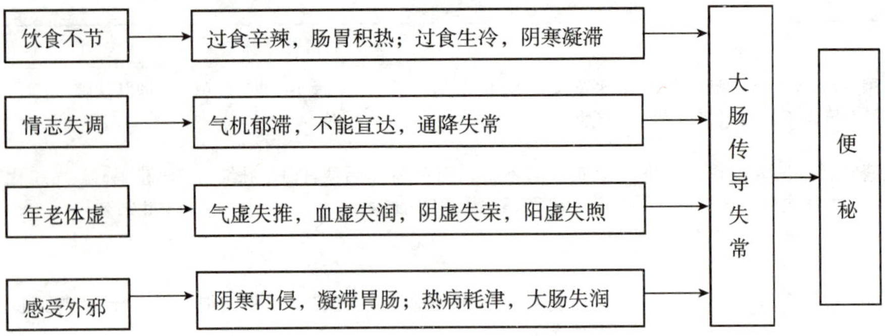

图 13－5　便秘病因病机示意图

二、辨证要点

表 13－17　便秘辨证要点简表

证型	粪质和特点	舌苔
实热证	大便干结，排便困难，口干口臭	舌红苔黄燥
阴寒证	素体阳虚，排便艰难	舌体胖苔白腻
气虚证	大便不干结，排便不畅，或欲便不出	舌淡苔白
阴虚证	粪便干燥，排出艰难	舌红少苔或无苔

三、治则治法

便秘的治疗以通下为主，但不可只单纯使用泻下药，应辨证用药。实秘有泻热通便、散寒通便、导滞通便。虚秘应根据气血阴阳的亏虚不同而采取益气、养血、滋阴、温阳而扶正通便。

四、辨证论治

便秘辨证论治要点见表 13－18。

表 13－18　便秘辨证论治简表

虚实	证型	主症	兼症	舌苔、脉象	治法	代表方
实秘	热秘	大便干结，排便困难，腹胀腹痛，口干口臭	面红心烦，小便短赤	舌红苔黄燥，脉滑数	泻热导滞，润肠通便	麻子仁丸
	气秘	大便干结，欲便不得出，腹中胀痛	肠鸣矢气，嗳气频作，胸胁痞满。病情与情绪有关	舌苔白，脉弦	顺气导滞	六磨汤
	冷秘	大便艰涩，胀痛拒按，胁下偏痛	手足不温，呕吐呃逆	舌苔白腻，脉弦紧	温中散寒，通便止痛	温脾汤
虚秘	气虚秘	大便并不干硬，虽有便意，但排便费力，努挣气短	便后乏力，面白神疲，气短懒言	舌淡苔薄白，脉弱	益气通便	黄芪汤
	血虚秘	大便干结，排便困难，心悸气短	头晕目眩，面色无华，唇甲色淡	舌淡苔白，脉细	养血润燥	润肠丸

续表

虚实	证型	主症	兼症	舌苔、脉象	治法	代表方
虚秘	阴虚秘	大便干结如羊屎状，排出坚涩难行，潮热盗汗	形体消瘦，头晕耳鸣，两颧红赤，心烦少眠，腰膝酸软	舌红少苔，脉细数	滋阴通便	增液汤
	阳虚证	大便并不干硬，努挣不下，小腹冷痛	面色㿠白，畏寒肢冷，腰膝酸软，小便清长	舌淡苔白，脉沉	温阳通便	济川煎

五、临证心得

1. 及时辨清肠梗阻　便秘与肠梗阻均可见长时间不排便，腹胀腹痛。肠梗阻为外科急症，病情发展快，甚至导致患者死亡，故及时辨清肠梗阻至关重要。肠梗阻不仅停止排便，而且停止排气，并伴有腹痛腹胀阵发性加重，恶心、呕吐，甚则呕粪水。

2. 通下应辨证　治疗便秘以通下为主，但不能单纯泻下，应根据寒热虚实辨证用药。寒者热之、热者寒之，滞者导之，虚者补之。实秘有泻热通便、散寒通便、导滞通便。虚秘应根据气血阴阳的亏虚不同而采取益气、养血、滋阴、温阳方法扶正通便。

3. 泻下药中病即止　很多患者便秘喜欢长期应用寒凉药泻药单方或复方如大黄、番泻叶泻下，此药容易形成耐药，剂量逐渐增大以致无效，故泻下药应中病即止，辨证求因综合治疗，包括生活饮食习惯的调理。

4. 中药直肠滴入　对于顽固性便秘口服药物无法奏效时，此时可临时给予中药小承气汤或大承气汤直肠滴入可达到泻下通便效果。

第六节　胸　痹

PPT

胸痹是由于正气亏虚，痰浊、瘀血、气滞、寒凝，引起心脉痹阻不畅，以膻中或左胸膺部发作性的憋闷、疼痛，甚则胸痛彻背，短气、喘息不得卧为主要表现的一类病证。轻者仅感胸闷痛，呼吸欠畅，重者胸痛彻背，背痛彻心，持续不能缓解。胸痹多发于中老年人。

西医学的冠状动脉粥样硬化性心脏病（心绞痛、心肌梗死）、病毒性心肌炎、心肌病、心包炎、心功能不全等疾病所表现以前胸或左侧胸部疼痛为主要临床表现时，可参考本节辨证论治。

一、病因病机

《金匮要略》正式提出“胸痹”的名称。胸痹的病位在心，涉及肝肺脾肾等脏。胸痹主要病机为心脉痹阻。本病病理性质多属本虚标实，实为寒凝、血瘀、气滞、痰浊，阻滞心脉；虚为气虚、血虚、阴虚、阳衰，心脉失养（图 13－6）。

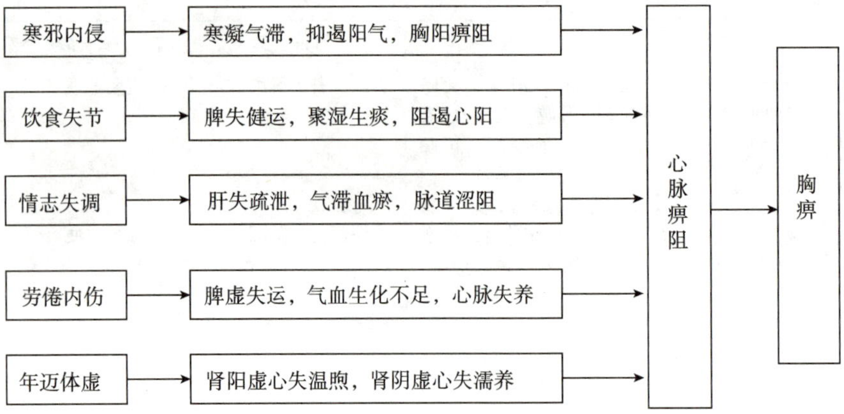

图 13－6　胸痹病因病机示意图

二、辨证要点

1. 辨实证胸痛性质与程度　见表 13－19。

表 13－19　胸痹实证胸痛性质与程度辨证要点简表

证候	胸痛性质	疼痛程度
气滞型	心胸闷痛、胀痛，紧张、焦虑、激怒易发	较轻
痰浊型	胸部窒闷而痛	较轻
血瘀型	胸痛如刺，固定不移，入夜加重	较重
寒凝型	胸部绞痛，遇寒加重，甚者胸痛彻背、背痛彻心，痛引肩背	较重

2. 辨虚证胸痛性质与程度　见表 13－20。

表 13－20　胸痹虚证胸痛性质与程度辨证要点简表

	胸痛性质	疼痛程度
心气不足	胸隐痛而闷，因劳而发	较轻
心阳不足	胸绞痛伴胸闷，遇寒加重，甚者胸痛彻背，气喘不得卧	较重
心阴不足	胸闷痛或灼痛，时作时止，绵绵不休	较轻

3. 辨病情轻重　见表 13－21。

表 13－21　胸痹病情轻重辨证要点简表

病情	胸痛持续时间	发作次数	加重因素	缓解	疼痛程度
病轻	短暂，瞬息即逝	少	遇劳加重	休息或用药即缓	较轻
病重	长，甚则数日不解	多	静息发作	服药难以缓解	较重

三、治则治法

胸痹的病机特点为本虚标实，虚实夹杂，急则治其标，缓者治其本，在胸痹发作期治疗应活血通脉为大法，同时根据气滞、血瘀、寒凝、痰浊的不同而疏理气机、活血化瘀、辛温散寒、化痰泄浊。缓解期虚者补之治本，根据心的气血阴阳不足和脏腑虚损不同而益气养血、滋阴温阳，尤其重视补益心气不足。

四、辨证论治

胸痹辨证论治要点见表 13－22。

表 13－22　胸痹辨证论治简表

虚实	证型	主症	兼症	舌苔、脉象	治法	代表方
实证	心血瘀阻	心胸疼痛，痛有定处，夜间加重，甚则心痛彻背，背痛彻心	胸闷憋气，日久不愈。可因暴怒、劳累加重	舌紫暗有瘀斑，脉弦涩	活血化瘀，通脉止痛	血府逐瘀汤
	气滞心胸	心胸满闷，隐痛阵发，时欲太息	情志不遂诱发或加重	苔薄白，脉细弦	疏肝理气，活血通络	柴胡疏肝散
	痰浊闭阻	心胸闷重而痛，痰多气短，遇阴雨天发作或加重	形体肥胖，肢体沉重	舌胖大有齿痕苔白腻，脉滑	宣痹通阳，理气豁痰	瓜蒌薤白半夏汤合涤痰汤
	阴寒凝滞	胸痛彻背，喘不得卧，遇寒则甚	胸闷气短，身寒肢冷	苔薄白或白滑，脉沉紧	辛温散寒，宣通心阳	枳实薤白桂枝汤合当归四逆汤
虚证	气阴两虚	胸闷隐痛，时作时止，心悸气短，动则加重	神疲乏力，声音低微，面色少华，口干便秘	舌嫩红少苔，脉细弱	益气养阴，活血通脉	生脉散合人参养营汤
	心肾阳虚	胸闷痛，心悸气短、遇寒加重，动则尤甚，或不能平卧	腰酸乏力，畏寒肢冷，面浮肢肿，面色㿠白，汗出	舌淡胖苔白腻，脉沉细迟、结代	益气壮阳，温经止痛	参附汤合右归饮
	心肾阴虚	胸闷痛或灼痛，心悸不寐	腰膝酸软，五心烦热，面红口干	舌红绛少苔，脉细数	滋阴益肾，养心通脉	天王补心丹合左归饮

五、临证心得

1. 辨胸痛病情轻重缓急　胸痹轻者休息或含药可以缓解，病情较轻；重者胸痛彻背、背痛彻心，用药不能缓解，病势危急，随时可危及生命，及时判断病情危重，配合中西医救治刻不容缓。故辨胸痛病情轻重缓急至关重要。

2. 舌下含服药物　急则治其标，胸痹发作时中药煎药需要时间不能立即急救，立即舌下含服芳香温通中成药如速效救心丸、麝香保心丸、复方丹参滴丸等可迅速缓解胸痛发挥疗效，之后再根据病情辨证论治。

3. 胸痹多联合证型　临证胸痹患者很少出现单一证型，多是虚实夹杂，多证并有，故需结合舌脉症、胸痛性质、程度、体质仔细辨证。

4. 活血通脉的药物应用　胸痹的基本病机为心脉痹阻，其形成多因气滞、血瘀、寒凝、痰湿，或气虚、阴虚、阳虚发展为心脉瘀阻，故常选择活血化瘀的药物以加强疏通心脉的疗效，如丹参、川芎、三七、郁金、水蛭等。当然，胸痹不仅是瘀血所致，还需根据气滞、血瘀、痰阻、寒凝和阴阳气血亏虚的不同而辨证选药。

5. 补肾药物的应用　胸痹多发生于中老年人，此类患者肾气渐衰，心肾不交，心失濡养或温煦，心脉痹阻。对于年老体弱的胸痹患者可用补肾养阴药物如熟地、山茱萸、枸杞子或补肾壮阳的药物如菟丝子、淫羊藿、巴戟天以加强疗效。

6. 补益心气药物的应用　胸痹多本虚标实，虚实夹杂，而心气虚多见，气能行血，气虚血瘀，故临证时对胸痹患者适量加用补益心气的药物如黄芪、人参、西洋参以加强补气行血的效果。

7. 安神药物的使用 心主神志，胸痹的主要病机是心脉痹阻，胸痹患者多有不同程度心神不宁、夜卧不安，故在辨证论治基础上加用养血安神酸枣仁、柏子仁或重镇安神龙骨、龙齿等药物。

PPT

第七节 眩 晕

眩晕是指由于气血不足，或肾精亏虚导致清窍失养，或风、火、痰、瘀扰乱清窍，以头晕、眼花为主要表现的一类病证。眩晕有病情轻重之不同，轻者头晕目眩闭目即止，重者头晕旋转不定，如坐舟车，甚则仆倒，伴有恶心，呕吐，出汗等症状。

眩晕症状早在《内经》就有记叙，古代医家对眩晕的病因病机早有论述。《素问·至真要大论》云："诸风掉眩，皆属于肝"，元代医家朱丹溪倡导"无痰不作眩"，《景岳全书》倡导"无虚不作眩"，其理论对眩晕辨证有重要的指导意义。

西医学的椎基底动脉供血不足、美尼尔氏综合征、高血压病、低血压病、位置性眩晕、脑动脉硬化、颈椎病等疾病所表现以头晕、眼花为主要临床表现时，可参考本节辨证论治。

一、病因病机

眩晕病位在头窍，病变脏腑与肝、脾、肾有关。病理变化有虚实两种，虚者髓海不足，或气血亏虚；实者为风、火、痰、瘀所致（图 13－7）。

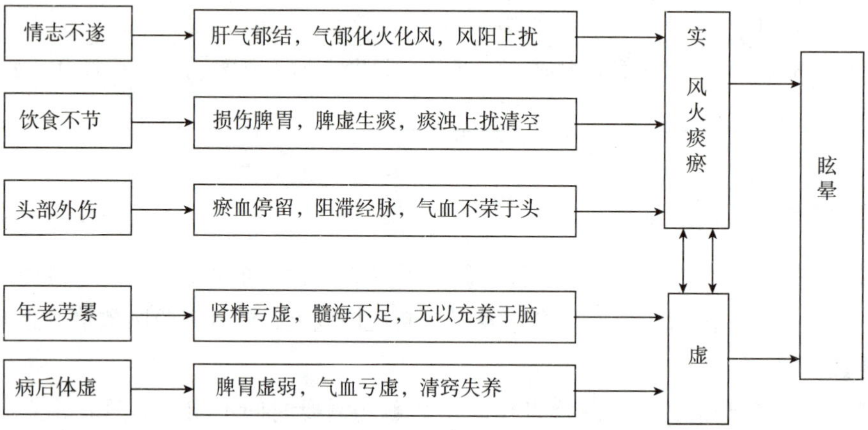

图 13－7 眩晕病因病机示意图

二、辨证要点

1. 虚实辨证 见表 13－23。

表 13－23 眩晕虚实辨证要点简表

虚实	病程	发作形式	眩晕症状	伴随症状
虚证	长	反复发作，遇劳即发	较轻	两目干涩，腰膝酸软，神疲乏力，面色少华，脉虚
实证	短	突然发作	较重	视物旋转，呕吐痰涎，头痛面赤，体壮，脉盛

2. 辨肝阳证、痰湿证、瘀血证眩晕性质 见表 13－24。

表 13－24 肝阳证、痰湿证、瘀血证眩晕性质辨证要点简表

证型	头晕性质
肝阳证	眩晕面赤，头胀而痛，甚则欲仆
痰湿证	头晕目眩，头重昏蒙
瘀血证	头晕头痛，固定不移，夜间加重

3. 辨相关脏腑 见表 13－25。

表 13－25 辨眩晕相关脏腑要点简表

脏腑	证型	眩晕伴随特征
肝	肝阳上亢	兼有头胀痛，面红易怒，口苦口干
脾胃	脾胃虚弱	兼有神疲乏力，面色少华
脾	痰湿中阻	兼有纳呆呕恶，胸闷脘痞
肾	肾精不足	兼有腰膝酸软，耳鸣耳聋

三、治则治法

眩晕的治疗原则是补虚泻实，调整阴阳。实证宜平肝潜阳，清肝泻火，化痰行瘀；虚证宜滋养肝肾，补益气血；虚实夹杂者宜标本兼顾。

四、辨证论治

眩晕辨证论治要点见表 13－26。

表 13－26 眩晕辨证论治简表

虚实	证型	主症	兼症	舌苔、脉象	治法	代表方
实证	肝阳上亢	头晕目眩，甚则欲仆，头胀而痛，面色红赤	急躁易怒，失眠多梦，口苦咽干	舌红苔黄，脉弦	平肝潜阳，滋补肝肾	天麻钩藤饮
	痰浊中阻	头晕目眩，头重如裹	胸闷心悸，食少恶心，呕吐痰涎，神疲多寐	苔白腻，脉濡滑	燥湿祛痰，健脾和胃	半夏白术天麻汤
	瘀血阻滞	眩晕，头部刺痛，固定不移，夜间加重	失眠、心悸，面色晦暗	舌暗紫瘀斑，脉涩	活血通窍，祛瘀生新	通窍活血汤
虚证	肾精不足	头晕耳鸣，视物昏花，精神萎靡，腰膝酸软，健忘少寐	偏于阴虚者，伴五心烦热，盗汗	舌红苔少，脉细数	填精补髓，补肾滋阴	左归丸
			偏于阳虚者，伴畏寒肢冷，阳痿早泄	舌淡胖苔白，脉沉细	填精补髓，补肾助阳	右归丸
	气血两虚	头晕目眩，面色淡白，唇甲色淡，神疲乏力	纳呆食少，气短懒言，心悸失眠	舌淡苔白，脉细弱	益气养血，健脾和胃	归脾汤

五、临证心得

1. 临证当分清轻重缓急 急性发作，眩晕较重，如坐舟车，甚者眩晕欲仆，伴有恶心呕吐者，病情较重较急，证多属实，病当急治；缓慢发作，眩晕较轻，无眩眩晕欲仆和恶心呕吐者，病情较轻较缓，证多属虚，需较长时间调养。

2. 安神药物的应用 眩晕的患者常有少寐多梦，故在辨证论治基础上注重安神药物能起到事半功

倍的效果，如肝阳上亢加用龙骨、龙齿平肝潜阳、重镇安神，痰浊中阻加用远志化痰安神，肾精不足加用夜交藤养肾安神，气血亏虚证加用柏子仁、酸枣仁养心安神。

3. 活血化瘀药物的应用 眩晕日久，多瘀血阻络，临证时辨证基础上，酌情加入活血化瘀药，可增进疗效。

4. 警惕中风晕厥发生 发生在中老年人眩晕，其肝肾阴亏，肝阳上亢，阳亢化风，风阳上扰清窍，患者可出现眩晕欲仆、肢麻震颤等症状，当警惕有发生中风晕厥的可能，必须完善头部 CT 或 MRI 检查，严密观察病情变化。

5. 眩晕的调护 眩晕患者注意休息。避免突然、剧烈的体位改变和头颈部运动，保持情绪稳定。

第八节　中　风

PPT

中风是在内伤积损基础上，由于劳倦过度、情志不遂、饮酒饱食、外邪侵袭导致阴阳失调，阳化风动，气血逆乱，上犯于脑，闭塞脑脉或血溢脑脉之外，以猝然昏仆，不省人事，半身不遂，口舌㖞斜，舌强语謇等为主要表现的一类病证。

病轻者可无昏仆仅见口舌㖞斜、半身不遂或半身麻木等症状。此病多发于中老年人。四季均可发病，但以冬春季多发。本病有发病率高，致残率高，合并症高，病死率高，治愈率低“四高一低”的特点。

西医学的缺血性脑卒中如短暂性脑缺血发作、脑梗死、脑栓塞和出血性脑卒中如脑出血、蛛网膜下腔出血，可参照本节辨证论治。

一、病因病机

病位在脑，与心、肝、肾、脾密切相关。基本病机为阴阳失调，气血逆乱，上犯于脑。病理性质多属本虚标实，肝肾亏虚、气血衰少为致病之本，风、火、痰、气、瘀为发病之标，两者可互为因果（图 13－8）。

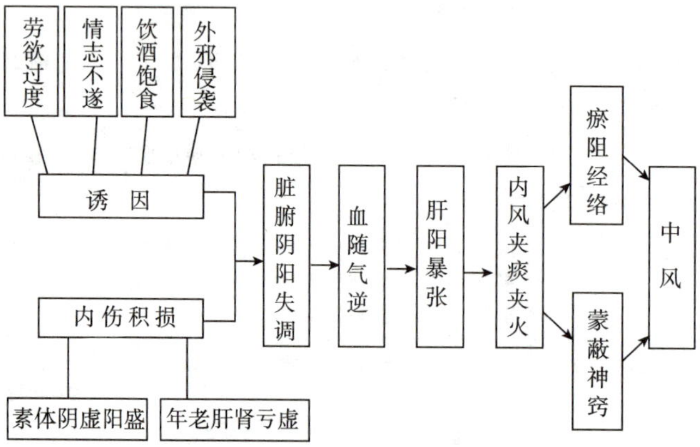

图 13－8　中风病因病机示意图

二、辨证要点

1. 辨中经络和中脏腑 见表 13－27。

表 13－27　中经络与中脏腑辨证要点简表

	不同特征	共同特征
中经络	神志清楚，无昏迷	半身不遂，口眼㖞斜，舌强语謇
中脏腑	昏不知人，不省人事	半身不遂，口眼㖞斜，舌强语謇

2. 中脏腑辨闭证和脱证　见表 13－28。

表 13－28　闭证与脱证辨证要点简表

中脏腑	虚实	病机	神志	口或目	肢体	汗	二便
闭证	实证	邪气内闭清窍	神志昏迷	牙关紧闭，口噤不开	肢体强痉，两手握固	无汗	二便闭塞
脱证	虚证	阴阳即将离绝	神志昏愦无知	目合口开	四肢瘫软，手撒肢冷	汗多	二便自遗

3. 闭证辨阳闭与阴闭　见表 13－29。

表 13－29　阳闭与阴闭辨证要点简表

阴阳闭	证型	面色	声息	痰	肢温	舌苔	脉象
阳闭	痰热型	面赤	气粗鼻鼾	痰声如拽锯	身热肢温	黄腻	弦滑数
阴闭	痰浊型	面白	静卧不烦	痰涎壅盛	四肢不温	白腻	沉滑缓

4. 辨中风的发展期　见表 13－30。

表 13－30　中风发展期辨证简表

发病时期	时间
急性期	指中风发病时至半月以内，严重的可达一个月以内
恢复期	恢复期是指发病半月或一个月至半年
后遗症期	后遗症期是指发病半年以后

三、治则治法

中风治疗应分期辨证治疗。急性期，中经络者以平肝息风、祛风化痰通络为主；中脏腑闭证者以醒神开窍为主，阳闭宜辛凉开窍，阴闭宜辛温开窍；脱证者宜益气救阴、回阳固脱为主。恢复期，治疗以化痰行瘀、益气活血为主。后遗症期，治疗以滋养肝肾、化瘀通络为主。

四、辨证论治

中风辨证论治要点见表 13－31。

表 13－31　中风辨证论治简表

类别	证型	主症	兼症	舌苔、脉象	治法	代表方
中经络	风痰入络	肌肤不仁，手足麻木，突然口舌㖞斜，舌强语謇，口角流涎，甚则半身不遂	手足拘挛，关节酸痛	苔薄白，脉浮数	祛风化痰通络	真方白丸子
	风阳上扰	平素头晕头痛，耳鸣目眩，突然口舌㖞斜，舌强语謇，甚则半身不遂	手足重滞，偏身麻木	舌质红苔黄，脉弦	平肝潜阳，活血通络	天麻钩藤饮
	阴虚风动	平素头晕耳鸣，腰酸，突然口眼㖞斜，舌强语謇，肢体颤动	头重目弦，五心烦热	舌红苔腻，脉弦细数	滋阴潜阳，息风通络	镇肝息风汤

续表

类别	证型	主症	兼症	舌苔、脉象	治法	代表方
中脏腑	阳闭	突然昏仆，不省人事，牙关紧闭，口噤不开，两手握固，肢体强痉	面赤身热，气粗口臭，躁扰不宁，大小便闭	苔黄腻，脉弦滑数	清肝息风，辛凉开窍	安宫牛黄丸合羚羊角汤
	阴闭	突然昏仆，不省人事，牙关紧闭，口噤不开，两手握固，肢体强痉	面白唇暗，静卧不烦，四肢不温，痰涎壅盛，大小便闭	苔白腻，脉沉滑缓	豁痰息风，辛温开窍	苏合香丸合涤痰汤
	脱证	突然昏仆，不省人事，目合口张，鼻鼾息微，肢体软瘫	手撒肢冷，多汗，大小便自遗	舌痿，脉微欲绝	益气回阳，救阴固脱	参附汤合生脉散
恢复期	风痰瘀阻	口眼㖞斜，舌强语謇或失语	半身不遂，肢体麻木	舌暗紫苔滑腻，脉弦滑	搜风化痰，行瘀通络	解语丹
	气虚络瘀	肢体偏枯不用，肢软无力	面色萎黄，神疲乏力	舌淡紫或有瘀斑苔薄白，脉细涩	益气养血，化瘀通络	补阳还五汤
后遗症期	肝肾亏虚	半身不遂，患肢僵硬，拘挛变形，舌强语謇	肢体肌肉萎缩	舌红，脉沉细	滋养肝肾，化瘀通络	左归丸合地黄饮子

五、临证心得

1. 及时做好与患者及家属沟通 中风中脏腑病情凶险，变化迅速，随时可能危及生命，向患者及家属沟通病情，交代病情危重性和风险性，取得患者家属对病情的理解和对治疗的配合性。

2. 尽早进行中医康复治疗 中风的急性期和恢复期是中医康复治疗促进康复最佳时机 所以只要患者生命体征稳定及早进行中医康复治疗，能降低患者致残率和提高生活质量。

3. 分期辨证治疗 提倡在中风急性期、恢复期、后遗症期不同时期根据病情特点分期辨证用药和针灸治疗。中经络、恢复期和后遗症，可以针灸中药并治。急性期，中经络者以息风化痰通络为主；中脏腑闭证者治宜化痰醒神开窍，治疗宜静脉滴注或胃管鼻饲为主，闭证可用醒脑静注射液，阳闭可用清开灵注射液，胃管鼻饲或舌下含服安宫牛黄丸；脱证者宜用生脉注射液和参附注射液以益气救阴，回阳固脱。恢复期治疗以益气化痰行瘀为主。后遗症期治疗以滋养肝肾、化瘀通络为主。

4. 中西医并重，优势互补 在中风的治疗上，中西医各有所长。急性期中脏腑病情危重，为抢救生命以西医积极抢救治疗为主，可使患者脱离生命危险。但因肝肾亏虚，气血不足，风、火、痰、瘀之邪留滞经络，因而留下半身不遂，口舌㖞斜、舌强语謇，为促进肢体语言康复，恢复期和后遗症期以中医康复治疗为主，故应中西医并重，两者联合可以实现优势互补，提高疗效。

5. 中风急性期活血化瘀药物的应用 在急性期缺血性中风急性期可用活血化瘀的药物促进气血运行，经络畅通，语言肢体康复。而出血性中风不易过早使用活血化瘀药物，否则更引起离经之血溢于脑脉之外，加重病情。

素质提升

安宫牛黄丸与越南前国家主席的神奇故事

1996年，越南前国家主席黎德英突发蛛网膜下腔出血，经抢救后嗜睡、四肢瘫痪，并有突发其他病变可能。应越方请求我国医疗队对其制定了以服用安宫牛黄丸为主的中西医结合治疗方案。两个月后，黎德英走上主席台，声音洪亮地作了全国大会的即席讲话。安宫牛黄丸的神奇疗效体现了中医药精髓博大精深，从此在越南声名鹊起，一药难求，为中越两国的中医外交增添了浓重的一笔。

安宫牛黄丸来源于清代吴鞠通的《温病条辨》，是我国传统药物中最负盛名的急症用药，中医将其与紫雪丹、至宝丹并称为“凉开（温病）三宝”，并奉为“三宝”之首。自古以来即有“救急症于即时，挽垂危于顷刻”的美称。主要作用为清热解毒，镇惊开窍。用于热病，邪入心包，高热惊厥，神昏谵语；中风昏迷及脑炎、脑膜炎、中毒性脑病、脑出血、败血症见上述证候者。安宫牛黄丸已传承百年，时至今日，仍然在临床上发挥着重要的作用。

（马飞翔）

第九节　淋　证

PPT

淋证是指因饮食劳倦、湿热侵袭导致的以肾虚不固或膀胱湿热，气化失司而引起的以小便频急，滴沥不尽，尿道涩痛，小腹拘急，或痛引腰腹为主要临床表现的一类病证。

淋之名，始见于《黄帝内经》。淋证之名亦有淋秘、诸淋、五淋、淋沥。历代对淋证的分类不一，按临床实际，本节分为热淋、气淋、血淋、膏淋、石淋、劳淋“六淋”进行论述。

西医学的泌尿系感染（如膀胱炎、肾盂肾炎、肾结核）、泌尿系结石、泌尿系肿瘤、前列腺炎、前列腺增生、乳糜尿等，凡临床表现同淋证者，可参考本节辨证论治。

一、病因病机

“诸淋者，由肾虚而膀胱热故也”。淋证的病位在肾与膀胱，且与肝脾有关。其病机主要是肾虚，膀胱湿热，气化失司。淋证有虚有实，初病多实，久病多虚，初病体弱及久病患者，亦可虚实并见。实证多在膀胱和肝，虚证多在肾和脾（图13－9）。

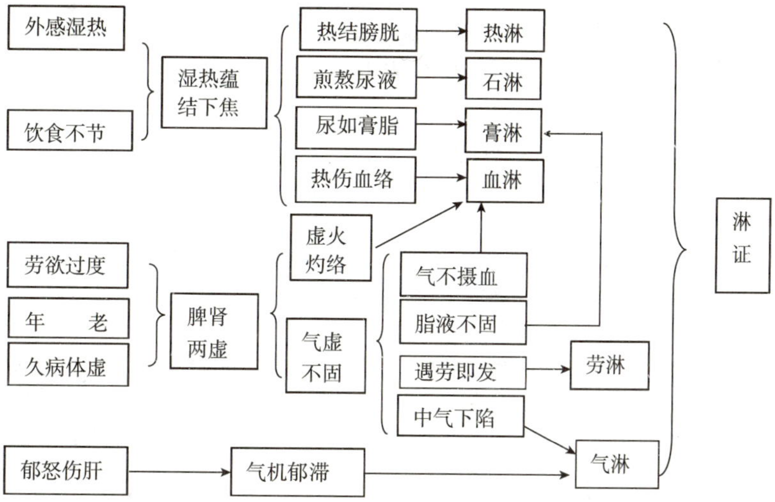

图13－9　淋证病因病机示意图

二、辨证要点

1. 辨明淋证类别 见表13-32。

表13-32 淋证类别的辨证要点简表

类别	特征
热淋	起病急，发热，小便热赤，尿时热痛，小便频急，症状明显，每日小便数可达数十次，每次尿量少
石淋	小便排出砂石，或尿道中积有砂石，致排尿时尿流突然中断，尿道窘迫疼痛，或砂石阻塞于输尿管或肾盂中，常致腰腹绞痛难忍
气淋	小腹胀满明显，小便艰涩疼痛，尿后余沥不尽
血淋	尿中带血或夹有血块，并有尿路疼痛
膏淋	小便浑浊如米泔，或滑腻如脂膏
劳淋	久淋，小便淋沥不已，时作时止，遇劳即发

2. 辨识证候的虚实 见表13-33。

表13-33 证候虚实的辨证要点简表

虚实	起病	病因	特点
实证	初期或急性发作	感受外邪、饮食不节、情志郁怒	尿路疼痛较甚
虚证	久病	劳欲过度、年老、久病体虚	尿路疼痛轻微，遇劳即发

三、治则治法

实则清利，虚则补益，是治疗淋证的基本原则。实证有膀胱湿热者，治宜清热利湿；有热邪灼伤血络者，治宜凉血止血；有砂石结聚者，治宜通淋排石；有气滞不利者，治宜利气疏导。虚证以脾虚为主者，治宜健脾益气；以肾虚为主者，治宜补虚益肾。虚实夹杂者，应当攻补兼施。

四、辨证论治

淋证辨证论治要点见表13-34。

表13-34 淋证辨证论治简表

类别	证型	主症	兼症	舌苔、脉象	治法	代表方
热淋	实证	小便频急短涩，尿道灼热刺痛，尿色黄赤，少腹拘急胀痛	或有寒热，口苦，呕恶，或腰痛拒按，或有大便秘结	苔黄腻，脉滑数	清热解毒，利湿通淋	八正散
石淋	实证	尿中时夹砂石，小便艰涩，或排尿时突然中断，尿道窘迫疼痛，少腹拘急	或腰腹绞痛难忍，尿中带血	舌红苔薄黄，脉弦或兼数	清热利尿，通淋排石	石韦散
血淋	实证	小便热涩刺痛，尿色深红	或夹有血块，疼痛满急加剧，或见心烦	舌苔黄，脉滑数	清热通淋，凉血止血	小蓟饮子
	虚证	尿色淡红，尿痛涩滞不明显	腰酸膝软，神疲乏力	舌淡红，脉细数	滋阴清热，补虚止血	知柏地黄丸

续表

类别	证型	主症	兼症	舌苔、脉象	治法	代表方
气淋	实证	小便涩痛，淋沥不尽	小腹胀满疼痛	苔薄白，脉沉	利气疏导	沉香散
	虚证	尿时涩滞，小腹坠胀，尿有余沥	面白无华，少气懒言	舌淡，脉虚细无力	补中益气	补中益气汤
膏淋	实证	小便浑浊如米泔水，置之沉淀如絮状，上有浮油如脂	或夹有凝块，或混有血液，尿道热涩疼痛	舌红苔黄腻，脉濡数	清热利湿，分清泄浊	程氏萆薢分清饮
	虚证	病久不已，反复发作，淋出如脂，小便涩痛反见减轻	形体日渐消瘦，头晕无力，腰酸膝软	舌淡苔腻，脉细弱无力	补虚固涩	膏淋汤
劳淋	虚证	小便不甚赤涩，但淋沥不尽，时作时止，遇劳即发	腰酸膝软，神疲乏力	舌质淡，脉细弱	健脾益肾	无比山药丸

五、临证心得

1. 淋证类别不同用药各有特点　热淋可加半枝莲、蒲公英、黄柏、知母、萆薢等加强清热利湿的作用；石淋加“三金”，即海金沙、鸡内金、金钱草加强排石消坚的作用；血淋要重用小蓟，并加生地、黄芩、白茅根，仙鹤草，或冲服三七粉、琥珀粉加强凉血止血的作用。

2. 某些淋证虚实之间可相互转化　如实证的热淋、血淋、气淋失治误治，邪伤正气，可以转化为虚证的劳淋，反之虚证的劳淋，重感于邪或七情再伤，也可转化为实证或虚实并见的热淋、血淋、气淋。而当湿热未尽，正气已伤，处于实证向虚证的移行阶段，则表现为虚实并见的证候。又如气淋、血淋、膏淋等淋证本身，都可由实证向虚证或由虚证向实证转化。

3. 不宜使用关木通　淋证的治疗中可能会使用到木通，关木通含有肾毒性的马兜铃酸，因此要禁用或者慎用。可选用川木通，或者用通草来代替。

PPT

第十节　消　渴

消渴病是由于先天禀赋不足，复因情志失调、饮食不节等原因所导致的以阴虚燥热为基本病机，以多尿、多饮、多食、乏力、消瘦或尿有甜味为临床表现的一种疾病。

消渴病是一种发病率高，病程长，并发症多，严重危害人类健康的病证，近年来发病率更有增高的趋势。中医药在改善症状、防治并发症等方面均有较好的疗效。后世根据“三多”的孰轻孰重，把本病分为上、中、下“三消”。患者初起多形体肥丰，日久因津血亏耗而逐渐消瘦，疲乏无力，发生眩晕、胸痹心痛、肺痨、痈疽、雀目、内障、中风偏瘫、水肿等变证，严重者可见烦渴、头痛、呕吐、腹痛、呼吸短促，甚或昏迷厥脱危象。本病患者男性多于女性，年龄多在 20～60 岁，生活富裕者多发，与嗜食甘美而多肥有关。

西医学的糖尿病、尿崩症、精神性多饮多尿症等，与消渴有某些相似之处，可参考本节辨证论治。

一、病因病机

消渴病的病机主要在于阴津亏损，燥热偏盛，而以阴虚为本，燥热为标。消渴病变的脏腑主要在肺、胃、肾，尤以肾为关键（图 13－10）。

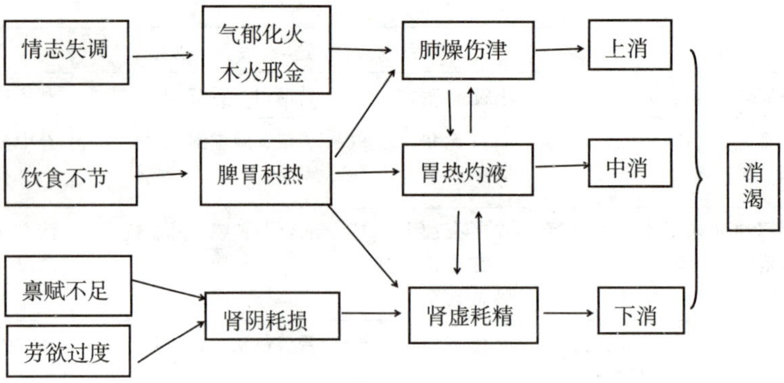

图 13－10　消渴病因病机示意图

二、辨证要点

上、中、下“三消”辨证要点见表 13－35。

表 13－35　“三消”辨证要点简表

	病位	突出症状
上消	肺	烦渴多饮
中消	胃	多食善饥
下消	肾	多尿而混浊

三、治则治法

本病的基本病机是阴虚为本，燥热为标，故清热润燥、养阴生津为本病的治疗大法。根据“三多”症状主次，有所侧重地治以润肺、清胃、滋肾等法。

四、辨证论治

消渴辨证论治要点见表 13－36。

表 13－36　消渴辨证论治简表

	证型	主症	兼症	舌苔、脉象	治法	代表方
上消	肺热津伤	烦渴多饮，口干舌燥	尿频量多	舌边尖红苔薄黄，脉洪数	清热润肺，生津止渴	消渴方
中消	胃热炽盛	多食易饥，口渴	尿多，形体消瘦，大便干燥	苔黄，脉滑实有力	清胃泻火，养阴增液	玉女煎
	脾胃气虚	口渴引饮，能食与便溏并见	饮食减少，精神不振，四肢乏力	舌淡苔白而干，脉弱	健脾益气，生津止渴	七味白术散
下消	肾阴亏虚	尿频量多，混浊如脂膏	或尿甜，腰膝酸软，乏力，头晕耳鸣，口干唇燥，皮肤干燥、瘙痒	舌红少苔，脉细数	滋阴补肾，润燥止渴	六味地黄丸
	阴阳两虚	小便频数，混浊如膏，甚至饮一溲一	面容憔悴，耳轮干枯，腰膝酸软，四肢欠温，畏寒肢冷，阳痿或月经不调	舌淡苔白而干，脉沉细无力	温阳滋阴，补肾固摄	金匮肾气丸

五、临证心得

1. "三消"用药各有特点　"上消"烦渴多饮，可重用天花粉，加葛根、麦冬养阴生津；"中消"胃热炽盛，多食易饥加黄连、栀子、玉竹清胃泻火；"下消"多尿，混浊如脂膏加益智仁、桑螵蛸、覆盆子补肾固摄。

2. 结合实验室检查用药　尿糖不降，可重用天花粉，加乌梅；血糖不降，加党参、知母、生石膏；血糖较高并饥饿感明显者，重用熟地，加玉竹、黄精。尿中出现酮体，加黄芩、黄连、茯苓、白术。

3. 多伴有瘀血证　消渴兼见瘀血证候者，均可酌加活血化瘀药，如丹参、川芎、郁金、红花、山楂等，或配用祝谌予教授经验方降糖活血方。方中用丹参、川芎、益母草活血化瘀，当归、赤白芍养血活血，木香行气导滞，葛根生津止渴。

4. 易发生多种并发症　白内障、雀盲、耳聋，主要病机为肝肾精血不足，不能上承耳目所致，宜滋补肝肾，益精补血，可用杞菊地黄丸或明目地黄丸。对于并发疮毒痈疽者，则治宜清热解毒，消散痈肿，用五味消毒饮。在痈疽的恢复阶段，则治疗上要重视托毒生肌。并发水肿、中风者，则可参考有关章节辨证论治。

5. 注意生活调摄　在保证机体合理需要的情况下，应限制粮食、油脂的摄入，忌食糖类，饮食宜以适量米、麦、杂粮，配以蔬菜、豆类、瘦肉、鸡蛋等，定时定量进餐。戒烟酒、浓茶及咖啡等。保持情志平和，制订并实施有规律的生活起居制度。

PPT

第十一节　痹　证

痹证指正气不足，风、寒、湿、热等外邪侵袭人体，痹阻经络，气血运行不畅所导致的以肌肉、筋骨、关节发生疼痛、麻木、重着、屈伸不利，甚至关节肿大变形为主要临床表现的一类病证。

痹证的含义有广义、狭义之分。痹者，"闭"也，广义的痹证，泛指机体正气不足，卫外不固，邪气乘虚而入，脏腑经络气血为之痹阻而引起的疾病统称为痹证，包括《黄帝内经》所含肺痹、心痹等脏腑痹及肉痹、筋痹等肢体经络痹。狭义的痹证，即指其中的肢体经络痹，本节主要讨论肢体经络痹证。

肢体经络痹证，有按病因分为风痹、寒痹、湿痹和热痹；有按症状特点分为行痹、痛痹和着痹。本病是临床常见病，发病率甚高，有些甚为难治，求治于中医者多，疗效亦佳。

西医学的风湿性关节炎、类风湿关节炎、强直性脊柱炎、骨性关节炎、坐骨神经痛等疾病，凡临床表现同肢体痹证者，可参照本节辨证论治。

一、病因病机

《素问·痹论》云："风寒湿三气杂至，合而为痹也。"痹证的发生主要是由于正气不足，感受风、寒、湿、热病邪所致。邪阻肌肉、筋骨、关节，造成经络壅塞，气血运行不畅，肢体筋脉拘急、失养为本病的基本病机（图 13－11）。

二、辨证要点

风、寒、湿、热痹辨证要点见表 13－37。

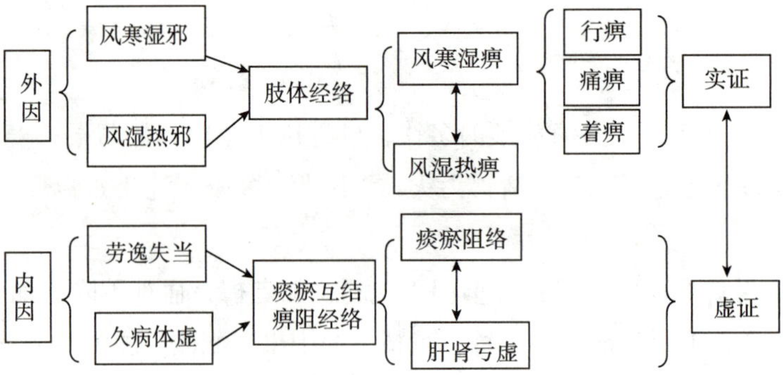

图 13－11　痹证病因病机示意图

表 13－37　辨风、寒、湿、热痹辨证要点简表

痹证	病邪偏胜	症状特点
风痹	风邪胜	疼痛游走不定
寒痹	寒邪胜	疼痛剧烈，遇冷加重，得热则减
湿痹	湿邪胜	重着固定，麻木不仁
热痹	热邪胜	焮红灼热，疼痛剧烈

三、治则治法

本病为邪气痹阻经络，气血运行不畅所致，故祛邪活络、缓急止痛为本病的治疗原则。采用祛风、散寒、除湿、清热、祛痰、化瘀通络等治法。后期正气不足是本病的重要病因，久病耗伤正气而虚实夹杂者，应益气养血、滋补肝肾、扶正祛邪。

四、辨证论治

痹证辨证论治要点见表 13－38。

表 13－38　痹证辨证论治简表

证型		主症	兼症	舌苔、脉象	治法	代表方
风寒湿痹	行痹	肢体关节、肌肉酸痛，上下左右关节游走不定	可轻微热痛，或见恶风寒	苔薄白，脉浮或浮紧	祛风通络，散寒除湿	防风汤
	痛痹	肢体关节疼痛较剧，甚至关节不可屈伸，遇冷痛甚，得热则减，痛处多固定	亦可游走，皮色不红，触之不热	苔薄白，脉弦紧	温经散寒，祛风除湿	乌头汤
	着痹	肢体关节疼痛重着、酸楚	或有肿胀，痛有定处，肌肤麻木，手足困重，活动不便	苔白腻，脉濡缓	除湿通络，祛风散寒	薏苡仁汤
风湿热痹		肢体关节疼痛，痛处焮红灼热，肿胀疼痛剧烈，得冷则舒	多兼有发热，口渴，烦闷不安	舌红苔黄或黄腻，脉滑数	清热通络，祛风除湿	白虎加桂枝汤
痰瘀痹阻		痹证日久，关节刺痛，固定不移	肌肤紫暗肿胀，僵硬变形，有结节、瘀斑	苔白腻，脉弦涩	化痰行瘀，蠲痹通络	双合汤

续表

证型	主症	兼症	舌苔、脉象	治法	代表方
肝肾亏虚	痹证日久，关节屈伸不利，肌肉瘦削	畏寒肢冷，阳痿，遗精或骨蒸潮热，心烦口干	舌淡红苔薄白或少津，脉沉细弱或细数	培补肝肾，舒筋止痛	补血荣筋丸或独活寄生汤

五、临证心得

1. 疼痛部位不同用药不同 若以肩肘等上肢关节为主者，为风胜于上，可选加羌活、白芷、桑枝、威灵仙、姜黄、川芎祛风通络止痛。若以下肢关节为主者，为湿胜于下，选加独活、牛膝、防己、萆薢、松节等祛湿止痛。以腰背关节为主者，多与肾气不足有关，酌加杜仲、桑寄生、淫羊藿、巴戟天、续断等温补肾气。

2. 选加藤、枝、节类药物 痹证病变主要在肢体关节、经络，藤、枝、节类药物有引经达节通络的作用，因此对不同的痹证选用此类药物，有助于提高临床疗效。如海风藤、青风藤善祛经络之风寒，适用于行痹；红藤、络石藤、忍冬藤、桑枝善清热祛风通络，适用于热痹；石楠藤、油松节善祛风除湿、利关节，适用于风寒湿痹；鸡血藤善养血通络，适用于血虚痹证。

3. 痹证日久可选用虫类药 虫类药善走窜，无孔不入，有搜剔不克、松动病根之功，痹证日久，抽掣疼痛，肢体拘挛者，可选用全蝎、蜈蚣、白花蛇、乌梢蛇、露蜂房等，但是这些药物作用较猛，有一定毒性，用量不要过大，不宜久服，中病即止。

4. 大毒药物使用需谨慎 对寒邪深伏，疼痛剧烈的风寒湿痹，可能会用到辛热大毒的川乌、草乌、雷公藤、马钱子等。注意要从小剂量开始，逐渐加量，摸索适合个体用量，中病即止。服药后若有中毒反应，立即停药，进行急救处理。

第十二节 水 肿

PPT

水肿是指因感受外邪，饮食失调，或劳倦过度等，使肺失通调，脾失健运，肾失开合，膀胱气化不利，导致体内水液潴留，泛溢肌肤，以头面、眼睑、四肢、腹背，甚至全身浮肿为临床特征的一类病证。

本病证发病率较高，中医药治疗具有良好的疗效。水肿初起多从眼睑开始，继则延及头面、四肢、腹背，甚者肿遍全身；或从下肢足胫开始，然后及于全身。轻者仅眼睑或足胫浮肿，重者全身皆肿，肿处皮肤绷急光亮，按之凹陷即起，或皮肤松弛，按之凹陷不易恢复，甚则按之如泥。如肿势严重，可伴有胸腹水而见腹部膨胀，胸闷心悸，气喘不能平卧，脐突背平，甚至恶心呕吐，口泛尿味等危重症候。

西医学中的急慢性肾小球肾炎，肾病综合征，充血性心力衰竭，内分泌失调，以及营养障碍等疾病出现的水肿，可参考本节进行辨证论治。

一、病因病机

水肿的病位在肺、脾、肾三脏，又与心有密切关系。基本病机是肺失宣降通调，脾失转输运化，肾失蒸化开合，膀胱气化失常，导致体内水液潴留，泛滥肌肤（图 13－12）。

二、辨证要点

阴水和阳水辨证要点见表 13－39。

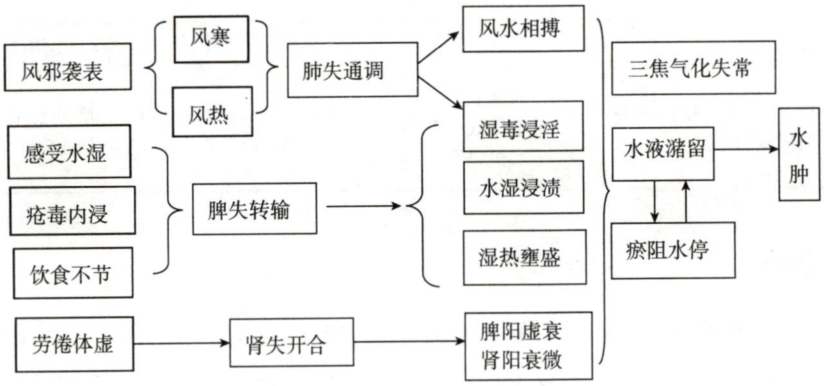

图 13－12　水肿病因病机示意图

表 13－39　阴水和阳水辨证要点简表

区别	病因	发病	肿势	肿处皮肤	按诊	病程
阳水	感受风邪、水湿、疮毒、湿热	较急	多先起于头面，由上至下，延及全身，或上半身肿甚	绷急光亮	按之凹陷即起	较短
阴水	饮食劳倦、久病体虚	缓慢	多由下而上，渐及全身，或腰以下肿甚	松弛	按之凹陷不易恢复，甚则按之如泥	较长

三、治则治法

水肿的治疗，《内经》提出“去菀陈莝”、“开鬼门”、“洁净府”三条基本原则。

治疗应分阴阳而治。阳水主要治以宣肺发汗、通利小便、峻下攻水等法；阴水则主要治以温阳益气、健脾益肾，兼利小便，酌情化瘀，以扶正助气化为治。虚实并见者，则攻补兼施。

四、辨证论治

水肿辨证论治要点见表 13－40。

表 13－40　水肿辨证论治简表

阴阳	证型	主症	兼症	舌苔、脉象	治法	代表方
阳水	风水泛滥	浮肿起于眼睑，继则四肢及全身皆肿，甚者眼睑浮肿，眼合不能开，来势迅速	多有恶寒发热，肢节酸痛，小便短少等症。偏于风热者，伴咽喉红肿疼痛；偏于风寒者，兼恶寒，鼻塞，咳喘	偏风热者舌红，脉浮滑数；偏风寒者舌薄白，脉浮滑或浮紧	疏风清热，宣肺行水	越婢加术汤
	湿毒浸淫	眼睑浮肿，延及全身，小便不利	身发疮痍，甚则溃烂，或咽喉红肿，或乳蛾肿大疼痛，恶风发热	舌质红苔薄黄，脉浮数或滑数	宣肺解毒，利尿消肿	麻黄连翘赤小豆汤合五味消毒饮
	水湿浸渍	全身水肿，按之没指，小便短少，身体困重	胸闷腹胀，纳呆，泛恶，起病较缓，病程较长	苔白腻，脉沉缓	健脾化湿，通阳利水	胃苓汤合五皮饮
	湿热壅盛	遍体浮肿，皮肤绷紧光亮	胸脘痞闷，烦热口渴，或口苦口黏，小便短赤，或大便干结	舌红苔黄腻，脉滑数或沉数	分利湿热	疏凿饮子

续表

阴阳	证型	主症	兼症	舌苔、脉象	治法	代表方
阴水	脾阳虚衰	身肿，腰以下为甚，按之凹陷不易恢复	脘腹胀闷，纳减便溏，食少，面色不华，神倦肢冷，小便短少	舌质淡苔白腻或白滑，脉沉缓或沉弱	温阳健脾，化气利水	实脾饮
	肾阳衰微	面浮身肿，腰以下为甚，按之凹陷不起	心悸，气促，腰部冷痛酸重，尿量减少，四肢厥冷，怯寒神疲，面色㿠白或灰滞	舌质淡胖苔白，脉沉细或沉迟无力	温肾助阳，化气行水	济生肾气丸合真武汤

五、临证心得

1. 谨防危重证的发生　本病若病程较长，反复发作，肿势较甚，症见唇黑，缺盆平，脐突、足下平，背平，或见心悸，唇绀，气急喘促不能平卧，甚至尿闭，下血，均属病情危重。如久病正气衰竭，浊邪上泛，出现口有秽味，恶心呕吐；肝风内动，出现头痛，抽搐等症，每易出现脱证，应密切观察病情变化，及时处理。

2. 注意预防和调摄　水肿较甚者，应吃无盐饮食，待肿势渐退后，逐步改为低盐，最后恢复普通饮食。忌食辛辣、烟酒等刺激性食物。若因营养障碍致肿者，不必过于强调忌盐，而应适量进食富于营养之蛋白质类饮食。此外，注意不宜过度疲劳，尤应节制房事，起居有时，预防外感，加强护理，避免褥疮。

3. 辨病辨证结合，审证求因　水肿的病情复杂，预后和转归不一，不能把水肿的严重程度作为预后转归的主要依据，也不能把水肿是否消退作为判断预后的唯一标准。水肿的成因较多，辨别引起水肿的原因和疾病至关重要，所以必须细致询问病史、发病经过、症状、体格检查，完善尿常规、血生化、腹部超声、心脏彩超等相关检查，明确发病原因和疾病而治疗。

第十三节　不　寐

PPT

不寐，又称为失眠，是由于情志、饮食内伤，病后及年迈，禀赋不足，心虚胆怯等引起心神失养或心神不安，从而导致经常不能获得正常睡眠为特征的一类病证。

不寐主要表现为睡眠时间、深度的不足以及不能消除疲劳，恢复体力与精力，轻者入睡困难，或寐而不酣，时寐时醒，或醒后不能再寐，重则彻夜不寐。不寐是临床常见病证之一，虽不属于危重疾病，但常妨碍人们正常生活、工作、学习和健康，并能加重或诱发心悸、胸痹、眩晕、头痛、中风等病证。顽固性的不寐，给患者带来长期的痛苦，甚至形成对安眠药物的依赖，而长期服用安眠药物又可引起医源性疾病。中医药通过调整人体脏腑气血阴阳的功能，常能明显改善睡眠状况，且不引起药物依赖及医源性疾患，因而颇受欢迎。

西医学中神经官能症、高血压病、脑动脉硬化、贫血、围绝经期综合征等以失眠为主要临床表现时，可参考本节辨证论治。由于其他疾病而影响睡眠者，不属本节讨论范围。

一、病因病机

不寐病位在心，但与肝、胆、脾、胃、肾关系密切。病理变化主要是阳盛阴虚，阴阳不交。其基本病机以心血虚、胆虚、脾虚、肾阴亏虚进而导致心失所养及由心火偏亢、肝郁、痰热、胃失和降进而导致心神不安两方面为主（图 13－13）。

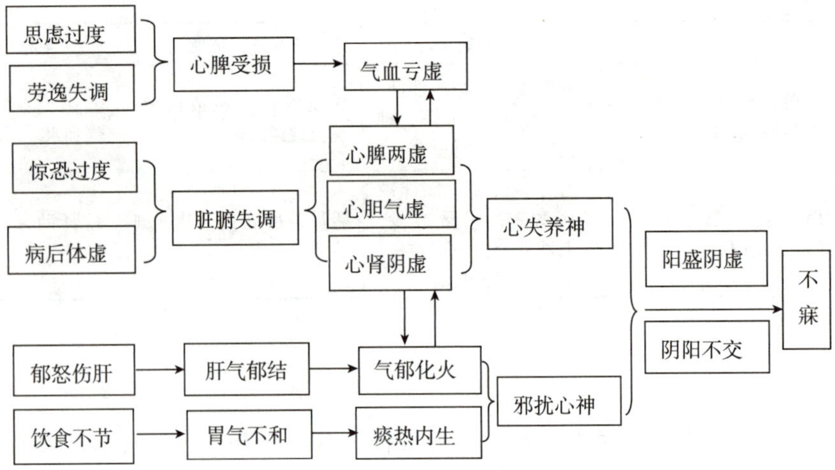

图 13－13 不寐的病因病机示意图

二、辨证要点

不寐虚实辨证要点见表 13－41。

表 13－41 不寐虚实辨证要点简表

	病因	特点
虚证	病后体虚、思虑过度	体质瘦弱，面色无华，神疲懒言，心悸健忘
实证	情志所伤、饮食不节、劳逸失调	心烦易怒，口苦咽干，便秘溲赤

三、治则治法

补虚泻实，调整脏腑气血阴阳是本病的基本治疗原则。实证宜泻其有余，如疏肝解郁，降火涤痰，消导和中。虚证宜补其不足，如益气养血、健脾、补肝、益肾。实证日久，气血耗伤，亦可转为虚证，虚实夹杂者，治宜攻补兼施。同时结合临床使用安神定志法，分别选用养血安神、镇惊安神、清心安神等具体治法，并注意配合精神治疗，以消除紧张焦虑，保持精神舒畅。

四、辨证论治

不寐辨证论治要点见表 13－42。

表 13－42 不寐辨证论治简表

证型	主症	兼症	舌苔、脉象	治法	代表方
心火偏亢	心烦不寐，躁扰不宁	怔忡，口干舌燥，小便短赤，口舌生疮	舌尖红苔薄黄，脉细数	清心泻火，宁心安神	朱砂安神丸
肝郁化火	急躁易怒，不寐多梦，甚至彻夜不眠	伴有头晕头胀，目赤耳鸣，口干而苦，便秘溲赤	舌红苔黄，脉弦而数	清肝泻火，镇心安神	龙胆泻肝汤
痰热内扰	不寐，胸闷心烦，泛恶，嗳气	伴有头重，目眩，口苦	舌红苔黄腻，脉滑数	清化痰热，和中安神	黄连温胆汤

续表

证型	主症	兼症	舌苔、脉象	治法	代表方
胃气失和	不寐，脘腹胀满，胸闷嗳气，嗳腐吞酸	或见恶心呕吐，大便不爽	舌苔腻，脉滑	和胃化滞，宁心安神	保和丸
阴虚火旺	心烦不寐，心悸不安，腰酸足软	伴头晕，耳鸣，健忘，遗精，口干津少，五心烦热	舌红少苔，脉细数	滋阴降火，清心安神	六味地黄丸合黄连阿胶汤
心脾两虚	多梦易醒，心悸健忘，神疲食少	头晕目眩，伴有四肢倦怠，面色少华	舌淡苔薄，脉细无力	补益心脾，养心安神	归脾汤
心胆气虚	心烦不寐，多梦易醒，胆怯心悸，触事易惊	伴有气短自汗，倦怠乏力	舌淡，脉弦细	益气镇惊，安神定志	安神定志丸合酸枣仁汤

五、临证心得

1. 重视精神调摄 积极进行心理情志调整，克服过度的紧张、兴奋、焦虑、抑郁、惊恐、愤怒等不良情绪，做到喜怒有节，保持精神舒畅，尽量以放松的、顺其自然的心态对待不寐。

2. 注意睡眠卫生 ①建立有规律的作息制度，从事适当的体力活动或体育锻炼，增强体质，持之以恒，促进身心健康。②养成良好的睡眠习惯。晚餐要清淡，不宜过饱，更忌浓茶、咖啡及吸烟。睡前避免从事紧张和兴奋的活动，养成定时就寝的习惯。③注意睡眠环境的安宁，床铺要舒适，卧室光线要柔和，并减少噪声，祛除各种影响睡眠的外在因素。

3. 辨证论治基础上配合安神药 实证不寐需要加镇心安神药，如生龙骨、生牡蛎、朱砂、磁石、珍珠母等；虚证不寐需要加养心安神药，如五味子、酸枣仁、夜交藤、远志、酸枣仁、柏子仁、茯神等。

4. 辨证加入疏肝解郁药 《内经》云："夜卧血归于肝，肝藏血，血舍魂，夜则入寐。若肝血虚，血不舍魂，则难入寐。"中药可加疏肝解郁安神药，如合欢皮，刺蒺藜，玫瑰花、郁金等。

第十四节 乳 癖

微课 2

PPT

乳癖是乳腺组织的既非炎症也非肿瘤的良性增生性疾病。本病好发于 25 ~ 45 岁的中青年妇女，其发病率占乳房疾病的 75%，是临床上最常见的乳房疾病。其特点是单侧或双侧乳房疼痛并出现肿块，乳痛和肿块与月经周期及情志变化密切相关。乳房肿块大小不等，形态不一，边界不清，质地不硬，活动度好。根据研究资料发现，本病有一定的癌变危险，尤其是有乳癌家族史的患者，更应引起重视。

本病相当于西医的乳腺增生病。

一、病因病机

多由于情志不遂，郁怒伤肝，肝郁气滞，气血凝结乳络；思虑伤脾，脾失健运，痰湿内生，气滞痰凝瘀血结聚形成肿块。或因冲任失调，使气血瘀滞，或阳虚痰湿内结，经脉阻塞而致乳房结块、疼痛、月经不调（图 13 - 14）。

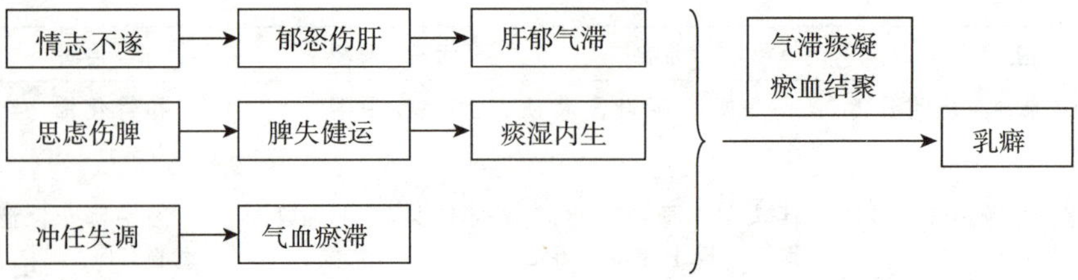

图 13－14　乳癖病因病机示意图

二、辨证要点

辨乳癖类别 详见表 13－43。

表 13－43　辨乳癖类别

类别	好发年龄	特点
肝郁痰凝型	青壮年妇女	乳房肿块胀痛，随喜怒而消长，伴胸闷胁胀，喜郁善怒，失眠多梦，心烦口苦
冲任失调型	中年妇女	乳房肿块胀痛经前加重，经后缓解，伴腰酸乏力，神疲倦怠，月经先后无定期，量少色淡，或闭经

三、治则治法

肝气郁结为本病主要病机，但与冲任失调又有直接关系。《外证医案汇编》“治乳症，不出一气字定之矣。”主要以疏肝解郁、化痰散结、调理冲任为大法。对于长期服药而肿块不消反而增大，且质地较硬，边缘不清，疑有恶变者，应手术切除。

四、辨证论治

1. 内治法　见表 13－44。

表 13－44　乳癖辨证论治简表

证型	主症	兼症	舌苔、脉象	治法	代表方
肝郁痰凝	多见于青壮年妇女，乳房肿块，质韧不坚，胀痛或刺痛，随喜怒消长	胸闷胁胀，善郁易怒，失眠多梦，心烦口苦	舌红苔薄黄，脉弦滑	疏肝解郁化痰散结	逍遥蒌贝散
冲任失调	多见于中年妇女，乳房肿块月经前加重，经后缓减；乳房疼痛较轻或无疼痛	腰酸乏力，神疲倦怠，月经失调，量少色淡，或闭经	舌淡苔白，脉沉细	调摄冲任	二仙汤合四物汤

2. 外治法　阳和解凝膏掺黑退消或桂麝散盖贴；或以生白附子或鲜蟾蜍皮外敷，或用大黄粉以醋调敷。若对外用药过敏者，应忌用之。

五、临证心得

1. 发病人群特征　城市妇女的发病率高于农村妇女。社会经济地位高或受教育程度高、月经初潮年龄早、低经产状况、初次怀孕年龄大、未哺乳和绝经迟的妇女为本病的高发人群。

2. 会鉴别、防误诊　乳核相当于西医的乳腺纤维腺瘤，好发于 20～25 岁青年女性。肿块常单个发生，也可见多个在单侧或双侧乳房内同时或先后出现。形状呈圆形或椭圆形，直径大多在 0.5～5cm 之间，边界清楚，质地坚实，表面光滑，按之有硬橡皮球之弹性，活动度大，触诊常有滑脱感。肿块一般无疼痛感，少数可有轻微胀痛，但与月经无关。

3. 针灸与按摩 针灸：常用穴位有乳根、膻中、期门、内关等，以开郁结、调气血、止疼痛等。按摩：按揉行间至太冲；或自乳头向下直按推至七八肋间的期门穴36次，并于期门穴上轻揉72次。

4. 预防调摄 应保持心情舒畅，情绪稳定。应适当控制脂肪类食物的摄入。及时治疗月经失调等妇科疾患和其他内分泌疾病。对发病高危人群要重视定期检查。

PPT

第十五节 痛 经

妇女在经期或经行前后，出现周期性小腹疼痛，或痛引腰骶，甚至剧痛晕厥者，称为“痛经”，亦称“经行腹痛”。本病好发于青年妇女。

西医学把痛经分为原发性痛经和继发性痛经，前者又称功能性痛经，系指生殖器官无明显器质性病变者，后者多继发于生殖器官某些器质性病变，如盆腔子宫内膜异位症、子宫腺肌病、慢性盆腔炎等。本节讨论的痛经，包括西医学的原发性痛经和继发性痛经。功能性痛经容易痊愈，器质性病变导致的痛经病程较长，缠绵难愈。

一、病因病机

痛经的发生与冲任、胞宫的周期性生理变化密切相关。主要病机在于邪气内伏或精血素亏，更值经期前后冲任二脉气血的生理变化急骤，导致胞宫的气血运行不畅，“不通则痛”，或胞宫失于濡养，“不荣则痛”，故使痛经发作（图13-15）。

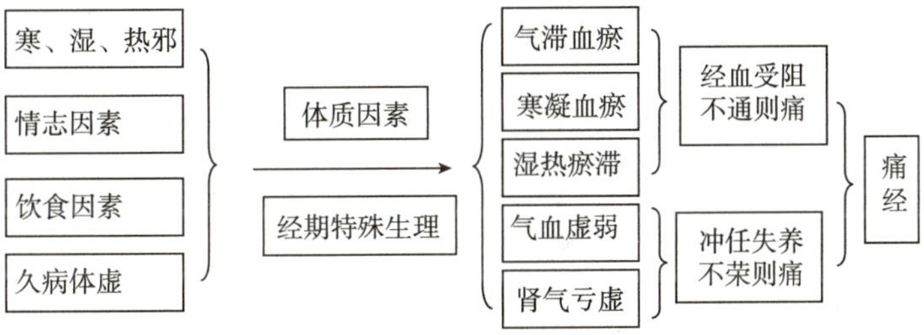

图13-15 痛经病因病机示意图

二、辨证要点

1. 辨寒热虚实类别 见表13-45。

表13-45 痛经寒热类别辨证要点简表

寒热类别	疼痛性质
寒邪	多见绞痛、冷痛、得热痛缓
热邪	多见灼痛、得热痛剧

2. 辨痛经病邪性质 见表13-46。

表13-46 痛经病邪性质辨证要点简表

病邪性质	症状特点
气滞	小腹胀痛
血瘀	小腹刺痛
寒湿	小腹冷痛，喜按，得热则舒

续表

病邪性质	症状特点
湿热	小腹疼痛，有灼热感，拒按
气血虚弱	小腹隐痛，或小腹及阴部空坠，喜按喜揉
肾气亏虚	小腹隐隐作痛，痛势绵绵，喜按

三、治则治法

痛经以调理冲任气血为治疗原则。月经期重在调血止痛以治标，平时辨证求因以治本。同时结合个人体质因素，或调肝，或补肾，或扶脾，使气血调和，冲任流通，经血畅行而痛愈。

四、辨证论治

痛经辨证论治要点见表 13－47。

表 13－47　痛经辨证论治简表

证型	主症	兼症	舌苔、脉象	治法	代表方
气滞血瘀	经前或经期小腹胀痛拒按	胸胁、乳房胀痛，经行不畅，经色紫暗有块，块下痛减	舌紫暗或有瘀点，脉弦或弦滑	行气活血，祛瘀止痛	膈下逐瘀汤
寒凝血瘀	经前或经期小腹冷痛拒按，得热则痛减	经血量少，色暗有块，畏寒肢冷，面色青白	舌暗苔白，脉沉紧	温经散寒，祛瘀止痛	温经汤
湿热蕴结	经前或经期小腹灼痛拒按，痛连腰骶	平时小腹痛，至经前疼痛加剧，经量多或经期长，经色紫红，质稠或有血块，平素带下量多，黄稠臭秽，或伴低热，小便黄赤	舌红苔黄腻，脉滑数或濡数	清热除湿，化瘀止痛	清热调血汤
气血虚弱	经期或经后小腹隐痛喜按	月经量少，色淡质稀，神疲乏力，头晕心悸，失眠多梦，面色苍白	舌淡苔薄，脉细弱	补气养血，和中止痛	黄芪建中汤
肾气亏虚	经期或经后小腹隐隐作痛，喜按	月经量少，色淡质稀，头晕耳鸣，腰酸腿软，小便清长，面色晦暗	舌淡苔薄，脉沉细	补肾填精，养血止痛	调肝汤

五、临证心得

1. 服药时间　一般在经前 7～10 天开始服药。

2. 选用相应的止痛药配伍　痛经在辨证的基础上，配伍相应的止痛药，协助止痛，如寒邪偏盛，选用艾叶、炮姜、小茴香、肉桂、乌药、吴茱萸等；气滞明显者，选用香附、元胡、川楝子、姜黄、木香、枳壳、槟榔等；血瘀明显者，选用三七、乳香、没药、川芎、血竭、桃仁、益母草、蒲黄、五灵脂等；热明显者，选用赤芍、黄芩、丹皮、川楝子等。

3. 顽固性痛经　可采用中药人工周期疗法，根据女性生理特点，顺应月经周期中四期的变化，将月经周期分为行经期、经后期、经间期和经前期四期，调理冲任气血，能取得较好的疗效。或者配合三阴交、地机、中极、子宫、次髎等穴针灸治疗，效果亦佳。

第十六节　湿　疮

PPT

湿疮是一种由多种内外因素引起的过敏性炎症性皮肤病。相当于西医的湿疹。以多形性皮损，对称分布，易于渗出，剧烈瘙痒，反复发作和易转为慢性为临床主要特征。本病男女老幼皆可发病，但以先天禀赋不耐者为多。任何部位均可发生，多发生在人体的屈侧、折缝部，亦可泛发于全身。

一、病因病机

由于禀赋不耐，饮食失节，或过食辛辣刺激荤腥动风之物，脾胃受损，失其健运，湿热内生，又兼外受风邪，内外两邪相搏，风湿热邪浸淫肌肤所致。急性者以湿热为主；慢性者则多病久耗伤阴血，血虚风燥，乃致肌肤甲错（图 13－16）。

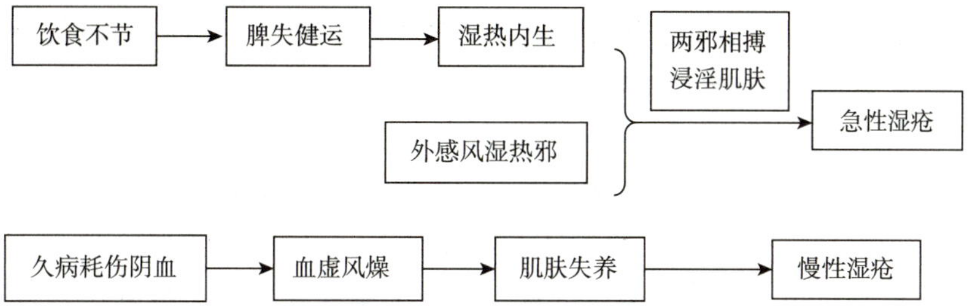

图 13－16　湿疮病因病机示意图

二、辨证要点

湿疮急慢性类别辨证要点见表 13－48。

表 13－48　湿疮急慢性类别辨证要点简表

类别	特征
急性湿疮	起病快，以皮肤潮红、肿胀、丘疱疹、瘙痒为主，炎症明显，易渗出
慢性湿疮	以患部皮肤增厚、粗糙、变硬、苔藓样变为主，易反复发作

三、治则治法

本病以清热利湿止痒为主要治法。急性者以清热利湿为主；慢性者以养血润肤为主。外治宜用温和的药物，以免加重病情。

四、辨证论治

1. 内治法　见表 13－49。

表 13－49　湿疮辨证论治简表

证型	主症	兼症	舌苔、脉象	治法	代表方
湿热蕴肤	发病快，病程短，皮损潮红，有丘疱疹，灼热瘙痒无休，抓破渗液流脂水	心烦口渴，身热不扬，大便干，小便短赤	舌红苔薄白或黄，脉滑或数	清热利湿止痒	龙胆泻肝汤合萆薢渗湿汤
脾虚湿蕴	发病较缓，皮损潮红，有丘疹，瘙痒，抓后糜烂渗出，可见鳞屑	纳少，腹胀便溏，易疲乏	舌淡胖苔白腻，脉濡缓	健脾利湿止痒	除湿胃苓汤
血虚风燥	病程久，反复发作，皮损色暗或色素沉着，或皮损粗糙肥厚，剧痒难忍，遇热或肥皂水洗后瘙痒加重	口干不欲饮，纳差，腹胀	舌淡苔白，脉弦细	养血润肤祛风止痒	当归饮子

2. 外治法 见表13－50。

表13－50 湿疮外治法简表

类别	特征
急性湿疮	可选用清热止痒的中药苦参、黄柏、地肤子、荆芥等煎汤湿敷
慢性湿疮	可选用5%硫黄软膏、10%～20%黑豆馏油软膏外搽

五、临证心得

1. 湿疮命名多种多样 根据发病部位的不同，其名称也不同，如发于耳部者，称为旋耳疮；发于手足部者，称为瘸疮；发于阴囊部者，称为肾囊风；发于脐部者，称为脐疮；发于肘、膝弯曲部者，称为四弯风；发于乳头者，称为乳头风。

2. 婴儿湿疹 又称奶癣，常发于1～2岁的婴儿。其特点是：簇集的或散在的斑丘疹，好发在头面部，重者可延及躯干和四肢，患儿常有家族过敏史，多见于人工哺育的婴儿。

3. 做好防护 避免肥皂热水烫洗。清淡饮食，忌食辛辣油腻以及鱼虾蟹等发物。保持皮损清洁，避免搔抓与摩擦。

目标检测

答案解析

一、选择题

1. 感冒的病机关键在于（ ）
   A. 寒邪束肺　B. 风热犯肺　C. 风寒束表
   D. 卫表失和　E. 寒热错杂
2. 外感咳嗽的治疗原则是（ ）
   A. 收敛止咳　B. 疏风散邪　C. 祛邪利肺
   D. 解表散寒　E. 平喘止咳
3. 肝气犯胃型的胃痛代表方是（ ）
   A. 柴胡疏肝散　B. 清中汤　C. 四君子汤
   D. 黄芪建中汤　E. 保和丸
4. 麻子仁丸主治（ ）
   A. 冷秘　B. 热秘　C. 气虚秘
   D. 血虚秘　E. 阴虚秘
5. 下面哪项不是眩晕痰湿证的辨证要点（ ）
   A. 头重昏蒙　B. 胸闷　C. 苔腻
   D. 面红耳赤　E. 脉滑
6. 口渴多饮，口舌干燥，尿频量多，舌边尖红，苔薄黄，脉数。辨证属（ ）
   A. 上消肺热津伤证　B. 中消胃热炽盛证　C. 中消气阴亏虚证
   D. 下消肾阴亏虚证　E. 下消阴阳两虚证
7. 患者，女，42岁。身肿，腰以下为甚，按之凹陷不易恢复，脘腹胀闷，纳减便溏，面色不华，神倦肢冷，小便短少，舌质淡，苔白腻，脉沉。治疗最佳选方是（ ）

A. 温脾汤　　B. 春泽汤　　C. 苓桂术甘汤
D. 实脾饮　　E. 附子理中丸

二、思考题

1. 如何辨别胸痹实证胸痛的性质？
2. 中经络与中脏腑有何异同点？
3. 痛经的治疗原则是什么？

（张英军）

书网融合……

本章小结　　微课 1　　微课 2　　题库

实　训

实训一　体质测试实训

【实训目标】

1. 学会根据中国中华医药学会的评判标准，测算每个人的体质。
2. 对照评分标准，为自己或他人作一次体质测试。
3. 根据测试结果，为自己或他人制定维持或改善体质的方案。

【实训学时】

2 学时。

【实训方式】

1. 由教师做示范性测试，指出测试要点、测试技巧和方法，然后学生练习。

2. 学生分组，每 5 ~ 6 名学生为一小组，按要求相互进行体质测试，教师注意巡回查看，随时纠正实训过程中出现的各种问题。

3. 教师抽查 3 ~ 4 名学生进行测试演示，边测试边描述，其他学生做裁判，评议其测试顺序及方法是否正确、内容有无遗漏，并提出建议。

4. 教师点评，指出每小组学生测试过程中存在的问题及改进措施。

【实训内容与方法】

1. 发放中华中医药学会的体质测试表。
2. 讲解测试表的内容，指导填写表格。
3. 根据表格填写的内容，进行计算，正确判断被测试者的体质。
4. 最终根据体质测试结果，制定相应的调整和改善体质的方案。

【注意事项及说明】

1. 根据体质测试结果，如实填写体质测试表。
2. 九大体质各自的特点和测试的注意事项。

【实训报告】

1. 为自己或他人测试属于何种体质？
2. 被测试者体质的特点是什么？
3. 根据体质测试结果，制定调整和改善体质的方案。

【实训体会】

（舒　婧）

实训二　诊法模拟实训

【实训目标】

1. 掌握望诊（望神、望色、望舌）、问诊、切诊（切脉）的基本内容。
2. 学会望诊、问诊的基本技能。

【实训学时】

2 学时。

【实训方式】

1. 由教师做示范性操作，指出操作要点和操作技巧。
2. 学生分组，每两名学生为一小组，按要求相互进行望诊操作，教师巡回查看，随时纠正实训过程中出现的各种错误。
3. 教师抽查 3～4 名学生进行操作演示，边操作边描述，其他学生评议其操作顺序及方法是否正确、内容有无遗漏。
4. 教师点评。

【实训内容与方法】

一、望诊步骤

1. 望神　主要观察目光、神情、面色、体态四方面的内容，了解得神、少神、失神的内容。

2. 望色　主要观察面部的颜色和光泽，了解常色与病色的不同，掌握五色主病的内容。

3. 望舌　主要观察舌质与舌苔的变化。望被观察对象的舌色，常见的舌色是淡红舌、淡白舌、红舌、绛舌、青紫舌五种；望被观察对象的舌形，舌体的形状包括老嫩、胖瘦、点刺、裂纹、齿痕等方面特征；望被观察对象的舌态，是否有萎软舌、㖞斜舌、吐弄舌等。望被观察对象的舌苔颜色，主要有白、黄、灰黑三种颜色的变化；望苔色的同时要结合舌苔的厚薄、润燥、腐腻、剥脱等变化。可记录在舌象望诊表中。

舌象望诊表

舌神				
舌形				
舌态				
舌下络脉				
	舌尖	舌中	舌边	舌根
舌质				
舌苔				
临床印象（基本舌象）：________舌________苔				

二、问诊步骤

1. 课堂讲授问诊全程内容及各部分要求，重点训练问诊技巧。
2. 随机抽取 1 份病例。
3. 学生分为 4～6 组。
4. 进行问诊全程模拟训练。记录主诉、病史。

5. 并写出完整准确规范的问诊病历。

三、切诊步骤

1. 确定寸、关、尺脉诊的部位。被观察对象取坐位或正卧位，手臂放平与心脏近于同一水平，伸腕掌心向上，腕背关节垫上脉枕。切诊者布指时，以中指定关位，食指定寸位，无名指定尺位，三指呈弓形，指头平齐，以指尖与指腹交界处的指目按触脉体，三指布指疏密适当调整。继而进行触、摸、按、压，来观察脉象。

2. 进行举、按、寻三种力度的切脉。主要体会 7 类常见脉象：浮、沉、迟、数、虚、实、节律异常。

3. 仔细体会被测试者的脉搏形态，记录属于何种脉象和每分钟脉搏的次数。

【注意事项】

1. 根据分组情况，教师准备简要病例若干个。
2. 学生分组，分别扮演医生和患者。
3. 教师示教时要认真观摩，分组练习时认真演练。
4. 认真讨论操作中的难点。
5. 老师汇总讲评。

【实训报告】

1. 记录问诊对象的一般情况，包括姓名、性别、年龄、婚况、民族、职业、籍贯、工作单位、现住址等。
2. 记录问诊对象的神、色、舌的望诊内容，并将舌象填入舌象望诊表中。
3. 记录主诉、病史。
4. 记录被测试者的脉象和每分钟脉搏的次数。

【实训体会】

（顾　垚）

实训三　八纲辨证实训

【实训目标】

1. 掌握八纲辨证的临床表现及辨证要点。
2. 学会运用八纲辨证对典型案例进行证候分析。

【实训学时】

2 学时。

【实训方式】

1. 病例讲解：由教师带领学生分析 1 个典型的八纲辨证病例，教学生如何进行证候分析。

2. 分组实训：将学生分为若干小组，每小组 5～6 人，教师将实训病例发给各组学生，由学生根据病例进行八纲辨证分析，并做出临床诊断（辨证）及证候分析。

3. 教师抽查：各小组至少要抽查 1～2 名学生进行病例分析讲解，其他学生评议其分析是否正确、内容有无遗漏。

4. 教师点评。

【实训内容】

1. 表里辨证
2. 寒热辨证
3. 虚实辨证
4. 阴阳辨证

【注意事项】

1. 注意将八纲辨证内容融入临床案例进行分析及总结。
2. 各小组组长带领小组成员认真分析案例，并认真领悟八纲辨证的辨证要点。

【实训报告】

1. 八纲辨证的概念？八纲辨证的要点？八纲辨证的总纲？
2. 如何鉴别表证与里证？寒证与热证？虚证与实证？
3. 病例分析题

病例1：刘某，男，20岁，学生。冒雨淋湿后未及时更换衣物，次日出现恶寒，发热，头身疼痛，两天来未作治疗，现患者微恶风寒，鼻涕变稠，继而发热，咽喉疼痛，咳嗽痰稠，舌红，苔薄黄，脉浮数。

请用八纲辨证分析患者属于何证？并进行证候分析。

病例2：孟某，男，41岁。反复咳嗽，痰中带血半年余。伴见身体消瘦，颧红，咳嗽阵作，痰中带血，胸痛，口干咽燥，盗汗，腰酸耳鸣，舌红少苔，脉细数。X线示双肺上野散在边缘模糊的片状影。

请用八纲辨证分析患者属于何证？并进行证候分析。

病例3：张某，男，45岁。胃脘部胀痛，拒按，嗳腐吞酸，呕吐酸腐食物两天。两天前患者暴饮暴食后出现上述症状，吐后胀痛减轻，舌苔厚腻，脉弦滑。

请用八纲辨证分析患者属于何证？并进行证候分析。

病例4：王某，女，55岁。自觉咽中有物吐之不出、咽之不下半月余。平素急燥易怒，善太息，伴有胁肋胀痛；半月前因与朋友闹矛盾，抑郁生气后出现以上症状，舌淡苔白，脉弦。

请用八纲辨证分析患者属于何证？并进行证候分析。

【实训体会】

（张灿云）

实训四　脏腑辨证实训

【实训目标】

1. 掌握脏腑辨证的辨证要点。
2. 学会运用脏腑辨证理论对典型案例进行证候分析。

【实训学时】

2学时。

【实训方式】

1. 案例讲解：由教师带领学生分析1个典型的脏腑辨证的病例，分析病例中的临床表现，并进行证候分析。

2. 分组实训：将学生分为若干小组，每小组5~6人，教师将实训病例发给各组学生，由学生根据病例进行脏腑辨证分析，并为患者做出临床诊断及证候分析。

3. 教师抽查：各小组至少要抽查1~2名学生进行病例分析讲解，其他学生评议其分析是否正确、内容有无遗漏。

4. 教师点评。

【实训内容】

1. 心与小肠病辨证
2. 肺与大肠病辨证
3. 脾与胃病辨证
4. 肝与胆病辨证
5. 肾与膀胱病辨证

【注意事项】

1. 注意教师对临床病例的分析及总结。
2. 各小组组长带领小组成员认真分析病例，并认真领悟脏腑辨证的辨证要点。

【实训报告】

1. 肺与大肠病辨证及脾与胃病辨证中各有哪些辨证分型？

2. 病例分析题

病例1：袁某，女，25岁。2天前突发腹痛，暴注下迫，色黄而臭，伴有肛门灼热，小便短赤，身热口渴，渴不欲饮，舌红苔黄腻，脉濡数。

请用脏腑辨证分析患者属于何证？并进行证候分析。

病例2：赵某，男，34岁。有饮酒史3年，近半个月出现脘腹胀闷，腹痛便溏，纳呆，口腻，泛恶欲吐，头身困重，口淡不渴，小便短少，黄色晦暗，舌淡胖，苔白滑，脉濡缓。

请用脏腑辨证分析患者属于何证？并进行证候分析。

病例3：严某，女，40岁。食欲不振，腹胀便溏，伴咳嗽咳痰2月余。同时伴有气短而喘，声音低微，吐痰清稀而多，乏力少气，面白无华，舌质淡，苔白滑，脉细弱。

请用脏腑辨证分析患者属于何证？并进行证候分析。

病例4：冯某，男，55岁。耳鸣耳聋，健忘半年余。伴有脱发，牙齿松动，足软无力，反应迟钝，性功能减退等症状，舌淡，脉虚弱。

请用脏腑辨证分析患者属于何证？并进行证候分析。

【实训体会】

（张灿云）

实训五　中药煎服法实训

【实训目标】

1. 掌握中药煎煮的操作流程、方法及注意事项。
2. 熟悉煎药过程中特殊药物的处理和中药服用方法及注意事项。

【实训学时】

1 学时。

【实训材料】

煤气灶、煤气炉、砂锅、瓷碗、纱布袋、大纱布、量杯；旋覆花（9g，包煎）、代赭石（9g，先煎）、生姜（12g）、炙甘草（6g）。

【实训步骤】

1. 浸泡：代赭石放入砂锅内加入清水浸泡，水量超过药物表面 3～5cm。浸泡一段时间，时间因药物性质和天气而异，一般 30～60 分钟，温度以常温或温水（25～50℃）为宜。将旋覆花用纱布袋装好并收紧袋口，和生姜、炙甘草放入瓷碗中冷水浸泡 30 分钟。

2. 煎煮：将砂锅置煤气灶上，大火煎煮至沸腾，转小火继续煎煮 30 分钟。将旋覆花、生姜、炙甘草置入药汤，继续煎煮 30 分钟。

3. 压榨取汁：将药汁用纱布压榨过滤至瓷碗。

4. 二煎：在锅内加水超过药渣表面 1～2cm，重复 2、3 步骤，倒掉药渣。

5. 混合药汁：将所有药汁混合后小火浓缩至 200ml，将所得药汁均分成两份。

【实训注意】

1. 煎煮器具最好用砂锅，忌用铜、铁、锡等制成的器具。
2. 注意煎煮的时间和火候。
3. 水量应一次性加足，煎煮过程中不宜加水。
4. 对于特殊药物，应根据其性质选择特殊处理方法，如先煎、后下、包煎、另煎、烊化、冲服等。
5. 掌握服药注意事项：根据疾病种类确定服药时间，服药温度一般采用温服法，对有特殊治疗需要的情况应按特殊的服法服用。服药次数一般每日分早晚两次服用。服药期间，避免食用生冷、黏腻、有特殊刺激性、醋、酒等食物。

【实训结果】

1. 通过中药煎服法掌握中药煎服的流程和注意事项，学会特殊药物的处理方法。
2. 完成实训报告。

【实训报告】

1. 完成下表：

需特殊煎煮药材	特殊煎煮方法	总用水量	浓缩前药汁量	最终药液量

2. 中药特殊煎煮法有哪些？分别适用于哪些情况？

【实训体会】

（王　丹）

实训六　中药贴敷法实训

【实训目标】

1. 掌握中药贴敷法的操作流程、方法及注意事项。

2. 了解常见病的贴敷部位。

【实训学时】

1 学时。

【实训材料】

贴敷制剂、手消毒液、口罩、帽子、治疗车、治疗盘、治疗巾、75%乙醇棉球、生理盐水棉球、棉签、剪刀、压舌板、胶布、纱布、绷带、屏风、治疗单、笔等。对于散剂还应准备配伍所需黏附剂，如凡士林、生理盐水、香油、醋、姜汁、蛋清等。

【实训步骤】

1. 准备：核对病情，备齐用物，向患者解释操作目的并指导及协助其取合适体位。充分暴露敷药部位，铺好治疗巾。

2. 清洁：用生理盐水或酒精棉球清洁、消毒敷药部位皮肤，如有皮肤破损应避免使用酒精。对于溃疡或感染者应先进行清洁换药后再施敷药物。更换敷贴者应小心取下原敷贴后，清除药物残留，并观察评估皮肤或创面情况。

3. 贴敷：根据贴敷部位大小，取适量药剂摊附于纱布或专用药布上，摊药时应涂抹均匀，厚薄适中，不污染他物。也可根据需要直接将药剂涂抹或贴敷于患处，对于有创面贴敷者应注意无菌操作规范。贴敷时应注意部位准确，面积适中，不污染衣物，并随时观察患者反应及询问其感受。

4. 包扎：根据需要可用绷带包扎固定，注意松紧适宜，并保持肢体处于功能位。

5. 整理：妥善安置患者并嘱其注意事项，按要求处理用物，做好记录。

【实训注意】

1. 贴敷前患者应洗澡清洁贴敷处，着宽松透气衣物，避免出汗。

2. 贴敷时应注意保护患者隐私，注意环境光线、温度适宜，避免贴敷部位直吹冷风。

【实训结果】

1. 通过中药贴敷的操作流程和注意事项，学会贴敷的方法。

2. 完成实训报告。

【实训报告】

1. 中药贴敷的常用方法有哪些？

2. 中药贴敷的禁忌证？

3. 患者，女，36 岁。因感受风寒而自觉左膝关节疼痛，疼痛固定不移，得温痛减。查患膝无红肿、无畸形，活动可。请选取适当中药并制作制剂为患者进行中药贴敷治疗。

【实训体会】

（段启龙）

实训七 腧穴定位实训

【实训目标】

1. 掌握常用腧穴的定位方法。
2. 熟悉常用腧穴的主治。
3. 了解特殊腧穴的操作注意事项。

【实训学时】

2 学时。

【实训准备】

指甲剪、治疗床、枕头、屏风、治疗盘、探针、针灸模型、针灸挂图。

【实训方法】

1. 同学分组，2 人一组，相互做腧穴定位操作练习。
2. 操作步骤

（1）着装整洁，修剪指甲，摘手表，手卫生，戴口罩。

（2）对受术者行评估，并做好解释工作。

（3）松开取穴部位衣着，取合适体位，垫枕，充分暴露选穴部位。

（4）采用腧穴定位方法选穴，并用探针进行按压。

（5）观察受术者的表情、面色，并询问受术者的感觉。

（6）协助受术者穿衣，取舒适体位，整理用物，手卫生。

【实训内容】

20 个常用腧穴的定位：列缺、尺泽、合谷、曲池、地仓、颊车、下关、足三里、三阴交、听宫、睛明、肺俞、太溪、内关、外关、肩井、大椎、水沟、关元、中脘。

【实训报告】

写出以上 20 个常用腧穴的定位及主治。

【实训体会】

（孙　杰）

实训八 针刺疗法实训

【实训目标】

1. 掌握毫针刺法的操作方法。

2. 熟悉毫针针刺意外情况的处理及预防和操作注意事项。

3. 了解毫针刺法的主治及适应范围。

【实训学时】

2学时。

【材料及设备】

毫针、75%乙醇棉球等。

【实训方式】

1. 由教师做示范性操作，指出操作要点和操作技巧。

2. 学生分组，每两名学生为一小组，按要求相互进行毫针刺法操作，教师巡回查看，纠正实训过程中出现的各种错误。

3. 教师抽查3～4名学生进行操作演示，边操作边描述，其他学生评议其操作顺序及方法是否正确、内容有无遗漏。

4. 教师点评。

【实训内容与方法】

1. 毫针的结构与规格。

2. 毫针的针刺练习。

3. 毫针针刺前的准备：①心理准备；②针具；③体位；④消毒。

4. 毫针的基本操作技术：毫针的基本操作技术，包括持针、进针、行针、留针和出针等针刺方法。

5. 毫针针刺意外情况的处理及预防：①晕针；②滞针；③断针；④弯针；⑤血肿；⑥刺伤内脏。

6. 毫针针刺注意事项。

7. 选择合谷、曲池、内关、三阴交、足三里、丰隆等腧穴进行针刺操作（任选4个穴）。

【注意事项及说明】

1. 教师示教时要认真观摩，分组练习时认真演练。

2. 认真讨论操作中的难点。

3. 熟悉人体的解剖标志，方能准确定位和针刺。

4. 针刺操作时严格遵守操作规程，注意消毒和安全操作。

【实训报告】

1. 何谓得气？

2. 简述临床上常用的四种进针方法。

3. 针刺后出现血肿该如何处理？

【实训体会】

（张训浩）

实训九　艾灸、拔罐、刮痧、耳穴压豆疗法实训

【实训目标】

1. 掌握艾灸、拔罐、刮痧、耳穴压豆疗法的操作方法。

2. 熟悉艾灸、拔罐、刮痧、耳穴压豆疗法的主治及适应范围。

3. 了解艾灸、拔罐、刮痧、耳穴压豆疗法的操作注意事项。

【实训学时】

2 学时。

【材料及设备】

艾绒、艾炷、艾条、艾灸器、生姜、小刀、竹罐、玻璃罐、抽气罐、75% 乙醇棉球、止血钳、刮痧板、刮痧油、打火机、酒精灯、弯盘、王不留行耳穴贴、棉签、耳穴探针、镊子等。

【实训方式】

1. 由教师做示范性操作，指出操作要点和操作技巧。

2. 学生分组，每两名学生为一小组，按要求相互进行灸法、拔罐、刮痧、耳穴压豆操作，教师巡回查看，随时纠正实训过程中出现的问题。

3. 教师抽查 3 ~4 名学生进行操作演示，边操作边描述，其他学生评议其操作顺序及方法是否正确、内容有无遗漏。

4. 教师点评。

【实训内容与方法】

（一）艾灸操作

1. 艾条灸

（1）悬起灸：①温和灸；②雀啄灸；③回旋灸。

（2）实按灸

2. 艾炷灸

（1）直接灸：①瘢痕灸；②无瘢痕灸。

（2）间接灸：①隔姜灸；②隔蒜灸；③隔盐灸；④隔附子饼灸。

3. 温针灸

（二）拔罐操作

1. 吸拔方法：①闪火法；②投火法；③贴棉法；④滴酒法；⑤架火法。

2. 应用方法：①单罐法；②留罐法；③闪罐法；④走罐法。

3. 起罐的方法

（三）刮痧操作

1. 头部的刮痧操作方法如下。

（1）患者仰卧位，治疗师站于患者一侧，一手扶住患者头部，以保持头部稳定。自太阳穴经头维、颔厌、悬颅、悬厘、率谷穴至风池穴刮拭；再自其百会穴沿督脉、足太阳经脉、足少阳经脉的循行到前发际，经过的穴位如囟会、前顶、通天、上星、头临泣刮拭。

（2）患者俯卧位，治疗师自其百会穴沿督脉至后发际，经过的穴位如后顶、脑户、风府、哑门穴刮拭；患者坐位，或仰卧位，以其百会穴为中心，呈放射状刮拭至发际，经过头部的全部穴位和头皮针的运动区、语言区、感觉区等。要求刮至头皮发热为宜。

2. 颈项部的刮痧操作方法：患者俯卧位，治疗师站于患者一侧，一手扶住患者头部。用刮板棱角自其哑门穴沿督脉刮至大椎穴。再从其颈项部两侧刮至肩部，经过肩井、巨骨、肩中俞、肩外俞、肩髃、肩髎。

3. 背部的刮痧操作方法：患者俯卧位，治疗师站于患者一侧，先自其大椎穴沿背部正中线督脉刮拭至长强穴；再自其背上部两侧夹脊穴刮拭至腰骶部；最后自其足太阳膀胱经脉第1侧线和第2侧线上部刮拭至腰骶部。

4. 胸部的刮痧操作方法：患者仰卧位，治疗师站于患者一侧，用刮板棱角自其天突穴沿任脉刮拭至鸠尾穴；再用刮板边缘由内向外沿患者肋骨走向刮拭，也可用刮板棱角沿其肋间隙由内向外刮拭，先左后右；中府穴处宜用刮板棱角从上向下刮。

5. 腹部的刮痧操作方法：患者仰卧位，治疗师站于患者一侧，从鸠尾穴沿任脉经过中脘、关元穴刮拭至曲骨穴；再从其腹部幽门穴刮拭至日月穴，经过天枢、肓俞到气冲、横骨。

6. 四肢部的刮痧操作方法

（1）患者仰卧位，治疗师站于患者一侧，刮拭上肢手足三阴经脉循行的部位或下肢手足三阴经脉循行的部位。

（2）患者俯卧位，治疗师刮拭上肢手足三阳经脉循行的部位或下肢手足三阳经脉循行的部位。

7. 肘关节部的刮痧操作方法：患者仰卧位或坐位，治疗师站于患者一侧，用刮痧板的棱角点按曲池、手三里、天井；然后用刮痧板自曲池穴刮拭至外关穴；再从肩髃穴刮拭至曲池穴。

8. 膝关节部的刮痧操作方法

（1）患者仰卧位，治疗师站于患者一侧，用刮痧板的棱角点按膝眼；然后用刮痧板自伏兔穴刮拭至梁丘穴；再从犊鼻穴刮拭至足三里穴；自血海穴刮拭至阴陵泉穴；自膝阳关穴刮拭至阳陵泉穴。

（2）患者俯卧位，治疗师用刮痧板重刮委中穴。

（四）耳穴压豆操作

1. 观察耳部形态、色泽，选取探针在所选耳穴区查到敏感点，做好标记并消毒。

2. 用镊子夹住耳穴贴对准耳穴贴牢固定，轻轻按揉1～2分钟。

【注意事项及说明】

1. 教师示教时要认真观摩，分组练习时认真演练。
2. 认真讨论操作中的难点。
3. 人体体表解剖标志要定位准确。
4. 每条经络应针对重点腧穴进行艾灸操作，艾灸中注意安全，防止烧烫伤。
5. 拔罐、刮痧过程中，要密切观察患者的局部和全身情况。
6. 刮痧操作时刮拭的力量由轻到重、由小到大，按压力度要深透到深层组织。
7. 寻找耳穴区敏感点时，探针按压用力要均匀，耳穴贴固定宜施加一定压力。
8. 能够独立进行艾灸、拔罐、刮痧、耳穴压豆的操作。

【实训报告】

1. 记录不同的灸法、壮数、施灸时间对灸感和皮肤温度变化情况。
2. 记录应用留罐法、闪罐法、走罐法后皮肤的变化情况。
3. 刮痧的注意事项及禁忌证有哪些？
4. 耳穴压豆操作的注意事项有哪些？

【实训体会】

（张训浩　符再立）

实训十　推拿手法实训

【实训目标】

1. 掌握常用推拿手法的操作。
2. 熟悉常用推拿手法的操作注意事项。
3. 了解常用推拿手法的的作用与适应症。

【实训学时】

2 学时。

【材料及设备】

按摩膏、按摩巾、滑石粉等。

【实训方式】

1. 由教师做示范性操作，指出操作要点和操作技巧。

2. 学生分组，每两名学生为一小组，按要求相互进行推拿手法操作，教师巡回查看，纠正实训过程中出现的各种错误。

3. 教师抽查 3 ~4 名学生进行操作演示，边操作边描述，其他学生评议其操作顺序及方法是否正确、内容有无遗漏。

4. 教师点评。

【实训内容与方法】

1. 一指禅推法操作方法。
2. 㨰法操作方法。
3. 揉法操作方法。
4. 摩法操作方法。
5. 擦法操作方法。
6. 推法操作方法。
7. 搓法操作方法。
8. 捻法操作方法。
9. 按法操作方法。
10. 拿法操作方法。
11. 抖法操作方法。
12. 拍法操作方法。
13. 击法操作方法。
14. 拨法操作方法。
15. 捏脊法操作方法。

【注意事项及说明】

1. 教师示教时要认真观摩，分组练习时认真演练。
2. 认真讨论操作中的难点。

【实训报告】

1. 何谓推拿手法？

2. 简述一指禅推法、推法、拿法、拨法和捏脊法的操作。

【实训体会】

（张训浩）

附 录

中医体质分类与判定自测表
（中华中医药学会标准）

1. 判定方法

回答《中医体质分类与判定表》中的全部问题，每一问题按5级评分，计算原始分和转化分，依标准判定体质类型。

原始分 = 各个条目的分值相加。

转化分数 = [（原始分 − 条目数）/（条目数 ×4）] ×100

2. 判定标准

平和质为正常体质，其他8种体质为偏颇体质。判定标准见下表。

附表1 平和质与偏颇体质判定标准表

体质类型	条件	判定结果
平和质	转化分≧60分 其他8种体质转化分均＜30分	是
	转化分≧60分 其他8种体质转化分均＜40分	基本是
	不满足上述条件者	否
偏颇体质	转化分≥40分	是
	转化分30～39分	倾向是
	转化分＜30分	否

3. 示例

示例1：某人各种体质类型转化分如下：平和质75分，气虚质56分，阳虚质27分，阴虚质25分，痰湿质12分，湿热质15分，血瘀质20分，气郁质18分，特禀质10分。根据判定标准，虽然平和质转化分≥60分，但其他8种体质转化分并未全部＜40分，其中气虚质转化分≥40分，故此人不能判定为平和质，应判定为气虚质。

示例2：某人各种体质类型转化分如下：平和质75分，气虚质16分，阳虚质27分，阴虚质25分，痰湿质32分，湿热质25分，血瘀质10分，气郁质18分，特禀质10分。根据判定标准，平和质转化分≥60分，且其他8种体质转化分均＜40分，可判定为基本是平和质，同时，痰湿质转化分30～39分，可判定为痰湿质倾向，故此人最终体质判定结果基本是平和质，有痰湿质倾向。

4. 表格

附表2　平和质（A型）

请根据最近一年的体验和感觉，回答下列问题	没有（根本不）	很少（有一点）	有时（有些）	经常（相当）	总是（非常）
（1）您精力充沛吗？	1	2	3	4	5
（2）您容易疲劳吗？*	1	2	3	4	5
（3）您说话声音低弱无力吗？*	1	2	3	4	5
（4）您闷闷不乐、情绪低落吗？*	1	2	3	4	5
（5）您比一般人耐受不了寒冷（冬天的寒冷，夏天的冷空调、电扇等）吗？*	1	2	3	4	5
（6）您能适应外界自然和社会环境的变化吗？	1	2	3	4	5
（7）您容易失眠吗？*	1	2	3	4	5
（8）您容易忘事（健忘）吗？*	1	2	3	4	5
判定结果：□是　□倾向是　□否					

（注：标有＊的条目需逆向计分，即1→5，2→4，3→3，4→2，5→1，再用公式转化分）

附表3　气虚质（B型）

请根据最近一年的体验和感觉，回答下列问题	没有（根本不）	很少（有一点）	有时（有些）	经常（相当）	总是（非常）
（1）您容易疲劳吗？	1	2	3	4	5
（2）您容易气短（呼吸短促，接不上气）吗？	1	2	3	4	5
（3）您容易心慌吗？	1	2	3	4	5
（4）您容易头晕或者站起来晕眩吗？	1	2	3	4	5
（5）您比别人容易患感冒吗？	1	2	3	4	5
（6）您喜欢安静、懒得说话吗？	1	2	3	4	5
（7）您说话声音低弱无力吗？	1	2	3	4	5
（8）您活动量稍大就容易出虚汗吗？	1	2	3	4	5
判定结果：□是　□倾向是　□否					

附表4　阳虚质（C型）

请根据最近一年的体验和感觉，回答下列问题	没有（根本不）	很少（有一点）	有时（有些）	经常（相当）	总是（非常）
（1）您手脚发凉吗？	1	2	3	4	5
（2）您胃脘部、背部或腰膝部怕冷吗？	1	2	3	4	5
（3）您感到怕冷、衣服比别人穿得多吗？	1	2	3	4	5
（4）您比一般人耐受不了寒冷（冬天的寒冷，夏天的冷空调、电扇等）吗？	1	2	3	4	5
（5）您比别人容易感冒吗？	1	2	3	4	5
（6）您吃（喝）凉的东西会感到不舒服或者怕吃（喝）凉的东西吗？	1	2	3	4	5
（7）您受凉或吃（喝）凉的东西后，容易腹泻（拉肚子）吗？	1	2	3	4	5
判定结果：□是　□倾向是　□否					

附表 5　阴虚质（D 型）

请根据最近一年的体验和感觉，回答下列问题	没有（根本不）	很少（有一点）	有时（有些）	经常（相当）	总是（非常）
（1）您感到手脚心发热吗？	1	2	3	4	5
（2）您感觉身体、脸上发热吗？	1	2	3	4	5
（3）您皮肤或口唇干吗？	1	2	3	4	5
（4）您口唇的颜色比一般人红吗？	1	2	3	4	5
（5）您容易便秘或大便干燥吗？	1	2	3	4	5
（6）您面部两颧潮红或偏红吗？	1	2	3	4	5
（7）您眼睛干涩吗？	1	2	3	4	5
（8）您感到口干、咽燥、总想喝水吗？	1	2	3	4	5
判定结果：□是　□倾向是　□否					

附表 6　痰湿质（E 型）

请根据最近一年的体验和感觉，回答下列问题	没有（根本不）	很少（有一点）	有时（有些）	经常（相当）	总是（非常）
（1）您感到胸闷或腹部胀满吗？	1	2	3	4	5
（2）您感到身体沉重不轻松或不爽快吗？	1	2	3	4	5
（3）您腹部肥满松软吗？	1	2	3	4	5
（4）您有额部油脂分泌多的现象吗？	1	2	3	4	5
（5）您上眼睑比别人肿（上眼睑有轻微隆起的现象）吗？	1	2	3	4	5
（6）您嘴里有黏黏的感觉吗？	1	2	3	4	5
（7）您嘴里痰多，特别是咽喉部总感觉到有痰堵着吗？	1	2	3	4	5
（8）您舌苔厚腻或者舌苔厚厚的感觉吗？	1	2	3	4	5
判定结果：□是　□倾向是　□否					

附表 7　湿热质（F 型）

请根据最近一年的体验和感觉，回答下列问题	没有（根本不）	很少（有一点）	有时（有些）	经常（相当）	总是（非常）
（1）您面部或鼻部有油腻感或者油光发亮吗？	1	2	3	4	5
（2）您容易生痤疮或疮疖吗？	1	2	3	4	5
（3）您感到口苦或者嘴里有异味吗？	1	2	3	4	5
（4）您大便黏滞不爽、有解不尽的感觉吗？	1	2	3	4	5
（5）您小便时尿道有发热感、尿色浓（深）吗？	1	2	3	4	5
（6）您带下色黄（白带颜色发黄）吗？（女）	1	2	3	4	5
（7）您阴囊部位潮湿吗？（男）	1	2	3	4	5
判定结果：□是　□倾向是　□否					

附表 8　血瘀质（G 型）

请根据最近一年的体验和感觉，回答下列问题	没有（根本不）	很少（有一点）	有时（有些）	经常（相当）	总是（非常）
（1）您的皮肤在不知不觉中会出现青紫瘀斑（皮下出血）吗？	1	2	3	4	5
（2）您两颧部有细微红血丝吗？	1	2	3	4	5
（3）您身体有哪里疼痛吗？	1	2	3	4	5

续表

请根据最近一年的体验和感觉，回答下列问题	没有（根本不）	很少（有一点）	有时（有些）	经常（相当）	总是（非常）
(4) 您面色晦暗或者容易出现褐斑吗？	1	2	3	4	5
(5) 您容易有黑眼圈吗？	1	2	3	4	5
(6) 您容易忘事（健忘）吗？	1	2	3	4	5
(7) 您口唇颜色偏暗吗？	1	2	3	4	5
判定结果：□是 □倾向是 □否					

附表 9 气郁质（H 型）

请根据最近一年的体验和感觉，回答下列问题	没有（根本不）	很少（有一点）	有时（有些）	经常（相当）	总是（非常）
(1) 您感到闷闷不乐、情绪低落吗？	1	2	3	4	5
(2) 您容易精神紧张、焦虑不安吗？	1	2	3	4	5
(3) 您多愁善感、感情脆弱吗？	1	2	3	4	5
(4) 您容易害怕或受到惊吓吗？	1	2	3	4	5
(5) 您肋部或乳房胀痛吗？	1	2	3	4	5
(6) 您无缘无故叹气吗？	1	2	3	4	5
(7) 您咽喉部有异物感，且吐之不出、咽之不下吗？	1	2	3	4	5
判定结果：□是 □倾向是 □否					

附表 10 特禀质（I 型）

请根据最近一年的体验和感觉，回答下列问题	没有（根本不）	很少（有一点）	有时（有些）	经常（相当）	总是（非常）
(1) 您没感冒也会打喷嚏吗？	1	2	3	4	5
(2) 您没感冒也会鼻塞、流鼻涕吗？	1	2	3	4	5
(3) 您有因季节变化、温度变化或异味等原因而咳喘的现象吗？	1	2	3	4	5
(4) 您容易过敏（对药物、食物、气味、花粉或在季节交替、气候变化时）吗？	1	2	3	4	5
(5) 您的皮肤容易起荨麻疹（风团、风疹块、风疙瘩）吗？	1	2	3	4	5
(6) 您的皮肤有因过敏出现过紫癜（紫红色瘀点、瘀斑）吗？	1	2	3	4	5
(7) 您的皮肤一抓就红，并出现抓痕吗？	1	2	3	4	5
判定结果：□是 □倾向是 □否					

参考文献

[1] 杨柱. 中医学 [M]. 北京：中国医药科技出版社，2016.
[2] 郑洪新. 中医基础理论 [M].4 版. 北京：中国中医药出版社，2016.
[3] 陈家旭. 中医诊断学 [M].3 版. 北京：人民卫生出版社，2016.
[4] 周少林，宋诚挚. 中医学基础 [M]. 北京：中国医药科技出版社，2017.
[5] 马维平. 中医诊断学 [M].4 版. 北京：人民卫生出版社，2018.
[6] 周少林. 中医学 [M]. 北京：中国医药科技出版社，2018.
[7] 陈刚，徐宜兵. 中医基础理论 [M].4 版. 北京：人民卫生出版社，2018.
[8] 周少林，吴立明. 中医药学概论 [M].3 版. 北京：人民卫生出版社，2018.
[9] 潘年松. 中医学 [M].6 版. 北京：人民卫生出版社，2019.
[10] 朱文锋. 中医诊断学习题集 [M]. 北京. 中国中医药出版社，2019.
[11] 王琦. 中医未病学 [M]. 北京：中国中医药出版社，2020.
[12] 周少林，丁勇. 中医护理 [M]. 北京：中国医药科技出版社，2021.
[13] 吕志平，董尚朴. 中医基础理论 [M].2 版. 北京：科学出版社，2022.
[14] 郭长青，郭妍，赵瑞利. 耳针疗法治百病 [M]. 中国医药科技出版社，2017.
[15] 张理涛. 皮肤病耳穴贴压疗法 [M]. 中国医药科技出版社，2018.
[16] 汪安宁、易志龙. 针灸学 [M].4 版. 北京：人民卫生出版社，2018.
[17] 刘茜. 针法灸法 [M].4 版. 北京：人民卫生出版社，2018.
[18] 郭翔. 推拿学 [M].4 版. 北京：人民卫生出版社，2018.
[19] 房敏、王金贵. 推拿学 [M].5 版. 北京：中国中医药出版社，2021.
[20] 周运峰. 推拿手法学 [M].5 版. 北京：中国中医药出版社，2021.
[21] 吕明. 推拿手法学 [M].2 版. 北京：中国医药科技出版社，2021.